AF237992

INNOVACIÓN TECNOLÓGICA Y HUMANIZACIÓN EN EL PERIOPERATORIO:

Un viaje multidisciplinar hacia la medicina del futuro

COORDINADORES
RAMÓN ADALIA BARTOLOMÉ
LLUÍS AGUILERA CUCHILLO
JUAN CARLOS ÁLVAREZ GARCÍA
LLUÍS GALLART GALLEGO
ANTONIO MONTES PÉREZ
XAVIER SANTIVERI PAPIOL
MARÍA TERESA SILVA COSTA GOMES

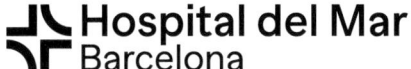

Cualquier forma de reproducción, distribución, comunicación pública o transformación de esta obra solo puede ser realizada con la autorización de sus titulares, salvo excepción prevista por la ley. Diríjase a CEDRO (Centro Español de Derechos Reprográficos, www.cedro.org) si necesita fotocopiar o escanear algún fragmento de esta obra.

© 2025 Ipatia Medical S.L. (www.ipatiamedical.es)

ISBN: 979-13-991195-0-3
Depósito Legal: B 23028-2025

Autores

IRINA ADALID HERNÁNDEZ
Servicio de Anestesiología, Reanimación
y Terapéutica del Dolor.
Hospital del Mar, Barcelona.

LLUÍS AGUILERA CUCHILLO
Servicio de Anestesiología, Reanimación
y Terapéutica del Dolor.
Hospital del Mar, Barcelona.

AARON ALONSO ÁLVAREZ
Hospital Universitario Son Espases.
Palma de Mallorca.

JUAN JOSÉ AMATE PENA
Servicio de Anestesiología y Reanimación.
Hospital Clínico Universitario de Vigo.

CRISTIAN ARAGÓN BENEDI
Servicio de Anestesiología.
Hospital Universitario Miguel Servet. Zaragoza.

ELISA ARBONÉS ARAN
Servicio de Anestesiología, Reanimación
y Terapéutica del Dolor.
Hospital del Mar, Barcelona.

DAVID BANDE JULIÁN
Servicio de Anestesiología, Reanimación
y Terapéutica del Dolor.
Hospital del Mar, Barcelona.

SANDRA BELTRÁN DE HEREDIA MARRODAN
Servicio de Anestesiología, Reanimación
y Terapéutica del Dolor.
Hospital del Mar, Barcelona.

ADELA BENÍTEZ-CANO
Servicio de Anestesiología, Reanimación
y Terapéutica del Dolor.
Hospital del Mar, Barcelona.

SILVIA BERMEJO MARTÍNEZ
Servicio de Anestesiología, Reanimación
y Terapéutica del Dolor.
Hospital del Mar, Barcelona.

ANNABEL BLASI IBÁÑEZ
Servicio de Anestesiología, Reanimación
y Terapéutica del Dolor.
Hospital del Mar, Barcelona.

LAIA BOSCH DURAN
Servicio de Anestesiología, Reanimación
y Terapéutica del Dolor. Hospital del Mar,
Barcelona.

ANDREA CALVO BARRERA
Hospital San Joan de Deu. Palma de Mallorca.

JUAN RAMÓN CASTAÑO ASINS
Servicio de Psiquiatría. Unidad Dolor.
Hospital del Mar. Barcelona.

LAURA CASTELLTORT MASCÓ
Servicio de Anestesiología, Reanimación
y Terapéutica del Dolor.
Hospital del Mar, Barcelona.

DELIA PAOLA CEBALLOS SÁENZ
Servicio de Neurofisiología. Hospital del Mar,
Barcelona.

OLGA COMPS VICENTE
Servicio de Anestesiología, Reanimación
y Terapéutica del Dolor.
Hospital del Mar. Barcelona.

MARTA CORCOY BIDASOLO
Servicio de Anestesiología, Reanimación
y Terapéutica del Dolor. Hospital del Mar,
Barcelona.

NEUS ESTEVE PÉREZ
Hospital San Joan de Deu. Palma de Mallorca.

ADRIÁN FERNANDEZ
Servicio de Anestesiología, Reanimación
y Terapéutica del Dolor.
Hospital del Mar. Barcelona.

GONZALO FERNÁNDEZ-RIZZOLI
Servicio de Neurofisiología.
Hospital del Mar, Barcelona.

BEATRIZ FORT PELAY
Servicio de Anestesiología, Reanimación
y Terapéutica del Dolor. Hospital del Mar,
Barcelona.

LLUIS GALLART GALLEGO
Servicio de Anestesiología, Reanimación
y Terapéutica del Dolor.
Hospital del Mar, Barcelona.

CAROL LUIS GARCÍA
Servicio de Anestesiología, Reanimación
y Terapéutica del Dolor.
Hospital del Mar, Barcelona.

Mª CARMEN HERRERO ESTURILLO
Fisioterapeuta. Servicio Medicina Física
y Rehabilitación. Hospital del Mar, Barcelona.

GUSTAVO ILLODO MIRAMONTES
Facultativo Especialista en Anestesiología y
Reanimación. Hospital Clínico Universitario de Vigo.

LUCÍA LACAMBRA MONTANUY
Servicio de Anestesiología, Reanimación
y Terapéutica del Dolor. Hospital del Mar,
Barcelona.

LEIRE LARRAÑAGA ALTUNA
Servicio de Anestesiología, Reanimación
y Terapéutica del Dolor. Hospital del Mar,
Barcelona.

ALBA LEON JORBA
Servicio de Neurofisiología. Hospital del Mar,
Barcelona.

JUAN VICENTE LUCIANO DEVIS
Departamento de Psicología Clínica y de la Salud,
Universidad Autónoma de Barcelona, Cerdanyola
del Vallès. Parc Sanitari Sant Joan de Déu, Sant Boi
de Llobregat.

CINTHIA CONNIE LLAJA VILA
Servicio de Anestesiología, Reanimación
y Terapéutica del Dolor. Hospital del Mar,
Barcelona.

LUÍS MOLTÓ GARCÍA
Servicio de Anestesiología, Reanimación
y Terapéutica del Dolor.
Hospital del Mar. Barcelona.

ANTONIO MONTES PÉREZ
Servicio de Anestesiología y Reanimación.
Unidad Dolor. Hospital del Mar.
Barcelona

CARLOS EDUARDO MORENO MARTÍNEZ
Servicio de Anestesiología, Reanimación
y Terapéutica del Dolor.
Hospital del Mar. Barcelona.

DANIELA LORETO NIEWVELD CONTRERAS
Servicio de Anestesiología, Reanimación
y Terapéutica del Dolor.
Hospital del Mar. Barcelona.

ANA MARÍA PEIRÓ PEIRÓ
Instituto de Bioingeniería. Universidad Miguel
Hernández, Elche, Alicante,
Plataforma Farmacogenética. Instituto de Salud
e Investigación Biomédica de Alicante (ISABIAL),
Unidad de Farmacología Clínica,
Departamento de Salud de Alicante,
Hospital General de Alicante,
Alicante.

MARÍA PELLEGRINI
Servicio de Anestesiología, Reanimación
y Terapéutica del Dolor.
Hospital del Mar. Barcelona.

MAIDER PUYADA JÁUREGUI
Servicio de Anestesiología, Reanimación
y Terapéutica del Dolor.
Hospital del Mar. Barcelona.

ROSER PUJOL MUNCUNILL
Servicio de Anestesiología, Reanimación
y Terapéutica del Dolor.
Hospital del Mar. Barcelona.

MAIDER PUYADA JÁUREGUI
Servicio de Anestesiología, Reanimación
y Terapéutica del Dolor.
Hospital del Mar. Barcelona.

ISABEL RAMOS DELGADO
Servicio de Anestesiología, Reanimación
y Terapéutica del Dolor.
Hospital del Mar. Barcelona.

ANNA RECASENS GARCIA
Servicio de Anestesiología, Reanimación
y Terapéutica del Dolor.
Hospital del Mar. Barcelona.

ADRIANA RIAL VELOSO
Facultativo Especialista en Anestesiología y
Reanimación. Hospital Clínico Universitario de Vigo.

GONZALO RIVAS
Hospital San Joan de Deu. Palma de Mallorca.

HUGO RIVERA RAMOS
Servicio de Anestesiología, Reanimación
y Terapéutica del Dolor.
Hospital del Mar. Barcelona.

CRISTINA RODRÍGUEZ-COSMEN
Servicio de Anestesiología, Reanimación
y Terapéutica del Dolor. Hospital del Mar,
Barcelona.

UXÍA RODRÍGUEZ RIVAS
Servicio de Anestesiología, Reanimación
y Terapéutica del Dolor.
Hospital del Mar. Barcelona.

IRENE ROMERO BHATHAL
Servicio de Anestesiología, Reanimación
y Terapéutica del Dolor.
Hospital del Mar. Barcelona.

DAWID ROZENKIEWICZ WIEJAK
Servicio de Anestesiología, Reanimación
y Terapéutica del Dolor.
Hospital del Mar. Barcelona.

SAIDA SÁNCHEZ NAVAS
Servicio de Anestesiología, Reanimación
y Terapéutica del Dolor. Hospital del Mar,
Barcelona.

FRANCISCO JAVIER SANTIVERI PAPIOL
Servicio de Anestesiología, Reanimación
y Terapéutica del Dolor.
Hospital del Mar. Barcelona.

ANCOR SERRANO AFONSO
Servicio de Anestesiología, Reanimación y
Tratamiento del Dolor. Hospital Universitari de
Bellvitge. Barcelona.

NOELIA SERRANO GADEA
Instituto de Bioingeniería. Universidad Miguel
Hernández, Elche, Alicante.
Plataforma Farmacogenética. Instituto de Salud
e Investigación Biomédica de Alicante (ISABIAL).

LOURDES TRILLO URRUTIA
Servicio de Anestesiología, Reanimación
y Terapéutica del Dolor.
Hospital del Mar. Barcelona.

MARIA VALL NAVES
Servicio de Anestesiología, Reanimación
y Terapéutica del Dolor.
Hospital del Mar. Barcelona.

ESTHER VILÀ BARRIUSO
Servicio de Anestesiología, Reanimación
y Terapéutica del Dolor.
Hospital del Mar. Barcelona.

ADRINA VILCHES GARCIA
Servicio de Anestesiología, Reanimación
y Terapéutica del Dolor.
Hospital del Mar. Barcelona.

VANESSA ZORRILLA MUÑOZ
Instituto de Bioingeniería. Universidad Miguel
Hernández, Elche, Alicante.
Instituto de Estudios de Género.
Universidad Carlos III de Madrid. Getafe. Madrid.

Índice

Inteligencia artificial en Anestesiología

Ancor Serrano Afonso

◢ INTRODUCCIÓN

La Inteligencia Artificial (IA) es una rama de la informática que busca simular los procesos de razonamiento de la mente humana, como el aprendizaje, la mejora mediante auto-feedback y el análisis predictivo. Surgió en 1956 de la mano de John McCarthy, con influencias del modelo computacional de Alan Turing. Ejemplos tempranos de IA incluyen el programa de juego de damas de Arthur Samuel y el sistema MYCIN para identificar bacterias y recomendar antibióticos en la década de 1970. El objetivo de la IA es el diseño y la construcción de sistemas inteligentes que puedan recibir percepciones del entorno y realizar acciones que lo afecten. A pesar de los prometedores inicios, el interés sobre ésta disminuyó en el período conocido como "invierno de la IA", a principios de los 90, debido a expectativas no cumplidas. Sin embargo, a principios del siglo XXI, el interés resurgió gracias a los nuevos desarrollos en computación (como mejoras en el almacenamiento de información y velocidad de procesamiento a bajo coste) y la revolución del Big Data por la digitalización de los datos.

En los últimos 10 años, los conceptos de IA y ML han experimentado una expansión significativa, aumentando el número de publicaciones científicas y su impacto en el sector sanitario.

En términos más amplios, la IA busca desarrollar o construir sistemas que razonen y se comporten como los humanos, o que piensen y actúen racionalmente. Tiene una alta capacidad de procesamiento, analizando y extrayendo datos no visibles al ojo humano mediante algoritmos. Existen varios tipos de IA, los cuales se pueden clasificar de distintas maneras, incluyendo su capacidad de razonamiento y su relación con los datos.

En el sistema de salud actual, la integración de diversas inteligencias artificiales está impulsando un cambio disruptivo en la toma de decisiones clínicas y el manejo médico de los pacientes. Aunque la IA no es una tecnología aislada, sino un elemento clave dentro de un conjunto de tecnologías que configuran la salud del siglo XXI, su aplicación en medicina es distinta a otros campos debido a la necesidad de alta fiabilidad y la intolerancia a errores. La IA tiene el potencial de transformar la sociedad y la economía, siendo un pilar en sectores clave como el de la salud. Permite realizar tareas críticas en tiempos mucho más cortos, mejora la eficiencia y calidad en la atención al paciente, y está transformando la percepción y práctica de la medicina hacia un modelo preventivo, predictivo y personalizado (Medicina 4P).

◢ CONCEPTOS Y APLICACIONES

La IA se basa en la clasificación de patrones de interacción entre variables, el aprendizaje a partir de experiencias, la elaboración de estrategias y la predicción de orientaciones futuras. Permite a las máquinas realizar procesos cognitivos similares a los humanos, incluyendo la capacidad de aprender, comprender, razonar e interactuar. Para entender más sobre la IA hay que profundizar en algunos conceptos clave.

Machine Learning (ML) o **Aprendizaje Automático:** Es una rama de la IA enfocada en el desarrollo de métodos que permiten a los programas aprender de los datos observados, generalizando comportamientos basados en ejemplos previos. Cuantos más datos se le suministran a un algoritmo de ML, mayor precisión alcanza. ML es una herramienta fundamental para predecir comportamientos futuros al identificar patrones invisibles para el cerebro humano.

Deep Learning (DL) o **Aprendizaje Profundo:** Una técnica dentro del ML que utiliza redes neuronales artificiales con múltiples capas ocultas para llevar a cabo el proceso de aprendizaje, simulando la adquisición de nueva información por la inteligencia humana. Estos algoritmos jerárquicos incrementan su complejidad al usar el conocimiento de capas de procesamiento previas.

Artificial Neural Networks (ANN) o **Redes Neuronales Artificiales:** Sistemas de computación diseñados para imitar el funcionamiento del cerebro humano en el procesamiento de datos. Realizan procesamiento de información en paralelo y son capaces de extraer patrones complejos y no lineales de los datos, siendo muy útiles para la predicción de resultados en medicina.

Natural Language Processing (NLP) o **Procesamiento del Lenguaje Natural:** Un campo de la IA que se ocupa de las interacciones entre personas y máquinas a través del lenguaje natural. Permite a los ordenadores procesar y comprender texto libre, lo que es crucial para extraer información de datos clínicos no estructurados como notas de examen físico o resúmenes de alta.

Big Data o **Macrodatos:** Se refiere a conjuntos de datos tan grandes y complejos que requieren aplicaciones informáticas no tradicionales, como el ML, para su procesamiento rápido y masivo. El Big Data permite analizar el comportamiento del usuario, extraer valor de los datos almacenados y formular predicciones a través de patrones observados.

◢ LA DIGITALIZACIÓN Y LA REVOLUCIÓN DE LOS MACRODATOS

La implementación de la Historia Clínica Electrónica (HCE) a gran escala ha optimizado la obtención de datos útiles. Sin embargo, la información sigue fragmentada en sistemas de HCE, PACS (sistemas de archivo y comunicación de imágenes), pagadores, gestores de beneficios farmacéuticos y aplicaciones móviles. La desestructuración de la información en la HCE actual no será una barrera futura gracias a la IA y el NLP. Además, el uso de sensores y aplicaciones móviles (Apps) han contribuido a aumentar la cantidad ingente de datos. El uso de teléfonos inteligentes ya se está usando para obtener información diagnóstica y aplicaciones para monitorizar la adherencia a tratamientos.

No obstante, la integración de la IA en el sistema de salud conlleva importantes desafíos. Existe una falta de datos de calidad debido a la no integración y no homogeneidad de los sistemas de información. La disponibilidad de datos de entrenamiento es un factor clave; los modelos complejos requieren grandes cantidades de datos con múltiples ejemplos y escenarios.

Hay que tener en cuenta siempre que los algoritmos de IA pueden reproducir y amplificar sesgos presentes en los datos de entrenamiento. La subrepresentación de poblaciones específicas en los conjuntos de datos de entrenamiento puede llevar a diagnósticos y recomendaciones de tratamiento inexactos. Muchos algoritmos, especialmente en DL, funcionan como "cajas negras", haciendo que sus procesos de toma de decisiones no sean comprensibles para los humanos. Esto genera preocupaciones sobre la fiabilidad, especialmente cuando la IA puede generar información o referencias inexistentes ("alucinaciones"). Es crucial

que el médico entienda cómo la IA llega a sus conclusiones. Para ello se ha desarrollado el modelo de "cajas blancas" o IA Explicable (IA Ex)

Por otra parte, la validación y acreditación de los algoritmos de IA para uso médico es un desafío. Se requiere un rigor en las pruebas similar al de otras tecnologías médicas, idealmente a través de ensayos clínicos controlados aleatorios. Esto, sin menoscabar la protección de la información del paciente, que sigue siendo fundamental, requiriendo anonimización de datos y cumplimiento de normativas como LOPD.

◢ TIPOS DE IA

Históricamente, la IA ha evolucionado a través de diferentes "olas" o enfoques:

IA Simbólica (o basada en reglas/conocimiento)

Características: Se basa en reglas explícitas y sistemas expertos para procesar información simbólica. No hace uso de los datos de forma intensiva, ya que las reglas son "escritas" por humanos.

Funcionamiento: Un ingeniero de IA y un profesional de la salud producen símbolos (ej., síntomas, enfermedades) y reglas (ej., "Si un paciente tiene febre alta y dolor de cabeza, entonces podría tener gripe") que se codifican en una "base de conocimiento". Un "motor de inferencia" aplica estas reglas a casos concretos para llegar a conclusiones.

Ejemplos: MYCIN (1970) fue un sistema experto basado en reglas que identificaba bacterias y recomendaba antibióticos. Los sistemas expertos y la lógica difusa (fuzzy logic) son ejemplos de IA simbólica.

IA Predictiva (Machine Learning - ML y Deep Learning - DL)

Características: Se basa en algoritmos que aprenden de los datos observados, generalizando comportamientos a partir de ejemplos previos o interacciones entre propiedades intrínsecas de los grupos. Hace un uso intensivo de los datos. Está entrenada para tareas muy específicas con datos relacionados con esa tarea, y sirve solo para esa tarea.

Funcionamiento: A diferencia de los algoritmos tradicionales programados con instrucciones fijas, en ML son los propios datos los que facilitan la elección del modelo. Cuantos más datos se añaden a un algoritmo, más precisión alcanzará. Implica fases de recopilación y preparación de datos, diseño y desarrollo del modelo, entrenamiento y validación, despliegue, y monitorización y mantenimiento. La IA predictiva es muy eficaz para tareas donde hay muchos datos históricos que representan la relación entre entradas y salidas, como el diagnóstico.

Subtipos

Aprendizaje supervisado: Se utiliza cuando se conocen datos previos y se sabe el tipo de resultado que se desea obtener. Se hacen predicciones basándose en datos previamente introducidos y comparando los resultados obtenidos con los esperados en el histórico. Técnicas como la regresión logística, métodos Bayesianos, árboles de decisión, análisis discriminante, máquinas de apoyo de vectores (SVM) y redes neuronales pertenecen a esta categoría. Ejemplos incluyen el diagnóstico de enfermedades como cáncer de mama, detección de anomalías en el ECG o en la AP, y predicción del riesgo cardiovascular.

Aprendizaje no supervisado: Se emplea cuando el etiquetado de datos es muy complejo o costoso. La máquina agrupa datos según características comunes, sin etiquetas previas. El análisis de clústeres es un ejemplo, formando grupos con rasgos similares a partir de la información de entrada.

Aprendizaje por refuerzo: Modelización del sistema mediante análisis iterativos en los que aprende por ensayo y error.

Aprendizaje profundo (*Deep Learning* - DL): Es una técnica que utiliza redes neuronales artificiales (ANN) con múltiples capas ocultas para simular el proceso de aprendizaje humano. Se caracteriza por una alta capacidad de procesamiento y la habilidad de extraer patrones complejos y no lineales de los datos. Las redes neuronales convolucionales (CNN) son un ejemplo de arquitectura DL. El DL es particularmente efectivo con datos como píxeles de imágenes o identificadores de palabras en texto.

Aplicaciones en salud: Diagnóstico por imagen (ej. detección de cáncer de mama, anomalías renales, patologías gastrointestinales), genética, electrodiagnóstico, clasificación de pacientes de riesgo, predicción de eventos adversos, monitorización de pacientes, automatización de dispositivos, robótica quirúrgica, y gestión hospitalaria. La radiómica, que usa el análisis de imágenes y ML para obtener características cuantitativas, es un ejemplo en medicina de precisión.

IA Generativa

Características: Es un tipo de sistema de IA capaz de producir texto, imágenes u otros medios en respuesta a comandos. A diferencia de la IA discriminativa, que aprende las fronteras de decisión, la IA generativa aprende de la distribución conjunta y las etiquetas de los datos **para generar datos nuevos.** Requiere una alta necesidad de datos y recursos computacionales (Big Data).

Funcionamiento: Aunque sus usos son muy diferentes, los sistemas de IA generativa se entrenan inicialmente como un sistema de IA predictiva "clásico". Se basa en Grandes Modelos de Lenguaje (LLM), que son redes neuronales muy grandes entrenadas con vastos volúmenes de datos (como todo el contenido de Internet) para predecir la siguiente palabra en una secuencia. Esto no requiere un etiquetado explícito de los datos en su fase inicial, a diferencia de los modelos predictivos clásicos. Una vez entrenados en esta tarea aparentemente simple, los LLM pueden "resolver" una amplia gama de tareas, como traducir, reescribir, resumir, explicar, organizar o programar. Los modelos que integran encoders y decoders se denominan "transformers". Luego, los parámetros de la red se "afinan" (finetuning) con ejemplos específicos para interpretar entradas como preguntas y generar respuestas de forma iterativa. Los grandes modelos multimodales pueden codificar texto, imágenes y audio con "tokens" y generar salidas que combinan estos tipos de datos.

Ejemplos en salud

Generación de datos y simulación: Generación de imágenes médicas y aumento de datos para entrenamiento, reconstrucción y mejora de la resolución de imágenes (incluyendo reconstrucciones 3D como angio-TC, PET-TC), creación de pacientes sintéticos y simulación de ensayos clínicos, simulación de interacción proteína-ligando y diseño de nuevas moléculas o reformulación de fármacos.

Soporte clínico y administrativo: Asistentes virtuales (chatbots) para automatizar la toma de notas durante las consultas, sugerir acciones contextuales (ej., prescribir medicamentos, programar citas). Procesamiento del Lenguaje Natural (NLP) para resumir textos, analizar documentos, etiquetar información, generar código, traducir, reescribir, organizar y explicar.

Formación médica: Simulaciones de escenarios clínicos.

Aunque la IA generativa se perfecciona rápidamente, no es infalible y puede cometer errores. Los desafíos incluyen sesgos. Los algoritmos pueden reproducir y amplificar sesgos presentes en los datos históricos con los que fueron entrenados. Esto puede llevar a la discriminación. Por otra parte, en el uso de IA Generativa existe el riesgo de "alucinaciones" (generación de información o referencias que no existen). La IA es una herramienta de apoyo y no debe sustituir el juicio clínico del profesional. Por ejemplo, ChatGPT no se recomienda actualmente para la planificación preoperatoria, ya que no siempre cumple con los estándares clínicos mínimos o el razonamiento médico.

IA Y SU INTEGRACIÓN EN ANESTESIOLOGÍA Y CAMPOS RELACIONADOS

IA Simbólica (Basada en Reglas/Conocimiento): El proyecto aiinane (desarrollado por el Hospital Universitari de Bellvitge - IDBIELL) es un sistema híbrido que combina IA simbólica y lógica difusa con IA discriminativa para la evaluación preanestésica digital automatizada, asistiendo en el análisis de riesgo quirúrgico.

IA Predictiva (Machine Learning - ML y Deep Learning - DL): Se ha desarrollado y validado un algoritmo de ML para determinar el estado físico ASA (ML-PS) usando datos preoperatorios de los registros de salud electrónicos (EHR). Este ML-PS puede clasificar automáticamente el estado físico del paciente y predice una mortalidad a 30 días comparable a la evaluación de los anestesiólogos. Por otra parte, existen modelos de ML pueden predecir resultados como mortalidad intrahospitalaria, infarto agudo de miocardio, accidente cerebrovascular, insuficiencia respiratoria, hepática y renal, y sepsis. Un modelo para cirugía de cadera que utilizaba 22 factores (demografía, comorbilidades, resultados de laboratorio) tuvo un rendimiento superior al de la evaluación ASA tradicional. El sistema MySurgeryRisk desarrollado en EEUU, es otro ejemplo de algoritmo de ML para predecir complicaciones mayores y muerte después de la cirugía.

La IA puede ayudar a identificar pacientes con predicción de intubación difícil, incluyendo el análisis facial computerizado, combinado con la distancia tiromental, donde ha superado las pruebas predictivas clínicas tradicionales para clasificar la intubación difícil. El programa aiinane utiliza IA discriminativa para la detección de anomalías, análisis de datos y sugerencia de niveles de riesgo, así como clasificación de niveles de riesgo en la evaluación preanestésica.

Manejo Intraoperatorio: Se ha investigado el control de bucle cerrado para administrar propofol y remifentanilo basándose en registros de electroencefalograma (EEG) y el Índice Biespectral (BIS) para la monitorización de la profundidad de la anestesia. En cuanto al manejo hemodinámico, existen algoritmos de IA pueden ayudar a predecir la hipotensión intraoperatoria y optimizar el manejo de la presión arterial media (PAM) mediante la monitorización de variables como el gasto cardíaco, la resistencia vascular sistémica y el volumen sistólico. Además, la IA puede predecir con mayor precisión la hipoxemia durante la cirugía, superando la capacidad de anticipación humana.

Postoperatorio y Gestión Hospitalaria: La IA puede predecir patrones de recuperación, la necesidad de ingreso en UCI, la duración prolongada de la estancia hospitalaria y la readmisión después del alta. Así pues, la IA puede mejorar la gestión de quirófanos y la programación de procedimientos, pudiendo también predecir la duración de la cirugía y las no-asistencias a citas.

IA Generativa: Actualmente, los LLMs como ChatGPT no se recomiendan para la planificación preoperatoria, ya que sus respuestas no cumplen consistentemente con los estándares clínicos mínimos y es poco probable que sean resultado de un razonamiento clínico. Se espera que futuros modelos entrenados con datos específicos de anestesia mejoren esto.

◢ DESAFÍOS Y CONSIDERACIONES

Aunque la IA generativa se perfecciona rápidamente, no es infalible y puede cometer errores. El entrenamiento con datos históricos que contienen sesgos puede llevar a que los algoritmos los reproduzcan e incluso los amplifiquen. Un riesgo también de sobras conocido de la IA generativa es la "generación de información y/o referencias que no existen", llamadas alucinaciones. Por ello es esencial que el médico valide cualquier recomendación de la IA antes de tomar acciones clínicas. La IA no debe reemplazar el juicio clínico del profesional, sino actuar como una herramienta de apoyo.

Por otra parte, es esencial proteger la confidencialidad y privacidad de los datos del paciente. Toda la información del paciente, procesada por la IA debe protegerse según las normativas vigentes, como la LOPD.

También existe el temor a la pérdida de puestos de trabajo o a una experiencia limitada de los profesionales. Esto puede generar una resistencia al cambio y a la aceptación social de la IA. Para facilitarlo, la gestión de expectativas es importante para evitar el optimismo excesivo o el fraude. De hecho, se espera que libere tiempo para una atención más afectiva y la adquisición de nuevas habilidades. Para ello, es crucial que el médico conozca los criterios que la IA utiliza para sugerir diagnósticos y comprenda cómo llega a sus conclusiones.

Por otra parte, existe una falta de formación del personal sanitario en IA y una escasez de perfiles profesionales híbridos (clínicos y expertos en datos). Esta falta de formación y de perfiles necesarios genera una barrera de entrada para la IA.

◢ CONCLUSIÓN

En resumen, la IA representa una evolución significativa en la capacidad de las máquinas para crear y razonar, ofreciendo herramientas prometedoras para optimizar procesos, mejorar la calidad de la atención y personalizar tratamientos en el sector sanitario. Sin embargo, su implementación exige una gestión cuidadosa de los datos, atención a los sesgos y una clara comprensión de sus limitaciones para asegurar su uso ético y efectivo como apoyo a los profesionales de la salud.

La IA es un campo en constante evolución que está transformando el sistema de salud, desde sistemas basados en reglas hasta complejos modelos de aprendizaje profundo y generativos, cada uno con sus propias características, aplicaciones y desafíos, especialmente en el sensible ámbito de la salud. Esto se da especialmente en anestesiología y sus áreas relacionadas, donde la IA puede facilitar la toma de decisiones y mejorar la atención al paciente, a través de diversas aplicaciones que mejoran el diagnóstico, el tratamiento y la gestión.

Aunque prometedora, su integración requiere abordar importantes desafíos relacionados con los datos, la regulación, la ética y la adaptación de los profesionales y las organizaciones.

◢ **BIBLIOGRAFÍA**

1. Ahmed Z, Mohamed KM, Zeeshan S, Dong X. Artificial intelligence with multi-functional machine learning platform development for better healthcare and precision medicine. Database (Oxford). 2020;2020:baaa010. doi:10.1093/database/baaa010.

2. Amann J, Blasimme A, Vayena E, Frey D, Madai VI; Precise4Q consortium. Explainability for artificial intelligence in healthcare: a multidisciplinary perspective. BMC Med Inform Decis Mak. 2020;20(1):310. doi:10.1186/s12911-020-01332-6.

3. Beam AL, Drazen JM, Kohane IS, Leong TY, Manrai AK, Rubin EJ. Artificial intelligence in medicine. N Engl J Med. 2023 Mar 30;388(13):1220-1. doi: 10.1056/NEJMe2206291.

4. Benavent Núñez D, Colomer Mascaró J, Quecedo Gutiérrez L, Gol-Montserrat J, del Llano Señarís JE. Inteligencia artificial y decisiones clínicas: cómo está cambiando el comportamiento del médico. Pi Corrales G, coordinadora. Madrid: Fundación Gaspar Casal; 2020

5. Connor CW. Artificial intelligence and machine learning in anesthesiology. Anesthesiology. 2019;131(6):1346-59.

6. Corey KM, Kashyap S, Lorenzi E, Lagoo-Deenadayalan SA, Heller K, Whalen K, et al. Development and validation of machine learning models to identify high-risk surgical patients using automatically curated electronic health record data (Pythia): A retrospective, single-site study. PLoS Med. 2018;15(11):e1002701. doi:10.1371/journal.pmed.1002701

7. Deo RC. Machine learning in medicine. Circulation. 2015;132(20):1920-30. doi:10.1161/CIRCULATIONAHA.115.001593.

8. Goodman B, Flaxman S. European Union regulations on algorithmic decision-making and a "right to explanation". AI Mag. 2017;38(3):50-7. doi:10.1609/aimag.v38i3.2741.

9. Haug CJ. Artificial intelligence — The revolution hasn't happened yet. N Engl J Med. 2023;388(13):1201-8. doi:10.1056/NEJMra2302038.

10. Hernandez MC, Liu CW, Ghaferi AA, Suhail M, Mathis MR, Englesbe MJ, et al. Explainable machine learning model to preoperatively predict postoperative complications in inpatients with cancer undergoing major operations. JAMA Surg. 2023;158(3):e227514. doi:10.1001/jamasurg.2022.7514.

11. Kohane IS, Leong TY. Benefits, limits, and risks of GPT-4 as an AI chatbot for medicine. N Engl J Med. 2023;388(13):1233-5. doi:10.1056/NEJMp2302334.

12. Li YY, Wang JJ, Yang YH, Chen PC, Lee Y, Hsu YH, et al. Implementation of a machine learning application in preoperative risk assessment for hip repair surgery. BMC Anesthesiol. 2022;22:116. doi:10.1186/s12871-022-01648-y.

13. Mahadevaiah G, Philips RV. Artificial intelligence-based clinical decision support in modern medical physics: Selection, acceptance, commissioning, and quality assurance. Med Phys. 2020;47(5):E228-E235. doi:10.1002/mp.13562.

14. Malek MA, van Velzen M, Dahan A, Martini C, Sitsen E, Sarton E, et al. Generation of preoperative anaesthetic plans by ChatGPT-4.0: a mixed-method study. Br J Anaesth. 2025;134(5):1333-40. doi:10.1016/j.bja.2024.08.038.

15. Marko-Holguin M, Cordel SL, Van Voorhees BW, Fogel J, Sykes E, Fitzgibbon ML, et al. Use of a design-thinking approach to develop a text-messaging tool to engage low-income patients with chronic medical conditions. JMIR Mhealth Uhealth. 2019;7(5):e11833. doi:10.2196/11833.

16. Navarrete-Welton AJ, Hashimoto DA. Current applications of artificial intelligence for intraoperative decision support in surgery. Front Med. 2020;14(4):369-81. doi:10.1007/s11684-020-0784-7.

17. Neves SE, Chen MJ, Ku CM, Karan S, DiLorenzo AN, Schell RM, et al. Using machine learning to evaluate attending feedback on resident performance. Anesth Analg. 2021;132(2):545-55. doi:10.1213/ANE.0000000000005265.

18. Panch T, Mattie H, Atun R. Artificial intelligence and algorithmic bias: implications for health systems. J Glob Health. 2019;9(2):020318. doi:10.7189/jogh.09.020318.

19. Pardo E, Le Cam E, Verdonk F. Artificial intelligence and nonoperating room anesthesia. Curr Opin Anaesthesiol. 2024;37(4):413-20. doi:10.1097/ACO.0000000000001388

20. Pedregosa F, Varoquaux G, Gramfort A, Michel V, Thirion B, Grisel O, et al. Scikit-learn: Machine learning in Python. J Mach Learn Res. 2011;12:2825-30.

21. Rabanal Llevot JM. Medicina predictiva, aprendizaje automático y anestesia. Rev Esp Anestesiol Reanim. 2020;67(9):499-507. doi:10.1016/j.redar.2020.03.004.

22. Raimann F, Neef V, Hennighausen M, et al. Evaluation of AI chatbots for the creation of patient-informed consent sheets. Mach Learn Knowl Extr. 2024;6(3):1145-53. doi:10.3390/make6030057.

23. Sidey-Gibbons JAM, Sidey-Gibbons CJ. Machine learning in medicine: a practical introduction. BMC Med Res Methodol. 2019;19:64. doi:10.1186/s12874-019-0681-4.

24. Singhal K, Azizi S, Tu T, Mahdavi SS, Wei J, Chung HW, et al. Large language models encode clinical knowledge. Nature. 2023;620(7972):1. doi:10.1038/s41586-023-06291-2.

25. Wongtangman K, Aasman B, Garg S, Witt AS, Harandi AA, Azimaraghi O, et al. Development and validation of a machine learning ASA-score to identify candidates for comprehensive preoperative screening and risk stratification. J Clin Anesth. 2023;87:111103. doi:10.1016/j.jclinane.2023.111103.

26. Zhou XY, Guo Y, Shen M, Yang GZ. Application of artificial intelligence in surgery. Front Med. 2020;14(4):417-430. doi:10.1007/s11684-020-0770-0.

Aplicaciones de la realidad virtual en anestesiología y cuidados críticos

Dawid Rozenkiewicz Wiejak, Adrián Fernández Castiñeira, María Pellegrini

◢ FUNDAMENTOS DE LA REALIDAD VIRTUAL

La realidad virtual (RV) es una tecnología inmersiva que permite al usuario experimentar entornos tridimensionales generados por ordenador. A través de visores o cascos especializados, la RV sumerge completamente al usuario en un mundo virtual, bloqueando la percepción del entorno real. Esto se distingue de la realidad aumentada (RA), en la que elementos virtuales se superponen al mundo real sin aislar al usuario de su entorno físico

En la práctica, la RV se implementa mediante dispositivos actuales como visores autónomos (por ejemplo, Oculus/Meta Quest, HTC Vive) que integran pantallas de alta resolución y sensores de movimiento para responder a la orientación de la cabeza, controladores manuales para la interacción, y a menudo auriculares que proveen audio envolvente. Estos dispositivos han evolucionado rápidamente, volviéndose más accesibles, portátiles y fáciles de usar en entornos clínicos.

La experiencia inmersiva permite generar una ilusión de presencia en el mundo virtual, un elemento clave para obtener efectos terapéuticos. Diversos estudios han demostrado que cuanto mayor es la sensación de presencia, mayor es también el efecto distractor y analgésico alcanzado. Esta tecnología ofrece un amplio abanico de aplicaciones, incluyendo el entrenamiento del personal asistencial. Dado que este último aspecto es transversal a todas las especialidades, no será abordado en este capítulo. A continuación, se explorarán sus aplicaciones desde la perspectiva del paciente.

◢ RV COMO AGENTE ANSIOLÍTICO Y COADYUVANTE DE LA SEDACIÓN

La ansiedad preoperatoria es una realidad altamente prevalente, y algunos autores apuntan que se presenta hasta en el 40-80% de los pacientes programados para una intervención quirúrgica. Son múltiples las causas que alimentan este sentimiento, como la anticipación del dolor, la pérdida de independencia, la separación de la familia, el temor a la anestesia, los posibles cambios físicos o incluso la posibilidad de muerte.

Es nuestro deber como anestesistas mitigar esta ansiedad, con el fin de evitar complicaciones asociadas, como el aumento de los requerimientos anestésicos, un mayor dolor postoperatorio (totalmente correlacionable con los niveles de ansiedad), o el aumento sostenido de los niveles de cortisol plasmático, con impacto negativo en el riesgo de infección y en la cicatrización de las heridas. Tradicionalmente, para este cometido se han empleado principalmente fármacos ansiolíticos como las benzodiacepinas, aunque no están exentos de efectos adversos relevantes (somnolencia, depresión respiratoria, retraso en la recuperación postoperatoria, etc.). En este contexto, la realidad virtual ha emergido como una herramienta no farmacológica novedosa para la sedación y la ansiólisis perioperatorias.

El mecanismo de acción de la realidad virtual consiste en redirigir la atención del paciente hacia un entorno virtual que lo aleja de la realidad hospitalaria. A nivel fisiológico, se le han atribuido beneficios tangibles como la reducción de la presión arterial diastólica, de las frecuencias respiratoria y cardíaca, de la temperatura, de la tensión muscular, de la conductancia cutánea y de los niveles de dióxido de carbono. En el entorno preoperatorio, numerosos estudios han demostrado la capacidad de la realidad virtual para reducir la ansiedad (especialmente en pacientes con niveles moderados o altos), al tiempo que incrementa la satisfacción y mejora la percepción de preparación ante una cirugía próxima. En el contexto intraoperatorio, se ha comprobado que

constituye una alternativa eficaz al uso de benzodiacepinas a dosis de sedación consciente durante intervenciones realizadas bajo bloqueos regionales del miembro superior (Alaterre et al., 2020) y bajo anestesia neuroaxial (Arifin et al., 2023), aunque probablemente su principal limitación sea la aparición de motion sickness.

Por último, también se ha empleado en áreas no quirúrgicas y en ámbitos tan diversos como la endoscopia digestiva, los procedimientos odontológicos, la curación de grandes quemados o la colocación de vías venosas periféricas. En el ámbito de la endoscopia digestiva, se ha utilizado con éxito en pacientes que han tolerado colonoscopias diagnósticas con dosis mínimas de sedación farmacológica, gracias a que la atención se centra en el entorno virtual en lugar de en las molestias del procedimiento (de este modo, la realidad virtual actúa como un "sedante digital"). Incluso se han documentado experiencias en las que se ha logrado evitar por completo el uso de sedantes, tanto en gastroscopias pediátricas con acceso transnasal (éxito reportado del 98 % en una serie de 300 procedimientos) como en colonoscopias (la revisión sistemática de Gaina señala que la realidad virtual disminuye el dolor intraprocedimiento), lo que sugiere que la realidad virtual podría perfilarse como una alternativa válida a la sedación farmacológica tradicional en aquellos casos en los que esté contraindicada o sea rechazada por el paciente.

En definitiva, si bien aún se requiere investigación clínica más robusta para cuantificar con precisión la reducción en el uso de fármacos sedantes y evaluar todos los posibles beneficios, la evidencia actual respalda la integración de la realidad virtual en los protocolos de sedación como un valioso coadyuvante de la sedación tradicional, seguro y bien tolerado por la mayoría de los pacientes.

◢ RV EN EL MANEJO DEL DOLOR

Las propiedades analgésicas de la realidad virtual se basan en su capacidad para aumentar la tolerancia al dolor mediante la distracción. Se ha corroborado que cuanto mayor es el grado de inmersión o interacción en el mundo virtual, más efectivo resulta su efecto analgésico. La experiencia inmersiva involucra simultáneamente múltiples sentidos (vista, oído e incluso interacción motora), lo que satura la capacidad de procesamiento del cerebro, activa mecanismos de modulación descendente del dolor y desvía la atención de las señales nociceptivas.

Los mecanismos neurofisiológicos subyacentes fueron revelados en un estudio clínico (Hoffman, 2004), en el que ocho sujetos sanos se sometieron a un estímulo térmico doloroso durante siete minutos —3,5 minutos iniciales sin intervención y los 3,5 minutos restantes con realidad virtual inmersiva ambientada en un entorno helado—, mientras se registraba su actividad cerebral mediante resonancia magnética funcional. Los resultados mostraron una reducción significativa de la actividad cerebral relacionada con el dolor, focalizada en cinco regiones específicas: la corteza cingulada anterior, las cortezas somatosensoriales primaria y secundaria, la ínsula y el tálamo.

Si bien está clara la utilidad de la realidad virtual como adyuvante analgésico, también presenta ciertas limitaciones, como en los casos de dolor intenso y abrumador que impiden al paciente concentrarse en la experiencia inmersiva, generando una distracción ineficaz e insuficiente para reducir la necesidad de analgésicos potentes. Asimismo, se han identificado factores como la juventud o la familiaridad con entornos virtuales que podrían disminuir su efectividad; probablemente los pacientes de mayor edad obtengan un mayor alivio debido a la mayor sensación de novedad.

La realidad virtual inmersiva se ha utilizado con éxito como mecanismo de control del dolor en un amplio rango de escenarios clínicos, entre los que se incluyen:

- **Adyuvante analgésico en procedimientos dolorosos agudos,** como la curación o el desbridamiento de quemaduras, permitiendo reducir el consumo de opioides. Algunos estudios describen reducciones marcadas en la intensidad del dolor percibido —llegando incluso a disminuciones del 30-50 % en ciertos casos—, junto con una mejor tolerancia general al procedimiento.
- **Control del dolor postoperatorio agudo** tras intervenciones quirúrgicas, como parte de estrategias de analgesia multimodal complementaria a los analgésicos tradicionales. Un metaanálisis que incluyó a 723 pacientes postoperados reveló que aquellos que recibieron intervenciones con realidad virtual experimentaron niveles de dolor significativamente más bajos.

- **Abordaje del dolor crónico** (como en artritis reumatoide, fibromialgia o neuropatías diabéticas). La realidad virtual permite sumergirse en un entorno con estímulos visuales e interacciones que desvían la atención del sufrimiento, reduciendo la prominencia de la experiencia dolorosa constante. Esto conlleva beneficios a largo plazo en la calidad de vida y el bienestar emocional de los pacientes. Aunque raramente el dolor crónico desaparece por completo, muchos pacientes refieren reducciones clínicamente significativas del malestar, lo que permite disminuir la dosis de analgésicos sistémicos y, con ello, los efectos secundarios asociados a tratamientos prolongados con opioides u otros fármacos.

En conclusión, la realidad virtual se ha consolidado como una herramienta innovadora y eficaz en el manejo del dolor agudo y crónico, con un perfil de seguridad favorable, y ocupa un lugar relevante como potenciador dentro de los esquemas analgésicos tradicionales.

◢ RV EN REDUCCIÓN DEL ESTRÉS POSTOPERATORIO, DELIRIO Y DETERIORO COGNITIVO

El entorno de UCI puede ser extremadamente estresante: ruidos constantes, procedimientos invasivos y limitación de la movilidad contribuyen a ansiedad, dolor y delirium en pacientes críticos. La RV se ha propuesto como intervención complementaria para mejorar el confort y la experiencia del paciente durante la estancia en UCI. Son muchos los estudios que sugieren que la RV puede mitigar la ansiedad y el distrés psicológico de pacientes en UCI al "transportarlos" fuera del ambiente clínico por un rato.

Reducción de estrés

El estudio E-CHOISIR (*Electronic-CHOIce of System for Intensive care Relaxation*) fue uno de los primeros en comparar, en 60 pacientes ingresados en UCI, cuatro métodos de tecnologías de relajación: TV/radio, terapia musical y dos sistemas de RV con imágenes naturales y virtuales. El sistema de RV *HEALTHY-MIND©*, que mostraba imágenes digitales, resultó ser el mejor y demostró de forma eficaz y segura una reducción del estrés percibido subjetivamente, medido mediante el Índice de Analgesia/Nocicepción (Merliot-Gailhoustet et al.).

Ya en 2014, un estudio en 67 pacientes en el postoperatorio de cirugía cardíaca utilizó sesiones de RV de 30 minutos con contenido relajante y analgésico. Un 90 % de los pacientes refirió disminución de la ansiedad y el dolor mediante escala Likert (Mosso-Vázquez et al.). Cuando los recursos son limitados, se han propuesto alternativas mediante teléfonos móviles con soportes especiales. Incluso en pacientes con ventilación mecánica invasiva, estos métodos han mostrado un potencial para reducir la ansiedad (Haley et al.).

Muchos pacientes, después de ingresos prolongados, desarrollan síndrome post-UCI caracterizado por secuelas físicas, cognitivas y de salud mental. La aplicación de la RV puede extenderse y beneficiar mucho más allá del momento del ingreso de estos pacientes. Por ejemplo, en pacientes críticos que sobrevivieron a estancias prolongadas en UCI, se ha utilizado RV tras la recuperación para reprocesar la experiencia traumática y reducir secuelas emocionales. La exposición al ambiente de una UCI de forma controlada y un mayor conocimiento sobre la experiencia vivida parecen beneficiar psicológicamente. Son varios los estudios que han demostrado que la RV reduce los niveles de ansiedad, depresión y la prevalencia de síndrome de estrés postraumático en este grupo de pacientes (Liu et al.).

En conclusión, aunque aún emergente, la evidencia apunta a que la RV inmersiva con contenido relajante puede reducir la ansiedad situacional de pacientes críticos, incluidos los postquirúrgicos, mejorando su experiencia en UCI sin eventos adversos graves.

Prevención del delirio

El proyecto *DREAMS system* (*Digital Rehabilitation Environment-Altering System*) se encuentra en desarrollo y combina dispositivos de RV con EEG para la detección y prevención de delirio en pacientes en UCI. Este ambicioso proyecto busca, mediante videojuegos y mediciones fisiológicas, encontrar el beneficio de intervenciones mediante RV para la reducción del estrés, el dolor y la mejora de la calidad del sueño en los pacientes. En su estudio inicial, aunque bien recibido por parte de los pacientes, no ha conseguido demostrar cambios significativos en las medidas fisiológicas, de dolor o de sueño (Suvajdzic et al., 2017; Suvajdzic et al., 2018).

La pérdida del ciclo circadiano y la mala calidad del sueño puede ser un factor en el desarrollo de delirium. Un estudio demostró que la aplicación de métodos de meditación mediante RV puede mejorar la calidad del sueño en pacientes ingresados en unidades de críticos. La aplicación de sesiones de meditación de 30 minutos con RV conllevó mejoría subjetiva de la calidad del sueño, junto con mediciones mediante dispositivos Fitbit disponibles comercialmente (Lee et al.).

Teniendo en cuenta que el acompañamiento familiar es una de las medidas preventivas más eficaces en la prevención del delirio, la RV se establece como una herramienta adicional para mantener el vínculo con los familiares. Durante la pandemia de COVID-19, algunos centros utilizaron dispositivos de 5ª generación de realidad virtual (5G + RV) para establecer canales de comunicación. En un estudio se demostró una disminución en la escala de depresión HAD (*Hospital Anxiety and Depression Scale*) y en la incidencia de delirio (He et al.).

Deterioro cognitivo

Los pacientes ingresados en UCI no solo pueden experimentar delirio, sino también deterioro cognitivo secundario a un ingreso prolongado. La RV puede emplearse como herramienta de estimulación cognitiva, mediante juegos e incluso avatares virtuales que acompañen al paciente, ayuden a orientarlo en el tiempo y lo motive a realizar ejercicios funcionales.

Un estudio evaluó medidas basadas en RV como intervenciones para estimular cognitivamente a los pacientes. La plataforma *ENRIC*, desarrollada por un grupo multidisciplinar de neurofisiólogos, intensivistas, enfermeras e investigadores, utiliza ejercicios cognitivos de observación pasiva y guiada, trabajo de memoria y atención selectiva diseñados para pacientes críticos. Este estudio, realizado en 34 pacientes de UCI, demostró que esta intervención mejoraba la memoria y reducía en un 50 % la ansiedad y la depresión al mes del alta de UCI (Navarra-Ventura et al.).

◢ RV EN LA REHABILITACIÓN

La debilidad muscular adquirida en UCI y el deterioro cognitivo son secuelas comunes tras estancias críticas prolongadas, especialmente en pacientes postoperatorios que han pasado días en reposo. La movilización y rehabilitación tempranas son vitales para mejorar la recuperación funcional, pero enfrentan barreras como la sedación, el dolor, la apatía o la falta de motivación del paciente para realizar ejercicios en cama. En este contexto, la RV puede incrementar el compromiso y la motivación del paciente con la terapia física y cognitiva, al convertir ejercicios monótonos en actividades más lúdicas e inmersivas.

Un área de creciente exploración es la rehabilitación motora asistida por RV. En un estudio se evaluó la factibilidad de usar RV para ejercicios de miembro superior en pacientes ingresados en UCI. En dicho estudio, 10 pacientes realizaron sesiones de 20 minutos de un juego de puzles en RV que requería mover brazos y manos, tres veces por semana durante su

estancia en UCI y planta. Los resultados mostraron que los pacientes completaron aproximadamente el 60 % de las sesiones previstas (lo cual es aceptable dado su estado crítico) y expresaron alta satisfacción con la actividad. Tras aproximadamente 2–3 semanas de entrenamiento con RV, los pacientes mejoraron significativamente sus puntuaciones de movilidad (índice de Morton), indicando recuperación de fuerza y equilibrio. Este estudio piloto concluye que la rehabilitación con RV en UCI es factible y puede mejorar la función física, motivando a los pacientes a participar activamente incluso en fase crítica (de Vries et al.).

Adicionalmente, ciertos dispositivos de juego activos, como la consola *Nintendo Wii™* con sensores de movimiento, se han utilizado en UCI a modo de "rehabilitación virtual". Un estudio brasileño con 60 pacientes críticos mostró que integrar juegos de *Wii™* durante las sesiones de fisioterapia resultó en niveles de actividad física ligera a moderada en pacientes previamente inmovilizados. Esto sugiere que las tecnologías interactivas motivacionales (no necesariamente RV inmersiva completa, pero sí realidad virtual no inmersiva) pueden ayudar a superar la apatía y movilizar al paciente de forma segura en UCI (Gomes et al.).

En conclusión, la RV tiene un doble papel rehabilitador en UCI: físico, al motivar movimiento y ejercicio en pacientes postquirúrgicos débiles de forma lúdica. Su implementación temprana durante el cuidado crítico – complementando fisioterapia y terapia ocupacional tradicionales – podría traducirse en mejores desenlaces funcionales al alta .

◢ RV EN SEDACIÓN PALIATIVA Y FINAL VIDA

Una de las aplicaciones más humanitarias de la RV es proporcionar confort emocional y alivio de síntomas en pacientes paliativos o en etapas finales de la vida, incluso en UCI o unidades de cuidados paliativos. En estos contextos, donde el objetivo principal es aliviar el sufrimiento, la RV puede ofrecer experiencias positivas (viajes virtuales, entornos naturales, momentos significativos) que mejoren la calidad de vida restante del paciente.

Un ensayo prospectivo publicado en 2024 exploró los efectos de sesiones de RV en pacientes hospitalizados cerca del final de la vida. Treinta pacientes visualizaron un vídeo inmersivo de 15 minutos con escenas naturales serenas (bosques, océano) mediante un visor de RV. Los hallazgos fueron prometedores: las escenas de naturaleza produjeron una mejoría significativa en los síntomas globales, medidos por la escala de Edmonton, con una reducción de aproximadamente un 30 % en el puntaje total de malestar inmediatamente después de la sesión (Kwon et al.).

Más allá de los números, hay numerosos relatos de cómo la RV ha permitido a pacientes terminales "escapar" del entorno hospitalario y reencontrarse virtualmente con lugares o vivencias queridas: por ejemplo, sentir que están en la playa, en el campo o incluso "asistir" a eventos familiares remotamente a través de RV. Estos momentos pueden proporcionar un consuelo psicológico profundo, reduciendo la necesidad de sedación farmacológica continua. Tal y como se explicó previamente, la RV ofrece una modalidad no farmacológica que puede disminuir síntomas como dolor, ansiedad existencial o depresión al sumergir al paciente en experiencias gratificantes.

Un aspecto interesante es el potencial de la RV para cumplir deseos no realizables físicamente. Por ejemplo, pacientes con movilidad muy limitada pueden "visitar" virtualmente su hogar, la naturaleza o algún destino soñado. Programas de voluntarios con RV han documentado reacciones muy positivas al permitir a pacientes terminales ver por última vez el mar, la cima de una montaña o su pueblo natal en realidad virtual. Estas experiencias pueden proporcionar un cierre emocional y reducir la angustia al final de la vida. (Moloney et al.).

En suma, en sedación paliativa y en los últimos momentos de vida, la RV se perfila como una terapia complementaria que humaniza la experiencia de morir, al brindar alivio holístico más allá de lo que ofrecen los fármacos.

◢ RV EN PEDIATRÍA

Todo lo expuesto hasta ahora adquiere una dimensión aún más relevante en el ámbito pediátrico. La realidad virtual (RV) se ha consolidado como una herramienta especialmente versátil en el entorno anestesiológico infantil, con aplicaciones que incluyen:"

Reducción de la ansiedad ante procedimientos invasivo

El temor a las agujas y a las punciones es una causa frecuente de ansiedad en la población pediátrica, generando rechazo incluso hacia cuidados básicos. La implementación de RV como distracción inmersiva ha demostrado una mayor efectividad que otros métodos como la televisión o distracciones convencionales en la reducción del miedo. No obstante, su impacto sobre la percepción del dolor es limitado.

Sedación asistida durante pruebas diagnósticas

La RV facilita la inmersión del paciente en un entorno virtual, lo que contribuye a una disminución de parámetros fisiológicos relacionados con la ansiedad, como la frecuencia cardíaca y respiratoria, la presión arterial, la temperatura corporal, los niveles de CO_2 y la conductancia dérmica. Su eficacia está bien documentada en procedimientos dolorosos o angustiosos, como la cura de quemaduras extensas o pruebas de imagen. Además, se ha asociado a una reducción de los costes derivados de la sedación en procedimientos como endoscopias digestivas o transnasales.

Aplicación preoperatoria y humanización del entorno hospitalario

Uno de los objetivos fundamentales en la atención pediátrica es la humanización del entorno hospitalario. En este sentido, la RV puede mitigar el uso de fármacos sedantes y mejorar la experiencia del niño y su familia. Las gafas de RV permiten al paciente explorar entornos lúdicos que favorecen un estado emocional positivo antes de la cirugía, reduciendo así los niveles de estrés preoperatorio. Esta disminución del estrés se asocia con una menor necesidad de medicación y

una recuperación postoperatoria más favorable. La ansiedad prequirúrgica, centrada en el temor a lo desconocido, puede transformarse en una experiencia más tolerable mediante la inmersión en escenarios controlados y agradables.

Manejo del dolor postoperatorio

El dolor tras la cirugía es una complicación frecuente con implicaciones clínicas relevantes. Aunque la RV no puede sustituir el tratamiento farmacológico, su integración en estrategias multimodales ha demostrado una reducción en el uso de opioides, disminuyendo con ello el riesgo de eventos adversos como la apnea.

Rehabilitación física pediátrica

En el contexto de la rehabilitación, la RV busca mejorar la adherencia y participación del paciente infantil mediante entornos interactivos y motivadores. A diferencia de las aplicaciones relajantes, en este caso se promueve la ejecución de movimientos funcionales, integrados en actividades como aventuras submarinas, batallas de bolas de nieve o coreografías robóticas. Estos escenarios están diseñados para estimular la movilidad de forma lúdica y efectiva.

Intervenciones en pacientes con trastornos del espectro autista (TEA)

El manejo de pacientes pediátricos con TEA presenta numerosos desafíos, debido a la presencia de conductas repetitivas, hiperreactividad sensorial, impulsividad y posibles episodios de agresividad, lo que complica incluso las exploraciones médicas más simples. Estos pacientes, además, suelen presentar comorbilidades inmunológicas, digestivas o neurológicas. En procedimientos como la resonancia magnética, se ha propuesto la combinación de RV con entrenamiento previo domiciliario, utilizando simulaciones del procedimiento. La elección del tipo de RV debe adaptarse al perfil del paciente: mientras que algunos se benefician de entornos pasivos y relajantes, otros pueden tolerar mejor experiencias con mayor interacción dirigida. La tecnología de seguimiento ocular integrada en las gafas de RV, basada en rayos infrarrojos que proyectan un patrón sobre la superficie ocular, permite registrar cambios en la dirección de la mirada y adaptar la experiencia virtual en consecuencia.

Ventajas clínicas de la realidad virtual en pediatría

Una de las principales ventajas de la RV es la reducción en la administración de fármacos con potencial sedante, tanto opioides como no opioides. Esto reviste especial relevancia en menores de tres años o en fetos expuestos durante el tercer trimestre, en quienes existe un riesgo documentado de neurotoxicidad. La FDA ha alertado sobre las posibles consecuencias del uso prolongado de sedación en cerebros en desarrollo. En niños mayores, se han observado efectos secundarios a corto plazo, como alteraciones del comportamiento y desregulación emocional, y a largo plazo, déficits en el rendimiento académico y conductas desadaptativas (trastornos del sueño, apatía, enuresis, síntomas de abstinencia). La experiencia traumática puede además condicionar futuras actitudes negativas hacia procedimientos médicos. La RV se perfila, por tanto, como un recurso valioso en la mejora de la vivencia hospitalaria y la protección del neurodesarrollo.

CONCLUSIONES

La realidad virtual se consolida como una herramienta emergente con amplio potencial en anestesiología y cuidados críticos. Aunque su eficacia ya ha sido demostrada en ámbitos como la ansiólisis, el control del dolor, la rehabilitación y los cuidados paliativos, su integración clínica aún es incipiente.

A medida que la tecnología se abarate, mejore su usabilidad y se generen más evidencias clínicas, es previsible que la RV se incorpore de forma sistemática a protocolos perioperatorios y de UCI, con especial impacto en población pediátrica, pacientes críticos y entornos donde se priorice una medicina más humanizada y no farmacológica.

BIBLIOGRAFÍA

1. Hitching R, Hoffman HG, Garcia-Palacios A, et al. The emerging role of virtual reality as an adjunct to procedural sedation and anesthesia: a narrative review. J Clin Med. 2023;12:843.
2. Asiri S, Guilhermino M, Duff J. The effectiveness of using virtual reality technology for perioperative anxiety among adults undergoing elective surgery: a randomised controlled trial protocol. Trials. 2022;23:972.
3. Hoffman HG, Patterson DR, Carrougher GJ. Use of virtual reality for adjunctive treatment of adult burn pain during physical therapy: a controlled study. Clin J Pain. 2000;16(3):244-250.
4. Gold JI, Kim SH, Kant AJ, Joseph MH, Rizzo AS. Effectiveness of virtual reality for pediatric pain

distraction during IV placement. Cyberpsychol Behav. 2006;9(2):207-12.

5. Garrett B, Taverner T, McDade P. Virtual reality as an adjunct home therapy in chronic pain management: an exploratory study. JMIR Med Inform. 2017;5(2):e11.

6. Nguyen N, Lavery WJ, Capocelli KE, et al. Transnasal endoscopy in unsedated children with eosinophilic esophagitis using virtual reality video goggles. Clin Gastroenterol Hepatol. 2019;17(12):2455-62.

7. Hoffman HG, Richards TL, Coda B, et al. Modulation of thermal pain-related brain activity with virtual reality: evidence from fMRI. Neuroreport. 2004;15(8):1245-8.

8. Ding L, Hua H, Zhu H, et al. Effects of virtual reality on relieving postoperative pain in surgical patients: a systematic review and meta-analysis. Int J Surg. 2020;82:87-94.

9. Merliot-Gailhoustet L, Raimbert C, Garnier O, et al. Discomfort improvement for critically ill patients using electronic relaxation devices: results of the cross-over randomized controlled trial E-CHOISIR. Crit Care. 2022;26(1):263.

10. Mosso-Vázquez JL, Gao K, Wiederhold BK, Wiederhold MD. Virtual reality for pain management in cardiac surgery. Cyberpsychol Behav Soc Netw. 2014;17(6):371-8.

11. Haley AC, Wacker DA. Cinematic virtual reality for anxiety management in mechanically ventilated patients: a feasibility and pilot study. Acute Crit Care. 2022;37(2):230-6.

12. Liu Q, Zhang Y, Chen X, et al. Efficacy of virtual reality in alleviating post-ICU syndrome symptoms: a systematic review and meta-analysis. Nurs Crit Care. 2025;30(2):e70004.

13. Suvajdzic M, Bihorac A, Rashidi P. D.R.E.A.M.S: Digital rehabilitation environment-altering medical system. SeGAH IEEE Int Conf Serious Games Appl Health. 2017.

14. Suvajdzic M, Bihorac A, Rashidi P, Ong T, Applebaum J. Virtual reality and human consciousness: the use of immersive environments in delirium therapy. Technoetic Arts. 2018;16(1):75-83.

15. Lee SY, Kang J. Effect of virtual reality meditation on sleep quality of intensive care unit patients: a randomised controlled trial. Intensive Crit Care Nurs. 2020;59:102849.

16. He M, Li X, Zhang T, et al. The fifth generation mobile communication technology plus virtual reality system for intensive care unit visits during COVID-19 pandemic: keep the delirium away. J Nurs Manag. 2022;30(8):3885-7.

17. Navarra-Ventura G, Gomà G, de Haro C, et al. Virtual reality-based early neurocognitive stimulation in critically ill patients: a pilot randomized clinical trial. J Pers Med. 2021;11(12):1260.

18. de Vries M, Beumeler LFE, van der Meulen J, et al. The feasibility of virtual reality therapy for upper extremity mobilization during and after intensive care unit admission. PeerJ. 2025;13:e18461.

19. Gomes TT, Schujmann DS, Fu C. Rehabilitation through virtual reality: physical activity of patients admitted to the intensive care unit. Rev Bras Ter Intensiva. 2019;31(4):456-63.

20. Kwon J, Lee J, Smith M, et al. Virtual reality videos for symptom management in hospice and palliative care: a prospective study. MCP Digit Health. 2024;1:100076.

21. Moloney M, Doody O, O'Reilly M, et al. Virtual reality use and patient outcomes in palliative care: a scoping review. Digit Health. 2023;9:1-12.

22. McLenon J, Rogers MAM. The fear of needles: a systematic review and meta-analysis. J Adv Nurs. 2019;75:30-42.

23. Gold JJ, Belmont KA, Thomas DA. The neurobiology of virtual reality pain attenuation. Cyberpsychol Behav. 2007;10:536-44.

Diagnóstico de reacciones de hipersensibilidad medicamentosa inmediata. Utilidad del test de activación de basófilos

Saida Sánchez-Navas, Cinthia Connie Llaja, Daniela Niewveld Contreras

◢ INTRODUCCIÓN

Las reacciones de hipersensibilidad a medicamentos (RHM) son reacciones adversas medicamentosas (RAM) que semejan una reacción alérgica. Ha habido diferentes intentos de clasificar las RAM y las RHM de cara a mejorar el diagnóstico, el manejo o el tratamiento. Es importante utilizar la nomenclatura adecuada de cara a no inducir diagnósticos erróneos. Las RHM pueden producir importante morbimortalidad y es importante evitar tanto el infradiagnóstico como el sobrediagnóstico debido al sobreuso del término alergia. Por ello es importante tener presente que solo cuando se demuestra un mecanismo inmunológico como la mediación por IgE o de células T puede denominarse alergia, debiéndose utilizar hasta entonces el término RHM.

◢ DEFINICIONES Y NOMENCLATURA

Las reacciones adversas medicamentosas (RAM) se definen como una reacción adversa y nociva provocada por un medicamento. Dentro de las RAM tenemos actualmente 6 tipos que son los tipos A, B, C, D, E y F.

Las reacciones tipo A (Augmented) son las más frecuentes. Son debidas a la actividad farmacológica del fármaco. Pueden ocurrir en cualquier individuo, normalmente son dosis dependiente y son predecibles. Un ejemplo de ellas sería la somnolencia debida a los antihistamínicos.

Las reacciones tipo B (Bizarre) o idiosincrática: No están tan bien definidas y comprenden el 15% de las reacciones RAM. No están relacionadas con los efectos farmacológicos del fármaco y por lo tanto son impredecibles. Raramente son dosis dependientes. Son reacciones de hipersensibilidad medicamentosa y muchas de ellas son inmunomediadas, lo que se conoce como alergia. Aunque de manera mucho menos frecuente, las reacciones tipo B también incluyen las reacciones idiosincrasia de causa genética como la anemia hemolítica por fármacos antipalúdicos en pacientes con déficit de glucosa-6-fosfato deshidrogenasa.

Tipo C (Chronic): son aquellas que se producen como consecuencia de la administración de tratamientos largos y continuos. Son conocidas y predecibles y se producen por mecanismos adaptativos celulares. Un ejemplo sería la nefrotoxicidad por antiinflamatorios no esteroideos (AINE).

Tipo D (Delayed): son aquellas RAM que aparecen tiempo después de haber suspendido la medicación (días, meses o incluso años) en los pacientes e incluso en sus hijos. Algunas de ellas son la carcinogénesis por inmunosupresores como la azatioprina y la teratogénesis por tetraciclinas.

Tipo E (End of treatment): corresponden a aquellas RAM que aparecen tras la supresión brusca del medicamento. Por ejemplo, las convulsiones por retirada brusca de anticonvulsivantes.

Tipo F (Foreign): son aquellas reacciones originadas por agentes ajenos al principio activo del medicamento (excipientes, impurezas o contaminantes).

Ya centrándonos en las reacciones de hipersensibilidad, la Academia Europea de Alergología e Inmunología Clínica (EAACI) estableció en el año 2001 la actual nomenclatura para las reacciones de hipersensibilidad. A continuación se exponen algunas de las definiciones:

Hipersensibilidad: Respuesta exagerada o anormal del organismo frente a estímulos que no producen reacciones en la mayoría de individuos.

Hipersensibilidad no alérgica/no inmunomediada: Es una reacción de hipersensibilidad en la cual no están implicados mecanismos inmunológicos. El mecanismo causante no se conoce por completo, pero algunos son producidos por alteración del equilibrio cisteína-leucotrienosprostaglandinas provocadas por inhibición de la ciclooxigenasa 1 por los AINE y otros se producen como resultado de la activación del complemento o de la proteína MRGPRX2 (Mas-related G-protein coupled receptor member X2) produciendo liberación inespecífica de mediadores al torrente sanguíneo. Un ejemplo en los que estaría involucrada la MRGPRX2 sería la histamino-liberación producida por los relajantes neuromusculares, la morfina, la codeína o la vancomicina.

Hipersensibilidad alérgica o inmunomediada: Es una reacción de hipersensibilidad causada por mecanismos inmunológicos. Por tanto, se denomina alergia únicamente a las reacciones de hipersensibilidad mediadas por mecanismos inmunológicos. La más conocida es la hipersensibilidad tipo I que está mediada por inmunoglobulina E (Ig E), pero también incluye las reacciones mediadas por otros mecanismos inmunológicos descritos en la clasificación clásica de Phillip Gell y Robin Coombs, que posteriormente ha sido ampliada (ver tabla I):

- *Hipersensibilidad tipo I o inmediata:*
  - IgE mediada: Aquellas reacciones en las que los antígenos se combinan con Inmunoglobulinas de tipo E (IgE) específicas desarrolladas en un contacto anterior que no ha producido síntomas.
  - Inmediata no alérgica: Mediada por MRGPRX2, inhibición de la COX 1 o complemento.
- *Hipersensibilidad tipo II:* reacciones resultantes de la intervención predo-

TABLA I. Resumen de la significación clínica del PPI y su correlación con el nivel de opioide							
	HIPER-SENSIBILIDAD TIPO I	HIPER-SENSIBILIDAD TIPO II	HIPER-SENSIBILIDAD TIPO III	HIPERSENSIBILIDAD TIPO IV			
				IV a	IV b	IV C	IV D
Tipo	Inmediata	Citotóxica	Inmuno-complejos	Retardada			
Mediador	IgE "MRGPX2"	IgG/IgM	IgG/IgM	Th1	Th2	Células T	Células T
Mecanismo efector principal	Mastocitos Basófilos	Complemento Interacción Ag-Ac Células FcR	Complemento Fagocitos	Macrófagos	Macrófagos Eosinófilos IgE	Células T	Neutró-filos
Clínica	Anafilaxia Urticaria Angioedema Hipotensión Sibilantes	Trombocitopenia Anemia hemolítica Enfermedad autoinmune	Enfermedad del suero	Eccema	Rinitis alérgica DRESS Rash maculo-papular	Dermatitis de contacto	SSJ AGEP
Inicio de los síntomas	Inmediata: Minutos a horas	Normalmente <72 h, puede ser hasta 15 días	1-3 semanas	Variable (días o semanas)			

SSJ: Síndrome de Stevens-Johnson; AGEP: Pustulosis exantemática aguda generalizada.

minante de anticuerpos de tipo IgG e IgM.

* *Hipersensibilidad tipo III: la* sintomatología está producida por el depósito de inmunocomplejos circulantes formados por la unión de antígenos con anticuerpos (de nuevo IgG o IgM).
* *Hipersensibilidad tipo IV:* es la mediada por células inmunitarias. Recibe el nombre de tardía o retardada, pues la reacción de hipersensibilidad tarda días, incluso semanas en producir manifestaciones clínicas. La hipersensibilidad tipo IV puede asimismo dividirse en 4 categorías, como puede verse en la tabla 1.

Anafilaxia: reacción de hipersensibilidad que amenaza la vida.

Por otra parte, las RHM también se pueden clasificar según su momento de aparición. Las reacciones inmediatas aparecen normalmente en la primera hora tras la administración del tratamiento y en todo caso en las primeras 6 horas. Las reacciones retardadas o no inmediatas aparecen casi siempre días e incluso semanas después de la exposición, aunque en caso de re-exposición pueden manifestarse antes.

◢ FISIOPATOLOGÍA DE LAS REACCIONES DE HIPERSENSIBILIDAD TIPO I

La alergia es el trastorno más frecuente del sistema inmune y afecta entre un 10-20% de la población.

Como hemos mencionado anteriormente, los trastornos de hipersensibilidad inmediata tipo I mediados por IgE son un tipo de alergia.

Los factores etiopatogénicos son múltiples y pueden clasificarse en factores genéticos y factores adquiridos. Los factores genéticos son polimorfismos de genes relacionados con la producción y respuesta de la IgE. Sobre esta predisposición influyen diferentes elementos que modulan el sistema inmunitario como por ejemplo la exposición al antígeno o, al contrario, la reducción de antígenos por excesiva limpieza; la microbiota, factores hormonales y psicológicos.

La fisiopatología es muy compleja y aún no se comprende completamente, pero se sabe que en su desarrollo hay 3 fases: La fase de sensibilización, la fase efectora temprana y la fase efectora tardía.

De manera muy simplificada, en la **fase de sensibilización** las células dendríticas del endotelio captan los antígenos y los presentan a los linfocitos T helper (Th) que entre otras acciones favorecen la diferenciación de los linfocitos B para que produzcan anticuerpos IgE. Los IgE específicos del alergeno son capturados por los receptores epsilon de alta afinidad para la región constante de la IgE (FcεRI) localizados en la superficie de los mastocitos y basófilos. En este momento estas células quedan sensibilizadas para el alergeno. Cuanta más IgE se haya producido contra un alergeno determinado, más densidad de ella habrá en la superficie de los mastocitos y basófilos lo que facilitará su activación posterior.

La IgE también se une a Rc de la superficie de monocitos, células B, eosinófilos y macrófagos alveolares.

En un individuo sensibilizado, las siguientes exposiciones desencadenan una respuesta inflamatoria tras el reconocimiento del alérgeno por la IgE específica. En la **fase efectora temprana** la interacción entre el alérgeno y al menos dos IgE origina la activación celular y liberación de mediadores de dichas células. Además, los mastocitos pueden activarse por receptores diferentes de la FcεRI o por otros mecanismos como el frío y el ejercicio intenso. Estos mecanismos adicionales pueden causar reacciones de hipersensibilidad inmediata sin mecanismo inmunitario aparente, así como amplificar las reacciones mediadas por IgE.

La activación de los mastocitos da lugar a la excreción de contenido preformado por exocitosis (degranulación), la síntesis de mediadores lipídicos y la síntesis de citoquinas.

En la degranulación se liberan diversos mediadores. El principal mediador es la histamina que aumenta la permeabilidad capilar y provoca vasodilatación, produciendo así los típicos habones y eritema, pero también provoca constricción de músculo bronquial. Otras sustancias liberadas son los enzimas y proteoglicanos como la triptasa y la quimasa que contribuyen a lesionar los tejidos. Asimismo se sintetiza prostaglandina D2 y factor activador de las plaquetas, que también provocan vasodilatación, inflamación y broncoconstricción.

Por último, los mastocitos liberan citoquinas que contribuyen a la **fase tardía**. Esta fase destaca por la acumulación de leucocitos inflamatorios entre los que destacan basófilos, neutrófilos, eosinófilos y linfocitos Th. Por otra parte, también los basófilos tras activarse mediante IgE o el sistema del complemento producen interleucinas (IL) y receptores de IL que acaban facilitando el reclutamiento celular y la activación de leucocitos como las células Th o los eosinófilos.

◢ DIAGNÓSTICO DE LAS REACCIONES DE HIPERSENSIBILIDAD MEDICAMENTOSA INMEDIATA (RHMI)

Lo primero que debemos plantearnos es si debemos o no realizar un estudio de la RHM. Demoly et al. sugieren realizar un estudio cuando:

- Hay una historia previa de reacción a un medicamento, hay muchas probabilidades de precisar el fármaco, no hay una alternativa segura equiparable y el riesgo/beneficio de realizar el estudio es asumible. Esto incluye a la mayoría de pacientes con supuesta RHM a betalactámicos, antiinflamatorios no esteroideos y los anestésicos locales, pero también puede ser necesario para otros fármacos si el paciente los requiere.
- Cuando el paciente explica una RHM grave, ya que la mejor manera de proteger al paciente es encontrando el agente causal.

Por otra parte, también es necesario saber cuándo no debemos realizar un estudio. Esto incluye los casos en los que no hay una relación de causalidad.

a. La sintomatología no es compatible.
b. La cronología no es compatible.c. Se ha tomado el fármaco posteriormente y no ha presentado ninguna reacción.
d. Se produce la reacción sin haber tomado el fármaco.
e. Hay un diagnóstico alternativo. P. ej., urticaria crónica.

El diagnóstico de las RHM inmediatas se basa en tres pilares:

1. Sospecha clínica

Es importante realizar una historia clínica cuidadosa que discrimine entre reacciones de hipersensibilidad y otras RAM. Esto nos evitará etiquetar como RHM reacciones que no lo son. Un ejemplo típico a evitar es etiquetar como alergia a la penicilina a un paciente con diarreas secundarias a la administración de amoxicilina-clavulánico.

Debemos conocer los fármacos sospechosos, los signos y síntomas producidos, así como el tratamiento administrado.

2. Pruebas de laboratorio inmediatas

Si presenciamos la reacción en un entorno sanitario, es deseable extraer unas muestras analíticas en el momento de la reacción siempre y cuando no se demore el tratamiento adecuado de la misma. Esto es importante especialmente en los casos de anafilaxia.

El marcador más útil de RHMI es el nivel de triptasa. La triptasa es una proteasa que se encuentra preformada dentro de los gránulos de los mastocitos y los basófilos.

Hay dos tipos de triptasa aunque los tests habituales no distinguen entre ellas: La alfa-triptasa y la beta-triptasa.

La alfa-triptasa se encuentra normalmente en el torrente circulatorio de individuos sanos, pero se suele encontrar muy elevada en la mastocitosis sistémica.

La beta-triptasa está almacenada en el interior de los mastocitos y de los basófilos. Se libera a la circulación tras la activación y degranulación de dichas células y su elevación >13,5 mcg/ml es muy indicativa de reacción alérgica, aunque puede haber pacientes con anafilaxia en los la triptasa no supere esta cifra.

Siempre habrá que extraer una nueva muestra tras al menos 24 h de la reacción para disponer de valores basales y poder comparar. Un aumento agudo≥ 20% + 2 ng/mL (regla del 20+2) es sugestivo de anafilaxia. Dado que la triptasa basal puede estar elevada en mastocitosis sistémica, síndrome de activación de mastocitos, enfermedades hematológicas o alfa triptasemia familiar hereditaria recientemente se ha sugerido que un aumento de la triptasa durante el episodio > 1.685 de la triptasa basal también será sugestiva de anafilaxia inmunomediada. De esta forma se mejora la especificidad en pacientes con alfatriptasemia familiar hereditaria y mastocitosis sistémica manteniendo una sensibilidad adecuada.

El momento óptimo para recoger las muestras es a los 15–60 min en las reacciones más leves y entre 30 minutos y 2 horas para las reacciones más graves.

La elevación de triptasa tiene una sensibilidad del 64% y una especificidad del 89%.

Otro marcador que puede sernos de utilidad es la determinación de la histamina plasmática. La histamina es un mediador inflamatorio preformado almacenado en los gránulos de los basófilos y los mastocitos. Una elevación en plasma de histamina indica degranulación de dichas células y puede deberse tanto a reacción de hipersensibilidad alérgica como no alérgica. El pico de histamina se produce a los pocos minutos de la reacción y es más alto cuanto más severa. Como su vida media es muy corta lo ideal es extraer la muestra a los 15 minutos de la reacción, pero en reacciones muy graves puede estar elevada hasta 2 h después de la misma.

3. Estudio alergológico tardío

Pruebas cutáneas: prick test e intradermorreacción (IDR)

Son el método básico usado en alergología para las reacciones de hipersensibilidad inmediata (tipo I de Gell y Coombs) y es utilizado habitualmente para determinar las reacciones cutáneas IgE-dependientes. El alérgeno se une a la IgE específica en la superficie de los mastocitos de la piel provocando la liberación de histamina y otros mediadores, lo que lleva a la formación de una pápula rodeada de eritema. También se utilizan pruebas intradérmicas para diagnosticar reacciones tardías (p. ej. la prueba de la tuberculina, tipo IV de Gell y Coombs). Se considera que la piel refleja bastante bien los fenómenos que se producen en las mucosas de las vías respiratorias y tracto gastrointestinal de las personas alérgicas.

Para las pruebas es necesario utilizar alérgenos estandarizados mediante métodos biológicos o recombinantes. Si se utilizan alérgenos no estandarizados (p. ej. la mayoría de los fármacos, el látex), el valor predictivo de los resultados es incierto.

Antes de realizar la prueba hay que asegurarse de que el paciente haya suspendido correctamente el tratamiento con antihistamínicos H1, antidepresivos tricíclicos, corticoides orales o parenterales, corticoides tópicos en la zona a realizar la prueba cutánea, betabloqueantes, fenotiazinas, inhibidores tópicos de la calcineurina (tacrolimus y pimecrolimus) y tratamiento del asma con omalizumab así como la terapia PUVA.

Idealmente deben ser realizadas al menos 4–6 semanas después de la reacción ya que si se realizan antes hay riesgo de falsos negativos debido al agotamiento de las células efectoras.

El resultado de prick test e IDR debe leerse cuando la reacción es más intensa que es a los 15–20 minutos de la reacción.

El resultado siempre hay que compararlo con los controles que se aplican, ya que las pruebas siempre se llevan a cabo con un control positivo (por ejemplo, histamina) y uno negativo (suero fisiológico). El control negativo se utiliza para detectar dermografismo o una reacción cutánea causada por el instrumento empleado para las pruebas cutáneas o por la técnica de ejecución de la prueba.

Hay que tener en cuenta que un resultado positivo en una prueba cutánea no implica que los síntomas del paciente sean de origen alérgico IgE-dependiente, ya que pueden ser positivas en un 15–35 % de las personas sin síntomas alérgicos. Por lo tanto, hay que realizarlas en caso de sospecha clínica por haber presentado una reacción previa.

En el prick test se colocan gotas de varias soluciones preparadas con cantidades ínfimas de sustancias potencialmente alergénicas y posteriormente se pincha encima de cada gota con una aguja o lanceta de manera que la solución penetre la capa superficial de la piel.

La intradermorreacción (IDR) consiste en inyectar una pequeña cantidad diluida de la sustancia sospechosa en la dermis. Si la IDR es negativa se administra el posible alergeno a concentraciones crecientes hasta que el resultado sea positivo o hasta que se alcancen las concentraciones que provocan falsos positivos por irritación. La IDR únicamente se realiza si el resultado del prick test es negativo.

En caso de utilizar pruebas intradérmicas para la alergia a fármacos (p. ej. para la alergia a la amoxicilina), se recomienda la prueba de reacción tardía midiendo el diámetro de la infiltración a las 48 h.

Tanto el prick test como la IDR son seguras, pero es cierto que existe el riesgo de una reacción sistémica moderada o grave en el 0,02–0,04 % por lo que es recomendable la presencia de un médico y del material y fármacos necesarios para tratar una reacción anafiláctica grave. Estas reacciones son menos frecuentes con el prick test que con las pruebas intradérmicas.

No entraremos en las pruebas epicutáneas ya que se utilizan para reacciones tipo IV o retardadas clásicas.

Prueba de exposición controlada (PEC)

También se conoce como prueba de provocación o prueba de tolerancia. Consiste en exponer de forma controlada al paciente a la sustancia sospechosa. Se utilizan cuando hay discordancia entre las pruebas cutáneas y la clínica (ejemplo pruebas cutáneas negativas y sospecha de de RHM alta) así como en casos en los que no es posible realizar las pruebas cutáneas como en casos de dermografismo, dermatitis atópica extensa, imposibilidad de suspender el uso de inmunosupresores o en ausencia de reactivos comerciales como sucede para la gran mayoría de medicamentos.

Son el gold estándar para el diagnóstico de las reacciones de hipersensibilidad.

El mayor riesgo de las PEC consiste en que el paciente desarrolle otra vez la reacción que tuvo inicialmente. Sin embargo, como se utilizan dosis inicialmente pequeñas si la PEC es positiva generalmente la reacción durante la provocación es menor y se podrá tratar de forma inmediata. Por ello es absolutamente imprescindible que la PEC se realice en un centro hospitalario con todos los recursos necesarios para tratar una anafilaxia grave.

Contraindicaciones y precauciones de las PEC:

- Están contraindicadas en RHM severas o no controlables:
  - Reacciones cutáneas severas como el síndrome Steven Johnson, vasculitis o DRESS (reacción de sensibilidad a medicamentos con eosinofilia y síntomas sistémicos)
  - Reacción sistémica severa como DRESS o reacciones hematológicas
  - En algunos casos de anafilaxia (valorar riesgo/beneficio)
- No están indicadas cuando:
  - Es improbable que se necesite el medicamento o hay alternativas seguras y eficaces con una estructura distinta.
  - Enfermedad concomitante grave o embarazo, salvo que el fármaco sea necesario para el tratamiento de la enfermedad o se vaya a precisar durante el embarazo o el parto.

Por último, recordar que hay que tener en cuenta que las PEC deben ser llevadas a cabo bajo altas condiciones de seguridad. Eso incluye tener un equipo de reanimación cardiopulmonar disponible con personal entrenado que esté familiarizado con los tests, que sea capaz de reconocer una reacción anafiláctica y que esté entrenado en reanimación cardiopulmonar.

Tests biológicos in vitro

Son particularmente útiles cuando el paciente ha recibido múltiples fármacos simultáneamente y en RHM inmediatas graves en las que los tests cutáneos son negativos o no son posibles y la PEC está contraindicada. Generalizando, estos tests suelen tener una baja sensibilidad, pero suelen ser bastante específicos. Un test negativo no excluye la imputabilidad al fármaco, pero un resultado positivo muestra que el individuo está sensibilizado al fármaco, aunque no necesariamente confirma que haya provocado la reacción ya que se puede estar sensibilizado sin haber desarrollado clínica.

Normalmente son pruebas complementarias a los métodos in vivo.

IgE específicas a un fármaco

Las IgE específicas no están disponibles para muchos fármacos y, por contra, están disponibles para muchos fármacos sin evidencia que los respalde.

Sí hay evidencia de su utilidad para algunos fármacos. Por ejemplo, la determinación aislada de IgE a betalactámicos o relajantes neuromusculares no establece el diagnóstico de alergia pero si hay una clínica sugestiva de RHM, se puede asumir el mecanismo IgE dependiente, especialmente si los tests cutáneos son positivos.Según la EAACI, se recomienda para el diagnóstico de RHM de betalactámicos, relajantes neuromusculares y clorhexidina después de realizar las pruebas cutáneas de cara a evitar las PEC. Sin embargo, en los casos de RHM inmediatas grave, la EAACI- DAIG/ENDA aconseja realizar los tests cutáneos a antibióticos después de haber determinado las IgE de cara a no asumir riesgos innecesarios.

El valor de normalidad suele ser <0.35 kUA/l pero hay tener en cuenta que valores elevados de IgE totales disminuyen la especificidad de la prueba y que los anticuerpos específicos IgE a un determinado fármaco disminuyen con el tiempo, por eso se recomienda que el estudio no se realice más allá de los 3 años tras la reacción.

Medir las IgM o IgG sólo tiene interés en citopenias inducidas por fármacos o RHM tipo III. Sin embargo, la disponibilidad de estos tests es muy limitada y la sensibilidad es desconocida. Para las reacciones tipo II y III en algunos centros se realizan test de Coombs, test de hemólisis in vitro o la determinación de factores del complemento o inmunocomplejos. Para las reacciones mediadas por células T como las RHM tipo IV el test de transformación /activación de linfocitos puede ser útil, pero nuevamente su disponibilidad es muy limitada.

Test de activación de basófilos (TAB)

Esta técnica se nombró en 2014 en el Consenso internacional de alergias a medicamentos de 2014 como una opción prometedora para determinar fármacos y en 2023 Mayorga et al. publicaron un documento de posición del grupo de trabajo de la European Academy of Allergy and Clinical Immunology (EAACI) sobre el TAB en las RHM inmediatas. Este test se basa en utilizar citometría de flujo con diferentes estrategias para identificar los basófilos y posteriormente medir su activación/degranulación antes y después de estimularlos con el fármaco sospechosos o su metabolito. Puede ser una alternativa más segura, amable y barata al PEC y, en algunos casos, puede ser la única alternativa para llegar a un diagnóstico, especialmente cuando hay un antecedente de RHM grave, que amenazaba la vida. Las principales limitaciones del TAB son la financiación para su realización, la disponibilidad de citología de flujo, personal experimentado y la ausencia de protocolos estandarizados que determinen el método y concentración a usar, la determinación del umbral de positividad, así como la sensibilidad, especificidad, valor predictivo positivo y valor predictivio negativo para los diferentes alergenos.

A pesar de estos handicaps, actualmente hay evidencia de su utilidad en una serie de fármacos y pueden ser muy útiles como test complementario a otras pruebas. Incluso pueden ser la única opción en los casos en que no se puedan realizar pruebas in vivo como las pruebas cutáneas o PEC debido a la gravedad de la reacción previa que imposibilite la realización de estas pruebas por el riesgo de reproducir la misma reacción.

Sin embargo, para que sean útiles hay que tener en cuenta unas consideraciones técnicas y clínicas que aseguren su correcta ejecución e interpretación.

Por qué es útil utilizar la activación de los basófilos en el diagnóstico de RHM

Aunque es difícil determinar qué tan importante es la contribución de los basófilos a la patogenia de la anafilaxia en humanos dada la activación concomitante de los mastocitos sí se sabe que los basófilos humanos expresan altos niveles del receptor de IgE de alta afinidad FcεRI, del receptor activador de IgG FcγRIIA y del receptor inhibidor de IgG FcγRIIB. Se ha evidenciado que la activación de los basófilos humanos dependiente de IgE se asocia con elevaciones en los niveles de ciertos marcadores de la superficie de las células de los basófilos, como CD203c o CD63, y esto forma la base de las "pruebas de activación de basófilos" que pueden usarse para diagnosticar o confirmar la sensibilización a alérgenos y para monitorizar los efectos de los esfuerzos para tratar estas afecciones con inmunoterapia. Los basófilos son granulocitos circulantes muy poco frecuentes que responden a varios estímulos, entre ellos al receptor de IgE de alta afinidad FcεRI y al receptor inhibidor de IgG FcγRIIB. Tras su activación se liberan diferentes mediadores preformados o sintetizados de novo tales como la histamina, el factor de agregación plaquetaria y las interleucinas.

Formas de activación de los basófilos

Los basófilos expresan en su superficie diferentes receptores que les confieren la capacidad de responder a distintas señales que regulan sus funciones de acuerdo al estímulo inductor. Algunos de los mecanismos de activación de los basófilos son:

- Anticuerpos (IgE e IgG):
  - Inmunoglobulina E: Los basófilos expresan receptores IgE, en este caso FcεRI y median reacciones de hipersensibilidad tipo I tras formarse complejos IgE- FcεRI, lo que provoca la activación/degranulación de la célula.
  - Inmunoglobulina G: Se ha visto que la unión IgG con el receptor FcγRIIB contribuye a la reacción anafiláctica.
- Citoquinas. La IL-3 es fundamental en la biología del basófilo pues regula la síntesis de histamina y su liberación posterior tras la estimulación por IgE. También induce mayor expresión del marcador de activación CD63 ante estímulo del alergeno y la expresión de CD203c, otro marcador de activación. Otros mecanismos implicados en la activación son las IL 1, 4, 13 e IL 33, así como la linfopoyetina estromal tímica.
- Otras formas de activación son diferentes enzimas como la papaverina, la activación por superantígenos como la glicoproteína GP120 del VIH y de forma menos importante a través de Rc MRGPX2, aunque este último es mucho menos relevante que en los mastocitos. De hecho, la escasa activación del basófilo por este último es útil de cara a diferenciar con el TAB reacciones IgE mediadas respecto a las mediadas por MRGPX 2, ya que en este último caso no se producirá activación significativa del basófilo.

Prueba de activación de basófilos y marcadores de activación

La técnica del TAB se basa en la cuantificación de los cambios en la expresión de marcadores tras la estimulación con el alergeno específico. Esto se usa para valorar posibles alérgenos y para el diagnóstico de sensibilizaciones.

Los marcadores de activación más usados son el CD63 y el CD203c.

Hay que tener en cuenta algunos aspectos técnicos que influyen en la realización del TAB.

En primer lugar, hay que tener en cuenta los tratamientos que esté recibiendo el paciente. Aunque los antihistamínicos y los corticoides tópicos no influyen en el TAB, los inmunosupresores sistémicos como los corticoides orales pueden alterar el resultado dando falsos negativos. Aunque hay quien sostiene que esto únicamente ocurre con dosis de corticoides extremadamente altas, la EAACI recomienda suspenderlos 3 semanas antes de la prueba siempre que sea posible.

Para la realización del TAB se debe tener disponibilidad de citología de flujo, usar sangre fresca y tener en cuenta que son células delicadas que pueden dejar de ser viables fácilmente o activarse espontáneamente. Asimismo, deben seleccionarse los basófilos y posteriormente cuantificar la activación de los mismos. Esto se hace normalmente detectando la proteína de membrana lisosomal CD 63, aunque también se utiliza la CD203c. Otros aspectos a tener en cuenta son que algunos de los fármacos son inestables en solución y que utilizar altas concentraciones de fármaco puede causar falsos negativos por citotoxicidad o falsos positivos por estimulación directa.

Previo a la exposición de la muestra al fármaco, deben realizarse unos controles. El control negativo evalúa la expresión basal de los marcadores de activación y el control positivo consiste en anticuerpos anti IgE o anti FcεRI. Alrededor del 10–15% de los individuos tienen basófilos no respondedores al control positivo de la vía dependiente de IgE. En estos casos los resultados del TAB no son fiables.

Posteriormente se realiza la estimulación con alergeno. Las concentraciones empleadas para el TAB dependen del alergeno, por ello es necesario estandarizar la técnica para cada uno de ellos y titular a diferentes concentraciones

Hay que tener presente que como la activación de los basófilos depende de la unión de su receptor a las IgE y estas IgE disminuyen con el tiempo, el TAB debe realizarse idealmente lo más cercano posible a la reacción (máximo 1 año en los betalactámicos) siempre y cuando hayan transcurrido 3–4 semanas de la reacción para disminuir la activación basal del basófilo y no tener riesgo de falsos negativos por anergia. Otra consideración a tener en cuenta es que en los pacientes no respondedores los resultados no pueden interpretarse.

Cuando es especialmente útil

Se recomienda realizar el TAB en RHM graves o en pacientes de alto riesgo si está disponible **previo** a los tests *in vivo*, incluyendo los tests cutáneos, de cara a no asumir riesgos innecesarios. También se recomienda realizar el TAB en fármacos que no tengan disponible test cutáneos previo a realizar PEC o cuando el test de provocación sea difícil de realizar por las características farmacológicas del medicamento. En el momento actual se recomienda el TAB como una prueba complementaria a otros tests útil en el diagnóstico de reacciones de hipersensibilidad inmediata a antibióticos (betalactámicos y fluoroquinolonas), relajantes neuromusculares, contraste yodado, clorhexidina, opioides, pirazolonas y platinos. Aún está pendiente la validación del mismo en otros fármacos.

Asimismo, se ha visto que no es útil para el diagnóstico de reacciones por inhibición de la COX-1 secundaria a AINE.

Interpretación de los resultados

El resultado del TAB puede ser expresado en términos de reactividad o de sensibilidad. La reactividad es el porcentaje de basófilos marcados que expresan activación del marcador a una concentración determinada del fármaco. El resultado se expresa siempre como el porcentaje de basófilos que expresan el marcador ej. % CD63. Además, los resultados pueden expresarse como IS (índice de estimulación) que es la proporción de basófilos activados después de la estimulación con el fármaco respecto a los basófilos que no han sido estimulados.

Como hemos dicho antes, el TAB puede dar falsos resultados, lo más frecuente en los fármacos para los que está validado son los falsos negativos. Los falsos negativos pueden producirse por diferentes causas como:

- Anergia temporal de los basófilos y consumo de anticuerpos IgE. Para evitar esto debe realizarse el TAB 3-4 semanas después de la reacción.
- Valoración demasiado alejada de la reacción, ya que los anticuerpos IgE disminuyen con el tiempo.

- Hay un 10-15% de los casos que son no respondedores ni al alergeno ni al control positivo con anti-IgE y/o FcΞRI y en estos casos el resultado no puede interpretarse.
- Un test negativo a un fármaco no excluye que el inductor de la reacción sea su metabolito.
- El fármaco no actúa en forma directa en basófilos si no que activa el sistema de complemento o el sistema de quinina-bradiquinina plasmáticos que luego activan el basófilo.

Interpretación de resultados empleando CD63

Para la evaluación apropiada de los resultados el porcentaje de activación de basófilos en el control negativo debe ser <5%. La reactividad es el porcentaje de basófilos que responde a un determinado estímulo y la sensibilidad es la mínima concentración de alergeno necesaria para que respondan el 50% de los basófilos reactivos (EC50). Para el análisis de la reactividad basta con evaluar la activación de los basófilos ante una o dos concentraciones de alergeno y es importante haber realizado previamente el control positivo.

La activación de los basófilos también puede valorarse mediante la intensidad de la fluorescencia media. (MFI, por sus siglas en inglés) El incremento en la MFI se presenta como un valor relativo denominado índice de estimulación (IS) que resulta de la relación entre la MFI tras la estimulación y la MFI del control negativo. En general, un IS >2 puede ser considerado como una señal confiable de la activación del basófilo inducida por la sustancia a estudio.

Asimismo, un porcentaje > o igual 15% de basófilos activados tras la exposición al alergeno es sugestivo de reacción alérgica, pero para cada alergeno es recomendable disponer de una curva ROC para seleccionar el punto de mayor sensibilidad y especificidad.

También hay que tener en cuenta que para valorar los resultados siempre es necesario tener en cuenta la situación del paciente como el momento de la última exposición al alergeno.

Interpretación de los resultados empleando CD203c: Es un marcador específico de basófilos que se expresa de manera constitutiva en la superficie celular pero sus niveles aumentan con la activación del mismo. Los niveles basales de CD203c varían considerablemente entre individuos. El incremento de CD203c se expresa en forma de IS y aunque también se puede expresar como porcentaje de basófilos activados no es lo más apropiado pues la expresión basal de cada paciente y por tanto el punto de corte son diferentes en cada individuo. Al igual que para el CD63, un IS>2 puede ser considerado como indicador de activación. Sin embargo, el incremento en la expresión CD203c en basófilos activados es menos prominente que en el CD63. En pacientes con niveles elevados basales de CD203c la elevación puede estar ausente, originando falsos negativos. El uso de corticoides orales a dosis muy elevadas influye en CD63 pero no en CD203c.

Aspectos del fármaco

La experiencia actual con el TAB se ha focalizado en las reacciones de hipersensibilidad a relajantes neuromusculares, antibióticos (betalactámicos y fluoroquinolonas), clorhexidina, opioides y contraste radiológico, aunque también hay resultados prometedores en excipientes como polietilenglicol y en fármacos como los platinos o aquellos que contienen alfa-gal.

Relajantes neuromusculares (RNM):

Los RNM pueden producir dos tipos de reacciones: una de tipo inmunolomediado por IgE, en la que el antígeno suele ser la estructura del amonio cuaternario y otra no inmunológica relacionada con la estructura de las bencilisoquinolinas (común a la morfina, por ejemplo) que produce estimulación no específica de los mastocitos. Recientemente se ha visto que las pruebas cutáneas negativas no significan en todos los casos que una reexposición al RNM sea segura. Además, las IgE tanto al RNM como a la morfina tienen una fiabilidad limitada en el diagnóstico de alergia a los RNM. Por ello, el TAB se postula actualmente como test diagnóstico tras la determinación de IgE y previo a las pruebas cutáneas siendo útil para detectar hipersensibilidad sin sensibilización, es decir, sin IgE. Además, como los basófilos apenas expresan MRGPRX2, el TAB puede ayudar a distinguir entre reacción dependiente de IgE o de MRGPRX2.

Betalactámicos

El diagnóstico de hipersensibilidad a los betalactámicos puede realizarse fácilmente mediante la realización de pruebas cutáneas, IgE y PEC. Sin embargo el TAB puede ser útil en casos en los que las pruebas cutáneas y las IgE sean negativas y la PEC esté contraindicada ya que, aunque su sensibilidad es moderada, la especificidad es alta lo que en caso de que se realice como primer paso en el estudio alergológico y el resultado sea positivo, evita el riesgo de sufrir una reacción grave. Además, el TAB permite testar también el ácido clavulánico.

Fluoroquinolonas: En el caso de las fluoroquinolonas la utilización del TAB no está completamente aceptada. La razón principal es que la mayoría de las reacciones a las quinolonas se cree que son producidas por activación del MRGPRX2, una vía que no puede ser detectada por el TAB. Sin embargo, algunos estudios muestran que en caso de reacciones IgE mediadas puede verse aumentada la expresión de CD63 o CD203c.

Opioides: Las reacciones IgE mediadas a opiáceos, opioides sintéticos y semisintéticos son extremadamente raros y pueden ser un desafío debido a su capacidad de liberación no-específica de histamina por parte de los mastocitos cutáneos a través de la estimulación del MRGPRX2. A diferencia de los mastocitos, los basófilos no responden a la estimulación de MRGPRX2 por lo que el TAB puede ayudar a diferenciar entre una reacción alérgica inmunomediada (rara) y una reacción por estimulación de MRGPRX2.

Clorhexidina: Es un antiséptico responsable según el estudio NAP 6 del 10% de las reacciones anafilácticas intraoperatorias, lo que representa la tercera causa de anafilaxia en el perioperatorio. Dado que la administración no es intravenosa, la anafilaxia se demora en aparecer lo

que dificulta la sospecha de la clorhexidina como agente causal. Normalmente el diagnóstico se realiza a través de IgE a clorhexidina y test cutáneos, pero en casos con pruebas negativas o dudosas e imposibilidad de realizar un test de provocación, el TAB puede ser útil.

Contrastes radiológicos: El mecanismo exacto de RHMI al contraste radiológico es motivo de controversia, pero en una minoría de pacientes (17%) son IgE mediadas, por lo que en estos casos sería útil el TAB.

AINE: Se ha visto la utilidad del TAB para las reacciones IgE mediadas por metamizol, con una sensibilidad del 40–65 % y una especificidad del 85–100%. Sin embargo, el TAB no es útil en casos de RHMI no alérgica.

◢ CONCLUSIONES

El TAB es especialmente útil en reacciones de hipersensibilidad inmediata a fármacos en pacientes con riesgo elevado porque ofrece seguridad ya que no hay exposición in vivo.

También supone una opción diagnóstica en pacientes con pruebas discordantes o cuando las pruebas cutáneas no son confiables o no son posibles.

Hay que tener en cuenta que detecta sensibilización mediada por IgE, pero no es útil para reacciones reacciones no IgE mediadas.

La interpretación requiere considerar la situación clínica, como el tiempo desde la exposición, y limitaciones técnicas, pero es una herramienta valiosa para mejorar el diagnóstico y manejo de hipersensibilidad a medicamentos.

◢ BIBLIOGRAFÍA

1. Ansotegui IJ, Melioli G, Walter Canonica g, Caraballo L, Villa E, Ebisawa M. IgE allergy diagnostics and other relevant tests in allergy, a World Allergy Organization position paper. World Allergy Organ J. 2020 Feb 25;13(2):10. URL disponible en: http://doi.org/10.1016/j.waojou.2019.100080

2. Arcimowicz M, Błażowski L, Brożek J, Cichocka-Jarosz E, Emeryk A, Gliński W et al. Enfermedades alérgicas. Pruebas cutáneas. En: Medicina Interna Basada en la Evidencia. Compendio. 5ª ed. Kraków, Polonia. Medycyna Praktyczna; 2024. URL disponible en: https://empendium.com/manualmibe/tratado/chapter/B76.VIII.B.2.1.

3. Demoly P, Adkinson NF, Brockow K, Castells M, Chiriac AM, Greenberger PA et al. International Consensus on drug allergy. Allergy. 2014; 69: 420-37.

4. Descotes J, Choquet-Kastylevsky G. Gell and Coombs's classification: is it still valid?Toxicology. 2001 Feb 2;158(1-2):43-9.

5. Díaz D, Muñoz L, Álvarez-Mon M. Mecanismos de daño en las reacciones de hipersensibilidad. Medicine. 2021;13(33): 1867-81.

6. Ebo DG, Faber M, Elst J, Van Gasse AL, Bridts CH, Mertens C et al. In Vitro Diagnosis of Immediate Drug Hypersensitivity During Anesthesia: A Review of the Literature. J Allergy Clin Immunol Pract. 2018 Jul-Aug;6(4):1176-84.

7. Escolano F, Sánchez- Navas S, Aguado S. Reacciones de hipersensibilidad perioperatorias. En Formación continuada en anestesiología y reanimación. CEEA. 2ª ed. Barcelona. Editorial Ergon 2020. p 1027-37.

8. Harper N, Cook T, Garcez T, Farmer L, Floss K, Marinho S et al. Anaesthesia, surgery, and life-threatening allergic reactions: epidemiology and clinical features of perioperative anaphylaxis in the 6th National Audit Project (NAP6). Br J Anaesth. 2018 Jul;121(1):159-71.

9. Mateja A, Wang Q, Chovanec J, Kim J, Wilson K, Schwartz L et al. Defining baseline variability of serum tryptase levels improves accuracy in identifying anaphylaxis.J Allergy Clin Immunol. 2022 Mar;149(3):1010-7.

10. Mayorga M, Çelik GE, Pascal M, Hoffmann HJ, Eberlein B, Torres MJ et al. Flow-based basophil activation test in immediate drug hypersensitivity. An EAACI task force position paper. Allergy 2024 Mar;79(3):580-600.

11. Miller R, Shtessel M, Robinson L, Banerji A.Advances in drug allergy, urticaria, angioedema, and anaphylaxis in 2018. J Allergy Clin Immunol. 2019 Aug;144(2):381-92.

12. Navinés-Ferrer A, Serrano-Candelas E, Lafuente A, Muñoz-Cano R, Martín M, Gastaminza G. MRGPRX2-mediated mast cell response to drugs used in perioperative procedures and anaesthesia. Sci Rep 2018;8: 11628. URL disponible en https://doi.org/10.1038/s41598-018-29965-

13. Patel G, Saltoun C. Skin testing in allergy. Allergy Asthma Proc 2019;40(6):366-8.

14. Pichler WJ. Immune pathomechanism and classification of drug hypersensitivity. Allergy.2019;74:1457-147.

15. Johansson S, Hourihane J, Bousquet J, Bruijnzeel-Koomen C, Dreborg S, Haahtela T et al. A revised nomenclature for allergy. An EAACI position statement from the EAACI nomenclature task force. Allergy. 2001 Sep;56(9):813-24.

16. Reber L, Hernandez J, Galli S.The pathophysiology of anaphylaxis. J Allergy Clin Immunol. 2017 Aug;140(2):335-48.

Variabilidad de la frecuencia cardiaca en la fragilidad. Utilidad del monitor ANI en la prehabilitación

Marta Corcoy Bidasolo, Laia Bosch Duran, Cristian Aragón Benedi

◢ INTRODUCCIÓN

La fragilidad es un síndrome clínico caracterizado por la disminución de la reserva fisiológica y funcional, que condiciona una vulnerabilidad aumentada ante situaciones de estrés como la cirugía, infecciones o traumatismos. Su presencia se asocia a peores desenlaces postoperatorios y mayor mortalidad. A medida que la población envejece, los anestesiólogos se enfrentan con frecuencia a pacientes frágiles, cuya evaluación preoperatoria exige un enfoque multidimensional.

En este sentido, ya en 2010, de la mano del profesor Carli, se empezaron a utilizar programas de prehabilitación, que se basan en una serie de estrategias preoperatorias con el objetivo de mejorar la capacidad funcional del paciente, para que afronte la cirugía en mejores condiciones y la recuperación en el postoperatorio sea más rápida.

Uno de los sistemas más afectados en la fragilidad es el sistema nervioso autónomo (SNA), cuya disfunción se refleja en una variabilidad de la frecuencia cardiaca (VFC) disminuida. En este contexto, herra-mientas de monitorización como el monitor ANI (Analgesia Nociception Index), que cuantifica la actividad parasimpática a través de la VFC, permiten valorar, de forma objetiva, la modulación autonómica y han demostrado su utilidad potencial en la estratificación del riesgo y en los programas de prehabilitación perioperatoria.

◢ FRAGILIDAD: DEFINICIÓN Y FISIOPATOLOGÍA

La fragilidad es un estado clínico definido por la disminución progresiva de la reserva fisiológica y la resistencia a los estresores. Afecta múltiples sistemas (muscular, cardiovascular, inmunitario, neurológico) y se caracteriza por un desequilibrio homeostático que reduce la capacidad del organismo para adaptarse al entorno.

Clínicamente, se manifiesta como fatiga, debilidad, pérdida de peso, lentitud y reducción de la actividad física. A diferencia de la comorbilidad (presencia de múltiples enfermedades crónicas) o la discapacidad (dependencia funcional), la fragilidad puede aparecer incluso en personas sin enfermedades graves o pérdida de autonomía, lo que la convierte en un marcador más fino de vulnerabilidad.

En el contexto quirúrgico, la fragilidad se traduce en una menor tolerancia al estrés anestésico-quirúrgico, mayor incidencia de delirium, infecciones, complicaciones cardiorrespiratorias, prolongación del tiempo de recuperación y mayor mortalidad.

◢ EVALUACIÓN DE LA FRAGILIDAD: ESCALAS CLÍNICAS

Dado el carácter multifactorial de la fragilidad, su evaluación requiere herramientas que integren diferentes dimensiones del estado funcional del paciente. Las escalas clínicas permiten objetivar el grado de fragilidad de forma sistemática y comparativa, facilitando la toma de decisiones perioperatorias. A continuación, se describen las principales herramientas validadas que se utilizan en la práctica clínica para la detección y cuantificación de la fragilidad.

Fenotipo de Fried

Propone que la fragilidad es un síndrome clínico basado en la presencia de tres o más de los siguientes cinco criterios:

1. Pérdida de peso involuntaria (>5 kg en el último año).
2. Debilidad (fuerza de prensión disminuida).
3. Fatiga o agotamiento.
4. Lentitud en la marcha.
5. Actividad física reducida.

Los pacientes con uno o dos criterios se consideran pre-frágiles. Esta escala enfatiza los aspectos físicos de la fragilidad y ha sido validada como predictor de complicaciones quirúrgicas, caídas y mortalidad.

Escala Clínica de Fragilidad (CFS - Rockwood)

Se basa en la observación global del estado físico, funcional y cognitivo del paciente, utilizando una escala visual de 9 puntos. Va desde 1 (muy robusto) hasta 9 (terminal). Tiene amplia aplicación clínica por su facilidad y rapidez, aunque su componente subjetivo puede inducir variabilidad inter observador.

Se ha correlacionado con mortalidad postoperatoria y se recomienda su uso para decidir intervenciones preoperatorias intensivas.

Escala FRAIL

Cuestionario de cinco ítems (Fatiga, Resistencia, Ambulación, Enfermedades, Pérdida de peso):

- 0 puntos: robusto.
- 1-2: pre-frágil.
- 3-5: frágil.

Rápido y útil en atención primaria y telemedicina, aunque su sensibilidad es menor en comparación con otras escalas.

Edmonton Frail Scale (EFS)

Evalúa 10 ítems que abordan 9 dominios que incluyen cognición, apoyo social, estado general de salud, medicamentos, nutrición, estado funcional, equilibrio e incontinencia.

Incorpora pruebas como el dibujo del reloj y el Timed Up and Go. Proporciona una puntuación total entre 0 y 17. Es especialmente útil en una valoración geriátrica integral.

Índices de acumulación de déficits

Estos índices, como el eFI (electronic Frailty Index), cuantifican la proporción de déficits presentes a partir de registros clínicos. En anestesiología, se utilizan sobre todo en estudios retrospectivos usando bases de datos.

◢ EVALUACIÓN FUNCIONAL PREOPERATORIA: VO2 MÁX, TEST DE MARCHA DE 6 MINUTOS Y FRAGILIDAD

La medición objetiva de la capacidad funcional complementa las escalas clínicas en la valoración de la reserva fisiológica preoperatoria. En este contexto, el consumo máximo de oxígeno (VO2 máx) y la distancia recorrida en el test de marcha de 6 minutos (6MWT) son indicadores clave, estrechamente asociados con la fragilidad.

VO2 máx, determinado mediante ergoespirometría (CPET), refleja la capacidad aeróbica global e integra el rendimiento cardiovascular, pulmonar y muscular. Se considera el gold standard para evaluar la reserva cardiorrespiratoria, especialmente en pacientes mayores. Valores < 15 ml/kg/min o umbrales anaeróbicos < 11 ml/kg/min se asocian con mayor riesgo de eventos postoperatorios. En pacientes frágiles, el VO2 máx suele estar disminuido debido a sarcopenia y disfunción orgánica, lo que condiciona menor tolerancia al estrés quirúrgico.

El 6MWT evalúa la capacidad funcional submáxima y la resistencia, con buena aceptación en población geriátrica. Distancias <400–450 metros se correlacionan con fragilidad y peor pronóstico quirúrgico. Su correlación con el VO2 máx es moderada, pero suficiente para su uso como herramienta de cribado cuando no se dispone de CPET. Incrementos >40 metros tras intervención se consideran clínicamente significativos.

Pruebas complementarias, como la velocidad de marcha o el Timed Up and Go, también son útiles como indicadores rápidos de fragilidad física. Cuestionarios como el índice de capacidad funcional (METs/DASI) permiten una estimación subjetiva del estado funcional, aunque con menor fiabilidad.

En conjunto, estas herramientas permiten cuantificar la reserva funcional. Resultados alterados deben alertar al equipo quirúrgico sobre la presencia de fragilidad y orientar estrategias de optimización preoperatoria. En la práctica, se recomienda un enfoque escalonado: cribado inicial con escalas clínicas, seguido de pruebas funcionales sencillas, reservando el CPET para casos seleccionados.

◢ FRAGILIDAD Y SISTEMA NERVIOSO AUTÓNOMO

La disfunción autonómica es una característica frecuente en pacientes frágiles. Se observa una disminución del tono vagal y un aumento del tono simpático, lo que se manifiesta en una VFC reducida.

Este desequilibrio contribuye a una respuesta alterada ante el estrés quirúrgico, menor capacidad cronotrópica, recuperación hemodinámica más lenta y aumento del riesgo de eventos adversos como hipotensión sostenida, bradicardia o arritmias durante el acto anestésico.

◢ VARIABILIDAD DE LA FRECUENCIA CARDÍACA

La VFC es la fluctuación en el intervalo de tiempo entre latidos sucesivos del corazón. Está influenciada por el equilibrio entre los componentes simpático y parasimpático del SNA, reflejando así la capacidad del organismo para adaptarse a diferentes condiciones fisiológicas y patológicas.

El SNA juega un papel clave en la regulación cardiovascular. Mientras el sistema simpático aumenta la frecuencia cardiaca en respuesta al estrés, el sistema parasimpático, a través del nervio vago, la disminuye en condiciones de reposo.

El SNA regula funciones involuntarias, incluyendo la frecuencia cardíaca (FC):

- **Sistema nervioso parasimpático:** predomina en reposo, reduce la frecuencia cardíaca y conserva energía.
- **Sistema nervioso simpático:** se activa en situaciones de estrés físico o emocional, aumentando la frecuencia cardíaca, la presión arterial y el flujo sanguíneo hacia músculos esqueléticos.

El equilibrio entre ambos sistemas determina la VFC, la cual refleja la capacidad del corazón para adaptarse a diversas demandas fisiológicas.

La monitorización de la VFC se ha convertido en una herramienta útil en diversas áreas médicas, incluyendo la evaluación de la fragilidad en poblaciones vulnerables.

◢ MÉTODOS DE MEDICIÓN DE LA VARIABILIDAD DE LA FRECUENCIA CARDIACA

La VFC representa, como ya hemos mencionado, las fluctuaciones del intervalo entre latidos cardíacos sucesivos. Su análisis puede realizarse mediante:

- Análisis en el dominio del tiempo: incluye medidas como la desviación estándar del intervalo RR (SDNN) y la raíz cuadrada de la media de las diferencias sucesivas (RMSSD).
  - **SDNN** (*Standard Deviation of Normal-to-Normal intervals*): desviación estándar de los intervalos entre latidos normales del corazón (intervalos NN). Representa la variabilidad total de la frecuencia cardíaca y es un indicador global de la función del sistema nervioso autónomo.
  - **RMSSD** (*Root Mean Square of the Successive Differences*): es la raíz cuadrada de la media de las diferencias cuadráticas sucesivas entre intervalos normales consecutivos. Refleja principalmente la actividad parasimpática (vagal) del sistema nervioso autónomo.
- Análisis en el dominio de la frecuencia, que emplea técnicas espectrales para dividir la señal en componentes de baja frecuencia (LF), alta frecuencia (HF) y la relación LF/HF, lo que permite estimar el balance autonómico.
  - **LF** (*Low Frequency*): componente de baja frecuencia, que refleja una

mezcla de actividad simpática y parasimpática.

- **HF** *(High Frequency)*: componente de alta frecuencia, asociado principalmente con la actividad parasimpática (vagal).
- **Relación LF/HF:** indicador del equilibrio entre el tono simpático y parasimpático.

- Métodos no lineales, como la entropía o la dimensión fractal, útiles para evaluar la complejidad del control autonómico.
  - Entropía: mide el grado de complejidad o imprevisibilidad en la serie temporal de los intervalos entre latidos cardíacos. Una mayor entropía indica un sistema cardiaco adaptable, con una modulación autonómica rica y flexible. En cambio, una entropía baja sugiere rigidez fisiológica y menor capacidad de adaptación, lo cual se ha asociado con envejecimiento, enfermedad y fragilidad.
  - Dimensión fractal: evalúa la auto-similitud y complejidad estructural de los patrones de la VFC. Un sistema fisiológico sano tiene un comportamiento complejo que se mantiene estable a diferentes escalas de tiempo. Una disminución de la dimensión fractal implica una pérdida de esa complejidad, reflejando un sistema menos dinámico y más vulnerable, como se observa en pacientes frágiles o críticamente enfermos.

La elección del método depende del contexto clínico y la disponibilidad de tecnología para su registro y análisis.

Una VFC elevada se asocia a buena salud autonómica y resiliencia fisiológica, mientras que una VFC disminuida refleja disfunción autonómica y mayor vulnerabilidad clínica.

◢ MONITORIZACIÓN DE LA VFC: TECNOLOGÍAS DISPONIBLES

La disponibilidad de dispositivos portátiles ha aumentado la capacidad de medir VFC fuera del entorno clínico. Las principales tecnologías incluyen:

- **ECG Holter** (electrocardiografía): es el *gold standard* para medir VFC, permitiendo grabaciones a largo plazo (días).
- **Fotopletismografía** (PPG): utilizada en *wearables* y dispositivos móviles, detecta cambios en el flujo sanguíneo bajo la piel. Tiene la ventaja de ser portátil y fácil de usar, aunque sus limitaciones incluyen la sensibilidad al movimiento y a las características de la piel.
- Dispositivos *wearables*:
  - Relojes y pulseras: usan PPG para medir la frecuencia cardíaca y, en algunos casos, la VFC.
  - Bandas de pecho: usan sensores de ECG, que son más precisos que los relojes.

◢ VARIABILIDAD DE LA FRECUENCIA CARDÍACA EN EL EJERCICIO

Es en este campo donde existe mayor experiencia y evidencia en la monitorización de la VFC. Se utiliza en programas de entrenamiento consiguiendo:

- **Evaluación de la recuperación:** la VFC puede indicar si el cuerpo está listo para un entrenamiento intenso o si necesita más descanso. Una VFC alta generalmente indica una buena recuperación, mientras que una VFC baja puede sugerir fatiga o estrés.

- **Optimización de la carga de entrenamiento:** al monitorizar la VFC, los deportistas y entrenadores pueden ajustar la intensidad y el volumen del entrenamiento para evitar el sobreentrenamiento y maximizar el rendimiento.

- **Detección temprana del sobreentrenamiento:** una disminución sostenida en la VFC puede ser un signo de sobreentrenamiento, lo que permite tomar medidas preventivas antes de que se produzcan lesiones o enfermedades.

- **Personalización del entrenamiento:** la VFC puede ayudar a adaptar el entrenamiento a las necesidades individuales de cada deportista, teniendo en cuenta su nivel de condición física, su capacidad de recuperación y sus objetivos.

- **Monitorización del progreso:** al seguir la VFC a lo largo del tiempo, se puede evaluar el impacto del entrenamiento y realizar ajustes si es necesario.

En el contexto de la medicina hay experiencia en la relación de la actividad física con la VFC en enfermedades cardiovasculares. Aunque los estudios son muy heterogéneos en cuanto a métodos de medición de la VFC, tipo de entrenamiento y duración se observa en varios estudios que la actividad física tiene un impacto positivo en la regulación autonómica del corazón y puede reducir el riesgo de eventos cardiovasculares. De hecho, se observó que los pacientes con insuficiencia cardíaca congestiva parecen beneficiarse más en términos de VFC que otros grupos con enfermedades cardiovasculares.

La evaluación de la VFC antes, durante y después del ejercicio puede proporcionar información sobre la adaptación autonómica y la capacidad funcional del paciente, lo que permite diseñar programas de entrenamiento individualizados.

◢ MONITORES DISEÑADOS PARA MEDICIÓN DE LA VARIABILIDAD DE LA FRECUENCIA CARDIACA

Existen varios monitores diseñados para medir la VFC, utilizados en investigación, deporte, rehabilitación y entornos clínicos. Algunos de los más utilizados son:

- Monitores clínicos y de investigación:
  - **Monitor ANI** (*Analgesia Nociception Index*): diseñado para evaluar la modulación autonómica y la analgesia en entornos quirúrgicos.
  - **eMotion Faros 180° y 360°** (*Bittium*): dispositivos portátiles que registran la VFC con precisión para investigación clínica y análisis prolongados.
  - **Task Force Monitor** (*CNSystems*): utilizado en estudios cardiovasculares para evaluar la actividad simpática y parasimpática con alta precisión.
  - **Finapres NOVA** (*Finapres Medical Systems*): mide la VFC junto con la

presión arterial continua, útil en estudios autonómicos y de fragilidad.

- Dispositivos portátiles para el deporte y la salud:
  - **Polar H10 y H9:** sensores d frecuencia cardiaca con medición precisa de la VFC, usados en deporte y estudios de estrés autonómico.
  - **Garmin HRM-Pro y Garmin smartwatches:** integran sensores de VFC para análisis de rendimiento deportivo y recuperación.
  - **Oura Ring:** dispositivo portátil que mide la VFC durante el sueño para evaluar la recuperación y el estado de salud general.
  - **Whoop Strap:** diseñado para medir la VFC en tiempo real y analizar la recuperación del cuerpo en atletas y personas activas.
- Aplicaciones y software de análisis
  - **Kubios HRV:** software avanzado utilizado en investigación para analizar la VFC con datos de monitores como Polar, Garmin y dispositivos ECG.
  - **Elite HRV y HRV4Training:** aplicaciones móviles que permiten evaluar la VFC y el estado autonómico con sensores externos como Polar H10.

◢ EL MONITOR ANI

El análisis de la VFC con el monitor ANI es un método no invasivo que permite evaluar la actividad del sistema nervioso autónomo, realizando un análisis espectral de las diferentes bandas espectrales de la VFC del electrocardiograma del paciente. El monitor ANI genera un valor numérico comprendido entre 0 y 100, que refleja la magnitud de las oscilaciones de alta frecuencia normalizadas. Este índice proporciona una estimación fiable de la actividad parasimpática relativa.

El monitor ANI proporciona una medición continua y no invasiva del tono vagal. Utiliza la VFC para calcular una puntuación que refleja el balance autonómico:

- ANI > 50: predominio parasimpático.
- ANI < 30: predominio simpático.

Originalmente diseñado para monitorizar analgesia en el quirófano, su uso se ha extendido a Unidades de Críticos y entornos de evaluación de la fragilidad. Su aplicación permite:

- Identificar disfunción autonómica basal.
- Guiar la anestesia para minimizar inestabilidad hemodinámica.
- Monitorizar la efectividad de programas de prehabilitación.

En pacientes críticos, la VFC tiende a estar reducida debido al predominio del tono simpático y la disfunción del control autonómico. La disminución de la VFC se ha asociado con peor pronóstico en condiciones como sepsis, insuficiencia cardiaca y postoperatorio de cirugía mayor.

En el reciente estudio PreANI se utilizó el monitor ANI en los pacientes ingresados en la Unidad de Cuidados Intenvisos en el COVD 19, concluyendo que los pacientes con un valor de energía por debajo de 0,4 ms tenían una mortalidad significativamente mayor.

Por lo tanto, la monitoritzación del paciente crítico mediante el ANI puede proporcionar información valiosa sobre la estabilidad hemodinámica y la respuesta al tratamiento.

◢ UTILIDAD DE LA MEDICIÓN DE LA VARIABILIDAD DE LA FRECUENCIA CARDIACA CON EL MONITOR ANI EN LA PREHABILITACIÓN

El monitor ANI (*Analgesia Nociception Index*) es una herramienta innovadora basada en la medición de la actividad parasimpática a través de la modulación de la VFC. Originalmente diseñado para evaluar el dolor y la analgesia en entornos quirúrgicos, su uso se ha expandido a otros contextos clínicos, como en la monitorización del paciente crítico y se está estudiando su utilidad en la prehabilitación multimodal.

En programas de prehabilitación, que buscan optimizar la condición del paciente antes de una intervención quirúrgica o tratamiento médico intensivo. Según el estudio PreAni el monitor ANI puede ser útil para:

- Evaluar la función autonómica basal y la respuesta al estrés.
- Personalizar intervenciones dirigidas a mejorar la resiliencia fisiológica.
- Monitorizar la efectividad de estrategias como el ejercicio, la nutrición y la optimización del sueño en la modulación autonómica.

Dado que una VFC reducida se asocia con peor pronóstico en cirugía y recuperación postoperatoria, la incorporación del monitor ANI en la prehabilitación puede contribuir a mejorar los desenlaces clínicos y reducir complicaciones postoperatorias.

◢ APLICACIONES CLÍNICAS DEL MONITOR ANI EN ANESTESIOLOGÍA:

- Preoperatorio: identificación de pacientes con bajo tono vagal que pueden requerir estrategias de optimización previas a la cirugía.
- Intraoperatorio: ajuste individualizado de la analgesia y anestesia para prevenir inestabilidad hemodinámica.
- Postoperatorio: seguimiento de la recuperación autonómica y detección precoz de complicaciones.

◢ CONCLUSIONES

La fragilidad es un síndrome complejo y prevalente en la práctica clínica actual. Su evaluación debe integrar escalas clínicas, pruebas funcionales y, cada vez más, herramientas fisiológicas como el monitor ANI.

La VFC es una herramienta valiosa en la evaluación de la función autonómica y la fragilidad en distintos contextos clínicos. La monitorización de la VFC, y en particular la cuantificación del tono parasimpático, ofrece una ventana objetiva al estado autonómico del paciente frágil, permitiendo una medicina personalizada, anticipatoria y centrada en la resiliencia funcional del individuo.

Incorporar el uso del monitor ANI en la evaluación preoperatoria y en los programas de prehabilitación puede optimizar la preparación de los pacientes, mejorar la estratificación del riesgo y los resultados clínicos y mejorar su recuperación, consolidándose como una herramienta innovadora en el manejo integral del paciente frágil quirúrgico.

Futuras investigaciones deben seguir explorando su utilidad en la práctica clínica para personalizar las estrategias de intervención y mejorar la calidad de vida de los pacientes.

◢ BIBLIOGRAFÍA

1. Aragón-Benedi C, Ortega-Lucea S, Pascual-Bellosta A, Corcoy-Bidasolo M, Longas-Vailen J, Martínez-Ubierto J, et al. Variabilidad de la frecuencia cardíaca para la evaluación de la capacidad funcional en programas de rehabilitación multimodal en cirugía del adulto: Protocolos Estudio PreANI. Rev Esp Anestesiol Reanim. https://doi.org/10.1016/j.redar.2025.501849.

2. Boxer R, Kleppinger A, Ahmad A, Annis K, Hager D, Anne Kenny. The 6-minute walk is associated with frailty and predicts mortality in older adults with heart failure. Congest Heart Fail. 2010; 16(5):208-13.

3. Espinoza SE, Quiben M, Hazuda HP. Distinguishing Comorbidity, Disability, and Frailty. Curr Geriatr Rep. 2018; 7(4):201-9.

4. Ferrante LE, Szczeklik. Frailty is crucial in FORECASTing outcomes in critical care. Intensive Care Med 2024; 50:1119-22.

5. Gillis C, Fenton TR, Gramlich L, Sajobi TT, Culos-Reed SN, Bousquet-Dion G, et al. Older frail prehabilitated patients who cannot attain a 400m 6-min walking distance before colorectal surgery suffer more postoperative complications. Eur J Surg Oncol. 2021; 47(4):874-81.

6. Gong S, Qian D, Riazi S, Chug F, Englesakis M, Li Q et al. Association Between the FRAIL Scale and Postoperative Complications in Older Surgical Patients: A Systematic Review and Meta-Analysis. Anesth Analg. 2023;136(2):251-61.

7. Howell SJ, Nair S. Measuring frailty in the older surgical patient: the case for evidence synthesis. Br J Anaesth. 2021; 126(4):763-7.

8. Norris CM, Close JCT. Prehabilitation for the Frailty Syndrome: Improving Outcomes for Our Most Vulnerable Patients. Anesth Analg 2020; 130(6):1524-33.

9. Papathanasiou JV, Dionyssiotis Y, Kasnakova P, Yanev S, Kanchev D, Milanova H, et al. Six-minute-walk test: A tool for assessing mobility in frail subjects. J Frailty Sarcopenia Falls. 2016; 1(4):73-6.

10. Romano R, Wernly B, Bagshaw SM, Van Den Boogaard M, Darvall JN, De Geer L, et al. The Clinical Frailty Scale for mortality prediction of old acutely admitted intensive care patients: a meta-analysis of individual patient-level data. Annals of Intenvive Care. 2023; 13:37.

11. Seldeen KL, Sabegur A, Redae Y, Satchidanand N, Jeffery M, Ma C, et al. VO2MAX, 6-minute walk, and muscle strength each correlate with frailty in US veterans. Front Physiol. 2024; 15:1393221.

12. She KY, Huang L, Zhang HT, Gao Y, Yao KR, Luo Q, et al. Effect of prehabilitation on postoperative outcomes in frail older people: a meta-analysis. Geriatr Nurs. 2024; 55:79-88.

13. Silvapulle E, Darvall J. Objective methods for preoperative assessment of functional capacity. BJA Education. 2022; 22(8):310-7.

14. Sousa F, Rosa V, Moraes AK, Ribeiro JP, Luis A, Pedro DR, et al. Heart rate variability: A biomarker of frailty in older adults? Front Med (Lausanne). 2022; 9:1008970.

15. Won CW. Diagnosis and Management of Frailty in Primary Health Care. Korean J Fam Med. 2020; 41(4):207-13.

Métodos no invasivos en la determinación de la hemoglobina

Lluís Gallart Gallego, Sandra Beltrán de Heredia Marodán, Silvia Bermejo Martínez

◢ PULSIOXIMETRO

El pulsioxímetro es un aparato que mide la saturación de la hemoglobina (Hb). Para ello tiene un diodo emisor de luz que emite unas luces rojas e infrarrojas que atraviesan el dedo. Al pasar el haz de luz a través del glóbulo rojo, la Hb puede absorber este rayo de luz o reflejarlo. El pulsioxímetro usa la espectrofotometría para medir el porcentaje de saturación de la oxihemoglobina y la fotopletismografía para diferenciar la sangre arterial de la venosa.

La espectrofotometría se basa en la ley de Beer-Lambert, la cual relaciona la absorción de luz con las propiedades del material atravesado. Sabemos que si tenemos una luz blanca que incide sobre un objeto blanco, toda esta luz se refleja. Si este objeto es de color rojo, reflejará la luz roja y absorberá el resto de colores, como es el caso de la Hb oxidada (OHb). Si este objeto es de color azul como sería la Hb no oxigenada o desoxigenada (desHb), este objeto refleja el color azul y absorbe los otros colores.

La pulsioximetría emite 2 rayos:

- Rayo luz roja = λ_1, absorbido por la des-Hb y reflejado por la OHb. Este rayo tiene una longitud de onda de 650nm.
- Rayo luz infraroja = λ_2, absorbido por la OHb y reflejado por la desHb. Longitud de onda de 950nm.

El oxímetro funciona combinado con un pletismógrafo, que muestra una onda de pulso. Esta onda permite diferenciar la sangre pulsátil (sangre arterial) de la sangre no pulsátil (sangre venosa y de los tejidos). De esta forma la combinación de los dos sistemas (oximetría y pletismografía) permite conocer la saturación de la Hb arterial.

Si en lugar de enviar dos rayos con dos longitudes de onda enviamos más rayos con diferentes longitudes de onda, esto nos permitiría determinar diferentes tipos de Hb (oxihemoglobina, desoxihemoglobina, metahemoglobina).

◢ MEDICIÓN HEMOGLOBINA DE FORMA NO INVASIVA (SPHB)

La medición de la Hb de forma invasiva se realiza mediante la medición de

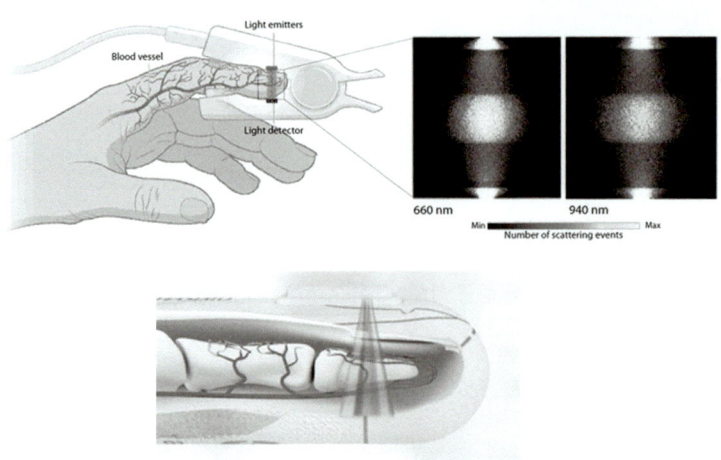

FIGURA 1. Pulsioxímetro. Dispositivo que usa la espectrofotometría y la fotopletismografía para medir la saturación de la hemoglobina.

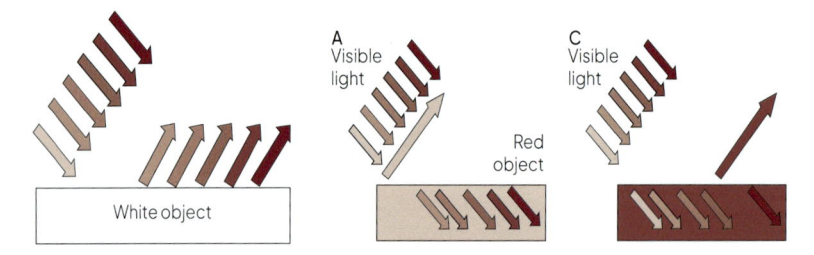

FIGURA 2. Espectrofotometría de la hemoglobina. Si emitimos una luz blanca sobre un objeto, la luz reflejada será del mismo color que el color del objeto. En el caso de los objetos blancos toda la luz saldrá reflejada.

varias longitudes de ondas de luz a través de un sensor de cooximetría de pulso, lo que permite adquirir datos sobre la composición de la sangre mediante la absorción de la luz.

La evidencia sobre la Hb no invasiva se basa en los resultados de diferentes metanálisis, que refieren que la Hb no invasiva se corresponde bastante bien con los valores de Hb de laboratorio, aunque a veces los valores presentan una gran dispersión. Es decir, en general son fiables pero en casos concretos pierden la fiabilidad. De todos modos, estos metanálisis utilizan diferentes marcas de monitores y algunos de ellos ya obsoletos, por lo

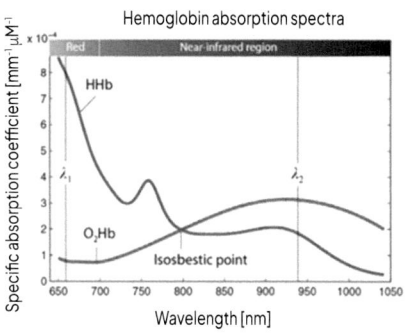

FIGURA 3. Espectro de absorción de la hemoglobina.

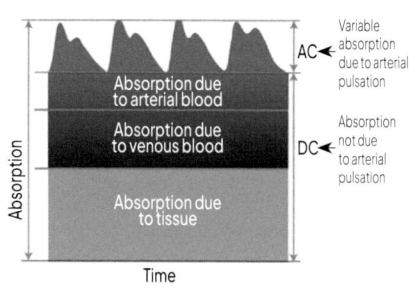

FIGURA 4. Pletismografía.

que sería necesario renovar estos estudios para comparar con monitores más modernos.

Applegate et al (2020) compararon la Hb medida a través del analizador de hematología de laboratorio (tHb) con los valores medidos de Hb a través del cooximetro (SpHb), del analizador de gases (ABGHb) y del hemocue (aHQHb). Según este estudio el hemocue sería el método más preciso para medir

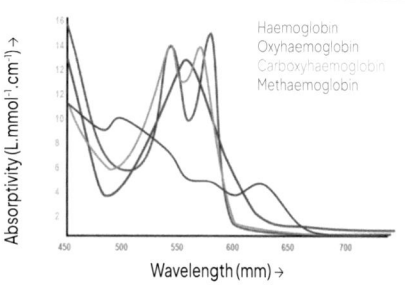

FIGURA 5. Medicion hemoglobina no invasiva (SpHb).

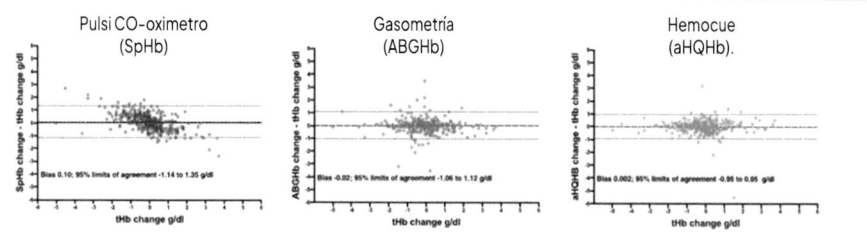

FIGURA 6. Análisis modificado de Bland-Altman que compara los valores de Hb del analizador de hemato-logía del laboratorio (tHb) comparado con las diferentes variaciones de la Hb medida por cooxi-metría de pulso (SpHb); la Hb por cooximetría de gases en sangre arterial (ABGHb); y la hemoglobina obtenida por Hemocue utilizando sangre obtenida por punción cutánea (aHQHb). Las líneas punteadas horizonta-les indican un 95 % de concordancia (±1.96 SD).

la Hb de forma poco invasiva, seguido del analizador de gases y por último el cooximetro. Un análisis concreto en lo que refiere a los valores obtenidos mediante cooximetría indican que los valores obtenidos mediante este sistema podrían sobrevalorar ligeramente en casos puntuales los valores reales de hemoglobina (hemoglobina medida mediante analizador de hematología del laboratorio).

Las guías publicadas en el 2023 sobre el manejo del sangrado perioperatorio severo, en caso de pérdida de líquidos o sangrado importante, postulan que la medición de la Hb no invasiva de forma contínua puede ser útil para ver la tendencia de la Hb y reducir las extracciones sanguíneas a través de métodos invasivos de laboratorio. Esto es especialmente útil en niños para así reducir el volumen de sangre extraído con las distintas muestras (nivel evidencia 2C). De todos modos, y de acuerdo con las recomendaciones del fabricante, hay que tener en cuenta que con valores de Hb por debajo de 8g/dL este método es menos preciso, siendo bastante fiable para valores de Hb entre 10.5g/dL y 14.5g/dL.

Se considera que esta monitorización puede ser útil en muchos casos, como por ejemplo para monitorizar la Hb contínua en el postoperatorio evitando extracciones en pacientes con riesgo de sangrado, para ver si la Hb se mantiene estable en un paciente que pensaríamos que la Hb está descendiendo o para ver el rendimiento de una transfusión.

Para tener una buena medición de la Hb por pulsioximetría necesitamos un buen índice de perfusión.

◢ ÍNDICE DE PERFUSIÓN

El rayo infrarojo y rojo enviados a través del pulsioxímetro atraviesan la sangre arterial pulsátil (APV) y otros componentes (OC), como son otra sangre arterial y venosa no pulsátil, el hueso y los tejidos. El índice de perfusión se refiere a la cantidad de vasos pulsátiles dividido por los otros componentes:

$$IP = APV/OC$$

Este cálculo dará un valor en %, si da un valor >1% refleja que el índice de perfusión del paciente es bueno y por lo tanto que los valores de SpHb son fiables.

◢ INDICE DE VARIABILIDAD PLETISMOGRÁFICA

El índice de variabilidad pletismográfica (PVi) es similar a la variación de presión de pulso, sabemos que fisiológicamente hay una variación de la onda de pulso relacionada con la ventilación. El aumento de la presión intratorácica que se genera con la ventilación disminuye el retorno venoso y el gasto cardíaco y en consecuencia cae la onda de pulso. Esta variación en la onda de pulso según la fase de la ventilación es lo que se conoce como variación de la presión de pulso. En casos de hipovolemia esta variación aumenta, ya que el retorno venoso está más influido por las variaciones de la presión intratorácica que si el paciente se encuentra normovolémico.

En el caso del índice de variabilidad pletismográfica se valora la variación de la onda de pulso a nivel del dedo.

En el ejemplo de la figura 7B podemos ver una curva de pletismografía con importante variación entre las distintas

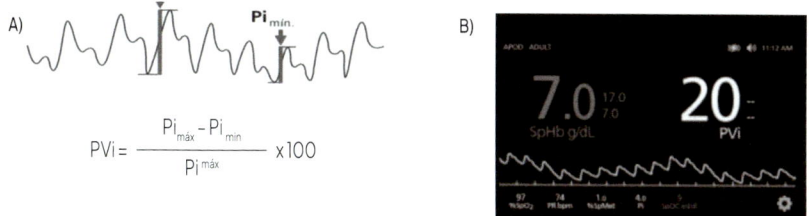

FIGURA 7. Índice de variabilidad pletismográfica. A. Cálculo del índice. B. Ejemplo de paciente con elevada variación de la presión de pulso (hipovolemia) y valores bajos der SpHb (anemia).

fases del ciclo respiratorio, esto es lo que podríamos observar en caso de un paciente hipovolémico. Asímismo el monitor nos muestra una Hb calculada con método no invasivo de 7g/dL. Por tanto, ambas mediciones (pVI y SpHb) confirman que el paciente está sangrando de forma importante

◢ ÍNDICE DE RESERVA DE OXÍGENO (ORI)

Para entender el significado de este índice ORI primero debemos repasar la curva de saturación de la Hb.

Sabemos que de acuerdo a la curva de la Hb en la sangre arterial (curva roja de la figura), cuando la presión arterial de oxígeno (PaO_2) se encuentra alrededor de 100mmHg o más, la saturación arterial de la Hb (SaO_2) es aproximadamente del 100%. Cuando esta curva llega a ser plana, la SpO_2 continua siendo del 100%, sea la PaO_2 de 100, 200 o 300 mmHg, sin poder diferenciar a través de la SpO_2 entre los valores de PaO_2 (Fig. 8).

Sin embargo según la curva de saturación la Hb en la sangre venosa (curva azul), cuando la PaO_2 es de 100mmHg, la saturación venosa de la Hb es baja y si

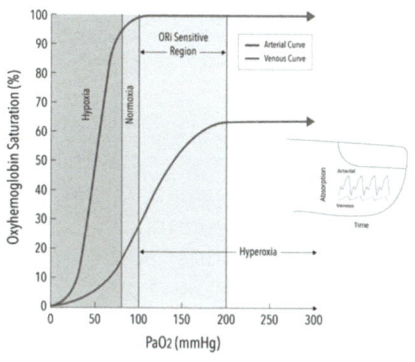

FIGURA 8. Curvas de saturación de la Hb arterial (SaO_2) y de la Hb venosa (SvO_2).

aumentamos la PaO_2 hasta 200mmHg la SvHb aumenta progresivamente hasta que la curva llegar a ser plana. la SvO_2 nunca será del 100% porque la Hb venosa transporta CO_2 y la Hb debe repartirse entre CO_2 y O_2.

Por lo tanto, al aumentar progresivamente la PaO_2 entre 100 y 200mmHg la SaHb se mantiene estable en 100% pero la SvHb irá aumentando progresivamente, lo que nos informará del aumento progresivo de la PaO_2 (Fig. 8).

El índice de reserva de oxígeno (ORI) nos informa de esta región de la curva

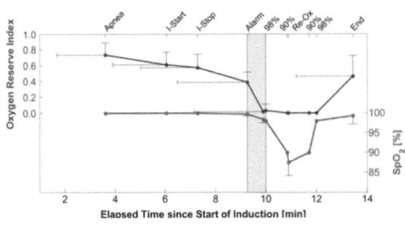

FIGURA 9. Utilidad del ORI en la inducción anestésica.

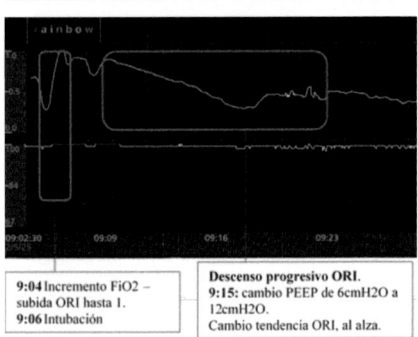

9:04 Incremento FiO2 – subida ORI hasta 1.	Descenso progresivo ORI. 9:15: cambio PEEP de 6cmH2O a 12cmH2O.
9:06 Intubación	Cambio tendencia ORI, al alza.

con $_{PaO2}$ entre 100mmHg y 200mmHg, con unos valores que el monitor informa como ORI = 0 si la PaO_2 es de 100mmHg y un ORI de 1 si la PaO_2 es de 200mmHg.

Este valor de ORI es interesante a nivel clínico por ejemplo para el tiempo de tolerancia a la apnea en la inducción anestésica. El paciente tras la inducción anestésica se queda en apnea, en ese momento mantiene una SpO_2 100%, si disponemos de un monitor que nos informe del ORI podremos ver de forma continua como va disminuyendo la PaO_2, antes de que empiece a disminuir la SpO_2. Es un predictor de desaturación, que puede ser especialmente útil por ejemplo en pacientes obesos o con una capacidad residual funcional pulmonar reducida..

Este índice también puede ser útil para la detección de una relación PaO_2/FiO_2 baja en el intraoperatorio (Fig. 10).

Finalmente otro momento en que la monitorización de la ORI puede ser muy útil es en el momento de la extubación. Igual que en el caso anterior, podemos tener una SpO2 del 100% y en cambio un ORI que va empeorando, indicando de forma precoz que la oxigenación está empeorando aunque no lo sospechemos.

FIGURA 10. Variación del ORI según la variación de FiO_2 y PEEP administrada. En el primer recuadro rojo de la izquierda vemos como al aumentar la fracción inspirada de oxígeno (FiO_2) al 100% el ORI aumen-ta hasta 1. En el segundo recuadro, el paciente recibía una FiO_2 del 60% y una PEEP de 6 cmH_2O prefi-jada de forma empírica. Puede verse como el ORI iba disminuyendo, indicando que el paciente proba-blemente iba presentando de forma progresiva atelectasias y empeoramiento progresivo de la relación PaO_2/FiO_2. Sin embargo, la pulsioximetría no detectaba este problema porque el paciente estaba siempre con SpO_2 del 100%. En la curva puede verse como hay un momento en que aumenta el ORI, y esto se debe a que se aumentó la PEEP de 6 a 12 cm H_2O, mejorando la oxigenación. Pero en todo momento, la SpO_2 fue del 100%, por tanto sin sospecha de que la oxigenación estaba empeorando.

◢ CONCLUSIONES

- La medición no invasiva de la hemoglobina por pulsioximetría (SpHb) puede ser útil si tenemos en cuenta sus limitaciones:
  - Es necesario un buen índice de perfusión para que los valores sean fiables
  - Son recomendables controles de Hb de laboratorio para comparar, sobre todo si trabajamos con valores límite.

- La SpHb puede ser errónea con valores de Hb < 8g/dL.
- El índice de reserva de oxígeno (ORI) puede ser una herramienta útil para detectar la tendencia a la hipoxemia en:
  - La inducción anestésica
  - Detección baja de PaO2/FiO2 intraoperatoria
  - Tras extubación del paciente revelando la tendencia a la hipoxemia y avisando antes de la desaturación.

◢ BIBLIOGRAFÍA

1. Quaresima V, Ferrari M, Scholkmann F. Ninety years of pulse oximetry: history, current status, and outlook. J Biomed Opt. 2024 Jun; 29 (Suppl 3):S33307. doi: 10.1117/1.JBO.29.S3.S33307.

2. Shabaninejad H, Ghadimi N, Sayehmiri K, Hosseinifard H, Azarfarin R, Gorji HA. Comparison of invasive and noninvasive blood hemoglobin measurement in the operating room: a systematic review and meta-analysis. J Anesth [Internet]. 2019;33(3):441-53.

3. Zortéa T, Wizbicki DP da S, Madeira K, Ambrosio PG, Souza ROB de, Durães ESM. Monitorização não invasiva da hemoglobina em ensaios clínicos: uma revisão sistemática e metanálise. Braz J Anesthesiol [Internet]. 2020;70(4):388-97.

4. Kim S-H, Lilot M, Murphy LS-L, Sidhu KS, Yu Z, Rinehart J, et al. Accuracy of continuous noninvasive hemoglobin monitoring: a systematic review and meta-analysis. Anesth Analg [Internet]. 2014;119(2):332-46.

5. Applegate RL Ii, Applegate PM, Cannesson M, Peiris P, Ladlie BL, Torp K. Multicenter comparison of three intraoperative hemoglobin trend monitoring methods. J Clin Monit Comput [Internet]. 2020;34(5):883-92.

6. Kietaibl S, Ahmed A, Afshari A, Albaladejo P, Aldecoa C, Barauskas G, et al. Management of severe peri-operative bleeding: Guidelines from the European Society of Anaesthesiology and Intensive Care: Second update 2022: Second update 2022. Eur J Anaesthesiol [Internet]. 2023;40(4):226-304.

7. Krone S, Bokoch MP, Kothari R, Fong N, Tallarico RT, Sturgess-DaPrato J, et al. Association between peripheral perfusion index and postoperative acute kidney injury in major noncardiac surgery patients receiving continuous vasopressors: a post hoc exploratory analysis of the VEGA-1 trial. Br J Anaesth [Internet]. 2024;132(4):685-94.

8. Scheeren TWL, Belda FJ, Perel A. The oxygen reserve index (ORI): a new tool to monitor oxygen therapy. J Clin Monit Comput [Internet]. 2018;32(3):379-89.

9. Szmuk P, Steiner JW, Olomu PN, Ploski RP, Sessler DI, Ezri T. Oxygen Reserve Index: A novel noninvasive measure of oxygen reserve--A pilot study. Anesthesiology [Internet]. 2016;124(2):779-84.

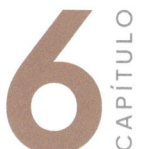

Test viscoelásticos en la enfermedad hepática

Andrea Calvo Barrera, Roser Pujol Muncunill, Annabel Blasi Ibáñez

◢ ALTERACIONES HEMOSTÁTICAS EN LA ENFERMEDAD HEPÁTICA

El parénquima hepático produce todos los factores de coagulación involucrados en la generación del coagulo de fibrina excepto el Factor VIII, el cual es principalmente sintetizado por el endotelio hepático y células endoteliales extrahepáticas.

En la cirrosis, la síntesis de proteínas procoagulantes (FII, FV, FVII, FIX, FX y FXI), se va reduciendo en función de la progresión de la enfermedad y la síntesis de proteínas anticoagulantes (proteína C y proteína S), también de origen hepático se ve reducida en paralelo. Respecto a los niveles de fibrinógeno, estos son normales o incluso incrementados en muchos pacientes con cirrosis estable.

Entre el 50–78% de pacientes con enfermedad hepática crónica (EHC) desarrolla una disfibrinogenemia adquirida en donde los hepatocitos al regenerarse sintetizan un fibrinógeno anormal, con incremento de los residuos de ácido siálico, lo cual disminuye la polimerización de los monómeros de fibrina y su capacidad funcional.

Los niveles de factor VIII se suelen encontrar elevados en pacientes con cirrosis estable, como respuesta a la liberación de citoquinas del tejido necrótico y a la reducción del aclaramiento hepático. También se observan niveles altos de Factor de von willebrand (vWF) de origen endotelial.

La trombocitopenia es otra alteración hemostática frecuente en la cirrosis, y su origen es multifactorial: principalmente es debida al secuestro esplénico de plaquetas por esplenomegalia, también por disminución de la síntesis de trombopoyetina y por aumento del consumo, como sucede en estados de hipercoagulabilidad (hiperfibrinólisis secundaria).

Los niveles elevados de vWF compensan los bajos niveles de plaquetas asegurando la formación de coágulos en condiciones estándar. Este hallazgo significa que el simple recuento plaquetario no es suficiente para predecir el sangrado en pacientes con insuficiencia hepática.

Respecto a la fibrinólisis, todas las proteínas profibrinolíticas y antifibrinolíticas son sintetizadas por el hígado, excepto el activador tisular del plasminógeno (TPA) y el

inhibidor del activador tisular del plasminógeno (PAI-1) antifibrinolítico, que se sintetizan en las células endoteliales. El PAI-1 se produce además en otras localizaciones como el tejido adiposo.

Los niveles de plasminógeno, antiplasmina, inhibidor de fibrinólisis activable por trombina (TAFI) y los niveles de factor XIII suelen estar reducidos en cirrosis, mientras los niveles de PAI-1 son variables, pudiendo hallarse normales o elevados. Del equilibrio funcional entre estas proteínas depende la lisis del coagulo; de ahí su importancia en la patogenia de los eventos trombóticos, otra complicación presente en la EHC.

Si bien es cierto que la coagulación en los pacientes con cirrosis se encuentra en un estado de "re-balance", estos pacientes también presentan eventos hemorrágicos y eventos trombóticos. Entre los eventos trombóticos, la trombosis portal es el más frecuente (15-20%). El riesgo de tromboembolismo pulmonar se ha descrito 2 veces superior al de la población general. La disminución de la síntesis hepática de proteína C, antitrombina y el incremento de factor VIII, son considerados como los principales responsables de esta pérdida del balance que facilita un estado procoagulante.

Por otro lado los eventos hemorrágicos en los pacientes con cirrosis, se agrupan básicamente en dos grupos, en el primer grupo los relacionados con la hipertensión portal en donde la hemostasia tendría un papel menos relevante, en el segundo grupo se encuentran los relacionados con sangrados en mucosas o heridas, que con frecuencia tienen un componente de disolución prematura del coagulo o hiperfibrinólisis, que en la enfermedad hepática se ha denominado como coagulación intravascular acelerada y fibrinólisis (AICF), por sus siglas en ingles "accelerated intravascular coagulation and fibrinolysis".

Vía anticoagulante y características en los pacientes con cirrosis

El sistema de la proteína C, proporciona una retroalimentación negativa de los sistemas de defensa del huésped, siendo el principal mecanismo biológico para proteger contra la trombosis. Este sistema está regulado con precisión y cantidades mínimas de trombina circulante en sangre contribuyen al equilibrio hemostático, evitando una coagulación diseminada.

Este proceso de regulación básicamente consiste en la unión de trazas de alfa trombina de bajo grado a trombomodulina, esta última es la que tiene función anticoagulante. Esta trombina unida a trombomodulina, puede activar la proteína C convirtiéndola a su vez en Proteína C activada.

La proteína C se aisló y caracterizó a finales de los años 70, y esto permitió el desarrollo de inmunoensayos y ensayos funcionales para la medición de esa proteína en plasma. Los factores V (FV) y VIII (FVIII), son la parte más esencial de los complejos, con enorme actividad procoagulante cuando son activados por la trombina convirtiéndolos en (FVa y FVIIIa). Estos complejos son inactivados por el complejo proteína C activada, proteína S.

La proteína C es una proteína dependiente de la vitamina K, sintetizada por el hígado y presente en el plasma en concentraciones de 4 µg/ml, como precursor inactivo (zimógeno). La proteína S es también una proteína dependiente de vitamina K, sintetizada principalmente en el hígado, presente en plasma en concentraciones de 10 µg/ en su forma libre y de 15 µg/ml como complejo C4b- proteína S. El complejo proteína S- proteína C activada circula en la sangre y puede rápidamente escindir e inhibir cualquier cantidad traza de FVa o FVIIIa que esté presente, evitando así cualquier inicio de una actividad de coagulación diseminada en otro lugar que no sea el requerido. La proteína C activada, es finalmente inhibida por su inhibidor con quien forma un complejo irreversible. La trombomodulina está solo presente en la célula endotelial y se une a la forma más procoagulante de trombina que es la trombina alfa, para unirse al complejo que activa la proteína C.

La trombina se genera en el sitio donde se activa la coagulación, por ejemplo, para la reparación de heridas, pero también puede ser generada como resultado de una activación sanguínea patológica. Normalmente la cantidad de trombina liberada dentro de la circulación es baja; esta pequeña cantidad puede generar sitios diversos de activación de la coagulación, pero en la microvasculatura cualquier desajuste puede tener un papel relevante. Esta trombina es inactivada lentamente por la antitrombina, pero esta activación es más rápida en la superficie endotelial, donde los glicosaminoglicanos pueden estar presentes para acelerar la acción de antitrombina, la trombina atrapada en la microcirculación, interactúa con la trombomodulina, perdiendo así su actividad procoagulante. Esta acción es crítica para preservar la permeabilidad de la circulación microvascular en diferentes órganos, por lo que su papel en el desarrollo de fallo multiorgánico es indiscutible.

La unión de la proteína C al receptor para proteína C endotelial contribuye a la activación de esta, mediante señalización celular este proceso actúa en sinergia con la trombomodulina, potenciando la actividad anticoagulante del complejo proteína C activada- proteína S. De esta manera se protege la proximidad del endotelio, de la formación de coágulos innecesarios.

En los pacientes con enfermedad hepática conforme avanza su enfermedad, presentan mayor resistencia a la acción de la trombomodulina, por lo que es menos eficiente la activación de la proteína C, *in vitro* en comparación con el plasma de individuos sanos. En general la resistencia *in vitro* a la trombomodulina podría ser explicada, como una ganancia de función descrita en la mutación del factor V de Leiden, con un perdida del balance hacia la hipercoagulabilidad. En los pacientes con cirrosis es improbable que tengan una mayor incidencia de esta mutación que la población general, por lo que esta resistencia sería explicada en contexto de la enfermedad hepática, en donde hay un exceso de factores procoagulantes como el factor VIII, que esta aumentado, sobre todo en pacientes Child-Pugh C más que en los Child- Pugh A.

Otro de los puntos clave para disolución de coágulos, es la fibrinólisis que

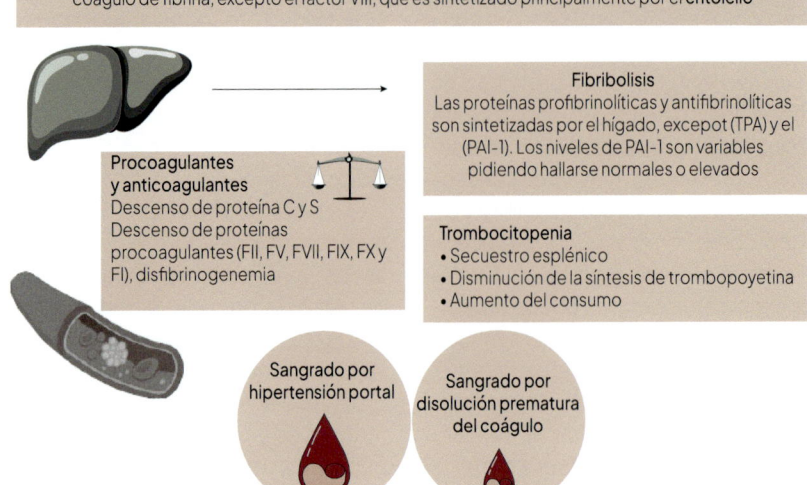

El parénquima hepático produce todos los factores de coagulación implicados en la generación del coágulo de fibrina, excepto el factor VIII, que es sintetizado principalmente por él **entolelio**

Procoagulantes y anticoagulantes
Descenso de proteína C y S
Descenso de proteínas procoagulantes (FII, FV, FVII, FIX, FX y FI), disfibrinogenemia

Fibribolisis
Las proteínas profibrinolíticas y antifibrinolíticas son sintetizadas por el hígado, excepot (TPA) y el (PAI-1). Los niveles de PAI-1 son variables pidiendo hallarse normales o elevados

Trombocitopenia
• Secuestro esplénico
• Disminución de la síntesis de trombopoyetina
• Aumento del consumo

Sangrado por hipertensión portal

Sangrado por disolución prematura del coágulo

Los pacientes con cirrosis pueden tener eventos hemorrágicos pero tambuén eventos trombóticos

FIGURA 1. Alteraciones hemostáticas en la enfermedad hepática.

actuará sobre el coagulo con un retraso mucho mayor incluso días, para permitir que procesos como la cicatrización ocurran antes de que se lise el coagulo. Esto asegura la restauración completa de la permeabilidad en los vasos afectados. Cabe destacar que cuando la trombina se une a trombomodulina, también activa el inhibidor de fibrinólisis activable por trombina (TAFI), que luego retrasa la fibrinólisis al escindir los sitios de fibrina. Este complejo trombina-trombomodulina exhibe entonces una doble acción: anticoagulante a través de la activación de proteína C, y procoagulante al retrasar la disolución del coagulo, pero este retraso es beneficioso ya que permite la cicatrización.

◣ PRUEBAS DE COAGULACIÓN ESTÁNDAR, GENERACIÓN DE TROMBINA Y PRUEBAS VISCOELÁSTICAS

Una de las principales limitaciones en la evaluación del estado hemostático de los pacientes con cirrosis, es que ninguna de las pruebas utilizadas, toma en cuenta variables como el estado de la volemia (presión, flujo portal y de colaterales), función renal y la disfunción endotelial que son cruciales para desencadenar tanto eventos trombóticos o hemorrágicos.

Pruebas de coagulación estándar

Las pruebas de coagulación estándar (PCE) son ensayos funcionales que tienen como objetivo replicar *in vitro* la activación del sistema de coagulación y evaluar la funcionalidad del mismo, las pruebas clásicas son: el tiempo de protrombina (TP), el cual evalúa la vía extrínseca, tiempo de tromboplastina parcial activado (aPTT) que evalúa la vía intrínseca y el tiempo de trombina (TT) que evalúa la vía común.

En su conjunto las PCE fundamentalmente reflejan la actividad procoagulante, dado que no se logra una activación completa de la vía de la anticoagulación, fundamentalmente de la vía de la proteína C, por lo que, en los pacientes con cirrosis no se aprecia el equilibrio hemostático en el que se encuentran muchos de ellos, observando simplemente una alteración respecto a los valores de referencia que dista de la capacidad de hemostática que ocurre en realidad.

Generación de trombina

La GT es una prueba diagnóstica de laboratorio que toma en cuenta la contribución de los pro y anticoagulantes simultáneamente, en teoría es por ello la prueba más adecuada para valorar estos pacientes y se considera el Gold Standard. Sin embargo, esta prueba no se realiza en la práctica clínica habitual debido a su complejidad.

El análisis de la GT se basa en la activación de la coagulación tras añadir factor tisular recombinante (sustituye a la tromboplastina que actúa en la conversión de protrombina en trombina), el cual actúa como activador en presencia de fosfolípidos sintéticos (sustituto de los fosfolípidos de las plaquetas). Mediante fluorometría, se generan curvas de tiempo vs GT, y se calculan los parámetros de esta. La GT evalúa la potencial capacidad de generar trombina y resulta del equilibrio entre la acción procoagulante y anticoagulante del plasma; a diferencia de las PCE en la que el tiempo de protrombina coincide con el inicio de la formación del coagulo de fibrina, momento en el que tan solo se tiene en cuenta el 5% de la trombina que se ha generado.

Sin embargo, en la GT, al no incluir de rutina la trombomodulina (activador de la proteína C), no logra una valoración completa de la vía anticoagulante. Se han realizado varios estudios en pacientes cirróticos compensados, en donde se ha demostrado que la generación de trombina en presencia de trombomodulina, es similar a la de los individuos sanos.

Pruebas viscoelásticas

Las pruebas viscoelásticas para el análisis de la coagulación fueron descritas por primera vez en la década de los 80, inicialmente se dio a conocer el tromboelastograma en su versión clásica, donde la cubeta con sangre oscila y el pin sumergido en la sangre tiene libertad de movimiento, más adelante se optimiza el análisis y se da a conocer la tromboelastometría ROTEM® (TE) en donde la cubeta de sangre esta fija y el pin rota de manera oscilante.

Ambas pruebas están basadas en las propiedades viscoelásticas del coagulo, permitiendo el análisis de la coagulación de manera más global, integrando plasma y elementos celulares (plaquetas, leucocitos y hematíes). Durante la realización del TE, la sangre se encuentra en contacto con un pin, el cual se halla suspendido libremente en una cubeta. Este pin está conectado por su extremo distal a una guía de torsión que lo hace girar; a medida que la sangre se coagula cambia su resistencia al pin, estas variaciones procedentes de las características viscoelásticas del coagulo son registradas por un transductor electromecánico, el cual convierte la rotación del pin en una señal eléctrica y finalmente grafica. La figura final representa la formación (factores de coagulación), firmeza (plaquetas y fibrinógeno) y la estabilidad (fibrinólisis y FXII) del coagulo.

La activación de la muestra sanguínea se realiza de diferentes modos:

1. Vía intrínseca de la coagulación.

   Mediante la adición de un activador de contacto, (ácido elágico), comparable a la medición de tiempo de tromboplastina parcial activado y se conoce como INTEM (ensayo intrínseco de tromboelastometría).

2. Vía Extrínseca de la coagulación.

   Mediante la adición de factor tisular recombinante, un análogo a la medición del tiempo de protrombina y se conoce como EXTEM (ensayo extrínseco de tromboelastometría).

3. Polimerización de fibrina.

   Es evaluada realizando una prueba EXTEM con la adición de un inhibidor de plaquetas, (citocalasina D) y se conoce como FIBTEM. Únicamente informa del nivel de fibrinógeno plasmático. Los parámetros que medimos para INTEM (coagulación intrínseca) y EXTEM (coagulación extrínseca) son:

   - El tiempo de coagulación (CT): indica el tiempo en segundos desde el inicio de la prueba hasta el inicio de la formación de fibrina.

   - El tiempo de formación de coagulo (CFT): es el tiempo en segundos desde el inicio de la formación de fibrina hasta que la representación gráfica del coagulo tiene 20 mm.

   - El ángulo alfa: indica la velocidad de crecimiento del coagulo.

   - Máxima firmeza del coagulo (MCF), representada por la máxima amplitud adquirida por el grafico del coagulo medida en milímetros, y representa la cantidad de fibrinógeno y plaquetas. Si la prueba incluye citocalasina, la MCF representa únicamente la cantidad de fibrinógeno (FIBTEM).

   - La fibrinólisis se evalúa midiendo el porcentaje de reducción de MCF a los 30 o 60 minutos desde el inicio de la formación del coagulo (Ly30, Ly60,) e indica, estabilidad del mismo.

   - Lisis máxima (ML): es la diferencia entre el MCF y la amplitud del coagulo en cualquier momento posterior a alcanzar la MCF y se describe como un porcentaje.

En función de los parámetros descritos existen 2 posibles perfiles de coagulación según TE:

- **Perfil hipocoagulable:** Definido como la presencia de 3 o más parámetros fuera del rango de referencia en EXTEM y INTEM (CT o CFT prolongado, disminución del ángulo alfa, disminución de MCF) y/o dos o más de los citados parámetros en el EXTEM.

- **Perfil hipercoagulable:** Definido como la presencia de al menos dos de los siguientes: CT o CFT acortado, aumento del ángulo alfa, aumento del MCF.

◢ RANGOS DE REFERENCIA DEL TROMBOELASTOGRAMA EN PACIENTES CON ENFERMEDAD HEPÁTICA

Los valores normales de tromboelastograma, según lo informado por los fabricantes y en la literatura, se determinan a partir del tiempo promedio de coagulación de voluntarios sanos.

Aunque los investigadores han probado la correlación entre los valores de tromboelastograma y el riesgo de sangrado en diversas poblaciones quirúrgicas, es posible que los valores de corte derivados de una población sana tengan un significado diferente en el manejo de pacientes cirróticos.

En cuanto a los valores de referencia, los fabricantes de los analizadores sugieren que cada nuevo usuario realice pruebas a 20 voluntarios sanos para generar valores normales que se utilicen localmente como valores de referencia en cada institución, antes del uso clínico. Además de ello el tromboelastograma tiene un amplio rango de valores normales. Sin embargo, este amplio rango normal definido para personas sanas puede no ser fiable cuando se aplica a pacientes con enfermedad hepática.

Un estudio describió el estado de coagulación tromboelastográfica preoperatoria de 261 pacientes cirróticos sometidos a trasplante de hígado para generar una imagen más fiable de su perfil de coagulación común. El estudio demostró que la distribución de los valores de TEG en pacientes con enfer-medad hepática terminal (ESLD) es muy diferente a la obtenida en una población sana. La mayoría de los valores de referencia del tromboelastograma de pacientes con enfermedad hepática terminal fueron significativamente diferentes de los medidos en la población sana y se encontraban fuera de los rangos normales sugeridos en hasta el 79,3 % de los sujetos. Se encontraron amplias diferencias en todos los parametros, indicando una tendencia predominante a la hipocoagulabilidad. Las diferencias entre los valores medios de obtenidos en sujetos sanos y en la población cirrótica fueron estadísticamente significativas para el tiempo de coagulacion y la amplitud maxima, lo que indica una formación de coágulos más lenta y menos estable en los pacientes cirróticos. En la población cirrótica, el 9,5 % de los pacientes presentó un tiempo de coagulacion menor de lo normal, lo que indica una tendencia a una formación de coágulos más rápida. El sexo, la edad y la presencia de carcinoma hepatocelular o cirrosis alcohólica no se asociaron significativamente con una mayor amplitud del coágulo, mientras que una mayor amplitud del coágulo se asoció con una puntuación MELD < 20, virus de la hepatitis C y cirrosis relacionada con enfermedad colestásica (P < 0,001; P = 0,013; P < 0,001).

El sistema de coagulación en pacientes sanos se caracteriza por una mayor reserva funcional tanto de procoagulantes como de anticoagulantes, y es improbable que los rangos de referencia tromboelastográficos de una población sana también sean representativos de los pacientes con ESLD. En personas sanas, el rango "normal" también significa un balance de coagulación normal. Los pacientes con enfermedad hepática pueden mostrar un balance de coagulación satisfactorio sin sangrado espontáneo, incluso si sus valores de TEG están fuera de los rangos normales observados en personas sanas. Se ha demostrado cómo los valores de corte tromboelastográficos específicos, adaptados para pacientes cirróticos, pueden utilizarse para guiar las transfusiones de hemoderivados antes de procedimientos invasivos, garantizando así la seguridad del paciente y evitando episodios hemorrágicos. De igual forma, se ha demostrado que los valores de tromboelastograma superiores a lo normal en candidatos a trasplante hepático, podrían no tener un valor predictivo de sangrado durante la cirugía.

En dicho estudio, los autores adoptaron un protocolo de transfusión guiado por tromboelastograma utilizando valores umbral más altos para iniciar las transfusiones, sin observar ninguna consecuencia negativa. Por lo tanto, los valores estándar de tromboelastograma obtenidos de voluntarios sanos podrían no ser validos para pacientes con enfermedad hepática, lo que sugiere que se requiere un rango de referencia tromboelastográfico específico para los pacientes con enfermedad hepatica avanzada.

◢ UTILIDAD DEL TROMBOELASTOGRAMA EN PACIENTES CON CIRROSIS SOMETIDOS A PROCEDIMIENTOS INVASIVOS

Tres estudios prospectivos recientes realizados en pacientes con cirrosis sometidos a procedimientos invasivos, aleatorizados para recibir transfusiones de hemoderivados guiadas tromboelastometría o basadas en pruebas estándar, demostraron claramente que el uso de pruebas viscoelásticas se asocia con una menor necesidad de transfusiones profilácticas de hemoderivados, aunque no pudieron demostrar ninguna asociación entre las alteraciones de las pruebas viscoelásticas y los eventos hemorrágicos, principalmente debido a la escasez de eventos hemorrágicos registrados. En un estudio que incluyó a 150 pacientes con cirrosis (61,3 % con un INR > -1,5; 15,3 % con un recuento de plaquetas <50 x 109/L), el tiempo de coagulación y la amplitud máxima del coagulo fueron anormales en el 39,4 % y el 24,7 % de los pacientes, respectivamente. Los pacientes fueron sometidos a una amplia gama de procedimientos invasivos sin administración profiláctica de hemoderivados, solo un paciente sangró (0,7%), lo que impidió cualquier conclusión acerca del sangrado, aunque indirectamente subrayó que la ausencia de corrección de pruebas de coagulación estándar o del tromboelastograma no parece alterar el resultado posoperatorio.

Un estudio reciente demostró que un tiempo de coagulacion prolongado fue un predictor débil de sangrado en 90 pacientes con cirrosis sometidos a canulación venosa central (precisión del 69,4%, p = 0,047).

En otro estudio, 41 pacientes con cirrosis y un INR > -1,5 y/o un recuento de plaquetas <-50 x 109/L sometidos a procedimientos endoscópicos, fueron aleatorizados a una política de transfusión basada en pruebas de coagulación tromboelastograma o estándar. Se observo que los pacientes del grupo guiado por tromboelastograma recibió un volumen de transfusiones apenas significativamente menor (309 ml frente a 461 ml, p = 0,049), sin diferencias en los eventos hemorrágicos entre los grupos de estudio. Por último, en un informe reciente que incluyó a pacientes con cirrosis descompensada sometidos a una evaluación con tromboelastograma al ingreso, 72 pacientes (30 % con recuento de plaquetas <50 x 109/L, mediana de INR 1,6, RIQ 1,3–1,8) se sometieron a un total de 153 procedimientos invasivos durante la hospitalización, una mediana de 5 días después de realizar la evaluación con tromboelastograma, y se produjo sangrado en 7 procedimientos (hemorragia mayor en 3).

En este estudio, donde la tasa de sangrado durante el procedimiento fue alta (9,7 %) y tanto la infección bacteriana (65 %) como la lesión renal aguda (50 %) fueron prevalentes, los test de coagulación estándar no fueron predictivos de sangrado postoperatorio, mientras que un perfil de tromboelastograma hipocoagulable se observó con mayor frecuencia en pacientes que experimentaron una hemorragia relacionada con el procedimiento; en particular, una amplitud máxima <30 mm se asoció con episodios hemorrágicos graves.

Algunos estudios parecen indicar un mayor riesgo de sangrado en pacientes con cirrosis y sepsis o daño renal. En estos pacientes, existe evidencia inicial de que las pruebas viscoelásticas podrían detectar un perfil de hipocoagulabilidad (rela- tiva), definido de diversas maneras en los estudios como al menos tres parámetros fuera de rango (tiempo de coagulacion más largo, ángulo α más amplio y amplitud máxima más pequeña), aunque este hallazgo debe confirmarse. En resumen, a pesar de que las pruebas de coagulación generalmente han demostrado ser una guía deficiente para identificar a los pacientes con enfermedad hepática que pueden experimentar complicaciones hemorrágicas después de procedimientos invasivos, pueden servir para proporcionar al médico una imagen de la gravedad de la enfermedad hepática, así como del estado hemostático basal del paciente en caso de eventos hemorrágicos. Asimismo, actualmente no se puede recomendar el uso rutinario de pruebas viscoelásticas para predecir la hemorragia posoperatoria, aunque la evidencia inicial sugiere que su papel debe explorarse más a fondo en estudios prospectivos con la potencia estadística adecuada.

En general, la evidencia disponible parece sugerir que incluso en pacientes sometidos a procedimientos asociados con un alto riesgo de sangrado, los factores técnicos o las complicaciones de la enfermedad hepática son mejores predictores de sangrado posprocedimiento que las anomalías en las pruebas de coagulación.

◢ LIMITACIONES DEL TROMBOELASTOGRAMA

El tromboelastograma no es capaz de detectar alteraciones de la hemostasia in vivo que son consecuencia de

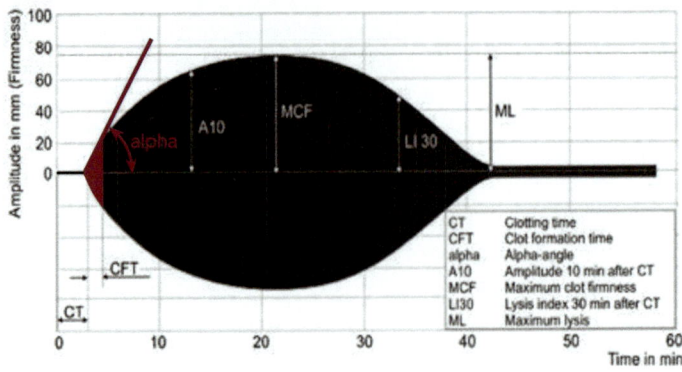

FIGURA 2.

condiciones previas alteradas, como la hipocalcemia y/o alteraciones del pH, debido a que la muestra de sangre utilizada es citrada y recalcificada. Tampoco las alteracions debidas a la hipotèrmia, si el análisis se realiza a 37ºC. Hasta ahora, estas condiciones causantes del deterioro de la hemostasia se pueden detectar, mediante la medición de la temperatura corporal o con la realización de gasometrías seriadas.

Es un método in vitro y no permite analizar la contribución endotelial de la hemostasia. No diagnostica alteraciones de la hemostasia debidas a déficit de factor de von Willebrand o de la adhesión plaquetaria al endotelio. Así, el deterioro de la hemostasia primaria debido a la enfermedad de von Willebrand o fármacos antiagregantes (AAS, clopidogrel, Prasugrel, ticagrelol...) no se pueden detectar mediante tromboelastometria.

Tampoco considera el déficit de anticoagulantes ni replica las condiciones de flujo dadas in vivo.

Por tanto, dado el desequilibrio entre factores procoagulantes y anticoagulantes, la evaluación del riesgo real de hemorragia en pacientes con hepatopatía, requiere de un enfoque sistemático que incorpore, aparte de la evaluación del estado clínico y de las pruevas de coagulacion estandard (con recuento completo de células sanguíneas, fibrinógeno), otras pruebas de coagulación más específicas, como el tromboelastograma.

◢ APLICACIÓN CLÍNICA DE LOS TEST VISCOELÁSTICOS EN LA ENFERMEDAD HEPÁTICA

La tromboelastografía o la trombelastometría ofrecen una información dinámica y rápida (<30min) de la formación del trombo, desde la generación de trombina hasta la fibrinolisis. Los test viscoelásticos, además de la dinámica de formación de coágulos (CT, CFT, ángulo alfa y tiempo), proporcionan información esencial sobre la firmeza del coágulo (A5,

TABLA I. Tests ROTEM™ delta (sigma) .		
TEST	ACTIVADORES Y ADITIVOS	CLÍNICA
EXTEM	CaCl2 + factor tisular recombinante + poly-brene	Deficiencia de factores de la via extrínseca; Indicación para PCC con anticoagulantes antiVK
FIBTEM	CaCl2 + factor tisular recombinante + polybrene + cytochalasin D	Polimerización fibrina; Calculo para la dosis de fibrinógenos o crioprecipitados
APTEM	CaCl2 + factor tisular recombinante + polybrene + aprotinin/tranexamic	Comprobación del efecto de los fármacos antifibrinolíticos; Diagnóstico diferencial entre la retracción del coágulo o el déficit de F XIII (junto EXTEM)
INTEM	CaCl2 + ellagic acid	Deficiencia de factores de la via intrínseca; efecto de la heparina no fraccionada y la protamina (junto HEPTEM)
HEPTEM	CaCl2 + ellagic acid + heparinase	Test en pacientes con concentraciones de heparina en plasma; Efectos de la HNF y la protamina (junto INTEM)

A10, MCF y MA) y la estabilidad del coágulo (ML, CLI30, CLI60) [(Mallett, 2015), (Mallett & Armstrong, 2015)].

Esta información facilita el uso racional de los derivados sanguíneos y la indicación del tratamiento farmacológico con antifibrinolíticos como el ácido tranexámico (Henry et al., 2011)

Estos tiempos de respuesta son particularmente importantes para guiar la terapia de transfusión de forma más eficiente y prevenir cualquier tratamiento inadecuado con hemoderivados, ya sea durante la cirugía o en las unidades de cuidados intensivos [(Haas et al., 2012)-(Olde Engberink et al., 2014)].

Los algoritmos basados en el ROTEM pueden evitar la transfusión de plaquetas cuando es más apropiada la sustitución de fibrinógeno. Esto es de especial importancia en el trasplante hepático ya que la transfusión de plaquetas se asocia con una reducción significativa a 1 año supervivencia (74 % vs. 92 %; P < 0,001)

en este contexto clínico [(Pereboom et al., 2009)] (Tabla I).

◢ UTILIDAD DEL TROMBOELASTOGRAMA EN PACIENTES CON CIRROSIS SOMETIDOS A PROCEDIMIENTOS INVASIVOS

Tres estudios prospectivos recientes realizados en pacientes con cirrosis sometidos a procedimientos invasivos, aleatorizados para recibir transfusiones de hemoderivados guiadas tromboelastometría o basadas en pruebas estándar, demostraron claramente que el uso de pruebas viscoelásticas se asocia con una menor necesidad de transfusiones profilácticas de hemoderivados, aunque no pudieron demostrar ninguna asociación entre las alteraciones de las pruebas viscoelásticas y los eventos hemorrágicos, principalmente debido a la escasez de eventos hemorrágicos registrados.

En un estudio que incluyó a 150 pacientes con cirrosis (61,3 % con un INR > -1,5; 15,3 % con un recuento de plaquetas <50 x 109/L), el tiempo de coagulación y la amplitud máxima del coagulo fueron anormales en el 39,4 % y el 24,7 % de los pacientes, respectivamente. Los pacientes fueron sometidos a una amplia gama de procedimientos invasivos sin administración profiláctica de hemoderivados, solo un paciente sangró (0,7%), lo que impidió cualquier conclusión acerca del sangrado, aunque indirectamente subrayó que la ausencia de corrección de pruebas de coagulación estándar o del tromboelastograma no parece alterar el resultado posoperatorio.

Un estudio reciente demostró que un tiempo de coagulacion prolongado fue un predictor débil de sangrado en 90 pacientes con cirrosis sometidos a canulación venosa central (precisión del 69,4%, p = 0,047).

En otro estudio, 41 pacientes con cirrosis y un INR > -1,5 y/o un recuento de plaquetas <-50 x 109/L sometidos a procedimientos endoscópicos, fueron aleatorizados a una política de transfusión basada en pruebas de coagulación tromboelastograma o estándar. Se observo que los pacientes del grupo guiado por tromboelastograma recibió un volumen de transfusiones apenas significativamente menor (309 ml frente a 461 ml, p = 0,049), sin diferencias en los eventos hemorrágicos entre los grupos de estudio. Por último, en un informe reciente que incluyó a pacientes con cirrosis descompensada sometidos a una evaluación con tromboelastograma al ingreso, 72 pacientes (30 % con recuento de plaquetas <50 x 109/L, mediana de INR 1,6, RIQ 1,3-1,8) se sometieron a un total de 153 procedimientos invasivos durante la hospitalización, una mediana de 5 días después de realizar la evaluación con tromboelastograma, y se produjo sangrado en 7 procedimientos (hemorragia mayor en 3).

En este estudio, donde la tasa de sangrado durante el procedimiento fue alta (9,7 %) y tanto la infección bacteriana (65 %) como la lesión renal aguda (50 %) fueron prevalentes, los test de coagulación estándar no fueron predictivos de sangrado postoperatorio, mientras que un perfil de tromboelastograma hipocoagulable se observó con mayor frecuencia en pacientes que experimentaron una hemorragia relacionada con el procedimiento; en particular, una amplitud máxima <30 mm se asoció con episodios hemorrágicos graves.

Algunos estudios parecen indicar un mayor riesgo de sangrado en pacientes con cirrosis y sepsis o daño renal. En estos pacientes, existe evidencia inicial de que las pruebas viscoelásticas podrían detectar un perfil de hipocoagulabilidad (relativa), definido de diversas maneras en los estudios como al menos tres parámetros fuera de rango (tiempo de coagulacion más largo, ángulo α más amplio y amplitud máxima más pequeña), aunque este hallazgo debe confirmarse. En resumen, a pesar de que las pruebas de coagulación generalmente han demostrado ser una guía deficiente para identificar a los pacientes con enfermedad hepática que pueden experimentar complicaciones hemorrágicas después de procedimientos invasivos, pueden servir para proporcionar al médico una imagen de la gravedad de la enfermedad hepática, así como del estado hemostático basal del paciente en caso de eventos hemorrágicos. Asimismo, actualmente no se puede recomendar el uso rutinario de pruebas viscoelásticas para predecir la hemorragia posoperatoria, aunque la evidencia inicial sugiere que su papel debe explorarse más a fondo en estudios prospectivos con la potencia estadística adecuada.

En general, la evidencia disponible parece sugerir que incluso en pacientes sometidos a procedimientos asociados con un alto riesgo de sangrado, los factores técnicos o las complicaciones de la enfermedad hepática son mejores predictores de sangrado posprocedimiento que las anomalías en las pruebas de coagulación.

⊿ MANEJO DE LA HEMORRAGIA EN EL TRASPLANTE DE HÍGADO Y LA CIRUGÍA HEPÁTICA MAYOR

Las pruebas viscoelásticas son cada vez más utilizadas en centros de cirugía y trasplante de hígado y se recomienda como estándar debido a su mayor rendimiento diagnóstico, mayor valor predictivo para la hemorragia y trombosis en comparación con los test estándar de coagulación, y su capacidad para guiar la terapia hemostática.

Varios estudios han podido demostrar una reducción significativa de la hemorragia y la tasa de transfusiones y los costos asociados sin aumento de las tasas de complicaciones trombóticas/tromboembólicas

TABLA II.

AUGMENTO ESPERADO DEL FIBTEM A10 (MM)	DOSIS DE FIBRINOGENO (GR)
2	1
4	2
6	3
8	4
10	5
12	6

En estos estudios, la tasa de transfusión de concentrados de hematíes, plasma y plaquetas se redujo hasta un 62 %, 95 % y 66 %, respectivamente, y la incidencia de transfusiones masivas (≥10 unidades de CH) en un 66%

Además, Leon-Justel et al. demostraron una reducción significativa en la incidencia de complicaciones postoperatorias, como reintervención por hemorragia, insuficiencia renal aguda, o inestabilidad hemodinámica (5 % vs. 13,0 %, p = 0,048; 2 % vs. 17 %, p = 0,001 y 16 % vs. 29 %, p = 0,028, respectivamente).

⊿ REPOSICIÓN DE FIBRINÓGENO GUIADA POR FIBTEM (PESO 80KG) (TABLA II)

Dosis de fibrinógeno calculadas en base el aumento en mm del FIBTEM A10. En caso de sangrados severos la dosis de fibrinógeno puede ser superior a la calculada.

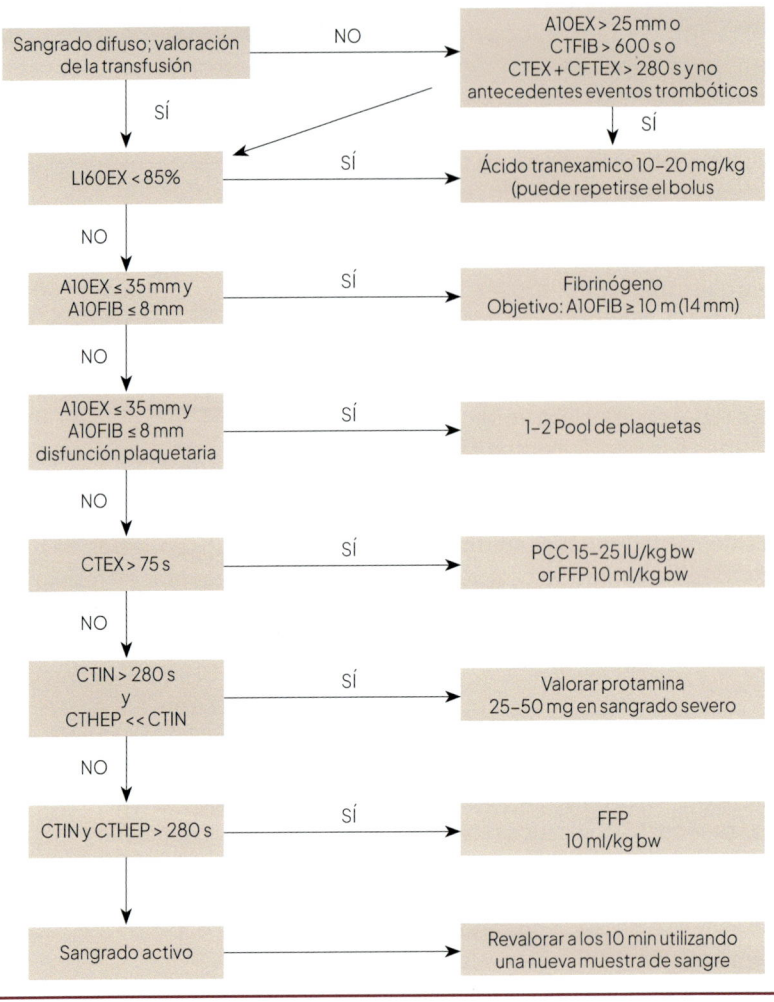

FIGURA 2. Algoritmo Rotem en enfemerdad hepática.

◢ **BIBLIOGRAFÍA**

1. Amiral J, Seghatchian J. Revisiting the activated protein C-protein S-thrombomodulin ternary pathway: Impact of new understanding on its laboratory investigation. Transfus Apher Sci. 2019 Aug;58(4):538-44.

2. Anonymous. TEG hemostasis analyzer-User manual. Niles: Haemoscope Corporation, 2004.

3. Blasi A, Calvo A, Prado V, Reverter E, Reverter JC, Hernandez-Tejero M, et al. Coagulation failure in patients with acute-on-chronic liver failure and decompensated cirrhosis: beyond

the international normalized ratio. Hepatology 2018;68(6):2325-2337.

4. Bolliger D, Seeberger MD, Tanaka KA. Principles and Practice of Thromboelastography in Clinical Coagulation Management and Transfusion Practice. Transfus Med Rev. 2011;26:1-13.

5. Campello E, Zanetto A, Bulato C, Maggiolo S, Spiezia L, Russo FP, et al. Coagulopathy is not predictive of bleeding in patients with acute decompensation of cirrhosis and acute-on-chronic liver failure. Liver Int 2021; 41:2455-2466. https://doi.org/10.1111/liv.15001.

6. Chandra K Pandey, Vandana Saluja, Kumar Gaurav, Manish Tandon, Vijay K Pandey, Ajeet S Bhadoria. K time & maximum amplitude of thromboelastogram predict post-central venous cannulation bleeding in patients with cirrhosis Indian J Med Res 2017;145(1):84-9.

7. Clevenger B. Transfusion and coagulation management in liver transplantation. World Journal of Gastroenterology. 2014;20(20), 6146. https://doi.org/10.3748/wjg.v20.i20.6146.

8. Clevenger B. Transfusion and coagulation management in liver transplantation. World Journal of Gastroenterology. 2014;20(20), 6146. https://doi.org/10.3748/wjg.v20.i20.6146

9. Dahlbäck B. Vitamin K-Dependent Protein S: Beyond the Protein C Pathway. Semin Thromb Hemost. 2018 Mar;44(02):176-84.

10. De Pietri L, Bianchini M, Montalti R, De Maria N, Di Maira T, Begliomini B, et al. Thrombelastography-guided blood product use before invasive procedures in cirrhosis with severe coagulopathy: a randomized, controlled trial. Hepatology 2016;63(2):566-73.

11. Esmon CT. The protein C anticoagulant pathway. Arterioscler Thromb J Vasc Biol. 1992 Feb;12(2):135-45.

12. Fayed NA, Abdallah AR, Khalil MK, Marwan IK. Therapeutic rather than prophylactic platelet transfusion policy for severe thrombocytopenia during liver transplantation. Platelets. 2014; 25(8): 576-86. https://doi.org/10.3109/09537104.2013.849335

13. Haas T, Spielmann N, Mauch J, Madjdpour C, Speer O, Schmugge M, Weiss M. Comparison of thromboelastometry (ROTEM®) with standard plasmatic coagulation testing in paediatric surgery. British Journal of Anaesthesia. 2012;108(1): 36-41. https://doi.org/10.1093/bja/aer342

14. Henry DA, Carless PA, Moxey AJ, O'Connell D, Stokes BJ, Fergusson DA, Ker K. Anti-fibrinolytic use for minimising perioperative allogeneic blood transfusion. In D. A. Henry (Ed.), Cochrane Database of Systematic Reviews. John Wiley & Sons, Ltd. 2011. https://doi.org/10.1002/14651858.CD001886.pub3.

15. Hessing M. The interaction between complement component C4b-binding protein and the vitamin K-dependent protein S forms a link between blood coagulation and the complement system. Biochem J. 1991 Aug 1;277(3):581-92.

16. Hung TH, Tseng CW, Chen YC, Tseng KC, Hsieh YH, Tsai CC. Endoscopic papillary balloon dilation decreases the risk of bleeding in cirrhotic patients compared with endoscopic biliary sphincterotomy: a national population-based study. Medicine (Baltimore) 2019;98(30):e16529.

17. Scarpelini S, Rhind SG, Nascimento B, Tien H, Shek PN, Peng HT, Huang H, Pinto R, Speers V, Reis M, Rizoli SB. Normal range values for thromboelastography in healthy adult volunteers. J Med Biol Res 2009; 42: 1210-7.

18. Ji HW, Ma L, Gao XR, Liu N, Zhang Y, Wang Y, Ma ZX, Wang Y, Wang J, Fu X, Xiong Q, Qi HM. Establishment of normal reference values for thromboelastography on Chinese population in Beijing. Zhonghua Yi Xue Za Zhi. 2011 Apr 12;91(14):980-3.

19. Joist HJ. AICF and DIC in Liver Cirrhosis: Expressions of a Hypercoagulable State. Am J Gastroenterol. 1999 Oct;94(10):2801-3.

20. Kirchner C, Dirkmann D, Treckmann JW, Paul A, Hartmann M, Saner FH, Görlinger K. Coagulation management with factor concentrates in liver transplantation: a single-center experience. Transfusion. 2014;54(10pt2): 2760-8. https://doi.org/10.1111/trf.12707

21. Kisiel W. Human plasma protein C: isolation, characterization, and mechanism of activation by alpha-thrombin. J Clin Invest. 1979 Sep;64(3):761-9.

22. Kovalic AJ, Khan MA, Malaver D, Whitson MJ, Teperman LW, Bernstein DE, et al. Thromboelastography vs. standard coagulation testing in the assessment and reversal of coagulopathy among cirrhotics: a systematic review and meta-analysis. Eur J Gastroenterol Hepatol 2020;32(3):291-302.

23. Lane DA, Scully MF, Thomas DP, Kakkar VV, Woolf IL, Williams R. Acquired dysfibrinogenaemia in acute and chronic liver disease. Br J Haematol. 1977 Feb;35(2):301-8.

24. Laura Smart, Michael Wellner, Nicole A. Gray, Anthony Michaels, Robert B. Kirkpatrick, Lanla Conteh, Khalid Mumtaz, A. James Hanje. A Prospective, Randomized Clinical Trial Comparing Blood Product Use, Bleeding Events, and Cost During and After Endoscopic Procedures in Patients with Cirrhosis and Coagulopathy: Rotational Thromboelastrometry (ROTEM) versus Conventional Therapy. Hepatology 2017;66:243A-244A.

25. Lesley De Pietri, Marcello Bianchini, Gianluca Rompianesi, Elisabetta Bertellini, Bruno Begliomini. World J Transplant 2016 September 24; 6(3): 583-93.

26. Mallett S. Clinical Utility of Viscoelastic Tests of Coagulation (TEG/ROTEM) in Patients with Liver Disease and during Liver Transplantation. Seminars in Thrombosis and Hemostasis. 2015;41(05):527-37. https://doi.org/10.1055/s-0035-1550434.

27. Mallett SV, Armstrong M. Point-of-care monitoring of haemostasis. Anaesthesia. 20151; 70(s1): 73. https://doi.org/10.1111/anae.12909

28. Mallett SV, Armstrong M. Point-of-care monitoring of haemostasis. Anaesthesia. 2015b;70(s1):73. https://doi.org/10.1111/anae.12909

29. Mallett SV, Chowdary P, Burroughs AK. Clinical utility of viscoelastic tests of coagulation in patients with liver disease. Liver International. 2013;33(7):961-74. https://doi.org/10.1111/liv.12158

30. Mellado P, Benítez I, Sánchez-Carrillo F, León A, Álamo JM, Gómez MA. Encuesta sobre el manejo perioperatorio de la hemostasia y transfusión en el trasplante hepático. Revista Española de Anestesiología y Reanimación. 2016;63(2): 84-90. https://doi.org/10.1016/j.redar.2015.06.002

31. Noval-Padillo JA, León-Justel A, Mellado-Miras P, Porras-Lopez F, Villegas-Duque D, Gomez-Bravo MA, Guerrero JM. Introduction of Fibrinogen in the Treatment of Hemostatic Disorders During Orthotopic Liver Transplantation: Implications in the Use of Allogenic Blood. Transplantation Proceedings. 2010;42(8): 2973-4. https://doi.org/10.1016/j.transproceed.2010.08.011

32. O'Leary JG, Greenberg CS, Patton HM, Caldwell SH. AGA Clinical Practice Update: Coagulation in Cirrhosis. Gastroenterology. 2019 Jul;157(1):34-43.e1.

33. Olde Engberink RHG, Kuiper GJAJM Wetzels RJH, Nelemans PJ, Lance MD, Beckers EAM, Henskens YMC. Rapid and Correct Prediction of Thrombocytopenia and Hypofibrinogenemia With Rotational Thromboelastometry in Cardiac Surgery. Journal of Cardiothoracic and Vascular Anesthesia. 2014;28(2):210-6. https://doi.org/10.1053/j.jvca.2013.12.004

34. Pandey CK, Saluja V, Gaurav K, Tandon M, Pandey VK, Bhadoria AS. K time & maximum amplitude of thromboelastogram predict postcentral venous cannulation bleeding in patients with cirrhosis: a pilot. Indian J Med Res. 2017 Jan;145(1):84-89. doi: 10.4103/ijmr.IJMR_749_14.

35. Pereboom ITA, de Boer MT, Haagsma EB, Hendriks HGD, Lisman T, Porte RJ. Platelet Transfusion During Liver Transplantation Is Associated with Increased Postoperative Mortality Due to Acute Lung Injury. Anesthesia & Analgesia- 2009;108(4):1083-91. https://doi.org/10.1213/ane.0b013e3181948a59

36. Roberts LN, Patel RK, Arya R. Haemostasis and thrombosis in liver disease. Br J Haematol. 2010 Feb;148(4):507-21. doi: 10.1111/j.1365-2141.2009.08021.x. Epub 2009 Dec 8.

37. Narayanan S. Multifunctional roles of thrombin. Ann Clin Lab Sci. 1999 Oct-Dec;29(4):275-80.

38. Scarpelini S, Rhind SG, Nascimento B, Tien H, Shek PN, Peng HT, Huang H, Pinto R, Speers V, Reis M, Rizoli SB. Normal range values for thromboelastography in healthy adult volunteers. Braz J Med Biol Res. 2009 Dec;42(12):1210-7. doi: 10.1590/s0100-879x2009001200015.

39. Schulman S, Kearon C. Subcommittee on Control of Anticoagulation of the S, Standardization Committee of the International Society on T, Haemostasis. Definition of major bleeding in clinical investigations of antihemostatic medicinal products in non-surgical patients. J Thromb Haemost 2005;3(4):692-4.

40. Shore-Lesserson L, Manspeizer HE, DePerio M, Francis S, Vela- Cantos F, Ergin MA. Thromboelastography-guided transfusion algorithm reduces transfusions in complex cardiac surgery. Anesth Analg 1999; 88: 312-9 [PMID: 9972747].

41. Smart L, Wellner M, Gray NA, Michaels A, Kirkpatrick RB, Conteh L, et al. A prospective, randomized clinical trial comparing blood product use, bleeding events, and cost during and after endoscopic procedures in patients with cirrhosis and coagulopathy: rotational thromboelastometry.

42. Søgaard KK, Horváth-Puhó E, Grønbæk H, Jepsen P, Vilstrup H, Sørensen HT. Risk of Ve-

nous Thromboembolism in Patients With Liver Disease: A Nationwide Population-Based Case-Control Study. Am J Gastroenterol. 2009 Jan;104(1):96-101.

43. Somani V, Amarapurkar D, Shah A. Thromboelastography for assessing the risk of bleeding in patients with cirrhosis-moving closer. J Clin Exp Hepatol 2017;7(4):284-9.

44. Suzuki K, Nishioka J, Hashimoto. Protein C inhibitor. Purification from human plasma and characterization. S Journal of Biological Chemistry 1983; 258(1):163-8.

45. Tripodi A, Mannucci PM. The coagulopathy of chronic liver disease. N Engl J Med. 2011 Jul 14;365(2):147-56.

46. Tripodi A, Primignani M, Chantarangkul V, Dell'Era A, Clerici M, de Franchis R, et al. An Imbalance of Pro- vs Anti-Coagulation Factors in Plasma From Patients With Cirrhosis. Gastroenterology. 2009 Dec;137(6):2105-11. doi: 10.1053/j.gastro.2009.08.045.

47. Tripodi A, Primignani M, Lemma L, Chantarangkul V, Dell'Era A, Iannuzzi F, et al. Detection of the imbalance of procoagulant versus anticoagulant factors in cirrhosis by a simple laboratory method. Hepatology. 2010 Jul;52(1):249-55.

48. Vuyyuru SK, Singh AD, Gamanagatti SR, Rout G, Gunjan D, Shalimar. A randomized control trial of thromboelastography-guided transfusion in cirrhosis for high-risk invasive liver-related procedures. Dig Dis Sci 2020;65(7):2104-11.

49. Wang SC, Lin HT, Chang KY, Mandell MS, Ting CK, Chu YC, Loong CC, Chan KH, Tsou MY. Use of higher thromboelastogram transfusion values is not associated with greater blood loss in liver transplant surgery. Liver Transpl 2012; 18: 1254-8 [PMID: 22730210 DOI: 10.1002/lt.23494]

50. Wang S-C, Shieh J-F, Chang K-Y, Chu Y-C, Liu C-S, Loong C-C, Chan K-H, Mandell S, Tsou M-Y. Thromboelastography-Guided Transfusion Decreases Intraoperative Blood Transfusion During Orthotopic Liver Transplantation: Randomized Clinical Trial. Transplantation Proceedings. 2010;42(7):2590-2593. https://doi.org/10.1016/j.transproceed.2010.05.144

51. Zanetto A, Rinder HM, Senzolo M, Simioni P, Garcia-Tsao G. Reduced clot stability by thromboelastography as a potential indicator of procedurerelated bleeding in decompensated cirrhosis. Hepatol Commun 2021;5(2):272-282.

52. Zhonghua Yixue Zazhi 2011; 91: 980-983 [PMID: 21609551].

Novedades en la monitorización de la relajación neuromuscular

Francisco Javier Santiveri Papiol, Maider Puyada Jáuregui

◢ INTRODUCCIÓN Y JUSTIFICACIÓN DEL TEMA

Las principales novedades en la monitorización neuromuscular en los últimos años comprenden, tanto la comprensión del bloqueo neuromuscular residual y su transcendencia en las complicaciones pulmonares postoperatorias, como nuevas perspectivas en la monitorización y en los sistemas de monitorización neuromuscular. Las diferentes sociedades científicas se han esforzado realizando guías específicas sobre la monitorización y han justificado su uso obligado.

◢ EL BLOQUEO NEUROMUSCULAR RESIDUAL Y COMPLICACIONES PULMONARES POSTOPERATORIAS.

El bloqueo neuromuscular residual (BNMR) es un fenómeno frecuente en el entorno postoperatorio, a menudo subestimado y no detectado clínicamente, lo cual puede tener consecuencias graves para el paciente. A pesar de las estrategias de reversión disponibles, los relajantes neuromusculares (RNM) siguen siendo una fuente importante de com-

plicaciones respiratorias tras la cirugía. El bloqueo neuromuscular no revertido correctamente es el responsable de muchas de las complicaciones respiratorias en el postoperatorio inmediato.

El estudio POPULAR (*POstanaesthesia PULmonary complications After use of muscle Relaxants*) es el primer estudio prospectivo y multicéntrico que evalúa la relación entre el uso de relajantes neuromusculares y las complicaciones pulmonares postoperatorias en una amplia muestra de pacientes europeos. Se realizó entre junio de 2014 y abril de 2015 e involucró a 22.803 pacientes de 211 hospitales en 28 países europeos, excluyendo a aquellos sometidos a cirugía cardíaca. El objetivo principal del estudio fue determinar si el uso de RNM durante la anestesia general se asocia con un aumento en la incidencia de complicaciones pulmonares postoperatorias, tales como atelectasia, neumonía, insuficiencia respiratoria, necesidad de reintubación o ventilación no invasiva, y mortalidad relacionada con causas respiratorias. Los resultados del estudio mostraron que el uso de RNM se asoció con un mayor riesgo de complicaciones pulmonares postoperatorias:

- 7,6% de los pacientes que recibieron RNM desarrollaron complicaciones pulmonares postoperatorias.
- El odds ratio ajustado (ORa) fue de 1,86 (IC 95%: 1,53-2,26), lo que indica un aumento significativo en el riesgo.
- La reducción absoluta del riesgo ajustada fue de –4,4% (IC 95%: –5,5 a –3,2).

Sorprendentemente, el estudio encontró que la monitorización neuromuscular y la administración de agentes de reversión no se asociaron con una disminución del riesgo de complicaciones pulmonares postoperatorias:

- El uso de monitorización neuromuscular (ORa 1,31; IC 95%: 1,15-1,49) no redujo el riesgo.
- La administración de agentes de reversión (ORa 1,23; IC 95%: 1,07-1,41) tampoco mostró beneficio.
- Ni la elección de sugammadex en lugar de neostigmina (ORa 1,03; IC 95%: 0,85-1,25) ni la extubación con una relación de tren de cuatro (TOF, por sus siglas en inglés) ≥ 0,9 (ORa 1,03; IC 95%: 0,82-1,31) se asociaron con mejores resultados pulmonares

Por lo tanto, incluso cuando se utilizan agentes de reversión como la neostigmina o sugammadex, puede persistir un bloqueo parcial residual. Es por ello, que la monitorización neuromuscular debería considerarse un estándar, equiparándose a otras monitorizaciones básicas como la frecuencia cardíaca o la saturación de oxígeno.

La monitorización del bloqueo neuromuscular puede ser:

- **Cualitativa:** es una monitorización subjetiva ya que implica observar signos clínicos como la elevación de la cabeza durante 5 segundos, la fuerza de prensión manual o estimular un nervio periférico y observar la respuesta muscular por medios visuales o táctiles.
- **Cuantitativa:** es una monitorización objetiva, utiliza dispositivos que estimulan el nervio periférico a la vez que registran, cuantifican y muestran numéricamente las respuestas evocadas.

Es la que se recomienda emplear actualmente.

Se define el bloqueo neuromuscular residual como un TOF < 90%, lo que indica una recuperación incompleta de la transmisión neuromuscular.

◢ ESTADO ACTUAL DE LA MONITORIZACIÓN

Pese a la evidencia existente, la adopción de la monitorización cuantitativa del bloqueo neuromuscular aún es limitada y desigual. Tan solo el 53% de los anestesiólogos en Estados Unidos y el 17% en Europa Central utilizan de forma rutinaria monitorización cuantitativa.

Según una encuesta internacional liderada por Naguib en 2019 (1629 anestesiólogos), existe una falta de conocimiento sobre los fundamentos del manejo del BNM. Solo respondieron bien un 57% de las preguntas. De hecho, el 92% de los anestesiólogos que dieron respuestas incorrectas en la encuesta estaban convencidos de su validez.

Así mismo, existe una falsa seguridad en que el uso de sugammadex elimina la necesidad de monitorización. Sin embargo, estudios muestran que entre el 2,4% y el 9,4% de los pacientes presentan bloqueo residual tras su uso.

Por último, hay escasez de monitores neuromusculares cuantitativos fáciles de usar y fiables.

◢ COMPLICACIONES ASOCIADAS AL BLOQUEO NEUROMUSCULAR RESIDUAL

Incluso un bloqueo neuromuscular leve puede producir síntomas clínicos importantes en pacientes extubados, tales como:

- Reducción de la capacidad vital y de la fuerza de prensión manual.
- Alteración de la deglución y aumento del riesgo de aspiración pulmonar.
- Obstrucción de las vías aéreas superiores, diplopía, sensación subjetiva de debilidad.
- Disminución de la respuesta ventilatoria a la hipoxia (por inhibición de los quimiorreceptores).

Estos síntomas pueden aumentar la morbilidad postoperatoria e incluso provocar reintubaciones no planificadas.

◢ JUSTIFICACIÓN DE LA MONITORIZACIÓN

La monitorización neuromuscular permite:

- Evitar el uso innecesario de antagonistas si se ha producido una recuperación espontánea completa.
- Revertir adecuadamente el bloqueo cuando se utilizan anticolinesterásicos (neostigmina).

- Identificar casos donde, a pesar del uso de sugammadex, persiste bloqueo residual (descrito en un 9.4% de los pacientes).
- Prevenir el fenómeno de "recurarización" (aparición de bloqueo neuromuscular posterior a una reversión exitosa), observado en ciertos grupos como los pacientes obesos.

◢ RECOMENDACIONES DE SOCIEDADES CIENTÍFICAS

Tanto la Sociedad Americana de Anestesiólogos (ASA) como la Sociedad Europea de Anestesiología y Medicina Intensiva (ESAIC) han emitido guías clínicas que recomiendan fuertemente la monitorización cuantitativa y el antagonismo del bloqueo neuromuscular. Estas directrices se basan en investigaciones recientes basadas en la evidencia, y hacen especial hincapié en el uso de la monitorización cuantitativa.

La guía *"Peri-operative management of neuromuscular blockade"* de la Sociedad Europea de Anestesiología y Medicina Intensiva (ESAIC), publicada en noviembre de 2022, establece recomendaciones basadas en evidencia para el manejo perioperatorio del bloqueo neuromuscular. El documento fue elaborado por un grupo de expertos y se centra en tres preguntas clínicas clave:

- ¿Son necesarios los relajantes musculares para facilitar la intubación traqueal en adultos?
- ¿La intensidad del bloqueo neuromuscular influye en el resultado del paciente en cirugía abdominal?
- ¿Cuáles son las estrategias para el

diagnóstico y tratamiento del bloqueo residual?

A partir de estas preguntas, se derivaron las siguientes recomendaciones:

Uso de relajantes musculares: se recomienda el uso de relajantes musculares para facilitar la intubación traqueal. Grado de recomendación 1A.

Lesiones faríngeas y/o laríngeas: se recomienda el uso de relajantes musculares para reducir lesiones faríngeas y/o laríngeas tras la intubación endotraqueal. Grado de recomendación 1C.

Inducción rápida de la anestesia: para la inducción de secuencia rápida de la anestesia, se recomienda el uso de un relajante muscular de acción rápida, como succinilcolina (1 mg/kg) o rocuronio (0,9 a 1,2 mg/kg). Grado de recomendación 1B.

Bloqueo neuromuscular profundo: se recomienda profundizar el bloqueo neuromuscular si las condiciones quirúrgicas lo requieren. Grado de recomendación 1B.

No hay evidencia suficiente para recomendar el bloqueo profundo en general para reducir el dolor postoperatorio o la incidencia de complicaciones postoperatorias. Grado de recomendación 2C.

Monitorización: se recomienda la monitorización cuantitativa del bloqueo neuromuscular mediante estimulación del nervio cubital y evaluación de su respuesta en el músculo aductor del pulgar durante todo el procedimiento quirúrgico, siempre que se hayan utilizado relajantes musculares. Grado de recomendación 1AB

Reversión farmacológica: se recomienda la reversión farmacológica del bloqueo neuromuscular profundo, moderado y superficial inducido por agentes aminoesteroidales (rocuronio, vecuronio) con sugammadex al final de la anestesia general, antes de la extubación, siempre que no se haya alcanzado una relación TOF ≥ 0,9. Grado de recomendación 1A.

Reversión con neostigmina: se recomienda elegir anticolinesterásicos para la reversión del bloqueo neuromuscular solo si la relación TOF ≥ 2 y no se ha alcanzado una relación TOF ≥ 0,9. Grado de recomendación 1C.

Estas recomendaciones se basan en una revisión estructurada de la literatura y en un análisis de consenso del grupo de expertos. El objetivo es proporcionar una guía práctica para mejorar la seguridad del paciente y la eficacia del manejo del bloqueo neuromuscular en el entorno perioperatorio

◢ TIPOS DE MONITORIZACIÓN CUANTITATIVA DEL BNM

Aceleromiografía (AMG)

Se basa en la **segunda ley de Newton:** fuerza = masa × aceleración. Mide el movimiento del **pulgar** ante la estimulación del nervio cubital.

Su precisión depende de que el pulgar esté libre, de lo contrario las lecturas son inexactas.

Requiere una calibración basal.

El valor de recuperación es de 0,95 a 1,0. La nueva generación de dispositivos de AMG mejora notablemente la precisión, están ampliamente disponibles, son fáciles de usar y existe amplia evidencia que demuestra su superioridad sobre los métodos clínicos y cualitativos de recuperación.

Electromiografía (EMG)

Mide la amplitud pico a pico o el área bajo la curva del potencial de acción muscular evocado para medir la intensidad de la respuesta.

La electromiografía refleja con mayor precisión la respuesta en la unión neuromuscular, no se ve afectada por los cambios en la contractilidad muscular y las respuestas son independientes de la posición de la mano y el movimiento del pulgar.

Se ve afectada por la hipotermia y la interferencia de la electrocauterización quirúrgica.

La recuperación del objetivo es aceptable en índices TOF > 0,9.

Cinemiografía (KMG)

Mide la distorsión (que es proporcional a la fuerza de contracción) de un sensor piezoeléctrico colocado entre el pulgar y el índice, en respuesta a la estimulación del nervio cubital.

Presenta mayor variabilidad, dependiendo de la posición.

Sus límites de concordancia son amplios y, al igual que la AMG, depende de la posición´.

No presenta un "desvanecimiento inverso" asociado.

Compresiomiografía

El TOF-Cuff utiliza una forma de compresomiografía, con sensores de estimulación y registro integrados en un manguito de presión arterial. Mide la respuesta de los músculos del brazo a la neuroestimulación de los nervios del plexo braquial.

El inicio y la recuperación no se correlacionan con las respuestas del nervio cubital mediante AMG y EMG por lo que se cree que parece reflejar más fielmente los músculos centrales, incluidos la laringe y el diafragma, que son más resistentes al BNM.

◢ PERSPECTIVAS DE FUTURO

En 2021 se publicó un estudio que explora el uso de la ecografía diafragmática perioperatoria como herramienta para detectar la curarización residual postoperatoria (PORC) en pacientes sometidos a cirugía general con anestesia general y bloqueo neuromuscular no despolarizante. El objetivo del estudio es evaluar la precisión diagnóstica de la ecografía diafragmática perioperatoria para identificar la PORC, utilizando la relación TOF (*Train-of-Four*) al final de la cirugía como referencia estándar. Es un estudio prospectivo observacional que incluyó a 75 pacientes adultos. Se midieron una serie de parámetros ecográficos (excursión diafragmática, fracción de engrosamiento diafragmático, fracción de excursión diafragmática y diferencia de excursión diafragmática). La incidencia de PORC fue del 54,6% y se identificaron dos parámetros ecográficos con buen rendimiento diagnóstico, el mejor de ellos fue la diferencia de excursión diafragmática que mostró una alta especificidad (94,2%) lo cual sugiere que puede ser útil para descartar la PORC. Este enfoque no invasivo y accesible podría complementar la monitorización neuromuscular convencional, especialmente en entornos con recursos limitados.

◢ CONCLUSIÓN

La monitorización cuantitativa del bloqueo neuromuscular debe considerarse una herramienta esencial en la práctica anestésica moderna. Su uso:

- Mejora la seguridad del paciente.
- Reduce las complicaciones respiratorias.
- Permite una reversión personalizada y precisa del bloqueo.
- Es respaldado por evidencia científica y guías internacionales.

◢ BIBLIOGRAFÍA

1. Aytac I, Postaci A, Aytac B, Sacan O, Alay GH, Celik B, Kahveci K, Dikmen B. Survey of postoperative residual curarization, acute respiratory events and approach of anesthesiologists. Braz J Anesthesiol. 2016 Jan-Feb;66(1):55–62. doi: 10.1016/j.bjane.2012.06.011. Epub 2014 Apr 4. PMID: 26768931.

2. Carollo DS, White WM. Postoperative Recurarization in a Pediatric Patient After Sugammadex Reversal of Rocuronium-Induced Neuromuscular Blockade: A Case Report. A A Pract. 2019 Sep 15;13(6):204–5. doi: 10.1213/XAA.0000000000001023. PMID: 30985317.

3. Fuchs-Buder T, Romero CS, Lewald H, et al. Peri-operative management of neuromuscular blockade: A guideline from the European Society of Anaesthesiology and Intensive Care. Eur J Anaesthesiol. 2022 Nov 16. doi: 10.1097/EJA.0000000000001769.

4. Germano-Filho PA, Cavalcanti IL, Micuci AJQR, Velarde LGC, de Boer HD, Verçosa N. Recurarization with magnesium sulfate administered after two minutes sugammadex reversal: A randomized, double-blind, controlled trial. J Clin Anesth. 2023 Oct;89:111186. doi: 10.1016/j.jclinane.2023.111186. Epub 2023 Jun 30. PMID: 37393856.

5. Horrow JC, Li W, Blobner M, Lombard J, Speek M, DeAngelis M, Herring WJ. Actual versus ideal body weight dosing of sugammadex in morbidly obese patients offers faster reversal of rocuronium- or vecuronium-induced deep or moderate neuromuscular block: a randomized clinical trial. BMC Anesthesiol. 2021 Feb 27;21(1):62. doi: 10.1186/s12871-021-01278-w. PMID: 33639839; PMCID: PMC7913453.

6. Kirmeier E, Eriksson LI, Lewald H, Jonsson Fagerlund M, Hoeft A, Hollmann M, Meistelman C, Hunter JM, Ulm K, Blobner M; POPULAR Contributors. Post-anaesthesia pulmonary complications after use of muscle relaxants (POPULAR): a multicentre, prospective observational study. Lancet Respir Med. 2019 Feb;7(2):129–140. doi: 10.1016/S2213-2600(18)30294-7. Epub 2018 Sep 14. Erratum in: Lancet Respir Med. 2019 Feb;7(2):e9. doi: 10.1016/S2213-2600(18)30467-3. PMID: 30224322.

7. Lang J, Liu Y, Zhang Y, Huang Y, Yi J. Peri-operative diaphragm ultrasound as a new method of recognizing post-operative residual curarization. BMC Anesthesiol. 2021 Nov 19;21(1):287. doi: 10.1186/s12871-021-01506-3. Erratum in: BMC Anesthesiol. 2022 Jan 14;22(1):25. doi: 10.1186/s12871-022-01565-0. PMID: 34794389; PMCID: PMC8603586.

8. Lang J, Liu Y, Zhang Y, Huang Y, Yi J. Correction to: Peri-operative diaphragm ultrasound as a new method of recognizing post-operative residual curarization. BMC Anesthesiol. 2022 Jan 14;22(1):25. doi: 10.1186/s12871-022-01565-0. Erratum for: BMC Anesthesiol. 2021 Nov 19;21(1):287. doi: 10.1186/s12871-021-01506-3. PMID: 35031010; PMCID: PMC8759192.

9. Le Corre F, Nejmeddine S, Fatahine C, Tayar C, Marty J, Plaud B. Recurarization after sugammadex reversal in an obese patient. Can J Anaesth. 2011 Oct;58(10):944–7. doi: 10.1007/s12630-011-9554-y. Epub 2011 Jul 13. PMID: 21751072.

10. Li HX, Zheng H, Tang W, Sun YK, Zhang L, Kong XY, Yan T. Postoperative recurarization after sugammadex administration in two patients who received neoadjuvant chemotherapy: case reports and literature review. Can J Anaesth. 2023 Sep;70(9):1529–38. English. doi: 10.1007/s12630-023-02527-x. Epub 2023 Jul 5. PMID: 37407856.

11. Lorinc AN, Lawson KC, Niconchuk JA, Modes KB, Moore JD, Brenn BR. Residual Weakness

and Recurarization After Sugammadex Administration in Pediatric Patients: A Case Series. A A Pract. 2020 May;14(7):e01225. doi: 10.1213/XAA.0000000000001225. PMID: 32539277.

12. Naguib M, Brull SJ, Hunter JM, Kopman AF, Fülesdi B, Johnson KB, Arkes HR. Anesthesiologists' Overconfidence in Their Perceived Knowledge of Neuromuscular Monitoring and Its Relevance to All Aspects of Medical Practice: An International Survey. Anesth Analg. 2019 Jun;128(6):1118–26. doi: 10.1213/ANE.0000000000003714. PMID: 31094776.

13. Thilen SR, et al. 2023 American Society of Anesthesiologists Practice Guidelines for Monitoring and Antagonism of Neuromuscular Blockade: A Report by the American Society of Anesthesiologists Task Force on Neuromuscular Blockade. Anesthesiology. 2023 Jan 1;138(1):13–41.

Avances tecnológicos aplicados en anestesia locorregional

Daniela Loreto Niewveld Contreras, Cinthya Connie Llaja Villa, Saida Sánchez Navas

◢ INTRODUCCIÓN

La Anestesia locorregional, es aquella técnica anestésica que se realiza en el neuroeje o en los nervios periféricos. Ha revolucionado los cuidados perioperatorios, convirtiéndose en parte esencial de nuestra práctica clínica diaria. Dentro de sus ventajas destaca la reducción del consumo de opioides, de la necesidad de anestesia general, así como las complicaciones asociadas a la misma: pulmonares, tromboembólicas, náuseas y vómitos postoperatorios. Esto puede llevar a una recuperación más rápida, traduciéndose en una menor estancia hospitalaria, incremento de cirugías sin ingreso y disminución del gasto sanitario. Desde sus inicios en 1884 cuando el oftalmólogo austriaco Carl Koller, usó gotas de cocaína para anestesiar la córnea y la conjuntiva, hasta la actualidad con la introducción del neuroestimulador, la ecografía y el uso de la Inteligencia Artificial; la Anestesia Locorregional ha evolucionado de manera que cada vez se convierte en un procedimiento mucho más seguro y preciso. En este capítulo hablaremos de las nuevas tecnologías que pretenden garantizar aún más la seguridad del paciente y la efectividad de este procedimiento anestésico, marcando el "Futuro de la Anestesia Locorregional".

◢ NEUROESTIMULACIÓN

En 1912, Von Perthes describió por primera vez la técnica de electroestimulación de nervios periféricos, sentando las bases neurofisiológicas de la técnica de neuroestimulación. Años más tarde y tras diversas modificaciones, se generalizó su uso en la anestesia locorregional. Se demostró que su uso, comparado con el bloqueo convencional guiado solo por parestesia, aumentaba la tasa de éxito y disminuía el tiempo de latencia, pero no disminuía el riesgo de inyección intraneural.

Fundamentos fisiológicos

La Anestesia locorregional requiere la inyección de anestésico local lo más cerca posible a los nervios. La estimulación de estos nervios se lleva a cabo mediante el establecimiento de un circuito eléctrico. La corriente eléctrica se dirige desde el ánodo constituido por el electrodo en la piel, al cátodo, constituido por la aguja.

Los nervios pueden ser mixtos, conteniendo fibras simpáticas, motoras y sensitivas, divididas en fascículos.

La cantidad de electricidad aplicada a un nervio generará un potencial de acción, resultando en una contracción muscular o una percepción sensitiva, según la fibra afectada. El efecto despolarizante se generará cuando el cátodo entre en contacto con el nervio. Para entender las bases fisiológicas de la neuroestimulación, debemos tener claro los siguientes conceptos:

- **Umbral:** corriente mínima eficaz para estimular un nervio.
- **Reobase:** intensidad de corriente mínima para superar el umbral.
- **Cronaxia:** tiempo que se debe aplicar un estímulo eléctrico, cuya intensidad es el doble de la reobase, para que produzca respuesta.

Las fibras motoras tienen un umbral menor que las sensitivas, por lo que un estímulo de baja intensidad puede producir respuesta motora sin llegar a generar dolor. La mayoría de los autores concuerda en que, para producir una respuesta satisfactoria y confortable y un bloqueo efectivo, es suficiente una corriente continua con una intensidad de 0,3 a 0,5 miliamperios (mA), con una duración de 0,1–0,15 milisegundos (mseg) y una frecuencia de 1 hertzio (Hz).

Características de los dispositivos

Un neuroestimulador debe tener una salida de corriente constante, permitiendo una compensación automática para cambios en el tejido o la impedancia, ase-gurando la entrega correcta de corriente eléctrica. La pantalla debe permitir al operador observar y cambiar la amplitud desde 0,00 hasta 5,00 mA. La duración o anchura del estímulo debe ir de 0,05 a 0.1 mseg, pues la cronaxia de las fibras motoras en los nervios periféricos mixtos se encuentra en este rango, con lo cual se puede producir respuesta motora, sin causar dolor. La frecuencia de la estimulación debe ir de 1 a 2 Hertz. Finalmente debemos recordar que como se mencionó anteriormente debe quedar bien indicado el cátodo, polo negativo, que corresponde a la aguja (color negro), y el ánodo, polo positivo, que corresponde al electrodo cutáneo (color rojo). El ánodo debe colocarse a una distancia superior a 20cm del lugar donde se realiza la punción y de ser preferible, enfrentando a la dirección de la punta de la aguja.

Las agujas utilizadas deben ser aisladas (normalmente con recubrimiento de teflón) para evitar la dispersión de la corriente eléctrica, además suelen poseer un cono de plástico transparente para observar el reflujo hemático, un cable de estimulación, un catéter para inyección y en algunos casos, un catéter para infusión continua.

◢ ECOGRAFÍA (ULTRASONOGRAFÍA)

La aplicación de la ecografía en la anestesia locorregional, representa un verdadero avance tecnológico en el campo de la identificación nerviosa. Las primeras publicaciones de ecografía y anestesia locorregional datan de la década de los 70, donde se describe su uso para el bloqueo del plexo braquial por vía supraclavicular: se identificaba la arteria subclavia y se inyectaba la solución de anestésico local alrededor de la misma. En los años 90, un grupo de la Universidad de Viena publicó sus experiencias en anestesia regional. Con el desarrollo de la tecnologia se crearon ecógrafos portátiles y de mayor definición que hicieron posible la visualización de estructuras tan pequeñas como los nervios.

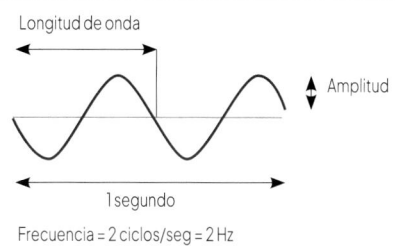

FIGURA 1. Imagen de la revista Anaesthesia.

Bases físicas

El sonido es un fenómeno ondulatorio que consiste en la propagación de ondas a través de un medio de conducción (por ej., el cuerpo humano). El ultrasonido es aquel que se sitúa por encima de 20.000 Hz. La ecografía se basa en la generación y formación de imágenes del interior del cuerpo humano con la utilización de ultrasonidos.

Los componentes de un fenómeno ondulatorio son:

- **Amplitud** (A): Es la intensidad del sonido e indica la altura máxima de la onda. Se mide en decibelios (dB).
- **Longitud** (λ): Es la distancia entre dos fases consecutivas del ciclo de una onda (por ejemplo, entre dos picos). Se mide en milímetros (mm)
- **Frecuencia** (f): Es el número de longitudes de onda por unidad de tiempo. Se mide en hercios (Hz), que es el número de longitudes de onda por segundo.

Cuando hablamos de la interacción de los ultrasonidos con los tejidos, debemos tener en claro los siguientes conceptos:

- **Velocidad** (c): La velocidad de propagación de la onda es el desplazamiento de ésta por unidad de tiempo y se mide en metros por segundo (m/seg). Depende de las características del medio en el que se transmite el sonido. En el tejido humano es de aprox 1540m/seg, excepto en el hueso y en el aire, donde es de 330m/seg y 4080m/seg respectivamente. Se relaciona con la longitud y la frecuencia, con la siguiente fórmula:

$$c = \lambda \times f$$

- **Absorción:** Es la pérdida de energía de un haz de ultrasonido a medida que atraviesa un determinado medio. El parámetro que más la influencia es la frecuencia de dicho haz. Es decir:
  - A mayor frecuencia > absorción < profundidad.
  - A menor frecuencia < absorción > profundidad.

La absorción del sonido en los tejidos orgánicos se sitúa en torno a 1 dB\ MHz cm

- **Impedancia acústica (Z):** Es la resistencia que oponen los tejidos al paso del ultrasonido. La interfase es el límite entre 2 tejidos con diferente impedancia.
- **Reflexión y refracción:** Cuando una onda se desplaza y cruza una interfase,

parte de la onda se refleja (eco), constituyendo el fenómeno de reflexión. Otra parte de la onda continúa desplazándose por el nuevo tejido donde sufre 2 nuevos fenómenos: una parte se absorbe y otra cambia su ángulo de dirección, constituyendo el fenómeno de refracción. La reflexión puede ser: Especular, cuando la onda contacta con una superficie homogénea o lisa (ej. fascias, paredes vasculares, agujas) y la reflexión se produce en una sola dirección y No Especular o difusa (scattering) cuando la onda contacta con una superficie rugosa o heterogénea y es la que permite la identificación de distintos patrones tisulares.

- **Ganancia:** Es la amplificación de la intensidad del sonido recibido para corregir el efecto de atenuación de la onda acústica.

Equipos y transductores

Los ecógrafos disponen de una pantalla, donde se visualizan las imágenes. Mediante la manipulación de los modos de análisis del sonido se puede obtener diferentes tipos de imágenes como el modo M (monodimensional), modo 2D (bidimensional), análisis del efecto Doppler en sus diferentes versiones de sonido (Doppler continuo y/o pulsado) o de color (Doppler color y Power Doppler). También existen ecógrafos que permiten obtener imágenes tridimensionales (3D) y cuatridimensionales (4D).

En los ecógrafos, las secuencias de pulsos son producidas por dispositivos denominados transductores. Un transductor es un dispositivo capaz de convertir un tipo de energía en otra, estos están compuestos por una matriz de cristales piezoeléctricos que transforman la energía eléctrica en mecánica (ultrasonidos = ondas de presión), y viceversa. Pueden ser de 2 tipos principales: Lineales o convexas. Las sondas lineales tienen mayor frecuencia, con una mejor resolución, pero menor penetración, con lo cual son ideales para bloqueos nerviosos periféricos; mientras que las sondas convexas tienen menor frecuencia, con una peor resolución, pero necesarias para visualizar estructuras profundas. Existe un subtipo de sonda convexa llamada sectorial.

Imágenes ecográficas y artefactos

De acuerdo con la capacidad de un tejido de producir ecos, se clasifican en:
- **Anecoico:** Ausencia de señal de sonido, no hay reflexión de ecos. La imagen es negra.
- **Hiperecoico:** Señales de mayor intensidad de sonido, con gran reflexión de ecos. La imagen es blanca.
- **Hipoecoico:** Señales de menor intensidad con mediana reflexión de ecos. La imagen es gris.

Los **artefactos** son imágenes que no se corresponden con la realidad, bien porque no existen o porque su ecogenicidad no se corresponde con la real. Podemos nombrar como los más importantes:
- **La sombra acústica:** Cuando el haz de ultrasonidos encuentra una superficie altamente reflectante (como el hueso, por ejemplo), prácticamente todo el haz de ultrasonidos es reflejado hacia el transductor, produciéndose una imagen oscura tras la hiperecogenicidad superficial.

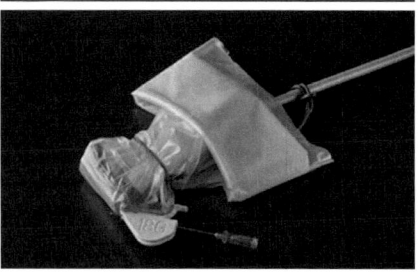

FIGURA 2. LPUBKG59 (Fuente Civco, Kalona, USA).

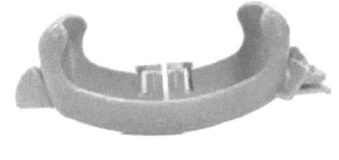

FIGURA 3. InnoFine General Purpose Needle Guides - National Ultrasound, entre otras (Fuente Suzhou Leapmed Healthcare Corporation).

- **El refuerzo posterior o realce acústico:** Cuando el haz de ultrasonidos cruza una estructura poco reflectante o reflectante como líquidos (un quiste, por ejemplo), al no producirse pérdida de potencia de la onda, se produce aumento localizado de ganancia del tejido profundo al líquido.
- **La reverberación:** artefacto de cola de cometa o en espejo. Cuando el sonido presenta múltiples reflexiones en su recorrido. Se observa imágenes repetitivas y equidistantes de la real. Ejemplo, la pleura.
- **La anisotropía:** cuando la ecogenicidad de un tejido varía dependiendo del ángulo de incidencia del haz de ultrasonido. Por ejemplo, los tendones.

◢ SISTEMAS DE IDENTIFICACIÓN, GUÍA Y ALINEAMIENTO DE LA AGUJA:

El uso del ultrasonido ha marcado un hito en la anestesia locorregional, aumentando la eficacia y seguridad de esta. Sin embargo, uno de los errores más comunes que se cometen al realizar un bloqueo guiado por ultrasonido es el avance de la aguja sin visualizar adecuadamente la punta. Ante esto, han surgido diferentes soluciones, desde simples dispositivos mecánicos, hasta software automáticos avanzados de detección de la aguja.

Guías de aguja para sonda ecográfica

Se ajustan al transductor para mantener la aguja alineada al plano del haz de ultrasonido. Han demostrado disminuir discretamente el tiempo del procedimiento, pero no mejora la satisfacción del paciente ni el índice de éxito. Parece ser más beneficioso para los usuarios que están en proceso de aprendizaje. Podemos nombrar dentro de estos dispositivos The Infinity Plus (CIVCO Medical Solutions) (Figs. 2 y 3).

Otro sistema de guía para agujas consiste en el **láser integrado al transductor**, proyectando una línea correspondiente al plano del ultrasonido, en la superficie. Su desventaja es que, una vez atravesada la piel, es probable que la aguja, se desvíe del plano del ultrasonido (Fig. 4).

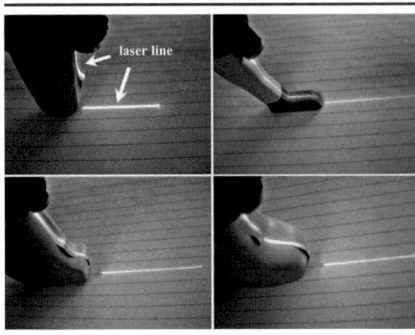

FIGURA 4. Láser integrado al transductor (Fuente Regional Anaesthesia and Pain Medicine).

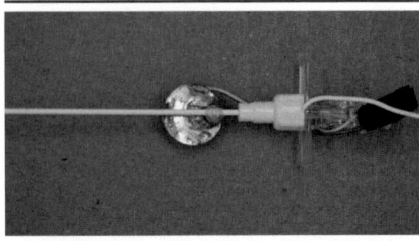

FIGURA 5. Actuador piezoeléctrico (Anaesthesia and Analgesia Journal).

Aguja vibratoria piezoeléctrica

Una modificación técnica de la aguja puede facilitar el reconocimiento ecográfico de la punta. Se añade un cristal con piezoelectricidad (o actuador piezoeléctrico como lo muestra la figura 5) a la aguja para crear vibración en la punta, permite su detección mediante el uso de Doppler (Fig. 6). Esto es muy útil cuando se realiza un abordaje fuera de plano, sin embargo, no resuelve el problema de la alineación de la aguja con el plano del haz de ultrasonido.

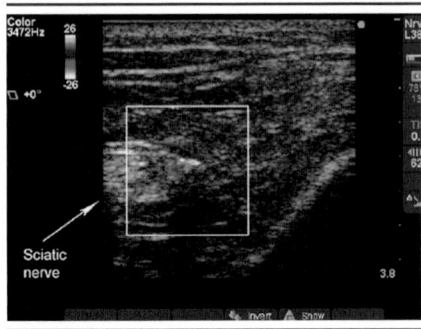

FIGURA 6. Aguja Contiplex C Braun (Anaesthesia and Analgesia Journal).

Agujas con sistema de guía GPS

Un generador de campo externo crea un campo magnético, que induce una pequeña corriente en sensores especiales ligados al transductor y a la aguja como muestra la figura 7. Este sistema permite proyectar el trayecto de la aguja en la pantalla, aún antes que esta atraviese el tejido, dando acceso real a la posición actual y anticipada de la punta de la aguja, lo cual permite al operador, realizar ajustes en el trayecto de esta, durante

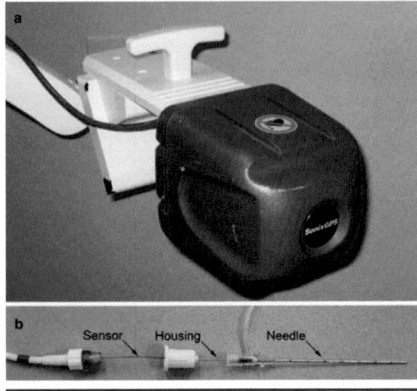

FIGURA 7. (Fuente Anaesthesia Critical Care & Pain Medicine)

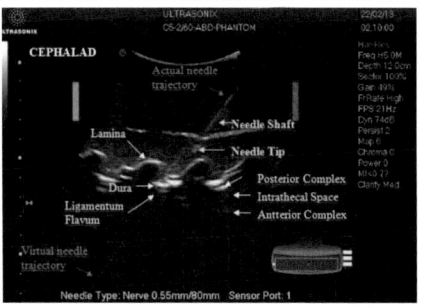

FIGURA 8.

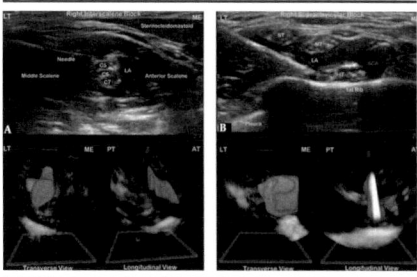

FIGURA 9. Imagen bloqueo interescalénico (Revista da Socieda Portuguesa de Anestesiologia).

su avance, sin necesidad de movilizar el transductor. Algunos estudios sugieren que este sistema podría ser más útil en el bloqueo paravertebral o espinal (Fig. 8). El más utilizado en anestesia es el sistema SonixGPS. Aunque es cierto que este sistema es más beneficioso para los usuarios en proceso de formación, aquellos con más experiencia pueden encontrar mayor utilidad de su uso en el abordaje fuera de plano. Algunos inconvenientes de estos equipos son la necesidad del uso de agujas muy largas, y de colocar el generador de campo magnético muy cerca de la zona donde se va a realizar el bloqueo.

Ecografía 3D/4D

El uso de ecografía 3D nos permite obtener imágenes más detalladas de la posición de la aguja, la punta, y todas las estructuras que la rodean. La ecografía 4D se refiere a la imagen 3D en tiempo real. Se realiza un escaneo de la zona con un transductor desde diferentes ángulos, hasta obtener la imagen 3D (Figs. 9 y 10). Al ser una técnica de imágenes cuya introducción en el campo de la anestesia

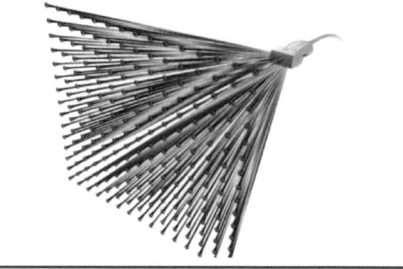

FIGURA 10. (Fuente Philips research, Eindhoven, the Netherlands).

regional es relativamente nueva, la evidencia sobre su viabilidad en esta área es aún escasa. Se ha descrito su uso en el bloqueo del nervio radial, nervio poplíteo, bloqueo torácico paravertebral, bloqueo del plexo braquial a nivel axilar, interescalénico e infraclavicular, etc. La ecografía 4D parece ser de mayor utilidad en la colocación de catéter epidural. Como ventajas de la ecografía 3D y 4D podemos mencionar que permiten la visualización y medición del volumen del anestésico local que rodea al nervio, permite confirmar la correcta posición del catéter perineural, permite visualizar múltiples planos en tiempo real, etc. Dentro de sus desventajas, encontramos que los transductores son más voluminosos, lo que aumenta la dificultad de su maniobrabilidad. La ecografía 3D/4D tiene una calidad de imagen menor que la ecografía 2D y una velocidad de cuadro más lenta, sin embargo, las sondas de matriz más nuevas utilizan dirección electrónica del haz, lo que permite velocidades de cuadro más rápidas y posibilita procedimientos en tiempo real.

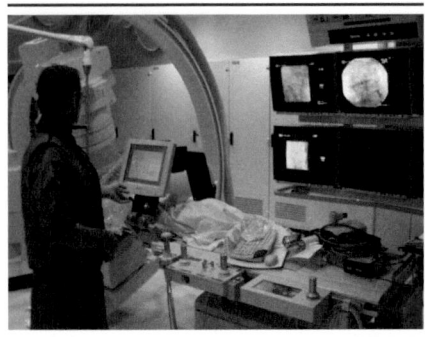

FIGURA 11. Modelo de Cleary et al.

◢ SISTEMAS AUTOMATIZADOS Y ROBÓTICOS

El uso de los Robots en anestesiología dependiendo de su finalidad puede dividirse en 3 categorías: farmacológicos, mecánicos y cognitivos. Los modelos farmacológicos utilizados en la hipnosis (target controlled anaetshesia), los cognitivos, actúan como sistema de soporte en la toma de decisiones. Los robots manuales o mecánicos pueden ser de gran utilidad en las técnicas de anestesia locorregional. Dentro de las ventajas que ofrecen, podemos destacar, mayor estabilización del transductor del ultrasonido, mayor precisión en el manejo de la aguja y mayor comodidad con menor fatiga para el anestesiólogo.

Asistencia robótica en anestesia locorregional

Los robots han sido utilizados en el campo de la anestesia de manera exitosa en la intubación endotraqueal y como herramienta de enseñanza. Uno de los primeros intentos de la aplicación de la robótica en anestesia locorregional, fue llevado a cabo por Cleary et al., quienes desarrollaron un conductor de aguja robótico para los bloqueos espinales. El equipo consistía en un conductor de aguja robótico montado en una mesa de intervención y una palanca de mando localizada en un panel de control, separada del robot (Fig. 11). Tras realizar un primer estudio en cadáveres, los investigadores compararon 2 grupos de pacientes, el primer grupo conformado por 10 pacientes a los que se les realizó bloqueo espinal manual y el segundo conformado por 10 pacientes a los que se les realizó bloqueo espinal robótico. Los resultados mostraron que la precisión y la escala de dolor post tratamiento era similar en ambos grupos.

El sistema quirúrgico ampliamente conocido da Vinci, también fue utilizado para la realización de bloqueos nerviosos periféricos, pero a pesar de que se demostró su factibilidad, el hecho de utilizar un equipo de millones de dólares y el gran número de personas necesarias para su realización, hace poco práctico su uso en este campo. Posteriormente se diseñó un sistema robótico específico para los

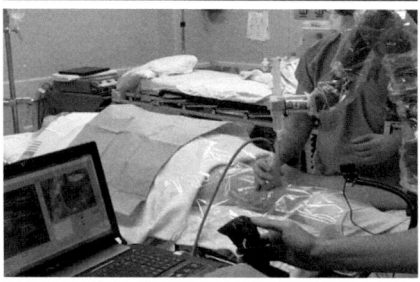

FIGURA 12. Sistema Magellan.

bloqueos nerviosos ecoguiados, "the Magellan". Este sistema robótico tiene 4 componentes: una aguja de bloqueo nervioso estándar y una jeringa montadas en un brazo robótico, un ecógrafo, una palanca de mando y un control de software, como se muestra en la figura 12. Fue testado en 13 pacientes a los que se les realizó bloqueo ciático poplíteo, siendo exitoso en todos ellos, con un tiempo medio de realización de 189 segundos y clara visualización del anestésico local alrededor de la vaina del nervio. También se ha utilizado como herramienta de enseñanza, demostrándose que la disminución del tiempo de realización tras cada intento fue significativamente mayor que cuando se realizó de manera manual, es decir, mejorando la curva de aprendizaje.

La automatización de la localización de nervios periféricos con imágenes de ultrasonido forma parte importante de los avances en anestesia locorregional. Se ha desarrollado un software para detectar los nervios periféricos automáticamente. Las pruebas se realizaron en 80 imágenes de ultrasonido del nervio ciático en la fosa poplítea, encontrando un porcentaje de superposición entre el método manual

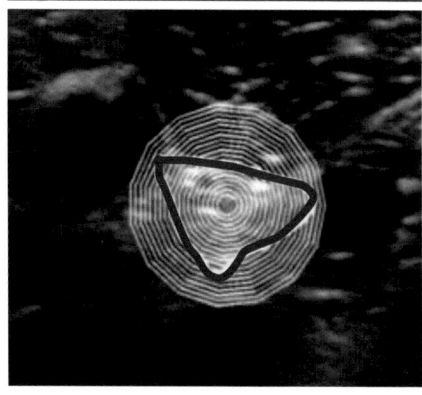

FIGURA 13. Detección automatizada (blanco), VS detección manual (granate).

y el automatizado que oscilaba entre el 69 y el 100%, con una diferencia en la medición entre 1 mm y 1 cm (Fig. 13). En conclusión, la experiencia clínica en el uso de Robots en anestesia es limitada y depende en gran medida de la experiencia y la habilidad del operador. El alto costo y la baja disponibilidad constituyen un obstáculo para su uso en la práctica clínica diaria. Sin embargo, a medida que los robots sean más precisos, estables, se desarrollen dispositivos más pequeños, económicos y fáciles de usar, su uso debería ampliarse, permitiendo sistema de bloqueo nervioso robótico completamente automatizado.

La inteligencia artificial

La inteligencia artificial (IA) es cualquier sistema informático que sea capaz de desarrollar tareas que normalmente requieren de inteligencia humana, como la toma de decisiones, detección de objetos y solución de problemas complejos.

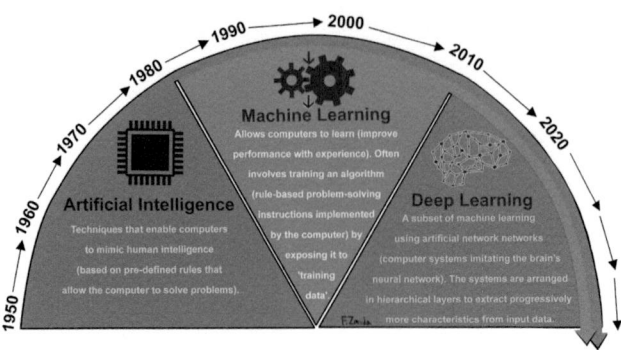

FIGURA 14. (Anaesthesia Journal).

El uso de la IA en la anestesia locorregional tiene como finalidad aumentar la tasa de éxito, la seguridad y disminuir el índice de complicaciones y fallos. Mejora la identificación de estructuras anatómicas, optimizando las imágenes ultrasonográficas y su interpretación. También puede ser utilizada como herramienta de aprendizaje entre anestesiólogos en proceso de formación o inexpertos.

Para comprender la IA, es importante que tengamos claros los siguientes conceptos (Fig. 14):

- *Machine Learning* (**Aprendizaje automático o ML**): rama de la IA que permite que sistemas computacionales "aprendan" de los datos y mejoren con la experiencia. Se basa en algoritmos que identifican patrones en datos para realizar predicciones o tomar decisiones.
- *Deep learning* (**Aprendizaje profundo o DL**): es una subcategoría del ML que utiliza redes neuronales artificiales profundas con múltiples capas ocultas para aprender patrones y características de datos. Estas redes, inspiradas en el cerebro humano, permiten que las máquinas aprendan a realizar tareas complejas de forma automática, como el reconocimiento de imágenes.

Otros conceptos que son importantes de comprender cuando hablamos de Inteligencia Artificial y Robótica, se resumen en la tabla I.

Debido a la complejidad, diversidad y dependencia del operador y de las imágenes anatómicas que obtenemos mediante ultrasonografía; el desarrollo de algoritmos de IA puede ser difícil. Es aquí donde tiene lugar el Machine Learning (ML), permitiendo el "aprendizaje mediante la experiencia", analizando diferentes imágenes ecográficas. Esto puede ser utilizado para mejorar la interpretación de la ultrasonoanatomía, facilitando la identificación del objetivo (nervios o planos fasciales) y para seleccionar el lugar óptimo donde realizar el bloqueo.

TABLA I. Principales conceptos sobre inteligencia artificial.

CONCEPTO	DEFINICIÓN
Inteligencia Artificial	Modelo o programa no humano que puede resolver tareas sofisticadas.
Realidad aumentada	Es una tecnología que superpone contenido digital al mundo real, enriqueciendo la percepción del usuario del mundo lugar en lugar de reemplazarla.
Realidad virtual	Es una realidad generada por computadora para que el usuario se sienta inmerso en un mundo virtual.
Realidad mixta	Fs una forma de realidad aumentada, en el cual se puede colocar objetos virtuales en el mundo real.
Redes neuronales artificiales	Modelos computacionales inspirados en el funcionamiento del cerebro humano. DL se considera una versión moderna de esta técnica
Redes neuronales convolucionales (CNN)	Subespecialidad del DL. Tipo especializado de red neuronal artificial que se utilizan principalmente para el procesamiento y análisis de datos visuales, como imágenes y videos
U-Net	Es una CNN especialmente diseñada para la segmentación de imágenes, principalmente en el ámbito biomédico.
ML supervisado	Usa datos con sus etiquetas correspondientes para entrenar los algoritmos. El principal problema es la gran cantidad de datos y la necesidad de su etiquetado manual. Es el tipo de ML utilizado en el análisis de imágenes médicas.
ML no supervisado	No hay etiquetas. El algoritmo decide por sí mismo las categorías de los datos en base a sus propiedades intrínsecas.
Simulador háptico	Dispositivo que simula la sensación del tacto al interactuar con objetos reales en un entorno remoto o virtual. Permite la práctica de habilidades y procedimientos de forma segura y controlada.

El perfil de seguridad puede mejorarse, resaltando estructuras como los vasos sanguíneos, para evitar lesiones.

ScanNav Anatomy Peripheral Nerve Block (Intelligent Ultrasound, Cardiff, UK)

ScanNav Anatomy PBN utiliza DL basado en el modelo de red neuronal U-Net para generar una superposición de color sobre la ecografía en modo B en tiempo real y resaltar las estructuras de interés (Fig.15). Es un sistema basado en tecnología IA, desarrollado con el uso de video ultrasonido en el modo B para regiones específicas de bloqueos nerviosos periféricos. Cada video se divide en fotogramas, y cada uno de ellos presenta una superposición de color de estructuras específicas identificadas como puntos de referencia, estructuras de seguridad o dianas. Estos "fotogramas etiquetados" son luego utilizados para entrenar el algoritmo del ML, que usa el DL para desarrollar asociaciones entre las "etiquetas" y las estructuras subyacentes. Con el tiempo, el algorit-

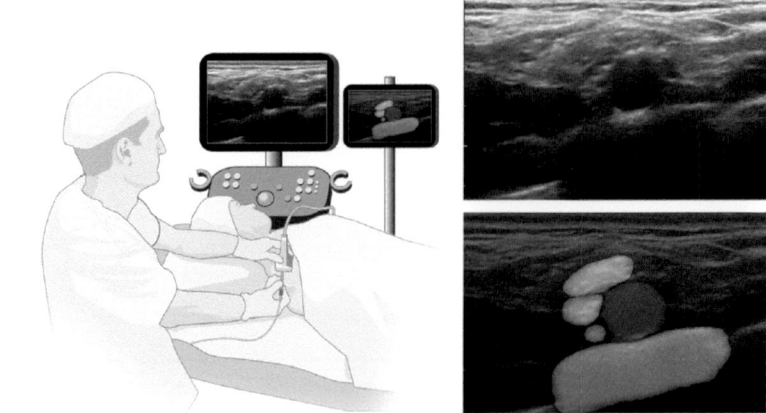

FIGURA 15.

mo puede etiquetar datos de ultrasonido en modo B no procesados, en tiempo real en nuevas ecografías de regiones similares. El rendimiento del sistema depende de la cantidad y la calidad de los "datos etiquetados" presentados durante el entrenamiento. Los modelos de IA de este sistema se entrenaron con más de 800 000 imágenes de ultrasonido. La figura 16 muestra una ilustración del canal de los adductores, una imagen ecográfica, una ilustración de dicha imagen, y la imagen que mostraría ScanNav Anatomy PNB.

En el 2023 James S. Bowness et al publicaron un estudio de validación externa en 40 voluntarios sanos, valorados por anestesiólogos expertos, evaluándose la precisión y la eficacia de ScanNav Anatomy PBN para identificar las estructuras de interés durante la exploración ecográfica. En la figura 17 se puede observar las imágenes obtenidas con ultrasonografía convencional, comparadas con ScanNav

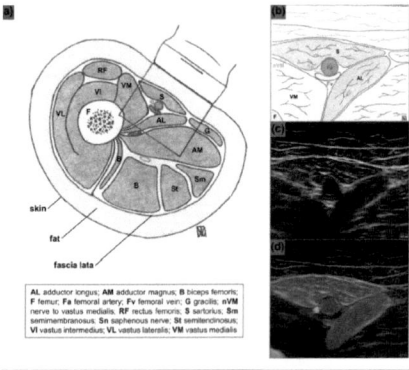

FIGURA 16.

Anatomy PBN. La IA identificó las estructuras de interés en el 93.5% de los casos, con un índice de falsos negativos y falsos positivos del 3% y 3.5% respectivamente. El resaltado de las estructuras de seguridad, reducía el riesgo de traumatismos no deseados con agujas en nervios, arterias, pleura y peritoneo en el 62,9% frente al 86,4% de los casos.

Colour overlays produced by
ScanNav Anatomy Peripheral Nerve Block

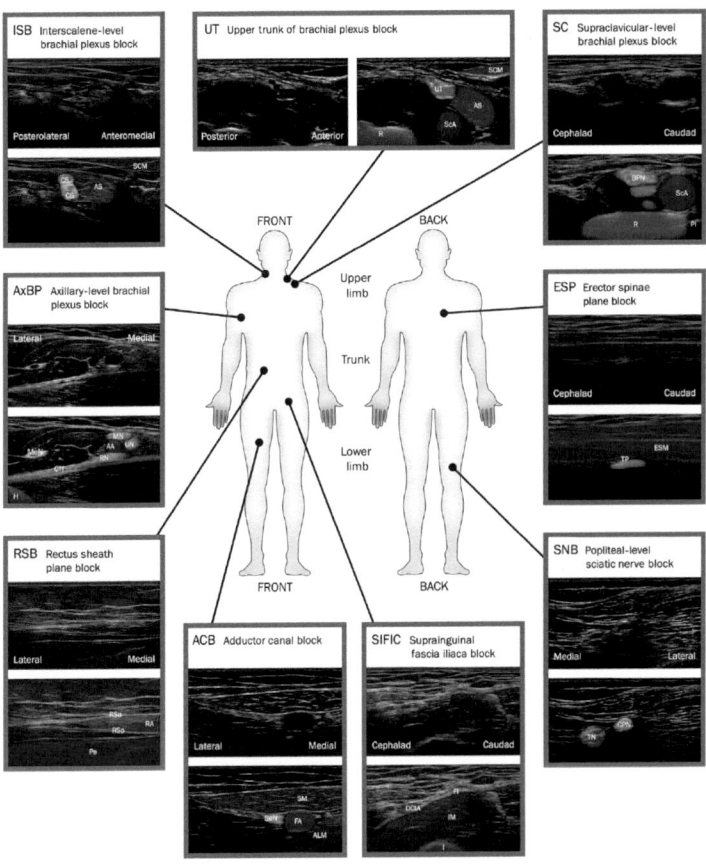

FIGURA 17. (Fuente British Journal of Anaesthesia).

La tecnología asistida por IA debe ser utilizada como fuente de información adicional, siendo responsabilidad del ejecutante la consideración de los riesgos y la toma de decisiones. Los operadores tienen que aprender donde empezar la ecografía y el manejo del transductor, eligiendo la presión, la angulación, la rotación y la inclinación más adecuada para optimizar la adquisición de imágenes.

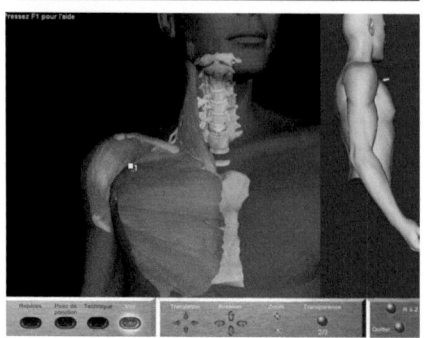

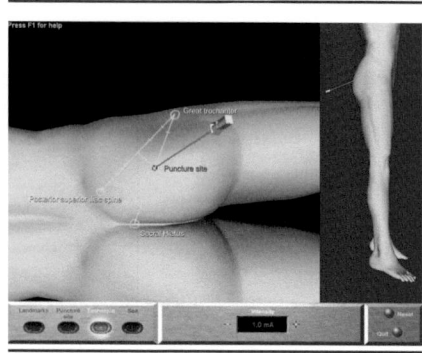

FIGURA 18.

FIGURA 19.

Los robots mecánicos guiados por IA pueden proporcionar mejor precisión y destreza. Los robots cognitivos guiados por IA pueden ayudar en la toma de decisiones, sin embargo, hasta el momento, los sistemas ML no garantizan ser superiores que el desempeño humano, sobre todo de aquellos operadores con gran experiencia.

Realidad aumentada, realidad virtual y realidad mixta

La realidad aumentada y virtual ya están disponibles y están impactando la formación y la práctica clínica de los profesionales. En el futuro, la inteligencia artificial y la robótica orientarán las tecnologías de realidad mixta, incluyendo sistemas avanzados de detección, sistemas de visualización y plataformas de simulación. Actualmente ya contamos con simuladores en anestesia para procedimientos de anestesia locorregional, mencionaremos los más conocidos.

- **Simulador médico SAILOR:** Utilizado para el entrenamiento de LRA con neuroestimulación. Se trata de un equipo portátil, de bajo coste y fácil de utilizar. Solo requiere de un ordenador personal con un ratón. Este simulador, muestra un paciente virtual en la pantalla, donde el operador puede interactuar con él. Representa los diversos fenómenos biológicos que pueden ocurrir durante un procedimiento anestésico (como la respuesta motora a la neuroestimulación). El paciente virtual tridimensional consta de huesos, músculos, vasos sanguíneos y nervios (Fig. 18). Tiene un efecto pseudoháptico para mejorar la palpación del cuerpo del paciente virtual y la percepción de los órganos internos. Permite realizar líneas 3D en la piel virtual (Fig. 19).

- **Simulador y asistente de anestesia regional (RASimAs por sus siglas en inglés):** combina procesamiento de imágenes, modelos fisiológicos y realidad virtual para facilitar la Anestesia Locorregional guiada por ultrasonido y neuroestimulación eléctrica. Estas imágenes son obtenidas desde pacientes reales mediante

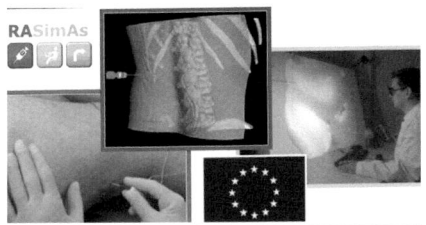

FIGURA 20.

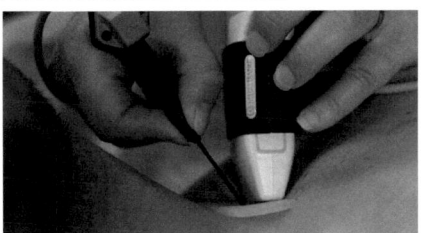

FIGURA 21.

Resonancia Magnética o Tomografía Computarizada. Consiste en un simulador (RASim) y un asistente (RAAs). El componente RASim hace uso de la retroalimentación háptica, técnicas de visualización avanzadas y una imagen de ultrasonidos realista para simular un Bloqueo. El componente RAAs proporciona un mapeo mejorado de retroalimentación de datos de ultrasonido adquiridos en línea facilitando la localización de estructuras. El proyecto RASimAs, tiene como objetivo desarrollar tanto un simulador para entrenar a anestesistas sin experiencia en la práctica de la anestesia regional, como un asistente que les guíe durante la práctica del procedimiento.

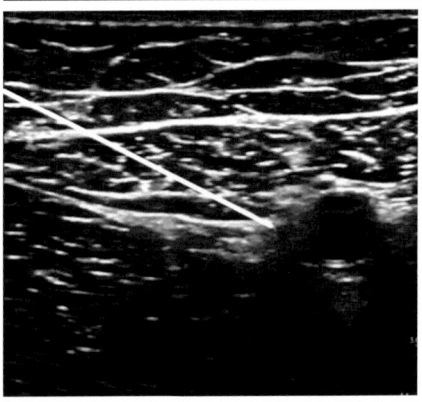

FIGURA 22.

- **NeedleTrainer (ultrasound-guided puncture simulator):** Dispositivo útil para el entrenamiento de procedimientos invasivos guiados por ultrasonido de manera segura y efectiva. Utiliza una aguja retráctil (Fig. 21) durante la exploración ecográfica en tiempo real de un sujeto real. NeedleTrainer superpone imágenes virtuales de la aguja sobre imágenes ecográficas de alta calidad para fa-

cilitar el entrenamiento de técnicas guiadas por ecografía, simulando la inserción de la aguja (Fig. 22), pero de manera no invasiva. Se utiliza parches autoadhesivos para permitir simular dicha inserción en el sujeto real. Se puede utilizar tanto con transductor lineal como curvo.

◢ ¿QUÉ NOS DEPARA EL FUTURO?
Inicialmente el desarrollo de tecnologías en Anestesia Locorregional estaba dirigido a mejorar la visibilidad de la aguja, y a crear sistemas guías para su localiza-

ción. Sin embargo, los últimos sistemas en desarrollo se enfocan en el reconocimiento de la anatomía ultrasonográfica, aplicado no solo a la práctica clínica sino a los sistemas de entrenamiento. El uso de la Inteligencia Artificial ha revolucionado la Anestesia Locorregional, aunque la evidencia para aplicar tecnologías asistidas por IA está aún en sus etapas iniciales. Con el tiempo, será necesario demostrar que los sistemas IA aplicados a la anestesia locorregional mejoran el rendimiento del operador y los resultados de los pacientes para justificar su desarrollo e implementación continuos en la práctica clínica. Existe la posibilidad de imprecisiones en el etiquetado de la anatomía, por lo que será necesario aplicar una validación y un control de calidad estrictos, especialmente en el contexto de presentaciones clínicas y anatomías atípicas o complejas. Actualmente los algoritmos de IA no están diseñados o validados para anatomía espinal compleja, pacientes geriátricos, pediátricos o con obesidad.

La realidad virtual, aumentada y mixta, se encuentra aún en sus etapas iniciales. Las modalidades sensoriales como el movimiento, la vista y el tacto no solo añadirán realismo a los entornos aumentados y virtuales y proporcionarán retroalimentación al operador, sino que también se incorporarán a robots mecánicos autónomos en el futuro, como resultado, tanto los entornos virtuales como los robots físicos contendrán métricas objetivas integradas que medirán el entrenamiento y guiarán el rendimiento clínico.

Es probable que en un futuro los modelos robóticos guiados por IA puedan funcionar en modo autopiloto, pero aún no estamos cerca de esa realidad.

◢ BIBLIOGRAFÍA

1. Basora Macaya M, Colomina Soler MJ, Anestesia Locorregional. En: Anestesia en Cirugía Ortopédica y en Traumatología. 1ra Ed. Madrid. Editorial Médica Panamericana. 2011. P. 59-70.

2. Zehao Wu, Yun Wang, Development of Guidance Techniques for Regional Anesthesia: Past, Present and Future. Journal of Pain Research. 2021; 14:1631-41.

3. riffin J, Nicholls B. Ultrasound in regional anaesthesia. Journal of the Association of Anaesthetist of Great Britain and Ireland. 2010; 65 (Suppl. 1):1-12.

4. Sosa Yunes D, Cacheiro F, Lassalle P, Carradori G, Moreno M, Lucchelli A, et al. Generalidades en anestesia regional y ecografía. Artículo de revisión. Revista Argentina de Anestesiología. 2009; 67:217-23.

5. Muñoz Martínez MJ, Mozo Herrera G, Ortega Romero A, Alonso Hernández P. Principios Físicos de la Ecografía. En: Anestesia Regional con Ecografía. Madrid. Ergon. 2007. P. 5-20.

6. Scholten HJ, Pourtaherian A, Mihajlovic N, Korsten HHM, Bouwman RA. Improving needle tip identification during ultrasound-guided procedures in anaesthetic practice. Anaesthesia. 2017; 72: 889-904.

7. Klein SM, Fronheiser MP, Reach J, Nielsen KC, Smith SW. Piezoelectric vibrating needle and catheter for enhancing ultrasound-guided peripheral nerve blocks. Anesthesia and Analgesia 2007;105: 1858-60.

8. Ramanujam V, Tian L, Chow C, Kendall MC. Three-Dimensional Imaging of Commonly Performed Peripheral Blocks: Using a Handheld Point-of-Care Ultrasound System. Anaesthesia Pain Medicine. 2023;13: 1-8.

9. Copie R. 3D and 4D Ultrasound-Guided Peripheral Nerve Blocks: A Rapid Evidence Review-Bloqueio de Nervos Periféricos Guiados por Ecografia 3D e 4D: Uma Revisão Rápida das Evidências. Revista da Sociedad de portuguesa de Anestesiologia. 2022; 31: 103-12.

10. Menacé C, Choquet O, Abbal B, Bringuier S, Capdevila X. Comparison of a GPS needle-tracking system, multiplanar imaging and 2D ima-

ging for real-time ultrasound-guided epidural anaesthesia: A randomized, comparative, observer-blinded study on phantoms. Anaesthesia Critical Care & Pain Medicine. 2017;36: 83–9.

11. Wehbea M, Giacaloneb M, Hemmerling TM. Robotics and regional anesthesia. Current Opinion in Anaesthesiology. 2014;27: 544–8.

12. Cleary K, Stoianovici D, Patriciu A, Mazilu D, Lindisch D, Watson V. Robotically Assisted Nerve and Facet Blocks: A Cadaveric Study. Academic Radiology. 2002; 9: 821–5.

13. Wehbe M, Zaouter JMC, Cyr S, Hemmerling T. Automatic Ultrasound Nerve Detection. Society for technolgy in Anaesthesia. McGill University, Montreal, Canada. 2012: 11

14. McKendrick M, Yang S, McLeod GA. The use of artificial intelligence and robotics in regional anaesthesia. Anaesthesia. 2021; 76: 171–81.

15. Balavenkatasubramanian J, Kumar S, Sanjayan R. D. Artificial intelligence in regional anaesthesia. Indian Journal of Anaesthesia. 2024;68: 100–4.

16. Bowness J, El-Boghdadly K, Burckett-St Laurent D. Artificial intelligence for image interpretation in ultrasound-guided regional anaesthesia. Anaesthesia. 2021; 76: 602–7.

17. Bowness JS, Burckett-St Laurent D, Hernández, Keane PA, Lobo C, Margetts S, et al. Assistive artificial intelligence for ultrasound image interpretation in regional anaesthesia: an external validation study. British Journal of Anaesthesia. 2023; 130: 217–25.

18. Sayadi A, Cecere R, Barralet J, Feldman LJ, Hooshiar A. Design and Evaluation of Augmented Reality-Enhanced Robotic System for Epidural Interventions. Sensors (Basel). 2024;24: 2–17.

◢ VIDEOS

1. https://www.youtube.com/watch?v=OKg-34bA00ds

2. https://www.youtube.com/watch?v=_m03f8d-VIC8

3. https://www.youtube.com/watch?v=3tZ1by-GKxRg&t=2s

Nuevas tecnologías en la monitorización hemodinámica intraoperatoria: sistema HPI y sistema AFM

Hugo Rivera Ramos, Leire Larrañaga Altuna, Silvia Bermejo Martínez

◢ CONTEXTO

Alrededor del mundo se hacen más de 300 millones de cirugías mayores no cardíacas. De ellas, un 10% son realizadas sobre pacientes de alto riesgo. A pesar de representar una minoría, estos pacientes contribuyen a más del 80% de la morbi-mortalidad total, en su mayoría de causa cardiovascular. En este contexto, es primordial conocer todos los recursos disponibles para optimizar hemodinámicamente a los pacientes de alto riesgo. Es ahí donde entran en juego dos herramientas relativamente novedosas: el Hypotension Prediction Index (HPI), centrado en la optimización de la presión arterial, y el Assisted Fluid Management (AFM), centrado en la optimización del flujo.

◢ PERFUSIÓN TISULAR: PRESIÓN Y FLUJO

La perfusión tisular es un parámetro fisiológico altamente regulado en el organismo por diferentes sistemas que incluyen factores neurohumorales, tisulares y de tono vascular que a su vez influyen en el sistema renina-angiotensina-aldosterona, la complianza del sistema venoso, las resistencias vasculares periféricas, el inotropismo del corazón o la frecuencia cardíaca. Este complejo equilibrio modificará en última instancia parámetros que, como anestesiólogos, estamos más familiarizados y usamos en nuestra práctica clínica diaria: la precarga, el volumen sistólico, el gasto cardíaco y la presión arterial.

Para un manejo adecuado de los pacientes quirúrgicos, se necesita una adecuada presión de perfusión para forzar la sangre dentro de los capilares de todos los tejidos, y un adecuado flujo, que permita el transporte de oxígeno y sustratos, así como la recogida de CO_2 y otros productos metabólicos de desecho. El parámetro más utilizado habitualmente para monitorizar la presión de perfusión es la presión arterial media (PAM). Por su parte, el flujo se mide a través del gasto cardíaco (GC) o el volumen sistólico (VS), y su tendencia mediante parámetros dinámicos de precarga como la variación del volumen sistólico (VVS) o la variación de la presión de pulso (VPP).

La relación entre presión y flujo no es lineal, su acoplamiento y optimización requiere de repetidas medidas de diferentes variables, así como el uso de protocolos previamente establecidos para la administración de drogas vasoactivas o fluidos. Esto es lo que se denomina manejo hemodinámico avanzado. Los nuevos monitores basados en la inteligencia artificial (IA) podrían facilitar estas tareas de alta complejidad.

◢ HYPOTENSION PREDICTION INDEX (HPI): OPTIMIZACIÓN DE LA TENSIÓN ARTERIAL

A pesar de que la evidencia es fundamentalmente observacional, existe un amplio consenso en la literatura científica acerca de que la hipotensión en el ámbito quirúrgico se relaciona con daño renal, lesión miocárdica e incluso con mayor mortalidad. De hecho, las recomendaciones de expertos establecen un umbral intraoperatorio por encima de 60-70 mmHg de PAM sobre el que mantener a los pacientes de alto riesgo. Es importante recalcar que tanto la intensidad como el número de episodios de hipotensión intraoperatoria repercuten en la lesión orgánica, ya que incluso episodios de corta duración se han relacionado con un aumento de la morbi-mortalidad.

Históricamente, el enfoque terapéutico hacia la hipotensión intraoperatoria ha sido reactivo, es decir, la hipotensión

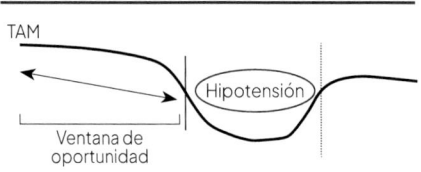

FIGURA 1.

ya se ha establecido (aunque sea brevemente) y es entonces cuando actuamos, por lo que el daño ya podría haberse producido. En los últimos años, se plantea la posibilidad de variar hacia un enfoque más proactivo, buscando diferentes parámetros hemodinámicos para predecir la hipotensión arterial intraoperatoria antes de que ocurra . Dentro de esta línea de investigación, el HPI es uno de los dispositivos que ha destacado por encima del resto.

El sistema HPI es un algoritmo entrenado para reconocer y predecir el proceso temprano de inestabilidad hemodinámica que nos lleva a la hipotensión. Es decir, nos permite tener una ventana de oportunidad para tratar preventivamente la hipotensión, antes de que ésta se produzca (Fig. 1).

El diseño de este software se basó en el aprendizaje automático, una modalidad de la IA que enseña a sistemas informáticos a detectar patrones y asociaciones en grandes bases de datos mediante algoritmos adecuados previamente definidos. En el caso del HPI, el sistema fue entrenado para detectar los pródromos de la hipotensión arterial. Para ello, se expuso al sistema a 1334 registros de curvas de presión arterial de pacientes,

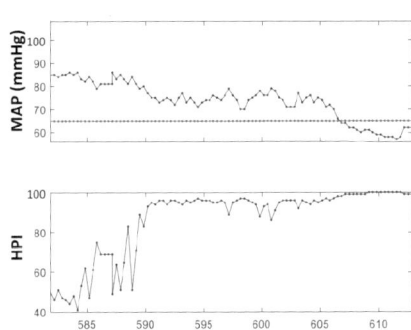

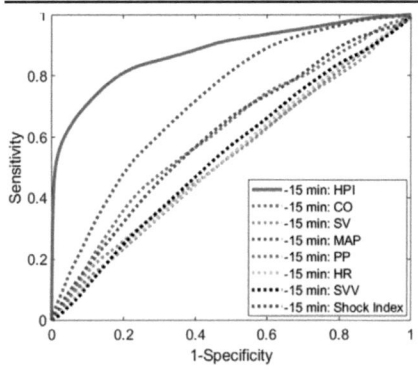

FIGURA 2. Caso individual en el que se observa, en el eje de ordenadas, la evolución de la presión arterial media (gráfica de arriba, MAP en la imagen) y del HPI (gráfica de abajo), a lo largo del tiempo (en minutos), eje de las abscisas. Vemos como el HPI supera el umbral de los 85 puntos hasta 15 minutos antes de que la presión descienda por debajo de 65mmHg (extraído de Hatib et al; 2018).

FIGURA 3. Curvas ROC del HPI, gasto cardíaco (CO), volumen sistólico (VS), presión arterial media (MAP), presión de pulso (PP), frecuencia cardíaca (HR), variación del volumen sistólico (SVV) y el Shock Index para predecir la hipotensión arterial 15 minutos antes de su aparición (extraído de Davies et al, 2020).

en los que analizaba más de 2.5 millones de características diferentes de la onda de presión. En el modelo final resultante, el algoritmo seleccionó 23 variables cuya combinación se relacionó con un episodio de hipotensión posterior con una sensibilidad y especificidad elevadas.

A nivel práctico, el software HPI se traduce en un valor numérico entre el 1 y el 100. Cuando dicho valor se sitúa por encima de 85, el sistema alerta de que en los próximos 15 minutos ocurrirá un episodio de hipotensión arterial definida como PAM menor a 65mmHg de al menos 1 minuto de duración (Fig. 2). Según diferentes trabajos, la sensibilidad y especificidad del HPI en este sentido es mayor al 80%, superando ampliamente a la mayoría de parámetros estudiados para predecir la hipotensión (Fig. 3).

Para disponer del software HPI es necesario un monitor modelo HemoSphere, un transductor tipo Aqumen (ambos bajo licencia de *Edwards LifeSciences, Irvine, California*) y un catéter arterial o, en su defecto, un sistema ClearSight de análisis no invasivo de onda de pulso (también bajo licencia de *Edwards LifeSciences, Irvine, California*).

Es importante recalcar que el hecho de conocer la proximidad de un evento hipotensivo no conlleva necesariamente que podamos evitarlo si no aplicamos un tratamiento adecuado. Tal y como se recomienda en el último Consenso Internacional para la Calidad Intraoperatoria (o, por sus siglas en inglés, POQI), el tratamiento de la hipotensión arterial deberá basarse en la causa subyacente de la misma y, para ello, debemos aplicar algorit-

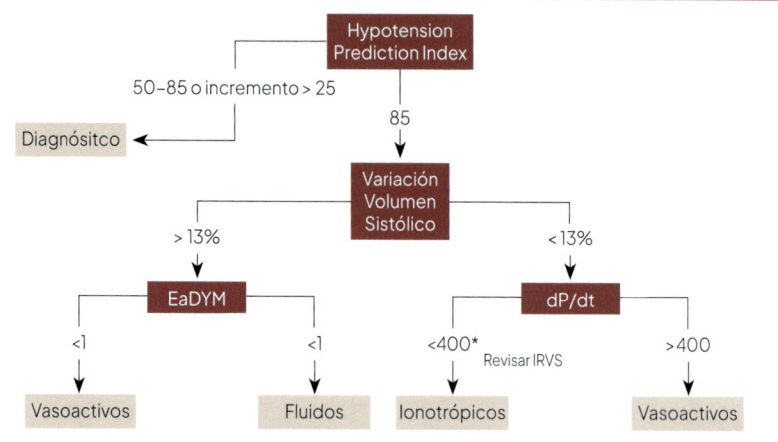

FIGURA 4. Ejemplo de algoritmo de manejo hemodinámico basado en el HPI. A recalcar el período de alarma con HPI 50–85 o con un aumento >25, que nos permite actuar rápidamente con el tratamiento adecuado cuando el HPI llegue a >85. Es importante revisar posibles artefactos para evitar el sobretratamiento. EaDyn: elastancia arterial dinámica (poscarga funcional); dP/dt: diferencia de presión entre diferencia de tiempo (contractilidad) (Adaptado de Lorente et al., 2023).

mos diagnóstico-terapéuticos que nos permiten actuar dentro de la ventana de oportunidad que nos abre el HPI. De entre todos los diseñados hasta el momento, destacan aquellos basados en parámetros de precarga (VVS), contractilidad (dP/dt) y poscarga (EaDyn, RVSI); todos ellos incluidos dentro del monitor HemoSphere (Fig. 4).

Los diferentes estudios disponibles hasta el momento, incluyendo desde evidencia observacional hasta ensayos clínicos y metaanálisis, parecen coincidir en que el uso del HPI en combinación con algoritmos diagnóstico-terapéuticos, disminuyen los episodios de hipotensión arterial, su duración y su severidad; si lo comparamos con otras estrategias hemodinámicas (ya sea la monitorización básica como las terapias guiadas por objetivos). Sin embargo, es necesario señalar un estudio de 2020 a cargo de Maheswari en el que se observó que el HPI falló en reducir la hipotensión arterial durante cirugía no cardíaca; aunque hay que recalcar que los autores de este estudio observaron una incidencia de hipotensión arterial en el grupo control menor al 50% de la esperada, lo que sugiere un posible efecto Hawthorne debido a una estrategia agresiva de reducción de la hipotensión arterial en ambos grupos.

Resulta evidente que una de las principales preocupaciones de un dispositivo proactivo de estas características es un posible aumento del sobretratamiento; en este sentido la evidencia hasta el momento no es concluyente. A este respecto, un estudio a cargo de Tsoumpa en 2021 asoció al uso de HPI un aumento de la dosis de fenilefrina y más incidencia de episodios de hipertensión, aunque la diferencia de la presión media en estos episodios de hipertensión era de unos 2mmHg, clínicamente poco relevante. Estudios recientes han observado un mayor uso de noradrenalina en relación con el HPI y, aunque se postula que podría ser por un tratamiento más preciso sobre la causa subyacente, hay que tener en cuenta que actualmente existe una tendencia a relacionar mayor incidencia de daño renal con un mayor uso de vasoactivos y una fluidoterapia más restrictiva. En cuanto al uso de inotrópicos, únicamente Frassanito et al (2023) observaron un aumento del uso de dobutamina en el grupo manejado con HPI, si bien es cierto que en este estudio el algoritmo de manejo del grupo control no contemplaba el uso de inotrópicos, por lo que esta observación se debe poner en cuestión. Ninguno de los estudios consultados observó diferencias significativas en la cantidad de fluidos administrados.

Llegados a este punto, podemos afirmar que el HPI parece predecir la hipotensión arterial y su aplicación adecuada puede disminuir la incidencia de la misma en la práctica clínica habitual. Sin embargo, ¿esto se traduce en una mejoría de los resultados postoperatorios? La evidencia hasta el momento es escasa. Hasta ahora únicamente un estudio ha tenido como objetivo principal ver la influencia del HPI en las comorbilidades postoperatorias, el estudio HYT (Ripollés et al; 2025), sin encontrar diferencias significativas en relación al daño renal agudo. Como resultados secundarios de otros estudios, sí que se ha visto una reducción

de biomarcadores de daño neuronal y del estrés oxidativo con el uso del HPI, sin encontrar tampoco diferencias en cuanto a daño renal ni otras complicaciones.

Dentro de las posibles limitaciones prácticas del HPI, se ha de aclarar que, lógicamente, al tratarse de un dispositivo de análisis de la onda de pulso, su rendimiento dependerá de la calidad de la misma. Asimismo, no podrá predecir hipotensión por causas mecánicas (como el neumoperitoneo o la compresión de la vena cava por ejemplo), por ello es vital descartar posibles artefactos antes de administrar el tratamiento indicado, como ya se ha comentado. Por otro lado, a pesar de que se ha comprobado que el HPI tiene un buen rendimiento en presencia de vasoactivos, inotrópicos o shock; no puede predecir con suficiente antelación la hipotensión causada por fármacos que, ya sea por tiempo de acción o dosis, sus efectos se presenten antes de la capacidad predictiva del HPI. Por último, la empresa propietaria del software no ha hecho públicas las 23 variables del modelo final del HPI, por lo que no podemos inferir nuestros conocimientos fisiopatológicos para hacer razonamientos en base a ellas.

Quizás la crítica más importante que se ha realizado al HPI sea que podría tener un sesgo de selección desde el propio diseño inicial del dispositivo. Algunos investigadores señalan que, para el entrenamiento del sistema, se descartaron para el análisis del algoritmo aquellos eventos por encima de 75mmHg, eventos que los diseñadores del HPI denominaron como no hipotensivos. Como consecuencia, se podría haber aumentado artificialmente la especificidad sin disminuir la sensibilidad en estos estudios iniciales; sobreestimando el riesgo de hipotensión arterial. De hecho, hay autores que postulan que el HPI podría no ser más que una visión especular de la PAM. En este sentido, un estudio prospectivo observacional de 2025, encabezado por Sellum et al, describe un rendimiento similar al HPI de una alerta de PAM de 72mmHg en lo que respecta a reducir la incidencia de hipotensión. Se tendrían que realizar más estudios aleatorizados de mayor tamaño que analizaran también las posibles consecuencias en el sobretratamiento que tendría establecer dicho umbral de PAM.

◢ ASSISTED FLUID MANAGEMENT (AFM): OPTIMIZACIÓN DEL FLUJO

Más allá del mantenimiento de una presión arterial adecuada, la optimización del flujo lleva años siendo imprescindible en el manejo hemodinámico de los pacientes. Para ello, las ya comentadas terapias guiadas por objetivos (TGO) buscan guiar la dosificación de fluidos o drogas vasoactivas en base a parámetros hemodinámicos avanzados para conseguir objetivos preestablecidos. En la mayoría de casos, las TGO están dirigidas a optimizar variables de flujo, como el VS, el GC o la VVS, entre otras. Evitar la hipovolemia y asegurar el flujo mediante el uso arbitrario de fluidoterapia puede llevar a efectos deletéreos relacionados con la sobrecarga hídrica, lo que se tiene que tener en cuenta a la hora de aplicar este tipo de terapias.

Las TGO podrían ser beneficiosas en situaciones de alto riesgo quirúrgico, dis-

minuyendo la fluidoterapia, la morbilidad y la estancia hospitalaria, según algunos trabajos. En este sentido, la evidencia que respalda a las TGO se ha considerado lo suficientemente robusta como para que sean recomendadas en pacientes de alto riesgo por diferentes sociedades científicas, como la Sociedad Europea de Anestesiología y Cuidados Críticos. A pesar de estos beneficios y de las recomendaciones oficiales, solo alrededor de un 30–50% de los pacientes reciben el manejo hemodinámico indicado mediante las TGO. Esta pobre adherencia a las recomendaciones puede ser debida a que conllevan una alta carga de trabajo y de atención enfocada en tareas repetitivas, la existencia de una alta variabilidad y una falta estandarización de los algoritmos propuestos en la literatura y la necesidad de una curva de aprendizaje que, en ocasiones, puede ser lenta. El AFM está diseñado para paliar estas dificultades.

El AFM es un sistema de ayuda en las decisiones cuyo motor de decisión se basa en un algoritmo desarrollado y validado en diferentes trabajos publicados con anterioridad. Mediante la información proporcionada por la curva de presión arterial, los sensores del AFM miden diferentes variables (principalmente el VS y la VVS; en menor medida la FC, la PAM o las RVS) y el dispositivo establece recomendaciones para conseguir un porcentaje de aumento del VS tras un bolus de fluidos, aplicando correcciones de manera continua en base a la diferencia del VS medido y el objetivo. El sistema permite predeterminar el porcentaje del cambio de la variable objetivo que buscamos (aumento del VS), ya sea aumento del 10%,

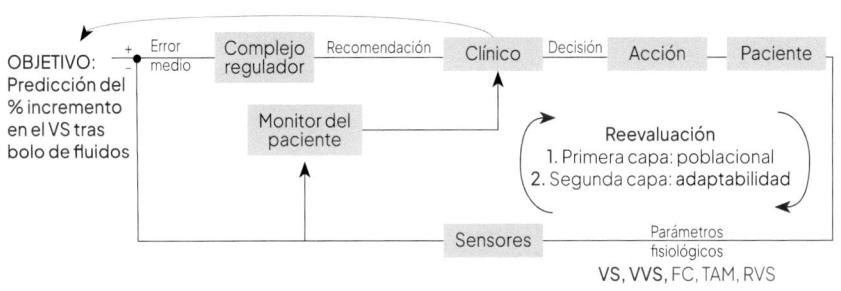

FIGURA 5. Esquema del sistema de ayuda en decisiones AFM. El dispositivo mide diferentes parámetros fisiológicos a partir de la onda de presión de pulso para establecer recomendaciones en función de la variable objetivo predeterminada (% de cambio en el VS tras bolus de fluidos), esta sugerencia puede o no ser aceptada en función de la decisión del clínico responsable. El sistema se basa en una muestra poblacional, pero presenta adaptabilidad intrapaciente (Modificado de Avital 2022).

15% o 20%, en función de si se busca una fluidoterapia más liberal o más restrictiva.

Las recomendaciones del AFM se basan inicialmente en una primera capa de datos formada a raíz de la aplicación previa del algoritmo en una muestra poblacional, pero la característica más importante del dispositivo es la adaptabilidad a lo largo del caso. Esta segunda capa de análisis se basa en la modalidad de la IA conocida como Deep Learning, permitiendo al sistema considerar el comportamiento individual del paciente a bolus previos, analizando y reevaluando continuamente su respuesta a volumen. De manera resumida, se trata de un monitor que nos sugiere la administración de bolus, valorando posteriormente los efectos del mismo de manera continua, modificando así sus recomendaciones; es decir que aprende y se adapta progresivamente a cada individuo. En esencia, individualiza la fluidoterapia en base a las necesidades específicas del caso (Fig. 5).

El sistema AFM requiere un monitor Hemosphere, un transductor Aqumen IQ y un flujómetro (Aqumen IQ FluidMeter) que analice la dosis de fluidos recibida, así como la velocidad del bolus de líquidos (todos los aparatos bajo licencia de *Edwards LifeSciences, Irvine, California*). Para que el sistema analice la respuesta a la fluidoterapia, el volumen mínimo del bolus ha de ser 100mL administrado a una velocidad de entre 1000–10000mL/h.

La literatura disponible hasta el momento parece sugerir que el sistema AFM aumenta el tiempo intraoperatorio con VVS<12%; mejorando no sólo parámetros estáticos de flujo como el VS o el GC, sino también la presión arterial. Existe evidencia también de un descenso del láctico y una mejoría del flujo microvascular en relación con el uso de AFM. De manera interesante, todos estos resultados los consigue sin aumentar ni la fluidoterapia basal ni la dosis total de bolus de volumen administrados. Esto último es importante, ya que el AFM podría optimizar el VS únicamente sobrecargando a los pacientes, pero parece que la clave no es tanto el volumen de fluidos administrados sino la selección del momento en el que se administran. A este respecto, parece ser que los bolus recomendados por el AFM consiguen el porcentaje de cambio en el VS buscado en un 66% de los casos, en comparación con el 30-41% de los bolus administrados a juicio clínico; siendo además más efectivos los primeros, con un mayor aumento del VS en cada bolus. Se ha de aclarar que se trata de un dispositivo novedoso y, aunque la evidencia es considerable, son necesarios más estudios para confirmar estas observaciones.

Las limitaciones del AFM en situaciones en las que el VVS no es fiable es motivo de debate. Si bien es cierto que la validez del VVS en presencia de arritmias cardíacas o en ventilación mecánica con volúmenes tidal bajos, por ejemplo, es discutible, cada vez más autores abogan por la utilidad de su tendencia a lo largo del tiempo. A esto hay que añadir la adaptabilidad del AFM, que teóricamente podría paliar estas limitaciones. A su vez, se ha visto un peor rendimiento del AFM en posiciones como el decúbito lateral o Trendelenburg extremo. Es importante asegurar la calidad de la curva arterial. Además, la detección de posibles artefactos externos es crucial antes de aceptar las recomendaciones del dispositivo. Por último, se ha de tener en cuenta que el AFM está diseñado para optimizar la aplicación de las TGO, no para situaciones extremas como la resucitación en el paciente sangrante u otros tipos de shock.

◢ JUSTIFICACIÓN DE USO: HPI Y AFM

Para finalizar, lo más importante: ¿está justificado ahora mismo el uso generalizado de estos dispositivos en cirugía mayor no cardíaca? La respuesta es que, por ahora, no; por varias razones.

La razón principal es que la evidencia en cuanto a resultados postoperatorios, es insuficiente. A esto hay que añadir el elevado precio de ambos dispositivos, que puede llegar a ser más del doble que un monitor hemodinámico avanzado estándar. Esto hace que en el contexto de nuestro Sistema Público de Salud, la disponibilidad sea limitada.

Estos dispositivos podrían tener su papel en pacientes frágiles de alto riesgo quirúrgicos sometidos a procedimientos complejos y de larga duración. El envejecimiento poblacional y la generalización de procedimientos complicados, como la citorreducción con quimioterapia intraperitoneal hipertérmica, podrían justificar cada vez más su uso.

◢ BIBLIOGRAFÍA

1. Saugel B, Fletcher N, Gan TJ, Grocott MPW, Myles PS, Sessler DI; PeriOperative Quality Initiative XI (POQI XI) Workgroup Members. PeriOperative Quality Initiative (POQI) international consensus statement on perioperative arterial pressure management. Br J Anaesth. 2024 Aug;133(2):264-76.

2. Maheshwari K, Malhotra G, Bao X, Lahsaei P, Hand WR, Fleming NW, Ramsingh D, Treggiari MM, Sessler DI, Miller TE; Assisted Fluid Management Study Team. Assisted Fluid Management Software Guidance for Intraoperative Fluid Administration. Anesthesiology. 2021 Aug 1;135(2):273-83.

3. Murabito P, Astuto M, Sanfilippo F, La Via L, Vasile F, Basile F, Cappellani A, Longhitano L, Distefano A, Li Volti G. Proactive Management of Intraoperative Hypotension Reduces Biomarkers of Or-

gan Injury and Oxidative Stress during Elective Non-Cardiac Surgery: A Pilot Randomized Controlled Trial. J Clin Med. 2022 Jan 13;11(2):392.

4. Lorente JV, Ripollés-Melchor J, Jiménez I, Becerra AI, Mojarro I, Fernández-Valdes Bango P et al. Intraoperative hemodynamic optimization using the hypotension prediction index. goal-directed vs hemodynamic therapy during elective major abdominal surgery: the Predict-H multicenter randomized controlled trial. Front. Anesthesiol. 2023;2:1193886.

5. Grundmann CD, Wischermann JM, Fassbender P, Bischoff P, Frey UH. Hemodynamic monitoring with Hypotension Prediction Index versus arterial waveform analysis alone and incidence of perioperative hypotension. Acta Anaesthesiol Scand. 2021 Nov;65(10):1404–12.

6. Hatib F, Jian Z, Buddi S, Lee C, Settels J, Sibert K, Rinehart J, Cannesson M. Machine-learning Algorithm to Predict Hypotension Based on High-fidelity Arterial Pressure Waveform Analysis. Anesthesiology. 2018 Oct;129(4):663–74.

7. Davies SJ, Vistisen ST, Jian Z, Hatib F, Scheeren TWL. Ability of an Arterial Waveform Analysis-Derived Hypotension Prediction Index to Predict Future Hypotensive Events in Surgical Patients. Anesth Analg. 2020 Feb;130(2):352–9.

8. Tsoumpa M, Kyttari A, Matiatou S, Tzoufi M, Griva P, Pikoulis E, Riga M, Matsota P, Sidiropoulou T. The Use of the Hypotension Prediction Index Integrated in an Algorithm of Goal Directed Hemodynamic Treatment during Moderate and High-Risk Surgery. J Clin Med. 2021 Dec 15;10(24):5884.

9. Schneck E, Schulte D, Habig L, Ruhrmann S, Edinger F, Markmann M, Habicher M, Rickert M, Koch C, Sander M. Hypotension Prediction Index based protocolized haemodynamic management reduces the incidence and duration of intraoperative hypotension in primary total hip arthroplasty: a single centre feasibility randomised blinded prospective interventional trial. J Clin Monit Comput. 2020 Dec;34(6):1149–58.

10. Wijnberge M, Geerts BF, Hol L, Lemmers N, Mulder MP, Berge P, Schenk J, Terwindt LE, Hollmann MW, Vlaar AP, Veelo DP. Effect of a Machine Learning-Derived Early Warning System for Intraoperative Hypotension vs Standard Care on Depth and Duration of Intraoperative Hypotension During Elective Noncardiac Surgery: The HYPE Randomized Clinical Trial. JAMA. 2020 Mar 17;323(11):1052–60.

11. Yoshikawa Y, Maeda M, Kunigo T, Sato T, Takahashi K, Ohno S, Hirahata T, Yamakage M. Effect of using hypotension prediction index versus conventional goal-directed haemodynamic management to reduce intraoperative hypotension in non-cardiac surgery: A randomised controlled trial. J Clin Anesth. 2024 May;93:111348.

12. Frassanito L, Giuri PP, Vassalli F, Piersanti A, Garcia MIM, Sonnino C, Zanfini BA, Catarci S, Antonelli M, Draisci G. Hypotension Prediction Index guided Goal Directed therapy and the amount of Hypotension during Major Gynaecologic Oncologic Surgery: a Randomized Controlled clinical Trial. J Clin Monit Comput. 2023 Aug;37(4):1081–93.

13. Pilakouta Depaskouale MA, Archonta SA, Katsaros DM, Paidakakos NA, Dimakopoulou AN, Matsota PK. Beyond the debut: unpacking six years of Hypotension Prediction Index software in intraoperative hypotension prevention - a systematic review and meta-analysis. J Clin Monit Comput. 2024 Dec;38(6):1367–77. doi: 10.1007/s10877-024-01202-w. Epub 2024 Jul 24. PMID: 39048785.

14. Enevoldsen J, Vistisen S. Performance of the Hypotension Prediction Index May Be Overestimated Due to Selection Bias. Anesthesiology. 2022 Aug; 137.

15. Vistisen ST, Enevoldsen J. CON: The hypotension prediction index is not a validated predictor of hypotension. Eur J Anaesthesiol. 2024 Feb 1;41(2):118–21.

16. Rellum SR, Noteboom SH, van der Ster BJP, Schuurmans J, Kho E, Vlaar APJ, Schenk J, Veelo DP. The hypotension prediction index versus mean arterial pressure in predicting intraoperative hypotension: A clinical perspective. Eur J Anaesthesiol. 2025 Feb 28.

17. Joosten A, Alexander B, Delaporte A, Lilot M, Rinehart J, Cannesson M. Perioperative goal directed therapy using automated closed-loop fluid management: the future? Anaesthesiol Intensive Ther. 2015;47(5):517–23.

18. Bloc S, Alfonsi P, Belbachir A, et al. Guidelines on perioperative optimization protocol for the adult patient 2023. Anaesth Crit Care Pain Med. 2023;42:101264.

19. Salzwedel C, Puig J, Carstens A, et al. Perioperative goal-directed hemodynamic therapy based on radial arterial pulse pressure variation and continuous cardiac index trending reduces postoperative complications after major abdo-

minal surgery: a multicenter, prospective, randomized study. Crit Care 2013; 17:R191.

20. Michard F, Giglio MT, Brienza N. Perioperative goal-directed therapy with uncalibrated pulse contour methods: impact on fluid management and postoperative outcome. Br J Anaesth 2017; 119:22-30.

21. Miller TE, Roche AM, Gan TJ. Poor adoption of hemodynamic optimization during major surgery: are we practicing substandard care? Anesth Analg 2011; 112:1274-6.

22. Rinehart J, Lilot M, Lee C, Joosten A, Huynh T, Canales C, Imagawa D, Demirjian A, Cannesson M. Closed-loop assisted versus manual goal-directed fluid therapy during high-risk abdominal surgery: a case-control study with propensity matching. Crit Care. 2015 Mar 19;19(1):94.

23. Joosten A, Hafiane R, Pustetto M, Van Obbergh L, Quackels T, Buggenhout A, Vincent JL, Ickx B, Rinehart J. Practical impact of a decision support for goal-directed fluid therapy on protocol adherence: a clinical implementation study in patients undergoing major abdominal surgery. J Clin Monit Comput. 2019 Feb;33(1):15-24.

24. Joosten A, Rinehart J, Van der Linden P, Alexander B, Penna C, De Montblanc J, Cannesson M, Vincent JL, Vicaut E, Duranteau J. Computer-assisted Individualized Hemodynamic Management Reduces Intraoperative Hypotension in Intermediate- and High-risk Surgery: A Randomized Controlled Trial. Anesthesiology. 2021 Aug 1;135(2):258-72.

25. Avital G, Snider EJ, Berard D, Vega SJ, Hernandez Torres SI, Convertino VA, Salinas J, Boice EN. Closed-Loop Controlled Fluid Administration Systems: A Comprehensive Scoping Review. J Pers Med. 2022 Jul 18;12(7):1168. doi: 10.3390/jpm12071168.

26. Coeckelenbergh S, Soucy-Proulx M, Van der Linden P, Roullet S, Moussa M, Kato H, Toubal L, Naili S, Rinehart J, Grogan T, Cannesson M, Duranteau J, Joosten A. Restrictive versus Decision Support Guided Fluid Therapy during Major Hepatic Resection Surgery: A Randomized Controlled Trial. Anesthesiology. 2024 Nov 1;141(5):881-90.

27. Coeckelenbergh S, Entzeroth M, Van der Linden P, Flick M, Soucy-Proulx M, Alexander B, Rinehart J, Grogan T, Cannesson M, Vincent JL, Vicaut E, Duranteau J, Joosten A. Assisted Fluid Management and Sublingual Microvascular Flow During High-Risk Abdominal Surgery: A Randomized Controlled Trial. Anesth Analg. 2024 Aug 8.

28. De Backer D, Pinsky MR: Can one predict fluid responsiveness in spontaneously breathing patients? Intensive Care Med 2007; 33: 1111-3.

29. De Backer D, Heenen S, Piagnerelli M, Koch M, Vincent JL: Pulse pressure variations to predict fluid responsiveness: influence of tidal volume. Intensive Care Med 2005; 31: 517-23.

30. Mahjoub Y, Lejeune V, Muller L et al. Evaluation of pulse pressure variation validity criteria in critically ill patients: a prospective observational multicentre point-prevalence study. Br J Anaesth 2014; 112: 681-685. doi: 10.1093/bja/aet442.

Monitorización de la nocicepción con Nociception Level Index (NOL)

Carol Luis García, Carlos Eduardo Moreno Martínez, Maider Puyada Jáuregui

▲ INTRODUCCIÓN

La anestesia moderna ha evolucionado significativamente más allá de la simple inducción del sueño o la inconsciencia. En el contexto quirúrgico actual, su propósito principal es proteger al paciente frente a la agresión del procedimiento mediante una intervención farmacológica precisa, oportuna y ajustada a las necesidades individuales, buscando mantener el equilibrio fisiológico durante todo el proceso perioperatorio.

Actualmente se describen cinco componentes de la anestesia general a nivel cerebral, dos corticales: la inconsciencia y la amnesia; y tres subcorticales: la antinocicepción, la inmovilidad y la estabilidad autonómica. Estos componentes pueden activarse o suprimirse de manera independiente, lo cual representa un desafío constante para el anestesiólogo, que debe asegurar un abordaje integral y equilibrado durante la cirugía.

El dolor, según la definición de la Asociación Internacional para el Estudio del Dolor (IASP), es "una experiencia sensorial y emocional desagradable asociada a un daño tisular real o potencial". Sin embargo, es crucial comprender que el dolor y la nocicepción, aunque están estrechamente relacionados y a menudo se utilizan de manera indiferente, son conceptos distintos y es importante diferenciarlos.

La nocicepción es el proceso fisiológico mediante el cual los nociceptores, receptores especializados en detectar estímulos nocivos, envían señales que viajan al cerebro, donde son interpretadas, y se desencadenan una serie de reacciones fisiológicas; es, pues, un concepto objetivo que puede ocurrir independientemente de la consciencia del paciente. Por otra parte, el dolor es una experiencia subjetiva que resulta cuando el cerebro (principalmente la corteza) interpreta estas señales nociceptivas, siendo una experiencia compleja que involucra factores sensoriales, emocionales y cognitivos. Por definición, el dolor no se presenta bajo anestesia general.

En el ámbito quirúrgico un manejo adecuado de la nocicepción es esencial, no solo para asegurar el bienestar del paciente, sino también para prevenir complicaciones que puedan dificultar su recuperación y aumentar la morbimortalidad. Este enfoque permite la administración precisa de fármacos, logrando un equilibrio óptimo entre nocicepción y antinocicepción, disminuyendo el riesgo de complicaciones postoperatorias derivadas del uso de opioides, como la depresión respiratoria, las náuseas, vómitos y la aparición de estreñimiento. Por otra parte, diferentes estudios demuestran que el adecuado control de la nocicepción está asociado con la incidencia de dolor crónico y su consiguiente repercusión en la calidad de vida. Monitorizar la nocicepción también permite evaluar los efectos de otros fármacos adyuvantes y de técnicas regionales, lo que contribuye a mejorar la eficacia de la estrategia terapéutica.

Hoy en día contamos con distintos dispositivos para la monitorización de los diferentes componentes de la anestesia: medición de la profundidad anestésica, medición de la relajación muscular y monitorización hemodinámica. Sin embargo, no se cuenta con un dispositivo gold standard que nos cuantifique de manera objetiva la nocicepción. Históricamente este control se daba por parte del anestesiólogo de forma indirecta, por la evaluación de parámetros cardiovasculares como la presión arterial (PA) (> 15 mmHg de la línea de base), la frecuencia cardiaca (FC) (> 90 latidos por minuto), así como de signos autonómicos: sudoración, lagrimeo o flushing. Por este motivo, entender los mecanismos neurobiológicos que subyacen a la respuesta al estímulo quirúrgico, así como el impacto sistémico del mal control de la nocicep-

ción, es esencial para optimizar el manejo anestésico.

El uso de herramientas de monitorización objetivas, que permitan evaluar de manera continua y en tiempo real la respuesta nociceptiva, se vuelve indispensable para una titulación precisa de los agentes anestésicos. Con ello, se puede evitar tanto la sobredosificación como la infradosificación, con la consecuente mejoría de los resultados clínicos y la seguridad del paciente, tal como demuestran diversos estudios donde se comparan los métodos "tradicionales" con el uso de diferentes monitores diseñados para la valoración de la nocicepción. Se evidencia una inferioridad del incremento de la PA y FC comparado con la monitorización de la nocicepción para detectar estímulos dolorosos bajo anestesia general, entendiendo que estos parámetros fisiológicos pueden verse influenciados por otros factores, como los efectos de los fármacos administrados, las características del paciente o incluso la intervención quirúrgica. Por tanto, la monitorización de la nocicepción debe ir más allá de los signos vitales tradicionales.

Este capítulo se centra en la monitorización de la nocicepción, con un enfoque particular en el uso del sistema Nociception Level Index (NOL®) PMD200TM (Medasense Biometrics Ltd, Ramat Gan, Israel), un dispositivo que ha ganado importancia durante los últimos años. Examinaremos los principios detrás de la nocicepción y cómo la monitorización del sistema nervioso autónomo (SNA) con el sistema NOL® puede optimizar su manejo y mejorar los resultados postoperatorios.

Sistema nociceptivo y circuito autónomo

La nocicepción es el proceso neurofisiológico mediante el cual el sistema nervioso detecta, transmite, modula y percibe estímulos potencialmente dañinos. Este proceso se articula en cuatro fases: transducción, transmisión, modulación y percepción, involucrando un complejo sistema de vías ascendentes y descendentes.

La rama aferente del circuito autónomo medular nociceptivo comienza con los nociceptores localizados en los tejidos periféricos y las vísceras. Estas terminaciones nerviosas libres y especializadas inician la nocicepción. Este proceso comprende dos vías: la vía hematógena y la vía sensitiva, las cuales convergen principalmente a nivel de hipotálamo, desencadenando diferentes tipos de respuestas como son la somática, autonómica, neuroendocrina o de estrés.

Vía hematógena

Cuando se produce una agresión al organismo, se liberan una serie de marcadores inflamatorios conocidos como patrones moleculares asociados a peligro (DAMPs), que estimulan los receptores de reconocimiento de patrones (PRRs) en las membranas celulares. Esta activación desencadena una cascada enzimática que potencia tanto la inmunidad celular como la adaptativa, provocando la liberación de citoquinas por parte de células como macrófagos y neutrófilos, lo que da lugar a una respuesta proinflamatoria y antiflamatoria, activando también las células pertenecientes al complejo mayor de histocompatibilidad. Estas aferencias vasculares llevan información a los centros circunventriculares, altamente vascularizados, para finalmente transmitir señales al hipotálamo y generar una respuesta sistémica.

Vía sensitiva

El proceso se inicia en los nociceptores, que convierten estímulos nocivos en señales eléctricas. Estas señales se propagan a través de dos tipos principales de fibras: las fibras A-delta, mielinizadas y de conducción rápida (5-30 m/s), responsables del dolor agudo y localizado; y las fibras C, no mielinizadas, más lentas (0,4-1,4 m/s), asociadas al dolor visceral o sordo. Ambas fibras conducen la información hacia las neuronas de primer orden, cuyos cuerpos celulares se encuentran en los ganglios de la raíz dorsal, y que hacen sinapsis en los niveles I, II y V del asta dorsal de la médula espinal con las neuronas de segundo orden.

Estas neuronas de segundo orden ascienden por el sistema anterolateral, compuesto por el tracto espinotalámico y el tracto espinoreticular, haciendo sinapsis en varias estructuras del tronco encefálico, siendo clave el núcleo del tracto solitario. La información nociceptiva de la cabeza y la cara viaja mediante el sistema trigeminal, a través de los ganglios del V par craneal y su núcleo, hasta confluir también en el núcleo del tracto solitario y otras áreas del tronco cerebral.

El núcleo del tracto solitario cumple una función central en la integración autonómica e inflamatoria frente a estímulos nociceptivos. Modula la actividad del sistema simpático mediante conexiones con la médula ventrolateral rostral, que a su vez proyecta hacia los ganglios simpáticos toracolumbares, influyendo sobre la función vascular y cardíaca. Además, activa el núcleo locus coeruleus, el cual participa en la respuesta de "lucha o huida" liberando noradrenalina en el sistema nervioso central. A nivel hipotalámico, el núcleo del tracto solitario se conecta con el núcleo periventricular y el núcleo supraóptico, favoreciendo la liberación de vasopresina y activando el eje hipotalámico-hipofisario-adrenal mediante la secreción de hormona adrenocorticotropa (ACTH).

Finalmente, la información asciende al tálamo donde las neuronas de tercer orden proyectan hacia la corteza somatosensorial primaria (S1) y secundaria (S2), encargadas de la percepción consciente del dolor, permitiendo su localización, intensidad y cualidad.

Por lo tanto, cuando se genera un estímulo nociceptivo —por ejemplo, al realizar una incisión quirúrgica en un paciente con una antinocicepción inadecuada— se activa el circuito autónomo medular nociceptivo, lo que provoca un aumento de la actividad simpática y una reducción simultánea de la actividad parasimpática. Este desequilibrio autonómico se manifiesta en aumentos bruscos de la presión arterial y la frecuencia cardíaca. En este contexto, resulta lógico que los anestesiólogos empleen los cambios en la actividad autonómica como indicadores de antinocicepción insuficiente, ya que este circuito forma parte integral de la respuesta de alerta del organismo. La monitorización del sistema nervioso autónomo y del circuito medular nociceptivo permite identificar de forma temprana la presencia de estímulos nocivos capaces de desencadenar respuestas de estrés sistémico.

En conclusión, el sistema nociceptivo permite al organismo detectar una agresión, procesarla y activar múltiples respuestas adaptativas. Tanto la vía hematógena como la sensitiva convergen a nivel del hipotálamo, modulando respuestas somáticas, autonómicas, neuroendocrinas y de estrés, fundamentales para la homeostasis frente al daño. La interacción entre los mediadores inmunoinflamatorios, las estructuras medulares y supramedulares (el núcleo del tracto solitario, el locus coeruleus y los núcleos hipotalámicos) permite una respuesta sistémica coordinada. En este contexto, la monitorización del sistema nervioso autónomo cobra especial relevancia en el entorno quirúrgico, ya que permite al anestesiólogo detectar de forma precoz estados de antinocicepción insuficiente o sobredosificación de fármacos, permitiendo tomar decisiones clínicas clave para la prevención del estrés quirúrgico y la optimización del manejo anestésico.

◢ NOCICEPTION LEVEL ÍNDEX: NOL®

El índice integrado de nocicepción o Nociception Level Index (NOL®) PM-D200TM (Medasense Biometrics Ltd, Ramat Gan, Israel) es un dispositivo aprobado por la FDA (U.S. Food and Drug Administration) para evaluar el equilibrio entre los estímulos nociceptivos y la analgesia durante la anestesia general.

Se trata de un monitor no invasivo y multiparamétrico, que tiene los sensores necesarios integrados en un dispositivo

TABLA I. Interpretación de valores del Índice NOL.		
NOL < 10*	NOL 10-25	NOL > 25*
Antinocicepción excesiva: se requiere reducir la dosis de analgésicos.	Analgesia adecuada.	Nocicepción excesiva: se requiere terapia analgésica adicional.
Valores esperables si se asocia anestesia regional que funciona correctamente.	Respuesta fisiológica apropiadamente suprimida a estímulos nocivos.	Los valores más altos indican respuesta nociceptiva más fuerte.
Valores esperables en contexto de anestesia multimodal.		

*Actuar con valores que duren más de 2 minutos durante una estimulación dolorosa.

digital similar a un oxímetro de pulso. Sus valores se basan en el análisis continuo y simultáneo de cuatro grupos de parámetros:

Fotopletismografía

Cuantifica cambios en el volumen sanguíneo del lecho microvascular en cada latido, basándose en que la nocicepción aumenta la frecuencia cardíaca y la variabilidad de la frecuencia de pulso. Se evalúan la frecuencia cardíaca, la variabilidad de la frecuencia de pulso (0,15 a 0,4 Hz) y la amplitud de la forma de onda fotopletismográfica.

Conductancia eléctrica de la piel o respuesta galvánica

Se basa en que las glándulas sudoríparas se rellenan ante estímulos nociceptivos. Se mide el nivel de conductancia (CEP) y sus fluctuaciones (FCEP).

Temperatura

La nocicepción activa el sistema nervioso simpático y disminuye la variabilidad de la temperatura cutánea.

Acelerómetro

Detecta movimiento y aumento del tono muscular.

La temperatura y el acelerómetro son parámetros que filtran las interferencias. Por ejemplo, el acelerómetro detecta la posición trendelemburg y anula esa señal.

El índice NOL® es un sistema de aprendizaje automático que primero utiliza datos calibrados de Big Data y después los adquiridos del propio paciente. La información es cuantificada y visualizada en una escala sin unidades que va de 0 (ausencia de nocicepción) a 100 (extrema respuesta nociceptiva). La tendencia de la amplitud y de la duración del patrón refleja el balance nocicepción-antinocicepción durante la anestesia general, y puede servir de ayuda para la toma de decisiones clínicas en cuanto a la administración de analgésicos. Se considera que los valores superiores a 25 indican la presencia de nocicepción y el requerimiento de administrar fármacos analgésicos como opioides, mientras que una cifra inferior a 10 indica exceso de opiáceos. Valores entre 10 y

25 se consideran analgesia adecuada en una anestesia general balanceada. En anestesia multimodal, anestesia regional o anestesia espinal, debido a que el bloqueo simpático es mayor, el valor es en muchas ocasiones próximo a 0. El índice NOL® no puede anticipar estímulos nocivos y, por lo tanto, se debe mantener el nivel mínimo necesario de analgésicos (Tabla I).

◢ EVIDENCIA ACTUAL DE LA UTILIDAD CLÍNICA DEL ÍNDICE NOL®

Se ha demostrado que el índice NOL® es más sensible y específico que la frecuencia cardíaca y la presión arterial media para predecir las respuestas a estímulos nocivos intraoperatorios como la intubación, la incisión y la estimulación tetánica.

En un análisis de dos ensayos clínicos randomizados se vio una menor proporción de pacientes con dolor intenso postoperatorio en el grupo monitorizado con el índice NOL®, y mayor proporción de pacientes que no requirieron opioides de rescate en la Unidad de Recuperación Post Anestésica (URPA), a pesar de que no recibieron dosis mayores de fentanilo intraoperatorio que el grupo control. Los autores creen que administrar el opiáceo en el momento indicado por los valores del índice NOL® pudo haber ayudado a controlar mejor el dolor postoperatorio.

Por otro lado, según dos metaanálisis, en los pacientes con monitorización de la nocicepción el consumo de opioides intraoperatorios es significativamente menor, el tiempo de extubación significativamente más corto y la incidencia de náuseas y vómitos significativamente más baja que en pacientes con manejo convencional, sin diferencias significativas en el dolor postoperatorio, a pesar de haber recibido menores dosis de opiáceos que los pacientes del grupo control. Concluyen que la monitorización de la nocicepción reduce el consumo intraoperatorio de opioides y parece ser una estrategia recomendable para guiar la analgesia intraoperatoria.

Otro reciente metaanálisis concluye que la monitorización intraoperatoria con el índice NOL® reduce la intensidad del dolor y el consumo de opioides postoperatorios de manera estadísticamente significativa, pero que esto no tiene relevancia clínica, ya que no hay evidencia de que se reduzcan las náuseas y vómitos ni la duración de su estancia en la URPA.

Hay trabajos que han objetivado una disminución significativa de los eventos de hipotensión arterial y de los requerimientos de vasoactivos en el grupo monitorizado con el índice NOL® respecto al grupo de manejo convencional, atribuible a la reducción de la dosis de remifentanilo.

Por otra parte, en algunos ensayos clínicos se ha visto un consumo medio de fentanilo similar o mayor en el grupo monitorizado con el índice NOL® comparado con el grupo control. Sin embargo, se ha visto una mayor variabilidad de dosis de fentanilo entre pacientes en el grupo monitorizado con el índice NOL®, y un menor consumo de morfina en el postoperatorio respecto a los pacientes del grupo control, sin diferencias en el tiempo de extubación. Esto sugiere una dosificación más individualizada del opiáceo monitorizando con el índice NOL®, que no siempre resulta en disminución de la dosis, sino en administrar a cada paciente lo que necesita.

Por otro lado, recientemente se ha publicado un metaanálisis, que incluye 519 pacientes, que no encuentra evidencia que apoye la reducción del consumo intraoperatorio de opioides en los pacientes monitorizados con el índice NOL.

◢ UTILIDADES ESPECIALES DEL ÍNDICE NOL®

El índice NOL® puede ser especialmente útil en ciertos casos:

1. **Situaciones que requieren una titulación cuidadosa de opioides:**
   - Paciente frágil.
   - Cirugía larga y dolorosa.
   - Paciente con consumo crónico de opioides.
   - Paciente obeso:
     - La dosificación de opiáceos es más difícil, con riesgo de supra o infradosificación.
     - Tienen mayor riesgo de depresión respiratoria por opioides.
     - Tienen mayor riesgo de efectos deletéreos por una analgesia insuficiente: atelectasias, shunt, etc.
2. **Paciente en tratamiento crónico con betabloqueantes:**
   Es más difícil detectar un aumento de nocicepción guiándonos por la hemodinamia en estos pacientes, ya que los betabloqueantes inhiben la taquicardia y la hipertensión arterial. Por otro lado, la frecuencia cardíaca y su variabilidad (influenciados

por los betabloqueantes) son dos parámetros integrados en el índice NOL®. Para ver si es un monitor fiable en estos casos, se hizo un estudio de cohortes comparando los valores del índice NOL® en un grupo de pacientes bajo tratamiento crónico con betabloqueantes y en un grupo control. Se vio que la sensibilidad y especificidad del índice NOL® para detectar un estímulo nocivo bajo anestesia general fueron similares en ambos grupos, y mejores que las de la frecuencia cardíaca y el índice biespectral. Concluyen que el índice NOL® es un indicador fiable en pacientes que toman betabloqueantes de forma crónica.

◢ LIMITACIONES DEL ÍNDICE NOL®

Aún no es posible generalizar el uso del índice NOL® a toda la práctica clínica. Las principales limitaciones actuales son:

1. **Situaciones que pueden dificultar la captación del sensor:**
   - Paciente con alteración de la perfusión distal.
   - Fibrilación auricular: faltan estudios.
   - Cambios bruscos en la volemia: faltan estudios.
2. **Casos en los que el algoritmo no está validado:**
   - **Niños:** falta investigación en población pediátrica.
     Se ha hecho un pequeño estudio prospectivo con 30 niños de 5 a 12 años anestesiados con sevoflurano y alfentanilo, a los que antes de la incisión quirúrgica se les realizaron

estimulaciones tetánicas estandarizadas de diferentes intensidades (10–30–60 mA) y se evaluaron las variaciones del índice NOL®, la frecuencia cardíaca y la presión arterial. El índice NOL® aumentó después de las estimulaciones, se vio influenciado por la intensidad de las mismas, disminuyó al parar de estimular y fue más sensible para detectar estos estímulos que los cambios hemodinámicos. Este pequeño estudio de validación concluye que el NOL permitió una evaluación cuantitativa de la nocicepción en niños, y sienta las bases para futuras investigaciones en población pediátrica.

- **Paciente consciente, sedado o en ventilación no controlada:** faltan estudios.

En 2021 se hizo un estudio de cohortes prospectivo con 54 pacientes ingresados en la unidad de cuidados intensivos después de una cirugía cardíaca que podían informar de su dolor. Se obtuvieron los valores de índice NOL® antes y durante un procedimiento no nociceptivo (inflado del manguito de presión arterial no invasiva), y antes, durante y después de un procedimiento nociceptivo (retirada del tubo torácico). El índice NOL® se asoció con la intensidad del dolor y la incomodidad auto informadas con un rendimiento moderado (sensibilidad y especificidad que oscilaron entre el 61% y el 85%). Se requieren más pruebas de validación del índice NOL® en una muestra heterogénea de pacientes críticos.

En 2024 se publicó un estudio observacional de cohortes prospectivo con 18 pacientes ingresados en una unidad de cuidados intensivos médica que requerían sedación comparando el índice NOL® con los signos clínicos tradicionales (frecuencia cardiaca y presión arterial) para evaluar la nocicepción. Se dividió a los pacientes en dos subgrupos: aquellos que no requerían relajación neuromuscular (y por ende requerían una sedación moderada) y los que sí requerían relajación (y por ende una sedación profunda). Se evaluaron los cambios en el índice NOL® y en el índice biespectral (BIS) en ambos grupos en respuesta a varios estímulos nociceptivos. Se observó que el índice NOL detectó el estímulo nociceptivo en ambos grupos, mientras que los signos clínicos tradicionales solo lo hicieron en el grupo que no recibió relajante neuromuscular. Los autores concluyen que el índice NOL® emerge como un dispositivo prometedor para la evaluación del dolor en el entorno de los cuidados críticos, y que su investigación confirma la distinción entre sedación y analgesia, destacando la necesidad de instrumentos de monitorización distintos para evaluarlas con precisión.

3. **Uso de fármacos que modifiquen el tono simpático (vasoactivos):** Se ha visto que los bolus de vasoactivos suben los valores del índice NOL®

momentáneamente, pero con poca relevancia clínica y aparentemente poca influencia en la interpretación de los valores del índice NOL®. Faltan estudios en paciente con perfusión de vasoactivos.

4. **Anestesia multimodal:** faltan estudios.

5. **Faltan estudios de coste/efectividad,** aunque se han hecho estimaciones que dicen que el uso del índice NOL® puede disminuir la dosis de opiáceos como el remifentanilo, y con ello reducir la hipotensión arterial y, probablemente, complicaciones como el fallo renal agudo o MINS (injuria miocárdica asociada a cirugía no cardíaca). Secundariamente se reducirían los días de ingreso y el gasto hospitalario según esta estimación.

▲ CONCLUSIONES

Podemos concluir que, aunque falta evidencia científica sobre la utilidad de generalizar el uso del índice NOL®, es una herramienta que tiene los siguientes objetivos:

- **Ajustar** los requerimientos analgésicos a cada paciente.
- Seleccionar el **momento óptimo** para administrar la analgesia.
- Mejorar la **hemodinamia** al ajustar la dosis.
- Reducir las **complicaciones.**
- Mejorar el **dolor postoperatorio.**

▲ BIBLIOGRAFÍA

1. Bergeron C, Brulotte V, Pelen F, Clairoix A, Bélanger M-E, Issa R et al. Impact of chronic treatment by β1–adrenergic antagonists on Nociceptive-Level (NOL) index variation after a standardized noxious stimulus under general anesthesia: a cohort study. J Clin Monit Comput 36, 109-120 (2022). https://doi.org/10.1007/s10877-020-00626-4.

2. Bonvecchio E, Vailati D, Mura FD, Marino G. Nociception level index variations in ICU: curarized vs non-curarized patients - a pilot study. J Anesth Analg Crit Care. 2024 Aug 20;4(1):57. doi: 10.1186/s44158-024-00193-z. PMID: 39164731; PMCID: PMC11337812.

3. Bornemann-Cimenti H, Lang-Illievich K, Kovalevska K, Brenna CTA, Klivinyi C. Effect of nociception level index-guided intra-operative analgesia on early postoperative pain and opioid consumption: a systematic review and meta-analysis. Anaesthesia. 2023 Dec;78(12):1493-1501. doi: 10.1111/anae.16148. Epub 2023 Oct 21. PMID: 37864430.

4. Chemam S, Cailliau E, Bert D, Tavernier B, Constant I, Sabourdin N. Nociception level response to calibrated stimulations in children: First assessment of the nociception level index in pediatric anesthesia. Anaesth Crit Care Pain Med. 2023 Jun;42(3):101207. doi: 10.1016/j.accpm.2023.101207. Epub 2023 Mar 1. PMID: 36863410.

5. Emery N. Brown, Kara J. Pavone, BS, BSN, RN, and Marusa Naranjo. Multimodal General Anesthesia: Theory and Practice. Anesthesia & Analgesia. 2018 Nov 127(5):1246-1258. doi:10.1213/ANE.0000000000003668.; PMID: 30252709; PMCID: PMC6203428.

6. Gélinas C, Shahiri T S, Richard-Lalonde M, Laporta D, Morin JF, Boitor M, et al. Exploration of a Multi-Parameter Technology for Pain Assessment in Postoperative Patients After Cardiac Surgery in the Intensive Care Unit: The Nociception Level Index (NOL)TM. J Pain Res. 2021 Dec 7;14:3723-3731. doi: 10.2147/JPR.S332845. PMID: 34908870; PMCID: PMC8665877.

7. Ghiyasinasab M, Morisson L, Laferrière-Langlois P, Geraldo-Demers MA, Gélinas C, Nadeau-Vallée M, Verdonck O, Lahrichi N, Richebé P. Identification of the intraoperative antinociceptive effect of intravenous fentanyl using the Nociception Level (NOL) index versus clinical parameters in patients undergoing gynecological laparoscopic surgery: A secondary analysis of the NOLGYN study. Anaesth Crit Care Pain Med. 2022 Aug;41(4):101102. doi: 10.1016/j.accpm.2022.101102. Epub 2022 May 25. PMID: 35643392.

8. Jiao B, Chen M, Wang W, Chen C. The opioid-sparing effect of nociception level (NOL) index monitoring for adult patients undergoing surgery: A systematic review and meta-analysis. Asian J Surg. 2023 Apr;46(4):1731–1732. doi: 10.1016/j.asjsur.2022.09.146. Epub 2022 Oct 22. PMID: 36280487.

9. Ma D, Ma J, Chen H, Mu D, Kong H, Yu L. Nociception monitors vs. standard practice for titration of opioid administration in general anesthesia: A meta-analysis of randomized controlled trials. Front Med (Lausanne). 2022 Aug 25;9:963185. doi: 10.3389/fmed.2022.963185. PMID: 36091708; PMCID: PMC9454957.

10. Martinez-Vazquez P, Jensen EW. Different perspectives for monitoring nociception during general anesthesia. Korean J Anesthesiol. 2022 Apr;75(2):112–123. doi:10.4097/kja.22002. Epub 2022 Feb 17. PMID: 35172074; PMCID: PMC8980281.

11. Meijer FS, Martini CH, Broens S, Boon M, Niesters M, Aarts L, et al. Nociception-guided versus Standard Care during Remifentanil-Propofol Anesthesia: A Randomized Controlled Trial. Anesthesiology. 2019 May;130(5):745–755. doi:10.1097/ALN.0000000000002634. PMID: 30829658.

12. Meijer F, Honing M, Roor T, Toet S, Calis P, Olofsen E, et al. Reduced postoperative pain using Nociception Level-guided fentanyl dosing during sevoflurane anaesthesia: a randomised controlled trial. Br J Anaesth. 2020 Dec;125(6):1070–1078. doi:10.1016/j.bja.2020.07.057. Epub 2020 Sep 17. PMID: 32950246; PMCID: PMC7771114.

13. Raft J, Coulombe MA, Renaud-Roy E, Tanoubi I, Verdonck O, Fortier LP et al. Impact of intravenous phenylephrine bolus administration on the nociceptive level index (NOL). J Clin Monit Comput. 2020 Oct;34(5):1079–1086. doi: 10.1007/s10877-019-00393-x. Epub 2019 Oct 9. PMID: 31598823.

14. Ruetzler K, Montalvo M, Bakal O, Essber H, Rössler J, Mascha EJ et al Nociception Level Index-Guided Intraoperative Analgesia for Improved Postoperative Recovery: A Randomized Trial. Anesth Analg. 2023 Apr 1;136(4):761–771. doi: 10.1213/ANE.0000000000006351. Epub 2023 Jan 20. PMID: 36727855.

15. Saunders R, Weissbord R. Ppm3 Cost-benefit of personalizing intraoperative pain management. Value in Health, Volume 23, Supplement 1, S326, May 2020.

16. Shanthanna H, Uppal V, Joshi GP. Intraoperative Nociception Monitoring. Anesthesiol Clin. 2021 Sep;39(3):493–506. doi: 10.1016/j.anclin.2021.03.008. Epub 2021 Jul 12. PMID: 34392881.

17. Sharma S, Arora L. Anesthesia for the Morbidly Obese Patient. Anesthesiol Clin. 2020 Mar;38(1):197–212. doi: 10.1016/j.anclin.2019.10.008. Epub 2020 Jan 2. PMID: 32008653.

18. Sogut MS, Kalyoncu I, Karakaya MA, Manici M, Darçin K. Does Nociception Level Index-Guided Opioid Administration Reduce Intraoperative Opioid Consumption? A Systematic Review and Meta-Analysis. Anesth Analg. 2024 Nov 1;139(5):978–985. doi: 10.1213/ANE.0000000000007180. Epub 2024 Aug 2. PMID: 39093819.

19. Van der Wal I, Meijer F, Fuica R, Silman Z, Boon M, Martini C et al. Intraoperative use of the machine learning-derived nociception level monitor results in less pain in the first 90 min after surgery. Front Pain Res (Lausanne). 2023 Jan 9;3:1086862. doi: 10.3389/fpain.2022.1086862. PMID: 36700141; PMCID: PMC9869062.

Pupilometría automatizada en el ámbito de la anestesiología y reanimación

Maria Vall Naves, Anna Recasens Garcia, Esther Vilà Barriuso

◢ INTRODUCCIÓN A LOS FUNDAMENTOS FISIOLÓGICOS DE LA PUPILOMETRÍA Y APLICACIÓN EN MONITORIZACIÓN

El **reflejo fotomotor pupilar** se utiliza de forma habitual para explorar la disfunción del tronco encefálico. Este reflejo se inicia en la retina con la detección del estímulo luminoso por los bastones y conos (receptores) y posteriormente se transmite a través del nervio óptico hasta llegar al núcleo parasimpático de Edinger-Westphal en el área pretectal. En este núcleo se hace la sinapsis con el nervio oculomotor que posteriormente activa el ganglio ciliar, dando finalmente la constricción del iris a través de los nervios ciliares cortos. Este último estímulo nervioso se transmite a través de receptores muscarínicos que por lo tanto se pueden ver afectados por múltiples fármacos. El núcleo Edinger-Westphal está dentro de la formación reticular mesencefálica que debe estar indemne para que exista un estado de conciencia. Asi mismo, se debe destacar que el estímulo que se transmite a través del nervio óptico también cruza al lado contralateral en el quiasma óptico para producir los reflejos consensuales.

La **vía eferente** del circuito tiene un recorrido tortuoso que sale de la protuberancia del tronco encefálico, pasa por el seno cavernoso y finalmente entra en la órbita ocular. Durante este recorrido, el nervio oculomotor puede verse comprimido por aneurismas, tumores, trombos o edema cerebral. También es importante destacar que las fibras más externas del III par craneal (oculomotor) son las parasimpáticas y las más internas son las somáticas motoras. Por lo que cualquier compresión extrínseca dará clínica inicialmente de su porción parasimpática, afectando el reflejo fotomotor.

Tras repasar la fisiología básica del reflejo fotomotor, se puede entender cómo funciona la pupilometría automatizada. La **pupilometría** consiste en un dispositivo que estandariza la intensidad lumínica, la distancia del ojo y la duración del estímulo lumínico, dando un resultado cuantitativo y altamente reproducible de la respuesta pupilar.

Para mejorar sus resultados, se debería medir a oscuras para evitar interferencias con la luz ambiental. Actualmente, existen dos aparatos de pupilometría en el mercado: el NPi-200 de Neuroptics© y el de Neurolight Algiscan©. El pupilómetro es un dispositivo portátil con una cámara que puede emitir luz infrarroja (que no estimula a los receptores de la retina) y luz visible (que sí que estimula la retina). A partir de ambos estímulos se miden los siguientes parámetros: el tamaño pupilar máximo y mínimo, la latencia de la constricción (Lat), la velocidad (CV), el porcentage (CH) y la velocidad de dilatación (DV). Aunque se ha estudiado individualmente cada uno de los parámetros, parece que el consenso científico recomendaría basar la interpretación de varios parámetros en conjunto. El pupilómetro de NeuroOptics © resume todos estos valores en el NPi (neurological pupil index) que tiene un rango de 0–5, siendo la normalidad =/>3.

Las limitaciones de la pupilometría a nivel clínico incluyen: la presencia de lesiones en las vías ópticas previas a la valoración, otras patologías tanto oculares como sistémicas que pueden afectar al reflejo fotomotor, posible interferencia de agentes anestésicos y opioides (aunque es más fiable que la valoración subjetiva en pupilas mióticas o pequeñas), costes asociados al material y que no existe un valor umbral para la predicción de los eventos clínicos.

Por último, la pupilometría también sirve para valorar la dilatación pupilar. El reflejo fotomotor activa la contracción pupilar a través de la contracción del músculo esfínter de la pupila, dando miosis. Pero también existe otro músculo que determina el tamaño pupilar y que es antagonista al esfínter: el músculo dilatador de la pupila. El músculo dilatador de la pupila se inerva por el sistema simpático a través de los nervios ciliares largos que provienen del ganglio simpático cervical. El estímulo simpático se origina en el hipotálamo y hace sinapsis a nivel con las neuronas preganglionares en C8–T1; estas a su vez transmiten el impulso nervioso a los nervios postganglionares llamados ciliares largos. Estos últimos liberan noradrenalina para activar los receptores alfa-1 y provocar dilatación pupilar mediante la contracción del músculo dilatador de la pupila.

En general, el músculo esfínter de la pupila tiene un tono mayor que el dilatador de la pupila y por lo tanto la pupila tiende naturalmente a la constricción. Existen varias situaciones donde predomina la dilatación pupilar como pueden ser el periodo de recuperación tras retirada de un estímulo luminoso, la adaptación a la oscuridad y tras un estímulo que provoca una respuesta simpática (como puede ser el dolor). La pupilometría por lo tanto también se puede utilizar como monitor para la nocicepción, dado que el dolor agudo provoca midriasis mediante un aumento del tono simpático y una inhibición del núcleo de Edinger-Westphal (disminuye el tono parasimpático de la pupila). Para detectar esta dilatación pupilar en el estudio de la nocicepción, se utiliza únicamente la luz infrarroja del pupilómetro y se mide la dilatación tras un estímulo eléctrico tetánico estandarizado en la piel.

◢ APLICACIONES DE LA PUPILOMETRÍA EN EL PERIODO PERIOPERATORIO

Introducción

La anestesia general se define como un estado reversible inducido farmacológicamente que incluye hipnosis, analgesia y relajación neuromuscular. En las últimas décadas se han producido avances tecnológicos que nos permiten realizar una monitorización fiable y validada de la hipnosis (evaluada con índice biespectral [BIS] o EEG procesado) y de la relajación neuromuscular (monitorización mediante neuroestimulación y acelerometría). Sin embargo, actualmente no existe un estándar validado y de uso extendido para monitorizar el grado de analgesia en tiempo real durante la anestesia general.

Tradicionalmente, el manejo de la nocicepción intraoperatoria se ha basado en parámetros fisiológicos indirectos, como el incremento de la frecuencia cardíaca o de la presión arterial. Estas variables, no obstante, son inespecíficas y pueden estar influenciadas por múltiples factores (hipovolemia, profundidad anestésica, efecto de vasopresores, etc.). En la práctica clínica habitual, la titulación de opioides sigue basándose en estas variables indirectas a pesar de **no tener una buena correlación con el estado nociceptivo real,** lo que puede conducir a sobredosificación o infradosificación de analgésicos, con todas las implicaciones clínicas que esto conlleva.

En este contexto, se han investigado otras respuestas neurofisiológicas más específicas al estímulo nociceptivo. Tal y como se ha desarrollado en el apartado previo, una de las más estudiadas y que dispone de evidencia que justifica su uso es el **reflejo de dilatación pupilar (PDR)** así como el índice cuantitativo derivado conocido como **Pupillary Pain Index (PPI).**

Pupilometría en el intraoperatorio

Desde los años 90, múltiples estudios han documentado la aplicabilidad de la pupilometría infrarroja en escenarios quirúrgicos. La gran mayoría se han desarrollado en cirugía mayor (abdominal, ginecológica, ortopédica y cardíaca) con el objetivo de analizar la nocicepción intraoperatoria, proponer protocolos de ajuste de dosis de opioides u otros analgésicos utilizados y menos frecuentemente, evaluar el impacto de su uso en el período postoperatorio inmediato.

El PDR (reflejo de dilatación pupilar), que integra la respuesta simpática al dolor y su procesamiento por estructuras a nivel central, se mantiene bajo anestesia general independientemente de la hipnosis y el bloqueo neuromuscular. A pesar de que los opioides tienen efecto miótico sobre las pupilas y causan cierto grado de atenuación del reflejo fotomotor, se ha demostrado que **el PDR permanece presente y cuantificable durante la anestesia general.**

En un estudio prospectivo realizado por Guglielminotti et al, la amplitud del PDR superó a la frecuencia cardíaca y al BIS como predictor de respuesta motora al estímulo quirúrgico en pacientes bajo anestesia general con propofol y remi-

TABLA I. Resumen de la significación clínica del PPI y su correlación con el nivel de opioide

VALOR DE PPI	GRADO DE ANALGESIA	ACCIÓN SOBRE LA DOSIS DE OPIOIDE
≤3	Profunda	Mantener / Valorar reducir si PPI se mantiene muy bajo de forma sostenida
4-6	Moderada	Mantener, valorar tendencia, puede requerir ajuste en las siguientes tomas
≥7	Insuficiente	Aumentar

fentanilo. Además, se evidenció una relación inversa entre la amplitud del PDR y la concentración plasmática estimada de remifentanilo. Estos hallazgos sugieren que el PDR puede reflejar de forma confiable el estado analgésico del paciente, incluso por encima de variables hemodinámicas o de monitorización neurológica estándar.

En el apartado previo se ha desarrollado el funcionamiento técnico de la pupilometría infrarroja como monitor nociceptivo. A modo de resumen, el uso de estímulos eléctricos tetánicos permite cuantificar el PDR. A partir de este valor, y mediante la aplicación de estímulos de intensidad creciente (10–60mA) se obtiene un índice denominado PPI (desarrollado por la empresa IDMED). El PPI es una escala numérica con valores comprendidos entre el 1 y el 9 derivada del cambio porcentual en el diámetro pupilar ante estos estímulos eléctricos progresivos. La medición del PDR/PPI es rápida (≈10–15 s), no invasiva y puede repetirse durante todo el procedimiento. El monitor más comúnmente utilizado es el Algiscan® (IDMED), que integra el protocolo de estimulación y medición de forma automatizada.

Durante la cirugía, la estrategia habitual consiste en establecer un nivel basal de opioide (por ejemplo, sufentanilo o remifentanilo) y modificarlo en función del PPI. La significación clínica del PPI y su correlación con el nivel de opioide se resumen en la tabla I.

Pupilometría en el periodo postoperatorio inmediato

Tras la agresión quirúrgica, la transmisión del dolor involucra mecanismos periféricos y centrales. La sensibilización nociceptiva se inicia con la liberación local de mediadores proinflamatorios –como bradicinina, histamina y prostaglandinas– que activan los nociceptores y facilitan la conducción del estímulo hacia la médula espinal y centros superiores (tálamo, sistema límbico y corteza cerebral). Este proceso puede evolucionar hacia una **sensibilización central**, asociada a mayor intensidad del dolor agudo postoperatorio y a la **cronificación del dolor**. En este contexto, una analgesia efectiva desde el periodo intraoperatorio y postoperatorio inmediato es clave para limitar la transmisión nociceptiva y sus consecuencias.

La pupilometría, aunque inicialmente desarrollada como herramienta de monitorización intraoperatoria, ha demostrado utilidad en el periodo postoperatorio inmediato, especialmente en la unidad de recuperación postanestésica (URPA). Estudios clínicos han demostrado **relación directa** entre la amplitud del PDR y el PPi inducido por estímulos controlados tras cirugía general y el dolor reportado por los pacientes mediante escalas verbales. También se ha observado relación indirecta entre la administración de morfina y el PDR, reforzando así su validez como marcador de la eficacia analgésica. Esta capacidad de cuantificar de forma objetiva el estado nociceptivo establece la pupilometría como una herramienta especialmente útil en **pacientes no comunicativos, sedados** o con **deterioro cognitivo.**

No obstante, no todos los parámetros pupilares presentan la misma utilidad clínica. Variables como el diámetro pupilar basal (PD) o el reflejo fotomotor (PLR), han mostrado resultados poco consistentes en la detección del dolor postoperatorio, posiblemente debido a la menor intensidad y carácter continuo del dolor en esta fase, así como a la interferencia de fármacos anestésicos y anticolinérgicos. Dado que la determinación del PDR/PPI mediante estimulación tetánica no puede realizarse en pacientes despiertos al ser dolorosa por sí misma, investigadores como Aissou M, et al., han propuesto el uso del **PDR o PPI inducido mediante presión controlada** en las cercanías de la herida quirúrgica como el valor ser más fiable en este tipo de pacientes. Sin embargo, se requieren estudios adicionales para validar su aplicabilidad rutinaria fuera del entorno intraoperatorio y para definir protocolos estandarizados en diferentes poblaciones clínicas.

Limitaciones y consideraciones técnicas

Para implementar el uso de la pupilometría como monitor de la nocicepción perioperatoria deben conocerse sus limitaciones:

- Disponibilidad de dispositivos específicos (p.e: AlgiScan) y conocimiento respecto su funcionamiento.
- Condiciones de medición favorables (ausencia de luz directa, estabilidad de plano anestésico).
- Contraindicación en pacientes con lesiones oculares, reflejo fotomotor abolido o trastornos pupilares de base.
- Atenuación del PDR en casos de sobredosificación de opioides.
- Aplicabilidad limitada en el período postoperatorio inmediato dada la imposibilidad de aplicar estímulos tetánicos en pacientes despiertos para determinar el PDR/PPI.

Conclusiones

La pupilometría, por tanto, constituye una herramienta útil para la valoración de la analgesia intraoperatoria. Aporta una **medición objetiva, reproducible** y **no invasiva** del componente nociceptivo.

Su aplicación en el quirófano permite ajustar la **administración de opioides de forma individualizada,** con mayor precisión que los parámetros hemodinámicos convencionales.

La implementación de la pupilometría como monitorización complementaria intraoperatoria podría **optimizar el manejo**

analgésico durante la cirugía, minimizar la sobre o infradosificación de opioides y sus efectos adversos, mejorando así los resultados clínicos en el postoperatorio inmediato.

Su uso para control del dolor agudo postoperatorio ofrece perspectivas prometedoras, pero se encuentra todavía en fase experimental.

◢ APLICACIONES DE LA PUPILOMETRÍA EN CUIDADOS CRÍTICOS

Introducción

La evaluación clínica pupilar (reflejo fotomotor, tamaño pupilar y anisocoria) es fácil, rápida y barata pero existe gran subjetividad y variabilidad de interpretación según el explorador. La exploración clínica pupilar errónea puede conllevar retrasos en el diagnóstico de complicaciones y su tratamiento o exploraciones e intervenciones innecesarias.

Detección de la hipertensión intracraneal

La aparición de anisocoria no reactiva aparece frecuentemente en emergencias neurológicas y es un signo de deterioro neurológico grave. En pacientes con lesión cerebral traumática (LCT), la hipertensión intracraneal (HTIC) puede causar herniación transtentorial del lóbulo temporal medial con dilatación ipsilateral pupilar (compresión del oculomotor o distorsión del tronco encefálico). La pupilometría automatizada seriada en pacientes inconscientes con LCT sirve para la detección temprana de lesiones del tronco encefálico que permite iniciar exploraciones complementarias y tratamiento de forma precoz. En una serie de casos publicada por Papangelou et al, los cambios en el NPi precedían al deterioro clínico por una mediana de 7.4 horas antes en un 73% de los pacientes y se recuperó la normalidad de mediana a los 43 minutos después del tratamiento. En otro estudio de cohortes del grupo de Jahns et al, se estudiaron pacientes con LCT severa y también se vió una correlación con la monitorización de la presión intracraneal: aquellos pacientes con elevación sostenida de la presión intracraneal tenían una reducción concomitante en el tiempo de los valores de NPi (monitorizados cada 6h). Además, los valores anormales de NPi eran más frecuentes en aquellos pacientes con HTIC refractaria que presentaban peor pronóstico neurológico a los 6 meses. En pacientes con hemorragias intracerebrales no traumáticas también se ha visto utilidad para la detección de HTIC. Asimismo, la pupilometría seriada también podría utilizarse para valorar la eficacia de los tratamientos administrados dado que esta presenta cambios en las tendencias tras administración de osmoterapia y de la implantación de drenajes ventriculares externos. En resumen, la pupilometría automatizada y sobretodo cuando esta se realiza de forma seriada puede predecir la aparición de HTIC en pacientes inconscientes y con lesión cerebral aguda. De hecho, puede ser comparable a otras formas de monitorización como el Doppler transcraneal y el diámetro de la papila óptica.

Valoración pronóstica tras la parada cardiorrespiratoria

La reactividad pupilar puede utilizarse como una estimación indirecta de la perfusión cerebral, siendo útil en los casos de lesión cerebral hipóxica-isquémica que ocurre durante y después de la reanimación cardiopulmonar. El tronco encefálico es relativamente resistente a los efectos de la anoxia por lo que la ausencia de reactividad pupilar bilateral tiene alta probabilidad de mal pronóstico. Las guías de cuidados post-resucitación recomiendan la pupilometría por encima de la valoración subjetiva para valorar el pronóstico de los pacientes con lesión hipóxica-isquémica cerebral después de la parada cardiorrespiratoria. En un estudio de cohortes prospectivo, se analizó la capacidad pronóstica de la pupilometría en 50 pacientes post-parada que recibían tratamiento con hipotermia inducida observando que: la pupilometría era superior a la evaluación clínica estándar para predecir pronósticos desfavorables tanto al primer como al segundo día post-parada y que la exactitud de la pupilometría era similar al electroencefalograma (EEG) o los potenciales somatosensoriales evocados (SEP). Otro estudio multicéntrico prospectivo con 456 pacientes en coma tras una parada cardíaca también demostró, no solo la superioridad de la pupilometría a la evaluación clínica convencional, sino que un valor de NPi menor o igual a 2 entre los días 1–3 post-parada predecían un pronóstico neurológico desfavorable (definido como un Cerebral Performance Category entre 3 y 5) sin falsos positivos y con una especificidad del 100% y sensibilidad del 32%.

Detección y diagnóstico de la lesión cerebral secundaria

La pupilometría tiene un gran potencial como monitor neurológico por lo que se ha empezado a utilizar para el diagnóstico precoz de la isquemia cerebral en pacientes de alto riesgo como aquellos con hemorragias subaracnoideas (HSA). Aoun et. al. encontraron que con la pupilometría existía una correlación significativa entre valores de NPi<3 y el desarrollo de isquemia cerebral tardía en 54 pacientes diagnosticados de HSA. La pupilometría se veía alterada horas antes de que la clínica de isquemia cerebral apareciera. Aún así, esta indicación de monitorización en paciente crítico es la que presenta menor grado de evidencia dado que existe una escasez de estudios pero presenta un potencial prometedor en su aplicación.

Conclusiones

La pupilometría es una técnica rápida, precisa y segura que se puede aplicar a pie de cama de los pacientes críticos. Presenta un gran potencial como técnica de monitorización y de detección temprana de lesiones cerebrales con poca variabilidad entre operadores. El NPi parece tener una alta especificidad en la valoración del pronóstico neurológico desfavorable. Sin embargo, actualmente se requiere de más estudios para llegar a implementar la pupilometría en los cuidados críticos de forma estandarizada y fiable en la toma de decisiones clínicas. Es importante remarcar que aunque parece que la pupilometría seriada puede mejorar la atención recibida por los pacientes neurocríticos, esta no ha demostrado mejorar resultados a largo plazo en la literatura científica actual.

◢ CONCLUSIONES

- Es importante conocer la fisiología pupilar para poder entender y valorar los resultados de la pupilomtría automatizada.
- La pupilometría por infrarrojos es un monitor fiable y prometedor de la nocicepción intraoperatoria, pero de momento no parece ser aplicable a la titulación de analgésicos en el postoperatorio.
- La pupilometría automatizada para la evaluación del reflejo fotomotor es un monitor prometedor para la evaluación neurológica del paciente neurocrítico. Se trata de un monitor que permite realizar evaluaciones seriadas, reproducibles y objetivas.

◢ BIBLIOGRAFÍA

1. Abad Torrent A, Rodríguez Bustamante V, Carrasco Fons N, Roca Tutusaus FJ, Blanco Vargas D, González García C. The use of pupillometry as monitoring of intraoperative analgesia in the consumption of analgesics during the first 12 hours after surgery. Rev Esp Anestesiol Reanim. 2016 May;63(5):253-60.

2. Abad-Torrent A, Sueiras-Gil A, Martínez-Vilalta M, Vallet-Fernández J, Guisasola-Rabés M. Monitoring of the intraoperative analgesia by pupillometry during laparoscopic splenectomy for splenic hydatid cyst. J Clin Anesth. 2017;36:94-7.

3. Aoun S, Stutzman S, Vo P-UN, el Ahmadieh T, Osman M, Neeley O, et al. Detection of delayed cerebral ischemia using objective pupillometry in patients with aneurysmal subarachnoid hemorrhage. J Neurosurg. 2019; 132:27-32.

4. Bartholmes F, Malewicz NM, Ebel M, Zahn PK, Meyer-Frießem CH. Pupillometric Monitoring of Nociception in Cardiac Anesthesia. Dtsch Arztebl Int. 2020;117(49):833-40.

5. Behrends M, Niemann CU, Larson MD. Infrared pupillometry to detect the light reflex during cardiopulmonary resuscitation: a case series. Resuscitation. 2012; 83:1223-8.

6. Berthoud V, Nguyen M, Appriou A, Ellouze O, Radhouani M, Constandache T, Grosjean S, Durand B, Gounot I, Bahr PA, Martin A, Nowobilski N, Bouhemad B, Guinot PG. Pupillometry pain index decreases intraoperative sufentanil administration in cardiac surgery: a prospective randomized study. Sci Rep. 2020; 10(1):21056.

7. Blandino Ortiz A, Higuera Lucas J. Utilidad de la pupilometría cuantitativa en la unidad de cuidados intensivos. Med Intensiva. 2022; 46:273-6.

8. Bower MM, Sweidan AJ, Xu JC, Stern-Neze S, Yu W, Groysman LI. Quantitative Pupillometry in the Intensive Care Unit. J Intensive Care Med. 2021;36(4):383-91.

9. Couret D, Boumaza D, Grisotto C, Triglia T, Pellegrini L, Ocquidant P, et al. Reliability of standard pupillometry practice in neurocritical care: an observational, double-blinded study. Crit Care. 2016;20(1):99.

10. Giede-Jeppe A, Sprügel MI, Huttner HB, Borutta M, Kuramatsu JB, Hoelter P, Engelhorn T, Schwab S, Koehn J. Automated pupillometry identifies abscence of intracraneal pressure elevation in intracerebral hemorrhage patients. Neurocrit Care 2021; 35: 210-20.

11. Jahns FP, Messerer M, Daniel RT, Taccone FS, Eckert P, Oddo M. Quantitative pupillometry for the monitoring of intracraneal hypertension in patients with severe traumatic brain injury. Crit Care. 2019; 23:155.

12. Krafthöfer J, Fabig SC, Baron R, Gierthmühlen J. Pupillometry as a Potential Objective Measurement of Pain Assessment in Healthy Volunteers. J Pain Res. 2024; 17:2037-42.

13. Nolan JP, Sandroni C, Bottiger BW, Cariou A, Cronberg T, Friberg H, Genbrugge C, Haywood K, Lilja G, Moulaert VRM, Nikolaou N, Olasveengen TM, Skrifvars MB, Taccone F. European Resuscitation council and European Society of Intensive Care Medicine guidelines 2021: postresuscitation care. Intensive Care Med. 2021; 47:369-421.

14. Oddo M, Sandroni C, Citerio G, Miroz J, Horn J, Rundgren M, et al. Quantitative versus standard pupillary light reflex for early prognostication in

comatose cardiac arrest patients: an international prospective multicenter double-blinded study. Intensive Care Med. 2018; 44:2102–11.

15. Packiasabapathy S, Rangasamy V, Sadhasivam S. Pupillometry in perioperative medicine: a narrative review. Can J Anaesth. 2021 Apr;68(4):566–78.

16. Papangelou A, Zink EK, Chang WW, Frattalone A, Gergen D, Gottschalk A, Geocadin RG. Automated pupillometry and detection of clinical transtentorial brain herniation: a case series. Mil Med. 2018; 183: e113–e121.

17. Rivera-García A, Sánchez-Vergara J. Pupilometría por infrarrojos para el monitoreo de la analgesia transoperatoria en pacientes bajo anestesia general. Acta médica grupo ángeles. 2016; 14 (2): 69–76.

18. Sandori C, Citero G, Taccone F.S. Automated pupillometry in intensive care. Intensive Care Med. 2022; 48:1467–70.

19. Sandroni C, D'Arrigo S, Cacciola S, Hoedemaekers CWE, Kamps MJA, Oddo M, Taccone FS, Di Rocco A, Meijer FJA, Westhall E, Antonelli M, Soar J, Nolan JP, Cronberg T. Prediction of poor neurological outcome in comatose survivors of cardiac arrest: a systematic reviw. Intensive Care Med. 2020; 46: 1803–51.

20. Suys T, Bouzat P, Marques-Vidal P, Sala N, Payen J, Rossetti A, et al. Automated quantitative pupillometry for the prognostication of coma after cardiac arrest. Neurocrit Care. 2014; 21:300–8.

21. Taylor WR, Chen JW, Meltzer H, Gennarelli TA, Kelbch C, Knowlton S, et al. Quantitative pupillometry, a new technology: Normative data and preliminary observations in patients with acute head injury. J Neurosurg. 2003; 98:205–13.

22. Peluso L,Oddo M, Sandroni C, Citerio G, Taccone FS. Early neurological pupil index to predict outcome after cardiac arrest. Intensive Care Med. 2022; 48:496–7.

Seguridad en el quirófano: el rol de la monitorización neurofisiológica

Alba León Jorba, Delia Paola Ceballos Sáenz, Gonzalo Fernández-Rizzoli

◢ INTRODUCCIÓN

La monitorización neurofisiológica intraoperatoria multimodal (MNIOm) actúa como un sustituto en tiempo real del examen neurológico de los pacientes sometidos a una cirugía bajo anestesia general en la que está en riesgo la integridad del sistema nerviosoHa demostrado mejorar la calidad, seguridad y eficiencia en las cirugías, especialmente en las neuroquirúrgicas de alto riesgo (columna, médula espinal, cerebro y nervios periféricos).

La MNIOm consiste en la aplicación de diferentes técnicas neurofisiológicas utilizadas para monitorizar la integridad funcional del sistema nervioso durante una intervención quirúrgica.

Los objetivos principales son:
- Detectar cualquier daño neurológico inminente tan pronto como sea posible y en periodo reversible mediante un cambio en la actitud quirúrgica.
- Reducir el riesgo de que aparezca un déficit neurológico permanente postquirúrgico.
- Documentar el momento y la maniobra causante del daño neurológico

con la finalidad de mejorar la técnica quirúrgica.
- Confirmar que la estrategia quirúrgica es adecuada, permitiendo en algunos casos mejorar los resultados a largo plazo.

La calidad de la MNIOm puede afectarse significativa-mente por varios factores modificables, como temperatura central del paciente, presión arterial sistémica, y la profundidad y tipo de anestesia general. El papel del anestesiólogo en la identificación y corrección de los factores de riesgo modificables es primordial para la prevención de lesiones neurológicas y la optimización de resultados neurológicos.

◢ TÉCNICAS NEUROFISIOLÓGICAS APLICADAS EN LA MONITORIZACIÓN NEUROFISIOLÓGICA INTRAOPERATORIA MULTIMODAL

Las principales técnicas neurofisiológicas utilizadas para la realización de MNIOm se dividen en técnicas de monitorización y técnicas de mapeo. Las técnicas de monitorización permiten el registro de las respuestas neurofisiológicas de forma continua, sin necesidad de la intervención del cirujano, durante toda la cirugía y las de mapeo permiten la identificación, localización y evaluación funcional puntual de una estructura nerviosa.

El análisis e interpretación de los registros neurofisiológicos está basado en la cuantificación de tres parámetros principales: la amplitud de la señal (medida desde el pico más alto, al pico más bajo de la respuesta), la latencia o tiempo desde el estímulo hasta el inicio de la respuesta y la morfología de la señal. A continuación se detallan algunas de las técnicas más utilizadas.

Técnicas de monitorización

Potenciales evocados somatosensoriales (PESS): Valoran la función de la vía somestésica tras la estimulación eléctrica de un nervio periférico y registrando la respuesta en diferentes puntos a lo largo de la vía (nervio, plexo, cordones posteriores de la médula espinal y corteza sensitiva cerebral). Requieren promediación de la respuesta.

Potenciales evocados visuales (PEV): Respuestas registradas en áreas occipitales cerebrales tras un estímulo ocular que proporcionan una evaluación funcional objetiva de la vía óptica. Son útiles para detectar lesiones del nervio óptico en cirugías de la glándula pituitaria, cirugía de base de cráneo o cirugía vascular.

Potenciales evocados auditivos del tronco cerebral (PEATC): Registran los cambios producidos en el nervio auditivo y tronco encefálico en respuesta a un estímulo auditivo. Valoran la vía auditiva hasta el mesencéfalo.

Electroencefalograma (EEG): Registra la actividad eléctrica cerebral mediante electrodos transcraneales o situados directamente sobre la corteza cerebral (electrocorticografía). El EEG permite la detección precoz de isquemia cerebral cortical en cirugía carotídea y cardíaca. En cirugía supratentorial con estimulación cortical y cirugía de epilepsia permite la detección de actividad epileptiforme y crisis comiciales. Es una técnica de monitorización en tiempo real.

Potenciales evocados motores transcraneales (PEMtc): Son respuestas registradas a nivel de diferentes músculos de las extremidades (PEM musculares), musculatura craneal (PEM corticobulbares) o a nivel epidural (onda D) tras estimulación eléctrica transcraneal (EET). Permiten el estudio de la vía piramidal, tanto del tracto corticoespinal como del tracto corticobulbar. Las respuestas son un poco variables y son muy sensibles a la anestesia.

Potenciales evocados motores tras estimulación directa cortical (PEMdc): Son respuestas registradas a nivel muscular tras estimulación directa sobre la corteza motora con una tira de electrodos colocada a nivel epidural o subdural. Permiten detectar lesión directa o por isquemia de la corteza motora y vías subcorticales motoras en la cirugía supratentorial.

Electromiografía (EMG): Registro continuo de la actividad eléctrica muscular espontánea producida en los músculos por irritación de las raíces y/o nervios que los inervan. Cuando una estructura nerviosa es irritada por diferentes maniobras como manipulación, irrigación, compresión o tracción se pueden registrar descargas de potenciales de unidad motora en los músculos inervados por ella.

Reflejo bulbocavernoso y anal: Se realiza mediante la estimulación del nervio clitoriano en la mujer y dorsal del pene en el hombre y registro en el músculo bulbocavernoso o esfínter anal externo. Evalúa las raíces sacras involucradas en la micción, defecación y la erección.

Técnicas de mapeo

Electromiografía estimulada: Estimulación eléctrica en un tracto nervioso y registro de la respuesta en el músculo tributario. También se puede realizar estimulación de tornillos pediculares.

Mapeo cortical y subcortical de áreas elocuentes: Estimulación de un área elocuente cerebral cortical o a nivel subcortical para su identificación y localización.

◢ FACTORES NO FARMACOLÓGICOS QUE AFECTAN LA MNIOM

Cambios hemodinámicos: flujo sanguíneo y presión arterial. Pueden afectar la calidad de los registros. Se recomienda que la presión arterial media promedio se mantenga en 70mmHg. Es crítico cuando es demasiado baja para mantener una presión de perfusión cerebral adecuada, deteriorando tanto el EEG, los PESS y PEM.

Cambios ventilatorios: hipoxemia. Una hipoxemia moderada normalmente no altera los PESS, pero si es grave y progresiva (≤48mmHg) se asocia a disminución de su amplitud y aumento de latencia

hasta que se pierden por completo. Los PEM no se ven tan afectados hasta que la PaO_2 alcanza niveles asociados a metabolismo anaeróbico láctico.

Presión intracraneal: El aumento de la presión conduce a una reducción de la amplitud y aumento de la latencia de PESS corticales y PEM transcraneales.

Temperatura: La hipotermia de 35°C central y periférica aumenta la latencia de los PESS en un tiempo de conducción aumentado en 10–20%. Esto puede ser reversible después de 30 minutos de recalentamiento. La irrigación de la médula espinal y tronco encefálico con solución salina fría causa alteraciones en las respuestas evocadas. Con temperaturas muy bajas (≤22°C) las respuestas evocadas desaparecen.

◢ FACTORES FARMACOLÓGICOS QUE AFECTAN LA MNIOM

La anestesia general tiene influencia depresora sobre la neurotransmisión y las respuestas evocadas como se describen en la tabla 1 y como se observa en la figura 1.

Para proporcionar una correcta interpretación de los cambios en las respuestas neurofisiológicas, se detallan los puntos clave en relación al uso de los diferentes anestésicos:

- Evitar halogenados.
- Usar TIVA de elección: Propofol + Opioide con perfusión continua.
- Evitar administrar bolus de medicamentos.
- Evitar bloqueante neuromuscular. Usarlo únicamente durante la fase de intubación.

TABLA I. Principales fármacos y sus efectos directos en las técnicas de MNIOm.			
FÁRMACO	**RECOMENDACIONES**	**PEM**	**PESS**
Sevofluorano / Desfluorano	No son de elección, si se usan debe supervisarse la profundidad anestésica	↓↓	↓
Óxido nitroso	No se recomienda su uso	↓↓	↓
Propofol	De elección en MNIOm. Los niveles de hipnosis y bloqueo neuromuscular se deben mantener en niveles constantes	↓	↓
Etomidato	Dosis <0.3 m/kg amplifican la respuesta de los PESS. La infusión de 0.5 a 1 mg/ml se puede aplicar en respuestas de PEM muy deterioradas	↑	↑
Ketamina	Amplifica las respuestas de los PEM y PESS	↑	↑
Dexmedetomidina	Infusión de 0.6–0.5 µg/kg por 10 minutos, seguido de 0.6–0.5 µg/kg/h como coadyuvante en TIVA Propofol/remifentanilo, no alteran significativamente el registro de PEM y PESS	-	-
Benzodiacepinas y barbitúricos	Gran depresión de PEM y PESS dosis-dependiente. No se recomienda su uso	↓↓	↓↓
Bloqueantes neuromusculares	Importante afectación de PEM miogénicos (onda-M) y EMG continua, con escaso efecto sobre PESS, onda D de PEM, PEATC, PEV y EMG evocada. Es preferible no utilizarlos. Si es preciso su uso, el bloqueo se debe monitorizar de forma precisa y efectiva	↓↓	+/-
Sugammadex	Reversor de elección para el bloqueo neuromuscular	-	-
Remifentanilo	Puede ser usado a altas dosis con poca afectación de la MNIOm	↓	↓
Fentanilo	Puede ser usado, con poca afectación de la MINOm	↓	↓

◢ COMPLICACIONES DE LA MNIOM

Las complicaciones descritas están en relación con la aplicación de PEM.

Mordeduras orales: Incidencia de 0,13-0,69% por la contracción de los músculos maseteros durante la estimulación. Es imprescindible el uso de mordedores de protección.

Lesiones en campo quirúrgico por el movimiento del paciente tras estimulación eléctrica: La contracción de la musculatura axial y de extremidades puede causar lesiones de estructuras vitales cercanas a la zona quirúrgica. Es fundamental una buena comunicación con el equipo quirúrgico.

Crisis epilépticas: Su incidencia es del 5-20%, siendo más frecuente tras un estímulo cortical directo. Suelen ser autolimitadas al cesar el estímulo eléctrico, en caso contrario el tratamiento debe ser precoz aumentado la perfusión de propofol o administrando anticonvulsivantes.

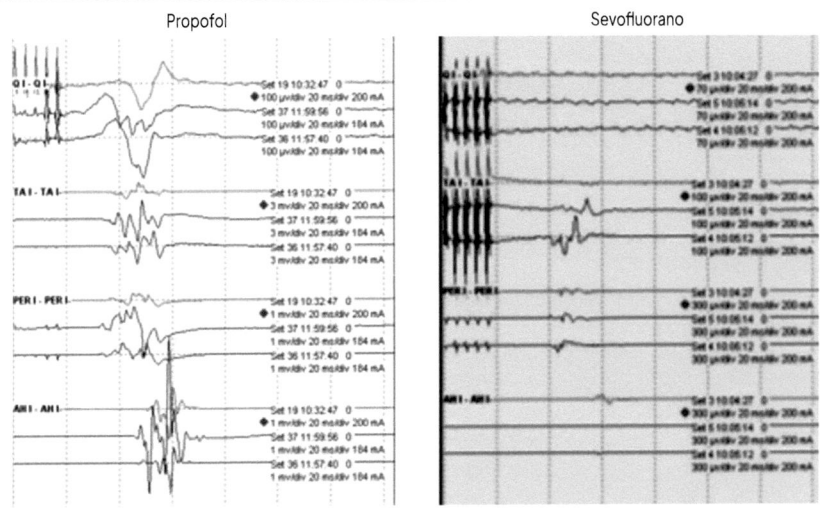

FIGURA 1. Diferencias de respuestas de PEM entre Propofol vs Sevofluorano. Se observa disminución generalizada de la amplitud de las respuestas con incluso pérdida de las mismas por el fármaco

Hematomas y/o hemorragias por la colocación de las agujas: Generalmente son de escasa importancia.

Interacción con dispositivos biomédicos electrónicos implantables: Valorar el riego-beneficio de forma individual. Evitar o limitar la estimulación si hay marcapasos. Se recomienda apagar los dispositivos en caso de interferencia.

Quemaduras: Son poco frecuentes. Se pueden producir por excesiva intensidad de corriente.

◢ **CONCLUSIONES**

La MINOm ha demostrado ser indispensable para guiarla toma de decisiones quirúrgicas que pueden conllevar un déficit neurológico, aumentando la seguridad en pacientes sometidos a una cirugía de riesgo

El papel del neurofisiológico es ineludible para evitar la lesión nerviosa funcional durante la cirugía, mientras que el del anesthesiólogo es fundamental para optimizar el registro de la MNIOm. El trabajo multidisciplinar es fundamental para conseguir una mayor eficacia en la aplicación de estas técnicas de monitorización.

◢ **BIBLIOGRAFÍA**

1. Aldana E, Álvarez López-Herrero N, Benito H, Colomina MJ, Fernández-Candil J, García-Orellana M, et al. Documento de consenso para la monitorización neurofisiológica intraoperatoria multimodal en procedimientos neuroquirúrgicos. Fundamentos básicos. Rev Esp Anestesiol Reanim (Engl Ed) 2021 Feb;68(2):82–98. doi: 10.1016/j.redar.2020.02.010.

2. Bithal P. Anaesthetic considerations for evoked potentialsmonitoring. J Neuroanaesth Crit Care. 2014;1:2–012.

3. Deletis V, Sala F. The role of intraoperative neurophysiology in the protection or documen-

tation of surgically induced injury to the spinal cord. Annals of the New York Academy of Sciences. 2001 Jun;939(1):137–44.

4. Gruenbaum BF, Gruenbaum SE. Neurophysiological monitoringduring neurosurgery: anesthetic considerations based on out-come evidence. Curr Opin Anaesthesiol. 2019;32:580

5. Ney JP, van der Goes DN, Nuwer MR. Does intraoperativeneurophysiologic monitoring matter in noncomplex spine sur-geries? Neurology. 2015;85:2151–8.

6. Shils JL, Sloan TB. Intraoperative neuromonitoring. Int Anest-hesiol Clin. 2015;53:53–73.

7. Sloan TB. General anesthesia for monitoring. In-Monitoring the nervous system for anesthesio-logists and other health care professionals 2011 Oct 4 (pp. 319–335). Boston, MA: Springer US.

8. Sloan TB, Heyer EJ. Anesthesia for intraoperative neurophy-siologic monitoring of the spinal cord. J Clin Neurophysiol.2002;19:430–43.

9. Tewari A, Francis L, Samy RN, Kurth DC, Castle J, Frye T,et al. Intraoperative neurophysiological monitoring team'scommunique with anesthesia professionals. J Anaesthesiol ClinPharmacol. 2018;34:84–93.

10. Wiedemayer H, Fauser B, Sandalcioglu IE, Schafer H, Stolke D.The impact of neurophy-siological intraoperative monitoring onsurgical decisions: a critical analysis of 423 cases. J Neurosurg.2002;96:255–62.

Tomografía de impedancia eléctrica: aplicaciones clínicas en pacientes críticos

Silvia Bermejo Martínez, Hugo Rivera Ramos, Sandra Beltrán de Heredia Marrodan

◢ INTRODUCCIÓN

La tomografía de impedancia eléctrica (TIE) ha surgido como una nueva modalidad de monitorización continua de la ventilación pulmonar regional en tiempo real, no invasiva y sin radiación (Tabla I). La TIE cuantifica los patrones de ventilación y perfusión a través del pulmón a partir de la medición y el procesamiento de los cambios de impedancia eléctrica del tórax cuando se administra una pequeña corriente eléctrica a su través. Es una herramienta prometedora que permite a los clínicos visualizar, a pie de cama, imágenes funcionales (no anatómicas) de los pulmones respiración a respiración. Su utilidad principal es poder optimizar la ventilación pulmonar de los pacientes, especialmente en aquellos con distrés respiratorio agudo, que necesitan una distribución de la ventilación pulmonar regional muy personalizada.

La TIE se proyecta en los años 70–80 de la mano de ingenieros y físicos del *Institute of Electrical and Electronics Engineers*. Estos inventan la 1ª técnica y sistema de imágenes de impedancia que da lugar a la cámara de impedancia. Posteriormente se sientan las bases y se crea la primera TIE aplicada a la medicina hacia mediados de los ochenta.

◢ FUNCIONAMIENTO DE LA TIE

La TIE se basa en el principio físico de la bioimpedancia (Z) que se define como la oposición que presentan los tejidos biológicos al paso de una corriente eléctrica alterna a través de ellos. La unidad de medida de la impedancia es el ohm (Ω). La TIE pulmonar calcula las variaciones de impedancia (ΔZ) obtenida entre los diferentes estados fisiológicos del pulmón (inspiración/espiración) convirtiéndolas en imágenes tomográficas funcionales (no anatómicas). Durante la inspiración la Z torácica aumenta por el incremento de volumen del pulmón y la caja torácica, mientras que durante la espiración la Z torácica disminuye.

Los electrodos que van a generar la corriente eléctrica se colocan en un cinturón alrededor del tórax entre el 4º y 5º espacio intercostal donde se consigue

TABLA I. Tabla comparativa de las ventajas de la TIE respecto a parámetros y pruebas que se emplean habitualmente para monitorizar la función respiratoria y obtener imágenes anatómicas en el paciente crítico.

MONITOR	REGIONAL	CONTINUO	A PIE DE CAMA	NO INVASIVO	NO RADIACIÓN
Parámetros VM	✓	✓	✓/✗		✓
Mecánica respiratoria	✓	✓	✓/✗		✓
Oximetría	✓	✓	✓		✓
Capnografía	✓	✓	✓/✗		✓
Gasometría			✓/✗		✓
Rx tórax	✓		✓	✓	✗
TC	✓			✓	✗
US pulmonar	✓		✓	✓	✓
TIE	✓	✓	✓	✓	✓

mayor correlación entre los cambios de volumen y los cambios de impedancia. Es esencial colocar los electrodos en el lugar correspondiente para capturar la máxima cantidad de pulmón (50-70% del parénquima), reducir la interferencia del diafragma y obtener la máxima calidad y precisión de las imágenes. Se suelen colocar cinturones con 16 o 32 electrodos y aunque lo óptimo es que todos los electrodos contacten con el tórax, se pueden obtener imágenes de buena calidad sin que contacten todos.

Cada par de electrodos contiguos emiten una corriente eléctrica conocida de baja intensidad (5-10 mA) secuencialmente, mientras que los electrodos restantes actúan como receptores y miden la diferencia de voltaje una vez la electricidad ha atravesado el tórax. Este proceso se repite rápidamente para cada par de electrodos, rotando alrededor del tórax a una frecuencia de 50-80 kHz. La bioimpedancia eléctrica es registrada por una computadora y cada vuelta completa de la medida de la impedancia de la sección del tórax se denomina ciclo. Posteriormente las imágenes se reconstruyen utilizando sistemas logarítmicos complejos (Fig. 1).

El monitor de TIE dispone de varias pantallas donde aparecen curvas y mediciones que son importantes conocer:
• Mapa eléctrico: sirve para comprobar si los electrodos están bien colocados. El contacto entre los electrodos y la piel se puede mejorar con gel conductor (Fig. 2).
• Pletismograma: es la curva de la variación de impedancia torácica que representa la amplitud de onda correspondiente al volumen corriente

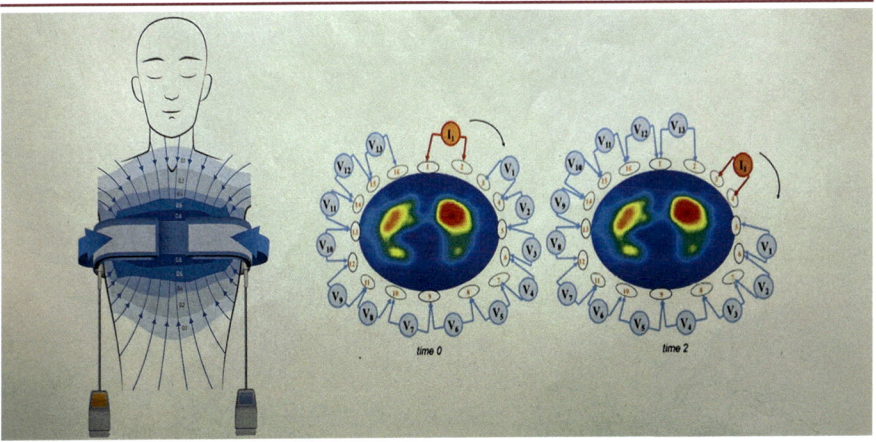

FIGURA 1. Cinturón de electrodos y distribución de la corriente eléctrica alterna alrededor del tórax. Cada par de electrodos emite una corriente eléctrica alterna preestablecida (V_1, V_2, etc.) y, a su vez, mide la diferencia de voltaje tras atravesar el tórax (bioimpedancia: I_1, I_2, etc.).

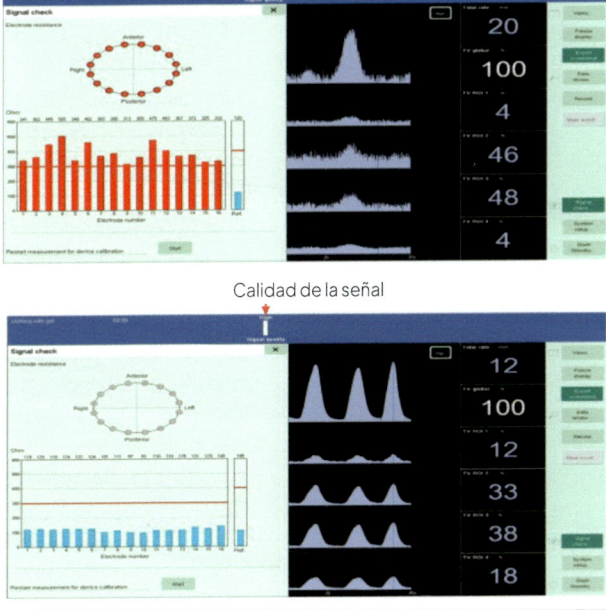

FIGURA 2. Pantalla del mapa eléctrico para la verificación de la correcta posición de los electrodos y la calidad de la señal.

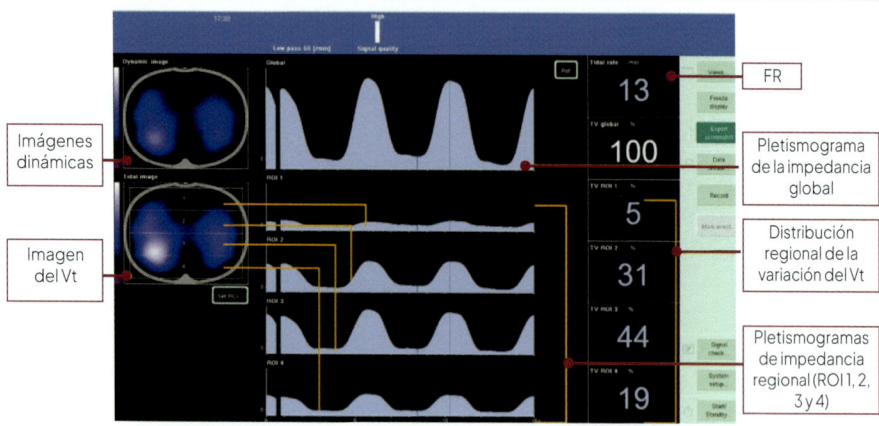

FIGURA 3. Curvas de variación de la impedancia pulmonar (pletismogramas). La línea de base de la curvas de impedancia (flecha verde) puede ascender o descender y representan la impedancia pulmonar al final de la espiración que, a su vez, se correlacionan con el volumen pulmonar al final de la espiración (EELV ~ CRF). FR: frecuencia respiratoria; Vt: volumen corriente; ROI: *Regions Of Interest;* CRF: capacidad residual funcional.

(Vt). La línea de base de esta curva se denomina impedancia pulmonar al final de la espiración (EELI) que posee una fuerte correlación con el volumen pulmonar al final de la espiración (EELV). Este parámetro representa la aireación o CRF (capacidad residual funcional) (Fig. 3).

- *Regions Of Interest (ROI):* caracterizan la ventilación de las diferentes regiones pulmonares. Las ROI se representan en cuadrantes (evalúan el efecto unilateral) o en capas (evalúan el efecto gravitatorio) de la siguiente forma:
  - ROI en cuadrantes - ROI 1 y 3 representa el pulmón derecho (50-55% del parénquima), ROI 2 y 4 representa el pulmón izquierdo (45-50% del parénquima). Cada cuadrante corresponde al 25%±5% del parénquima pulmonar.

  - ROI en capas - ROI 1 ventral y ROI 2 medio-ventral, son las zonas más ventiladas; ROI 3 medio dorsal (10-15%) y ROI 4 dorsal (10-15%) (Fig. 4).
- Retraso de la ventilación regional (RVD): se relaciona con el riesgo de altelectrauma.
- Detector de artefactos: detecta los movimientos del paciente y la imagen pulmonar aparece de color gris. Es ideal que el paciente no se mueva más allá de la respiración.

◢ UTILIDAD EN PACIENTES CRÍTICOS

La TIE proporciona información de la distribución regional de la ventilación de forma continua. Hasta hace unos años disponíamos, únicamente, de pruebas como la TC que nos dan mucha información del estado del parénquima pulmonar

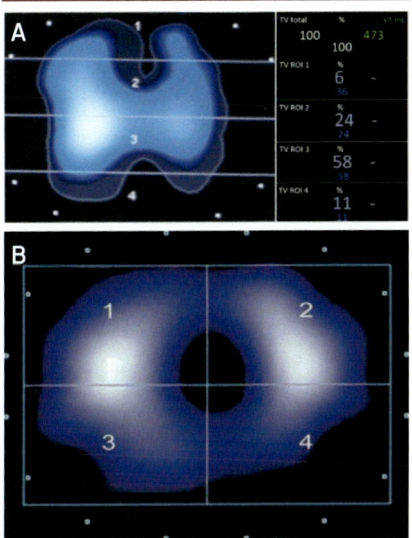

FIGURA 4. Regions of interest (ROI) en capas (arriba) y en cuadrantes (abajo). A) ROI 1: ventral. ROI 2: medio-ventral. ROI 3: medio-dorsal. ROI 4: dorsal. B) ROI 1: superior-derecha. ROI 2: superior-izquierda. ROI 3: inferior-derecha. ROI 4: inferior-izquierda.

pero son solo una foto de un momento en todo el proceso del paciente (Fig. 5). Es relativamente frecuente que el paciente crítico tenga alteraciones pulmonares como la lesión pulmonar aguda (LPA) o el síndrome de distrés respiratorio agudo (SDRA) que a su vez pueden empeorar la lesión pulmonar inducida por la ventilación mecánica (VILI). Por tanto, es esencial proporcionar una ventilación pulmonar protectora mediante el ajuste de los parámetros ventilatorios basados en parámetros como la oxigenación, las curvas de presión-volumen, la distensibilidad del sistema respiratorio o el índice de estrés. Sin embargo, estos paráme-

tros nos dan una información global de la función pulmonar en un paciente con una distribución de la ventilación/perfusión muy heterogénea donde conviven zonas de colapso y sobredistensión. En los pacientes con LPA/SDRA existen regiones pulmonares donde, a pesar de una baja *driving pressure*, un volumen corriente bajo puede generar sobredistensión y el consiguiente desarrollo de una VILI. Mediante la monitorización continua con la TIE se obtiene información de las diferentes regiones pulmonares en tiempo real pudiendo proporcionar un soporte ventilatorio mecánico ajustado más eficiente.

Las aplicaciones clínicas de la TIE más frecuentes en los pacientes críticos son las siguientes:

- Identificación de la PEEP y volumen corriente óptimos: estimación del colapso y la sobredistensión alveolar.
- Monitorización de la maniobra de reclutamiento.
- Detección de atelectasias, neumotórax y derrame pleural.
- Evaluación del resultado del tratamiento aplicado (fisioterapia, aspiración de secreciones, decúbito prono)
- Evaluación del riesgo de fracaso del destete: detección de asincronías paciente-ventilador y utilidad del RVD.
- Monitorización de la perfusión pulmonar.
- Otras aplicaciones potenciales.

La sobredistensión y el colapso regionales se pueden visualizar con la TIE calculando la compliancia regional pulmonar, es decir, dividiendo la variación de impedancia regional de cada ciclo respiratorio entre la *driving pressure*. En la práctica clínica el método más gene-

Pulmones
normales

Neumonía
lobar

Colapso
gravitatorio

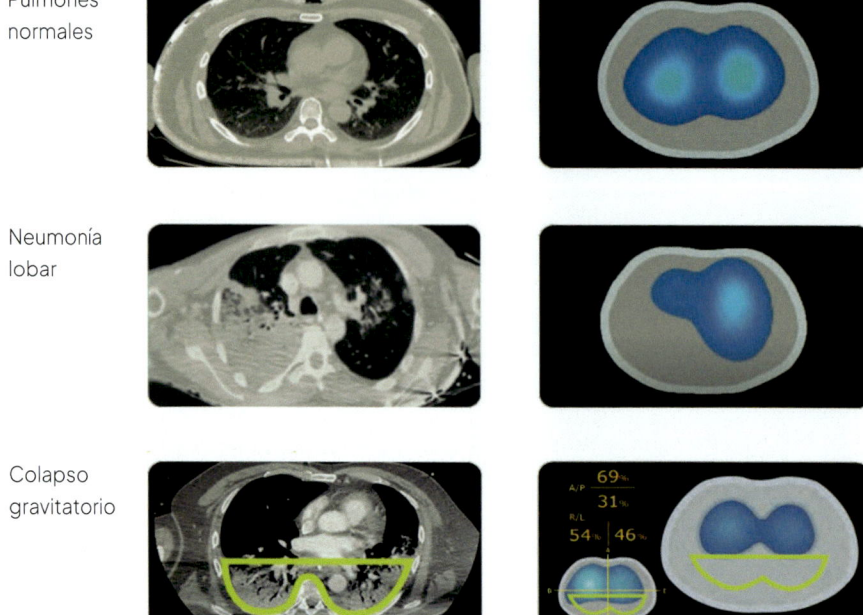

FIGURA 5. Comparación de la distribución de la ventilación asimétrica obtenida mediante imágenes funcionales de la TIE vs imágenes de la TC. La áreas con ocupación alveolar que se observan en la TC (colapso) se corresponden con la zonas de ausencia de la ventilación (ausencia de variación de la impedancia).

ralizado para calcular la compliancia es la realización de una maniobra de reclutamiento seguida de una prueba de PEEP decremental. En la TIE el método es el mismo pero con la ventaja de que se obtiene la compliancia regional además de la global. La TIE utiliza los últimos ciclos ventilatorios para analizar la compliancia en cada nivel de PEEP. A partir de esta información podremos decidir cual es la mejor PEEP y el mejor Vt. Mediante este enfoque la TIE permite evaluar el desreclutamiento y la sobredistensión al final de la espiración durante una prueba de PEEP decremental. En base a este méto-

do la PEEP óptima suele ser el punto de corte entre la línea de la sobredistensión y la del colapso (Fig. 6). Es evidente que es casi imposible encontrar un nivel de PEEP para todas las regiones pulmonares que sea lo suficientemente alto como para prevenir el colapso pulmonar, pero lo suficientemente bajo como para evitar completamente la sobredistensión.

La curvas de variación de la impedancia (pletismogramas) generadas por la TIE también permiten evaluar si el pulmón es reclutable o no (Fig. 7). Si se detecta que estas maniobras son fútiles se puede prescindir de ellas evitando, p.e., los

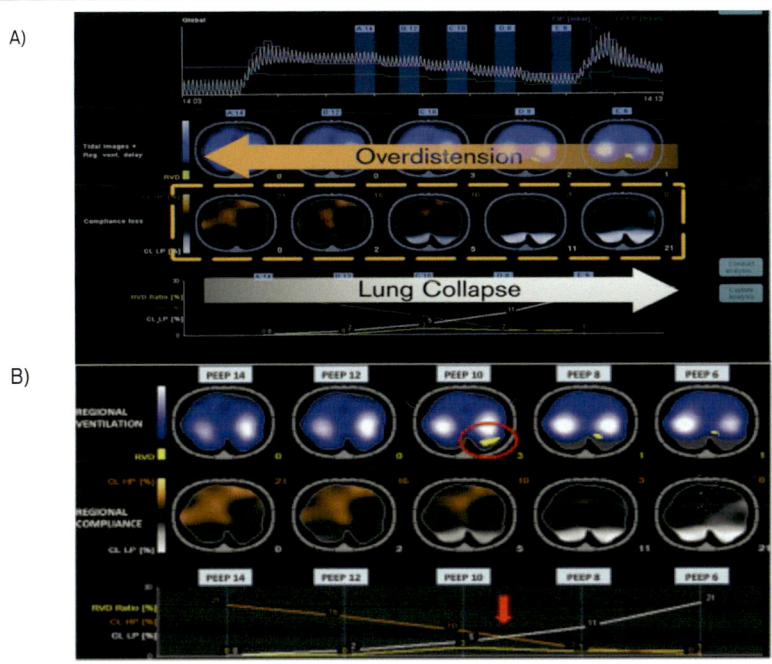

FIGURA 6. Cambios en la compliancia regional durante la prueba de PEEP decremental. Imagen A: en la parte superior se observa el pletismograma de la impedancia global durante el reclutamiento (PEEP incremental) seguido de la prueba de PEEP decremental. En la parte de inferior se observan dos filas de imágenes tomográficas para cada nivel de PEEP. Los tomogramas azules representan el volumen pulmonar regional (Vt). Los tomogramas naranjas representa la pérdida de compliancia regional en porcentaje de cambio (CL) que es máxima con PEEP 14 cmH_2O y mínima con PEEP 6 cmH_2O. Las zonas de color gris-blanco representan el colapso pulmonar regional en porcentaje de cambio. Imagen B: en la parte superior observamos que, con PEEP 14 cmH_2O la ventilación regional es óptima para todo el pulmón pero a expensas zonas de sobredistensión pulmonar (gran pérdida de la compliancia regional: 21%) representadas en naranja. La pequeña zona amarilla representa el retraso de la ventilación regional (RVD). En el gráfico de abajo se representan la línea de la pérdida de compliancia regional (naranjas) durante la prueba de PEEP decremental, la línea de colapso alveolar (blanca) y la línea de RVD (amarilla), todas en porcentages. La intersección (flecha roja) entre la línea de sobredistensión y la de colapso representa la mejor relación entre ambos fenómenos y es donde se determina el nivel de PEEP óptimo. Se asume, por tanto, un cierto porcentaje de RVD (3% en este caso). CL: compliance loss; HP: high PEEP; LP: low PEEP. Imágenes cedidas por Dräger PulmoVista®

efectos secundarios hemodinámicos del reclutamiento seguido de PEEP alta.

La TIE también mide los cambios en la impedancia pulmonar al final de la es-piración (EELI). Se trata de una variable surrogada del volumen pulmonar al final de la espiración (EELV) que representa, a su vez, la la CRF o aeriación. La EELI es útil

A)   B)   C)

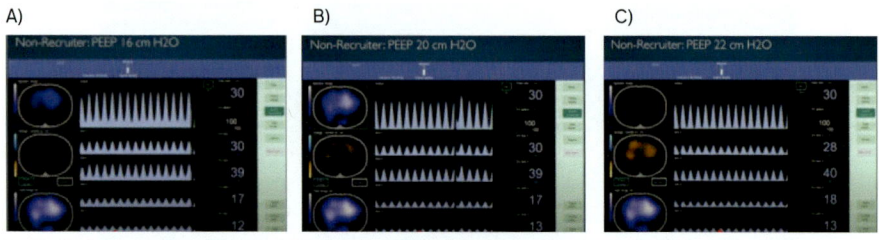

FIGURA 7. Pulmón no reclutable. En la imagen A se observan los pletismogramas general (arriba) y regionales (ROI 1, 2, 3 y 4) con PEEP 16 cmH2O. Los números de la columna de la derecha indican, de arriba a abajo, la frecuencia respiratoria (30 resp/min), la distribución global de la variación de Vt (100%) la distribución regional de la variación de Vt en ROI 1 (30%), ROI 2 (39%), ROI 3 (17%) y ROI 4 (12%). En las imágenes B y C se observa que el incremento de PEEP a 20 y 22 cmH$_2$O. En las imágenes dinámicas del Vt (izquierda) se visualiza en color azul la distribución del Vt, en naranja la progresiva aparición de regiones sobredistendidas y el negro las zonas no reclutadas a pesar del aumento de la PEEP. Imágenes cedidas por Dräger PulmoVista®.

para evaluar los cambios en el volumen pulmonar, por ejemplo, tras los cambios de PEEP o tras la maniobra de reclutamiento para reabrir las zonas pulmonares posteriores atelectasiadas, así como para detectar el desreclutamiento de zonal concretas del pulmón. Sin embargo, la EELI proporciona poca información acerca de la sobredistensión pulmonar.

La TIE también permite analizar y visualizar las zonas con retraso de la ventilación regional (RVD) que es el cálculo del retraso entre el inicio global de la inspiración y el momento en el que la curva de impedancia regional alcanza un cierto umbral de cambio de impedancia. Así, el RVD se utiliza para identificar regiones pulmonares con apertura tardía, lo que podría indicar la presencia de apertura y cierre cíclicos de los alvéolos (atelectrauma). En la mayoría de los casos, un umbral del 12% ha demostrado ser una configuración apropiada para mostrar retrasos significativos (Fig. 8).

La TIE es útil para el diagnóstico rápido de un neumotórax ya que permite detectar menos de 50 mL de aire en menos de 5 ciclos respiratorios, cosa que le confiere una sensibilidad del 100% y una especificidad del 95%. Un aumento rápido en el EELI regional puede ser un signo precoz de neumotórax antes de que aparezca clínica. Esto indica aire no ventilado en esa región específica, seguido por una disminución en la distribución de ventilación. Los pacientes con neumotórax tienen una mayor diferencia en la distribución de ventilación en el cuadrante anterior afectado que en todo el pulmón o en la parte posterior del pulmón. La TIE también es útil para detectar la aparición de un nuevo derrame pleural mediante cambios repentinos en la conductividad entre el pulmón no conductor y el líquido pleural altamente conductor. Además, la TIE se puede utilizar para evaluar la aireación y ventilación después del drenaje de un neumotórax o la aspiración de un derra-

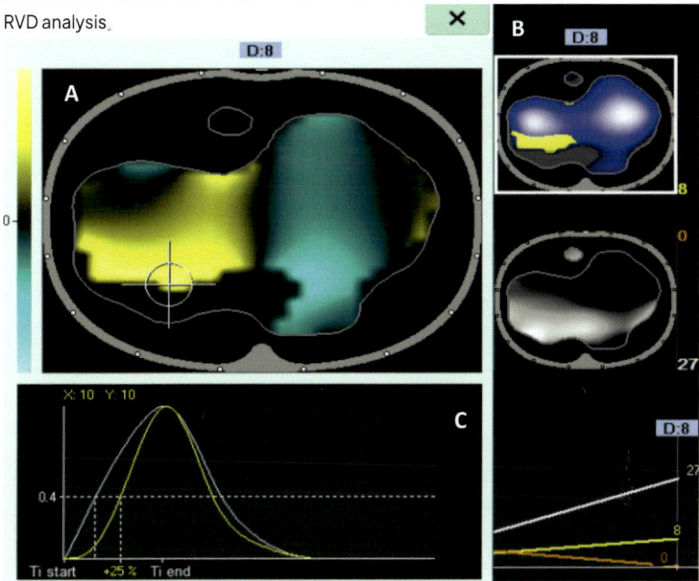

FIGURA 8. Retraso de la ventilación regional (RVD). La imagen A representa el análisis del RVD para evaluar las zonas con ciclos de apertura-colapso alveolar. La zona más amarilla señalada con la lupa es un área con un RVD relativamente pequeño aunque con riesgo de atelectrauma. En la imagen B se observa que este fenómeno ocurre con PEEP 8 cmH$_2$0 y que la zona se encuentra localizada entre zonas bien ventiladas (azul) y zonas no ventiladas (gris oscuro). En la imagen C, la curva regional (amarilla) representa un retraso en la apertura y un cierre algo precoz en relación a la curva global (blanca). El umbral de RVD se expresa como % de Ti (tiempo inspiratorio). Imágenes cedidas por Dräger PulmoVista®.

me pleural. Si la ventilación en el lado de la aspiración no mejora, probablemente el derrame no estaba comprimiendo el pulmón y existe otra patología subyacente.

En el paciente crítico las asincronías entre el paciente y el ventilador son comunes y generalmente están relacionadas con eventos adversos como la prolongación del destete y el aumento de la mortalidad. La gran mayoría de las asincronías son indetectables durante la inspección de las formas de onda del ventilador. En este escenario, la información contenida en el pletismograma de la TIE puede

ayudar en la identificación precoz de asincronías. Otra parámetro de la TIE útil durante el proceso de destete es el RVD, que evalúa la heterogeneidad pulmonar en pacientes durante una prueba de respiración espontánea con presión soporte.

La TIE es capaz de evaluar la respuesta de forma inmediata de las terapias respiratorias aplicadas a los pacientes, ayudando a personalizar los tratamientos. Este es el caso de la fisioterapia respiratoria, la aspiración de secreciones o el decúbito prono. La TIE permite evaluar el efecto de la desconexión y la aspiración endo-

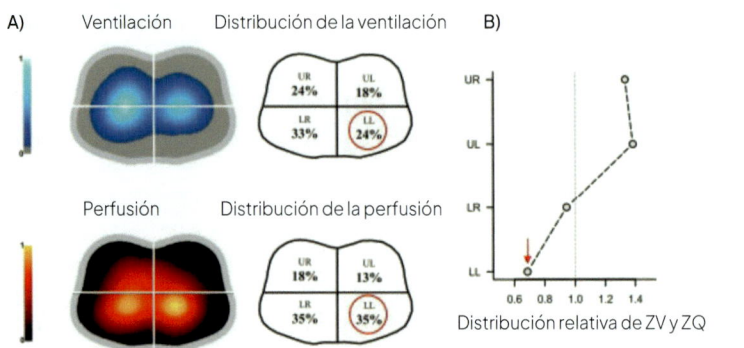

FIGURA 9. Imágenes de ventilación y perfusión con TIE. En la imagen A se observa una reducción de la ventilación en el cuadrante inferior izquierdo en ralación con el cuadrante inferior derecho, sin alteraciones de la perfusión en ambos cuadrantes inferiores. En la imagen B se evidencia un desacoplamiento entre la ventilación y la perfusión del cuadrante inferior izquierdo representado por un bajo ratio de distrobución (flecha roja). UR: cuadrante superior derecho; UL: cuadrante superior izquierdo; LR: cuadrante inferior derecho; LL: cuadrante inferior izquierdo; ZV: Ventilación estimada mediante TIE; ZQ: perfusión estimada mediante TIE. Figura adaptada de Crit Care. 2018 Oct 25;22(1):263.

traqueal que se traduce en una marcada disminución de la compliancia pulmonar. La succión endotraqueal es necesaria en algunos pacientes pero en otros, se podría evitar. La terapia postural en pacientes críticos puede ser guiada por la TIE para mejorar la redistribución de la ventilación.

Una aplicación innovadora de la TIE es la estimación de los patrones de perfusión pulmonar mediante análisis cinético tras la inyección de suero salino hipertónico. Los cambios en la impedancia eléctrica debido al movimiento de la sangre en el tórax son de mucha menor amplitud que los relacionados con la ventilación y muy poco visibles mediante la TIE. Tras una breve pausa respiratoria seguida de un bolo intravenoso rápido de cloruro de sodio hipertónico a través de una línea venosa central, se observa como la bioimpedancia torácica disminuye ya que esta solución posee mayor conductividad eléctrica que la sangre a medida que circula por los vasos pulmonares (funciona como un contraste intravenoso). Este método indirecto permite estimar los patrones de perfusión, contribuyendo significativamente a la comprensión de la dinámica del flujo sanguíneo pulmonar. Además, permite obtener una comprensión más profunda de la ventilación y la perfusión en los pulmones simultáneamente. La aplicaciones clínicas más interesantes son el poder diferenciar una hipoxemia por defecto de perfusión de una hipoxemia por alteraciones de la ventilación, así como el poder evaluar el resultado de un tratamiento (óxido nítrico, anticoagulantes, antitrombóticos) (Fig. 9).

Hay un interés creciente en preservar la respiración espontánea en los pacientes con SRDA y en comprender si tal enfoque es protector para los pulmones. En este contexto, la EIT puede ayudar a individualizar el soporte respiratorio.

En pacientes con SDRA tratados con ventilación por presión soporte la TIE permite observar si la ventilación es más homogénea cuando el nivel de soporte por presión se ajusta al rango fisiológico. La TIE también puede usarse para evaluar el impacto clínico del soporte respiratorio con cánula nasal de alto flujo y para identificar a los pacientes en riesgo de fracaso durante el soporte con ventilación no invasiva (exacerbaciones de la EPOC, neumonía por COVID).

Finalmente, la TIE se está utilizando en otros tipos de pacientes como el paciente quirúrgico durante la anestesia general (Pereira SM et al) y el postoperatorio (Spinelli E et al) para intentar evitar las complicaciones respiratorias postoperatorias (CPP). La pérdida de CRF durante la anestesia general es impredecible, debido a muchos factores contribuyentes como la patofisiología del paciente, la técnica de anestesia, la posición del cuerpo y/o los procedimientos quirúrgicos. Esta pérdida de CRF puede provocar atelectasias especialmente pacientes con obesidad sometidos a cirugía laparoscópica. La ventilación mecánica es un reto en estos casos ya que está guiada por parámetros y curvas del ventilador que nos informan del estado global del pulmón y no diferencia unas regiones de otras. Esto puede contribuir a la aparición de VILI, complicaciones pulmonares y extrapulmonares después de la cirugía. La TIE puede ayudar durante el reclutamiento pulmonar, ya que los pacientes con obesidad mórbida necesitan presiones inspiratorias más altas para reabrir el pulmón colapsado, además de estimar la PEEP más baja necesaria que minimice la apertura y cierre cíclicos de los alvéolos, que se cree que juegan un papel importante en la VILI. Durante la cirugía, se debe consensuar con el cirujano que no utilice el electrocauterio cuando se realicen las mediciones. Tras cada evaluación el cinturón de electrodos debe permanecer desconectado del dispositivo para prevenir riesgos derivados del electrobisturí.

En el periodo postoperatorio las atelectasias pueden persistir en el paciente ya extubado, principalmente, por anestesia residual que da lugar a un esfuerzo inspiratorio y presiones transpulmonares reducidas, un reflejo de la tos afectado y una capacidad disminuida para eliminar secreciones debido a parálisis residual y/o control del dolor deficiente. Todo esto podría contribuir a la aparición de CPP. Los cambios en la distribución de la ventilación y la disminución del parámetro EELV (CRF) medido por EIT podrían ser signos tempranos y sensibles de atelectasias postoperatorias.

◢ EVIDENCIA CIENTÍFICA

En los últimos años se ha publicado numerosa literatura en relación a la eficacia de la TIE en pacientes críticos. Sin embargo, resaltaremos la evidencia más destacable. Se trata de dos metanálisis, uno de ellos (Songsangvorn N. et al) estudia el efecto de la titulación de la PEEP con la TIE vs el método convencional en pacientes con SDRA. Este metanálisis incluye 623 pacientes de estudios randomizados y no randomizados y concluye que el ajuste de la PEEP mediante la TIE mejora la compliancia pulmonar regional, reduce la potencia mecánica (cantidad de energía transferida desde el ventilador al sistema respiratorio por unidad de tiempo) y disminuye la *driving pressure*. Sin embargo, esto no se traduce en una reducción evidente de la mortalidad ya que únicamente se observa una tendencia a su reducción en tres de los estudios.

El segundo metanálisis (Gao Y. et al) incluye 11 estudios de pacientes con SDRA/fracaso respiratorio agudo hipoxémico y 8 estudios de pacientes que se intervienen con anestesia general y evalúa la eficacia y el pronóstico a largo plazo del ajuste de la PEEP guiado por TIE en comparación con otros métodos convencionales. Nuevamente, el metanálisis concluye que la TIE podría estar asociada con beneficios potenciales en los resultados respiratorios y el pronóstico de estos pacientes pero sin evidencia consistente.

En resumen, se considera que la integración de la TIE como monitor para guiar la ventilación mecánica presenta beneficios potenciales para prevenir lesiones pulmonares inducidas por el ventilador. Sin embargo, los datos actuales son insuficientes para proporcionar una evidencia sólida y se precisan estudios randomizados a mayor escala para validar la utilidad clínica de la EIT en el manejo del LPA/SDRA y durante la cirugía.

◢ LIMITACIONES DE LA TIE

La TIE tiene una resolución espacial relativamente baja en términos de ventilación y perfusión (cada pixel informa de la impedancia de varias unidades alveolares). La tecnología de la TIE actualmente disponible explora un plano transversal en 3D pero da lugar a una imagen 2D. Se están desarrollando nuevas técnicas de reconstrucción para representar el corte de tejido explorado en una imagen tridimensional. Asímismo, se están diseñando electrodos capaces de mejorar la resolución de imagen.

La posición de los electrodos puede modificar la imagen obtenida, lo que genera problemas de reproducibilidad intra e interpacientes. Para minimizar este problema, se acoseja marcar la posición del cinturón en el tórax del paciente con un lápiz dermográfico en la primera medición, para poder recolocar los electrodos en la misma posición para las siguientes determinaciones o en caso de cambios en la posición del cuerpo del paciente El cinturón de electrodos tiene que estar ajustado para optimizar el contacto con la piel, por tanto, no se recomienda tenerlo colocado más de 48 h seguidas en adultos (24 h en neonatos) por el riesgo de aparición de lesiones cutáneas por presión.

Las imágenes proporcionadas por la TIE traducen los cambios en la impedancia del tejido pulmonar, no valores absolutos. Siempre necesitaremos una medida de control (una referencia) tomada antes o al inicio de la monitorización para poder determinar los cambios observados. La patología pulmonar que el paciente tenga antes de la monitorización con la TIE no será detectada en las imágenes funcionales ya que la TIE detecta cambios de impedancia. Por tanto, continúan siendo necesarias las imágenes radiológicas (anatómicas) antes o durante la monitorización funcional.

En los paciente con obesidad mórbida extrema (IMC > 50 kg/m²) o con edema pulmonar masivo las imágenes funcionales pueden ser baja calidad y deben interpretarse con cautela. Esto mismo ocurre en los pacientes con parálisis diafragmática, ascitis importante y/o presión intrabdominal aumentada. Si el diafragma se eleva por cualquier causa, se interpondrá en el análisis del cambio de impedancia torácica y las imágenes serán poco fiables.

Las mediciones de la TIE son sensibles a los movimientos del cuerpo, por lo tanto, su uso en pacientes con movimientos corporales incontrolados puede no ser fiable.

En la actualidad no se recomienda la colocación de la TIE en pacientes portadores de dispositivos eléctricos (marcapasos, desfibrilador automático implantable u otros implantes eléctricos) ya que su funcionamiento podría verse alterado por la corriente alterna que transmite la TIE.

◢ CONCLUSIONES

La TIE es una modalidad de monitorización pulmonar continua y no invasiva mediante la reproducción de imágenes funcionales pulmonares en pacientes críticos. Es un monitor prometedor para detectar cambios en la ventilación pulmonar regional en respuesta a intervenciones como la ventilación mecánica, las maniobras de reclutamiento, la búsqueda de la PEEP óptima y la posición en prono. La TIE puede proporcionar a los clínicos información en tiempo real acerca de la distribución de la ventilación pulmonar,

lo que ayudaría a guiar las diferentes terapias en estos pacientes. Sin embargo, es necesaria más investigación para establecer la precisión, fiabilidad y utilidad clínica de la TIE en pacientes críticos.

◢ BIBLIOGRAFÍA

1. Alcala GC, Ekkapat G, Medeiros KJ, et al. Monitoring Lung Function with Electrical Impedance Tomography in the Intensive Care Unit. J. Vis. Exp. 2024;211:e66756, doi:10.3791/66756.

2. Heines SJH, Becher TH, vander Horst, et al. Clinical Applicability of Electrical Impedance Tomography in Patient-Tailored Ventilation: A Narrative Review. Tomography 2023; 9:1903–193.

3. Vinko Tomicic, Rodrigo Cornejo. Lung monitoring with electrical impedance tomography: technical considerations and clinical applications. J Thorac Dis 2019; 11(7):3122–35.

4. Bachmann MC, Morais C, Bugedo G. et al. Electrical impedance tomography in acute respiratory distress syndrome. Crit Care 2018; 22:263.

5. Pereira SM, Tucci MR, Morais CCA et al. Individual positive end-expiratory pressure settings optimize intraoperative mechanical ventilation and reduce postoperative atelectasis. Anesthesiology 2018; 129:1070–81.

6. Spinelli E, Mauri T, Fogagnolo A, et al. Electrical impedance tomography in perioperative medicine: careful respiratory monitoring for tailored interventions. BMC Anesthesiol 2019; 19:140.

7. Putensen C, Hentze B, Muenster S. et al. Muders T. Electrical Impedance Tomography for Cardio-Pulmonary Monitoring. J Clin Med. 2019; 8(8):1176

8. Songsangvorn Nickjaree, Xu Yonghao, Lu Cong et al. Electrical impedance tomography-guided positive end-expiratory pressure titration in ARDS: a systematic review and meta-analysis. Intensive Care Med 2024; 50(5):617–31.

9. Gao Yelin, He Huaiwu, Chi Yi et al. Electrical impedance tomography guided positive end-expiratory pressure titration in critically ill and surgical adult patients: a systematic review and meta-analysis. BMC Pulm Med 2024; 24:582.

10. Lobo B, Hermosa C, Abella A, et al. Electrical impedance tomography. Ann Transl Med 2018; 6(2):26.

Sedación inhalada en el paciente crítico

Isabel Ramos Delgado, Adela Benítez-Cano, Dawid Rozenkiewicz Wiejak

▲ SEDACIÓN EN EL PACIENTE CRÍTICO

La sedación forma parte del manejo global del paciente crítico, principalmente para tolerar la ventilación mecánica, aliviar la ansiedad y disminuir el estrés. Sin embargo, la prioridad siempre debe ser la analgesia precoz y favorecer la sincronía paciente/ventilador, evitando el uso innecesario de sedantes, opioides y/o relajantes musculares. Es bien sabido que el uso de estos fármacos dificulta la retirada de la ventilación mecánica y empeora el pronóstico vital de estos pacientes.

Desde hace años, las recomendaciones de las guías de analgesia, sedación y manejo del delirium del paciente crítico, inciden en:

a) Establecer un objetivo de sedación ligera siempre que no esté contraindicada. La sedación profunda está asociada con prolongación del tiempo de extubación y mortalidad.

b) Utilizar protocolos de analgosedación o basados en la analgesia, con monitorización y objetivos del nivel de sedación establecidos.

c) En cuanto a la elección de fármacos se recomienda:

- Analgesia multimodal para evitar o minimizar tanto el uso de opioides como de sedantes. Los opioides siguen siendo el principal agente para el manejo del dolor en el paciente crítico, pero se ha de tener en cuenta sus efectos colaterales como sedación, delirium, depresión respiratoria, íleo e inmunosupresión, con prolongación de estancia en unidad de críticos y peores resultados.

- Evitar benzodiacepinas. Estos fármacos están relacionados con retraso en el despertar, prolongación de la duración de la ventilación mecánica, aparición de delirium, y síndrome de abstinencia tras la suspensión, entre otros. Se recomienda la utilización de fármacos como propofol y dexmedetomidina. El propofol puede causar hipertrigliceridemia y síndrome de infusión de propofol. La dexmedetomidina puede tener efectos cardiovasculares negativos.

El agente ideal para sedoanalgesia del paciente crítico debería cumplir:

- Tener propiedades analgésicas.
- De fácil titulación, con inicio y fin de efecto rápido que permita alcanzar fácilmente un nivel de sedación objetivo determinado y conseguir un despertar rápido tras el cese de la administración del fármaco.
- Con perfil hemodinámico de estabilidad.
- Sin acumulación, sin afectación por función renal o hepática.
- Carente de efectos secundarios.
- De fácil administración.

A continuación revisamos el papel de los agentes inhalados en el ámbito del paciente crítico.

◢ SEDACIÓN INHALADA EN EL PACIENTE CRÍTICO

El uso de anestésicos inhalados ha sido ampliamente utilizado en el ámbito intraoperatorio. En el paciente crítico se propusieron como sedantes frente a otros fármacos endovenosos como benzodiacepinas y propofol por varias razones:

1. Predictibilidad de su efecto y despertar rápido.
2. Han demostrado menor tiempo de ventilación mecánica.
3. Han demostrado menor consumo de opioides.
4. No se afectan en caso de insuficiencia renal o hepática al no tener metabolismo hepático y ser de excreción mayoritariamente pulmonar. Tampoco se afectan con técnicas de soporte extracorpóreo como las técnicas de reemplazo renal continuo o la oxigenación con membrana extracorpórea.

5. Ausencia de tolerancia o de efecto techo.
6. No afectan a la motilidad intestinal.

Actualmente, los agentes inhalados disponibles para la sedación del paciente crítico son el isoflurano y sevoflurano, y sólo el isoflurano está comercializado para su uso como sedante en el paciente crítico con ventilación mecánica (Sedaconda®). Estos agentes actúan como depresores del sistema nervioso central, principalmente a nivel presináptico estimulando receptores inhibitorios GABA, y a nivel postsináptico inhibiendo receptores excitatorios como la serotonina, acetilcolina y glutamato. También suprimen la actividad convulsiva inhibiendo la excitotoxicidad NMDA, por lo que se han utilizado como terapia de rescate en los casos de estatus epiléptico refractario y superrefractario. Además, presentan un efecto analgésico directo a nivel de la médula espinal.

Además de su función como sedantes, estos agentes tienen otras propiedades potencialmente beneficiosas en determinados grupos de pacientes.

Uso de sedación inhalada en pacientes especiales

Pacientes neurológicos

En modelos experimentales se ha demostrado la utilidad del isoflurano en el preacondicionamiento para prevenir lesión isquémica, manteniendo el flujo sanguíneo cerebral durante la hipotensión. En contra, en modelos animales parece que el isoflurano puede causar mayor neurodegeneración.

A nivel de pacientes, un estudio ha demostrado un discreto aumento de la presión intracraneal y una ligera disminución de la presión arterial con la consiguiente disminución de presión de perfusión cerebral, aunque sin comprometer la oxigenación tisular de oxígeno. Otro estudio en pacientes neurocríticos demostró que el isoflurano en comparación con el propofol, aumentaba el flujo sanguíneo cerebral sin aumentar la presión intracraneal (PIC) y sin cambios en la presión de perfusión cerebral.

Otro ámbito de interés para el uso de agentes volátiles es el tratamiento del estatus epiléptico, como ya se ha comentado previamente. En este caso, debería evitarse el sevoflurano, ya que puede activar descargas epileptiformes en pacientes no epilépticos; y debería evitarse el uso muy prolongado de isoflurano, porque se ha sugerido posible neurotoxicidad.

Así pues, la sedación inhalada es una alternativa a valorar en pacientes neurocríticos, siempre que no exista aumento de la PIC y con una monitorización de la misma antes, durante y después de la sedación. En situaciones de estatus epiléptico refractario, la sedación inhalada puede ser una alternativa terapéutica de rescate siempre que no exista aumento de la PIC.

Pacientes cardiológicos

Los anestésicos inhalados pueden ser beneficiosos por sus efectos protectores (pre y postcondicionamiento) que disminuyen la disfunción miocárdica tras la isquemia/reperfusión. Dos metaanálisis demuestran una disminución de la mortalidad con los anestésicos inhalados respecto a la anestesia endovenosa, en pacientes sometidos a cirugía cardíaca, aunque no en cirugía no cardíaca. Un ensayo clínico reciente en el que se comparaba la mortalidad al año entre anestesia inhalatoria y endovenosa en pacientes sometidos a bypass aorto/coronario fue interrumpido por futilidad tras incluir 5.400 pacientes.

En un modelo murino *ex vivo* e *in vivo* el sevoflurano mostró efecto post-acondicionamiento atenuando la lesión miocárdica de reperfusión.

Además, la sedación inhalada plantea un beneficio añadido en los pacientes recuperados de una parada cardíaca por la posibilidad de un rápido despertar para valoración neurológica.

Síndrome de distrés respiratorio agudo (SDRA) y COVID

Los sedantes inhalados han sido objeto de amplia investigación a nivel pulmonar, especialmente en el contexto de la pandemia de la COVID-19. Además de sus efectos broncodilatadores directos, se han descrito propiedades protectoras pulmonares que podrían ser beneficiosas para pacientes con SDRA. Se ha observado una reducción de la liberación de mediadores inflamatorios y un fortalecimiento de las uniones de la membrana alveolo-capilar, disminuyendo la lesión inducida por el ventilador. Además, el uso de sevoflurano inhalado podría mejorar la oxigenación y reducir los niveles de marcadores de lesión epitelial y marcadores inflamatorios en pacientes con SDRA, en comparación con midazolam.

En caso de broncoespasmo severo, se podrían usar anestésicos inhalados como terapia coadyuvante a los protocolos ventilatorios y a las estrategias farmacológicas establecidas, debido a sus propiedades broncodilatadoras directas por relajación del músculo liso bronquial.

La COVID se asocia a una inflamación pulmonar severa por lo que podría beneficiarse de los anestésicos inhalados por los efectos antiinflamatorios descritos. Además tienen potencial efecto antivírico.

En resumen, por su posible capacidad inmunomoduladora, además de su efecto broncodilatador, la sedación inhalada puede ser una opción terapéutica en el SDRA (siempre que no existan problemas excesivos de espacio muerto). Por su efecto antiinflamatorio y antivírico, la sedación inhalada puede ser una opción terapéutica en el COVID, aunque falta evidencia científica.

Neumonía

Hace años que se describió que los anestésicos inhalados tienen actividad antibacteriana sobre *Streptococcus pneumoniae* y *Haemophilus influenzae*, y podrían proteger a los pacientes contra la sobreinfección bacteriana en caso de inflamación de origen viral. En un trabajo *in vitro* más reciente se ha estudiado el efecto del isoflurano y el sevoflurano sobre gérmenes multirresistentes. Los autores describen un efecto antimicrobiano de los anestésicos inhalados en forma líquida, siendo más eficaz el isoflurano. Plantean la posibilidad de usarlos en heridas quirúrgicas y también su utilidad potencial durante la sedación inhalatoria para disminuir la colonización del tubo orotraqueal y por tanto retrasar o inhibir la neumonía asociada a la ventilación mecánica.

Es decir, se podría considerar la sedación inhalada en procesos infecciosos del árbol traqueobronquial por su efecto antimicrobiano y antivírico, aunque no hay suficiente evidencia científica.

Efectos secundarios y adversos de los agentes inhalados

La conocida relación de los agentes volátiles con el desarrollo de hipertermia maligna, implica que el personal encargado de la prescripción y administración de estos agentes como sedación del paciente crítico, debe estar advertido y formado para su diagnóstico y tratamiento.

La administración prolongada de sevoflurano se ha asociado con elevación de los niveles plasmáticos de flúor inorgánico y, aunque no se han demostrado efectos tóxicos renales o daño renal, se recomienda no sobrepasar los 3–5 días.

Se han observado casos de diabetes insípida nefrogénica en sedaciones con sevoflorano, por su efecto sobre el canal de agua aquaporina-2.

Sevoflurano debe utilizarse con precaución en pacientes con enfermedad de Duchenne ya que se ha descrito hipercaliemia en población pediátrica y depresión miocárdica en adolescentes con esta afección.

Los agentes volátiles pueden producir hipotensión arterial por vasodilatación y depresión miocárdica, que es dosis-dependiente y que responde a fármacos vasoactivos.

En principio se recomienda evitar el uso de isoflurano hasta 15 días después de interrumpir los inhibidores de la monoamino oxidasa (IMAO). No existe evidencia de interacciones con otros fármacos distintos de los indicados por ficha técnica. Se ha descrito un caso en un paciente sedado con isoflurano que presentó midriasis bilateral arreactiva sin daño orgánico, que se resolvió tras la retirada de la sedación inhalada.

Por todo ello, el uso de sevoflorano para sedación del paciente crítico no estaría justificado, teniendo una alternativa como el isoflorano, que además es más barato.

Dispositivos de administración de sedación inhalada

Existen comercializados dos dispositivos para administrar anestésicos inhalatorios: Sedaconda® ACD (Sedana Medical) y MIRUS® (TIM GmbH), siendo el primero el más ampliamente utilizado y el único aprobado en nuestro país, por lo que nos centraremos en este dispositivo.

El dispositivo es compatible con todos los respiradores de críticos con etiquetado CE y con los modos convencionales de ventilación, con tubo endotraqueal o de traqueotomía con neumotaponamiento. El dispositivo se sitúa en el circuito ventilatorio del paciente, proximal al mismo entre la pieza en Y y el tubo endotraqueal.

Se trata de un sistema de vaporización y una membrana de carbón activado que actúa como reflector. Durante la inspiración, el gas en estado líquido administrado a través de una bomba de jeringa se convierte en vapor y se mezcla con el aire y el oxígeno suministrado por el ventilador. En la fase de espiración el 90% del anestésico volátil se condensa en la superficie de la membrana de carbón activado y queda retenido. Solo el 10% del agente anestésico inhalado atraviesa el filtro y, finalmente, se elimina al exterior a través de la salida espiratoria del ventilador. En la salida de gases del ventilador se instala un sistema de adsorción pasiva que incorpora un filtro de carbón activado. Este filtro tiene la función de retener el gas residual y prevenir la contaminación ambiental.

En esta configuración, el dispositivo genera un incremento de espacio muerto de 50-100 ml según el tamaño.

El dispositivo funciona además como un filtro intercambiador de calor y humedad con propiedades antibacterianas y antivirales. Proporciona una humidificación pasiva a una tasa de 31 mg/l. No se puede utilizar con sistemas de humidificación activa de gases respiratorios.

Aparte de la vía de inyección, dispone de otra diferente para la monitorización de las concentraciones de gases.

El dispositivo es de un solo uso y puede utilizarse durante 24 horas seguidas, quedando limitada su duración de uso por el filtro antivírico y antibacteriano, pero no por la capacidad de reflexión de la membrana.

Cuando la reinhalación de CO_2 o el espacio muerto del dispositivo generen una acidosis respiratoria que no pueda ser corregida mediante ajustes en el ventilador o cambiando el dispositivo cada 12 horas, existe una alternativa de configuración. También cuando se ventile al paciente con un volumen corriente inferior a 250 ml. En este caso, el dispositivo se coloca en la salida de la rama inspiratoria del ventilador, asumiendo exclusivamente la función de vaporizador. Así se evita el aumento del espacio muerto y, por consiguiente, el aumento potencial de la pCO_2. Sin embargo, al perder la capacidad de humidificación, es necesario recurrir a la humidificación activa. También implica un aumento significativo del consumo de gas al no haber reinhalación. Según el fabricante, ésta es la configuración recomendada para el uso de óxido nítrico.

Monitorización durante la administración de sedación inhalada

La monitorización y el ajuste de la profundidad de la sedación debe seguir el protocolo habitual, utilizando escalas validadas, como la *Richmond Sedation Agitation Scale* (RASS). En situaciones de sedación profunda (RASS - 4 o -5) o con el uso de relajantes neuromusculares, se aconseja incorporar la monitorización mediante electroencefalograma, empleando un *BiSpectral Index* (BIS) de 40-60 o un *Patient State Index* (PSI) de 25-50. Puede ser beneficioso contar con un monitor analizador de gases exhalados. Aunque no sustituye la evaluación de la profundidad de la sedación, permite conocer la concentración del gas exhalado, siendo especialmente útil en situaciones que requieren niveles elevados para lograr efectos broncodilatadores o anticonvulsivantes. Además, facilita la monitorización de la concentración espirada de CO_2, lo que ayuda a detectar la aparición de hipercapnia.

Factores a considerar durante el inicio y el mantenimiento de la sedación inhalada

Además de la configuración del dispositivo (proximal o distal), también se debe considerar el volumen corriente con el que se ventile al paciente y la edad del paciente.

En la configuración distal, al no haber reinhalación, la velocidad de administración del sedante inhalado será mayor que en la configuración proximal. Así, en vez de iniciar la administración de isoflurano a 3 ml/h para conseguir una sedación moderada-profunda en la configuración proximal, pasaríamos a 5-7 ml/h en la configuración distal.

Cualquier modificación en el volumen corriente afectará la fracción espirada de gas, lo que exigirá ajustar la velocidad de infusión. Si se aumenta el volumen corriente, se deberá aumentar la velocidad de administración, y viceversa.

Las concentraciones mínimas necesarias para alcanzar el objetivo deseado pueden variar según la edad del paciente, observándose un menor requerimiento de gas en pacientes de mayor edad.

Recientemente se han publicado unas guías nacionales de expertos sobre sedación inhalada, tanto por parte de la Sociedad Española de Medicina Intensiva, Crítica y Unidades Coronarias (SEMICYUC), como por parte de la Sociedad Española de Anestesiología, Reanimación y Tratamiento del Dolor (SEDAR) que incluyen una serie de recomendaciones para la administración.

Seguridad de la administración de sedación inhalada

Varios estudios confirman la seguridad y la ausencia de una exposición significativa para el personal sanitario durante la sedación inhalada. La evaluación del entorno se realiza mediante concentraciones de aire notificadas en partes por millón (ppm), reguladas en España por el Ministerio de Trabajo y Asuntos Sociales.

La frecuencia de desconexión del paciente del respirador debe limitarse al mínimo, y se recomienda un sistema de aspiración traqueal cerrado. Se ha detectado que las concentraciones máximas de anestésico inhalado se identifican durante el cuidado diario del paciente, sobre todo durante la aspiración traqueal, así como durante el rellenado del dispositivo de sedación inhalada.

No es aconsejable el uso de agentes volátiles durante el primer trimestre de gestación ni para el personal trabajador ni para los pacientes, aunque no exista una evidencia clara al respecto.

◢ CONCLUSIONES

La sedación inhalada es una alternativa fiable y segura en la sedación del paciente crítico que puede presentar beneficios y ventajas respecto a la sedación endovenosa. El isoflurano es el agente inhalado de elección. Existen aspectos en los que falta más conocimiento de cara a optimizar la aplicación de la sedación inhalada en la práctica clínica y mejorar la atención del paciente crítico.

◢ BIBLIOGRAFÍA

1. Barr J, Fraser GL, Puntillo K, Ely EW, Gélinas C, Dasta JF, et al. Clinical practice guidelines for the management of pain, agitation, and delirium in adult patients in the intensive care unit. Crit Care Med. 2013;41(1):263–306. doi: 10.1097/CCM.0b013e3182783b72. PMID: 23269131.

2. Devlin JW, Skrobik Y, Gélinas C, Needham DM, Slooter AJC, Pandharipande PP, et al. Clinical practice guidelines for the prevention and management of pain, agitation/sedation, delirium immobility, and sleep disruption in adult patients in the ICU. Crit Care Med. 2018;46(9):e825–e873. doi: 10.1097/CCM.0000000000003299. PMID: 30113379.

3. Chanques G, Constantin JM, Devlin JW, Ely EW, Fraser GL, Gélinas C, et al. Analgesia and sedation in patients with ARDS. Intensive Care Med. 2020;46:2342–56. doi: 10.1007/s00134-020-

06307–9. Epub 2020 Nov 10. PMID: 33170331; PMCID: PMC7653978.

4. O'Gara B, Talmor D. Lung protective properties of the volatile anesthetics. Intensive Care Med. 2016;42:1487–9. doi: 10.1007/s00134-016-4429-x. Epub 2016 Jul 4. PMID: 27376746; PMCID: PMC4992441.

5. Fukazawa K, Lee HT. Volatile anesthetics and AKI: risks, mechanisms, and a potential therapeutic window. J Am Soc Nephrol. 2014 May;25(5):884–92. doi: 10.1681/ASN.2013111215. Epub 2014 Feb 7. PMID: 24511126; PMCID: PMC4005317.

6. Stollings LM, Jia LJ, Tang P, Dou H, Lu B, Xu Y. Immune modulation by volatile anesthetics. Anesthesiology. 2016;125:399–411. doi: 10.1097/ALN.0000000000001195. PMID: 27286478; PMCID: PMC5074538.

7. Jerath A, Panckhurst J, Parotto M, Lightfoot N, Wasowicz M, Ferguson ND, et al. Safety and efficacy of volatile anesthetic agents compared with standard intravenous midazolam/propofol sedation in ventilated critical care patients: A meta-analysis and systematic review of prospective trials. Anesth Analg. 2017;124:1190–9. doi: 10.1213/ANE.0000000000001634. PMID: 27828800.

8. Meiser A, Volk T, Wallenborn J, Guenther U, Becher T, Sedaconda study group. Inhaled isoflurane via the anaesthetic conserving device versus propofol for sedation of invasively ventilated patients in intensive care units in Germany and Slovenia: an open-label, phase 3, randomised controlled, non-inferiority trial. Lancet Respir Med. 2021;9:1231–40. doi: 10.1016/S2213-2600(21)00323-4. Epub 2021 Aug 26. PMID: 34454654.

9. Contreras S, Giménez-Esparza Vich C, Caballero J; Sedation, analgesia and Delirium Working Group (GTSAD) of the Spanish Society of Intensive and Critical Care Medicine and Coronary Units (SEMICYUC). Practical approach to inhaled sedation in the critically ill patient. Sedation, analgesia and Delirium Working Group (GTSAD) of the Spanish Society of Intensive and Critical Care Medicine and Coronary Units (SEMICYUC). Med Intensiva 2024;48:467–76. doi: 10.1016/j.medine.2024.05.011. Epub 2024 Jun 10.

10. García-Montoto F, Paz-Martín D, Pestaña D, Soro M, Marcos Vidal JM, Badenes R et al. Guidelines for inhaled sedation in the ICU. Rev Esp Anestesiol Reanim 2024;71:90–111. doi: 10.1016/j.redare.2024.01.010. Epub 2024 Feb 2. PMID: 38309642.

Terapia física en el paciente crítico

Isabel Ramos Delgado, Adela Benítez-Cano, Mª Carmen Herrero Esturillo

▲ INTRODUCCIÓN

En el pasado, el tratamiento del paciente crítico se centraba en tratar la causa médica o quirúrgica originaria, mientras el paciente recibía sedación profunda y permanecía inmóvil en cama. Sin embargo, los supervivientes presentaban complicaciones como la debilidad adquirida en la unidad de cuidados intensivos (DAUCI), que conducía a problemas que derivaban en una baja tasa de supervivencia a largo plazo, una mala función física y una disminución de la calidad de vida. Desde los años 2.000 se ha impulsado la rehabilitación y movilización del paciente crítico, ya que hay evidencia de su eficacia y seguridad. Desde hace años, las guías de diferentes sociedades científicas incluyen la movilización y rehabilitación como parte integrante del manejo global del paciente crítico junto con el manejo del dolor, sedación, agitación/delirium y trastornos del sueño.

La DAUCI es una disfunción neuromuscular sin otra etiología que la propia enfermedad crítica y sus tratamientos. Puede ser por trastorno neurogénico (polineuropatía), miogénico (miopatía) o una combinación de ambas (neuromiopatía). La patofisiología, aunque no completamente conocida, es por atrofia y disfunción muscular por diferentes causas: alteración estructural muscular (inflamación, necrosis, infiltración adiposa, fibrosis), trastornos microcirculatorios (hipoperfusión por edema debido a aumento de citoquinas y de la permeabilidad capilar), fallo bioenergético (disfunción mitocondrial por insuficiente suministro de oxígeno), inadecuada activación de autofagia (que lleva a daño mitocondrial y de otros componentes celulares), disfunción de la membrana y canales iónicos (afectando a la excitabilidad y contracción muscular) e implicación del sistema nervioso central (afectación neuronal, axonal y de la interacción nervio-músculo).

A nivel clínico, la DAUCI es típicamente generalizada, simétrica y afecta a extremidades (proximal más que distal) y músculos respiratorios, mientras que los músculos faciales y oculares no están afectados. El tono muscular está invariablemente disminuido. Los reflejos tendinosos profundos pueden estar reducidos o normales. La disfunción diafragmática

TABLA I. Factores de riesgo de DAUCI.

FACTORES DE RIESGO NO MODIFICABLES	FACTORES DE RIESGO MODIFICABLES
Severidad de la enfermedad: • Score elevado de gravedad de enfermedad. • Inflamación sistémica o sepsis. • Fallo orgánico múltiple. • Ventilación mecánica prolongada. • Enfermedad crítica prolongada. • Nivel de láctico elevado.	Fármacos: • Fármacos vasoactivos. • Corticoides. • Relajantes neuromusculares. • Antibióticos: aminoglicósidos, vancomicina. • Sedantes.
Demográficos: • Sexo femenino. • Edad avanzada. • Obesidad premórbida.	Inmovilidad: • Encamamiento prolongado. • Inmovilización.
	Nutrición parenteral.

se desarrolla más a menudo que la debilidad muscular de extremidades, y se inicia ya en las primeras horas de ventilación mecánica.

La prevalencia de la DAUCI es variable, pero una revisión sistemática reciente la sitúa sobre una mediana del 43 %. En la tabla I se muestran los factores de riesgo asociados, que pueden ser modificables o no modificables.

El diagnóstico de DAUCI se basa en diferentes métodos que evalúan musculatura periférica y/o respiratoria. La evaluación cuantitativa de la fuerza muscular periférica se puede realizar mediante varias técnicas como el dinamómetro de mano, y con varios tests clínicos con una puntuación que permite graduar la severidad de la DAUCI. También se utiliza la valoración electrofisiológica, que podrá ayudar a diferenciar entre miopatía y neuropatía. Se han evaluado varias técnicas de imagen que valoran la masa muscular como sustituto de la fuerza muscular, y algunas de ellas también pueden valorar

la calidad muscular. La más prometedora es la ultrasonografía. La tomografía computarizada y la resonancia magnética pueden valorar la infiltración adiposa muscular, pero son técnicas caras, que requieren personal especializado y con una logística a veces dificultosa. Por último, la biopsia muscular y nerviosa es un método invasivo, no exento de complicaciones y que requiere personal especializado para la realización e interpretación.

Respecto a la evaluación de la fuerza muscular respiratoria, la realización de las presiones máximas inspiratoria y espiratoria, y la presión transdiafragmática, requieren que el paciente esté despierto y coopere. En este caso se puede medir la presión transdiafragmática en respuesta a la estimulación frénica, pero es un método invasivo, requiere estimulación magnética y es técnicamente dificultoso. También se pueden usar técnicas de imagen, pero tienen limitaciones.

El desarrollo de DAUCI conlleva una serie de consecuencias a corto y largo plazo. El desarrollo y la severidad de la DAUCI son factores independientes asociados a incremento de la mortalidad en unidades de cuidados intensivos (UCI) y hospitalaria. También son predictores independientes de prolongación de ventilación mecánica. La presencia de debilidad de extremidades en el momento de la extubación se ha asociado de forma independiente a mayores tasas de fallo de extubación en pacientes médicos. En pacientes quirúrgicos, cuando presentan debilidad de extremidades, el 80 % también presenta disfunción diafragmática. La asociación de DAUCI a una mayor estancia en UCI y hospitalaria se realciona con incremento de los costes hospitalarios. Se ha sugerido como un mecanismo contribuyente en los trastornos de la deglución, incluyendo la disfagia post-extubación.

A más largo plazo, se ha encontrado que los pacientes críticos supervivientes que han desarrollado DAUCI tienen mayor mortalidad al año que los que no la han desarrollado. La presencia de DAUCI en el momento del alta de UCI se asocia a un incremento de la mortalidad al año y a los 5 años. También se ha visto peor supervivencia a los 5 años cuando existe DAUCI en el momento del alta hospitalaria. El pronóstico es diferente si el origen es miopático o si es neuromiopático, ya que el primero tiene una alta probabilidad de recuperación completa, y el segundo puede originar hasta en un 50–75 % de los pacientes la persistencia de DAUCI o incluso tetraparesia.

Las medidas preventivas y terapéuticas están encaminadas a incidir sobre los factores de riesgo modificables de DAUCI comentados en la tabla 1, aunque con resultados muy limitados. Desafortunadamente, no existe ningún tratamiento efectivo, por lo que el objetivo principal es la prevención de los factores de riesgo, como evitar la hiperglicemia, evitar la nutrición parenteral precoz, minimizar la sedación y promover la movilización precoz.

A continuación revisamos el proceso de movilización precoz y fisioterapia respiratoria en el paciente crítico.

◢ MOVILIZACIÓN PRECOZ EN EL PACIENTE CRÍTICO

La definición más aceptada de movilización precoz (MP) es aquella que se inicia en las primeras 72 horas desde el ingreso en UCI.

La MP ha demostrado beneficios positivos en términos de mejoría de la movilidad, el funcionalismo y la independencia, disminución de los días de delirium, días de ventilación mecánica, estancia en UCI y hospitalaria, así como disfunción cognitiva a largo plazo y calidad de vida.

Además de sus efectos sobre los resultados físicos (como la fuerza muscular y la movilidad), la MP es una de las pocas y más prometedoras estrategias que podrían prevenir y reducir la duración del delirium, así como mejorar la función cognitiva a largo plazo.

La MP incluye un amplio conjunto de medidas que van desde el soporte pasivo, ciclismo, ejercicios activos en la cama, hasta las actividades fuera de la cama (sedestación al borde de la cama, bipedestación, transferencia activa/pasiva a una silla, deambulación). Estas actividades han demostrado ser seguras, incluso en pacientes con ventilación mecánica, tratamiento con vasopresores y oxigenación por membrana extracorpórea.

Los dispositivos de asistencia y la robótica pueden ser un complemento útil para facilitar la terapia de movilización.

Protocolos

En la práctica clínica diaria, la MP es llevada a cabo mediante un enfoque multidisciplinar y guiada por protocolos. En los últimos años los paquetes de medidas, o bundles ABCDEF, han ido ganando popularidad. Estas medidas incluyen intervenciones destinadas al manejo del dolor, la sedación, el delirium, la MP y la integración familiar.

Como norma general los protocolos de MP deberían incluir:

- Criterios de inicio para la movilización de pacientes: identificar aquellas condiciones clínicas que contraindican la MP.
- Evaluación del nivel de consciencia.
- Escalas como la *ICU Mobility Scale* para planificar, realizar y documentar la movilidad.
- Criterios de seguridad para interrumpir la movilización.

La valoración de la movilización debería formar parte de la evaluación diaria de los pacientes ingresados en UCI junto con otros aspectos esenciales como la sedación, la ventilación mecánica, la hemodinamia o la nutrición.

La figura 1 muestra el ejemplo del protocolo de MP de nuestra unidad.

En general, la dosis de movilización, en términos de nivel/intensidad, frecuencia y duración, debe ajustarse a la capacidad y tolerancia individual del paciente, aplicando una dosis mayor en aquellos con mayores reservas fisiológicas.

A pesar de los beneficios demostrados de la MP, existen hoy en día un importante número de barreras para su aplicación. En primer lugar, existen barreras específicas del paciente (inestabilidad hemodinámica, presencia de tubos endotraqueales y cánulas de traqueostomías, accesos vasculares, delirum, agitación...), barreras estructurales (falta de tiempo, escasez de personal, ausencia de protocolos o equipos) y barreras relacionadas con la falta de educación, conocimiento y cultura. Todos estos factores a menudo impiden que la MP se lleve a cabo o que se realice según los estándares propuestos en los protocolos de movilización validados. En este sentido, la Sociedad Japonesa de Medicina Intensiva publicó en 2023 las únicas guías estandarizadas de rehabilitación existentes hasta el momento.

Dispositivos de asistencia y sistemas robóticos

Los dispositivos de asistencia incluyen herramientas que facilitan la movilización mediante equipos (como el ciclismo en decúbito supino o cicloergometría, la cinta de marcha, o la mesa basculante), así como sistemas de rehabilitación robótica o el uso de exoesqueletos robóticos. Estos dispositivos podrían mejorar el acceso a la MP, ayudando a superar barreras como la escasez de personal, al mismo tiempo que permiten adaptarse a las necesidades individuales de rehabilitación de cada paciente.

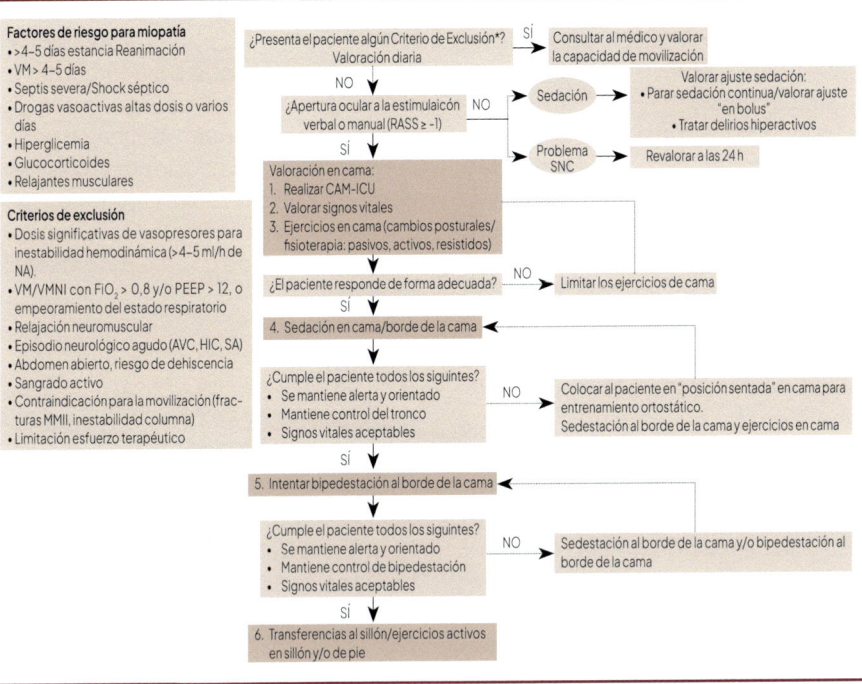

FIGURA 1. Protocolo de movilización precoz.

El uso de la cicloergometría se ha demostrado como una técnica segura. Así mismo se han demostrado beneficios en términos de mejoría de la función física al alta tanto de UCI como hospitalaria, así como una reducción de la duración de la estancia en UCI y hospitalaria, sin efectos demostrados sobre mortalidad.

Kwakman et al. entrenaron a pacientes en una cinta de marcha utilizando su propio peso corporal hasta que fueron capaces de caminar con ayudas técnicas. Los autores observaron una reducción significativa en la estancia hospitalaria en comparación con las sesiones de fisioterapia supervisadas.

En un ensayo clínico piloto aleatorizado se evaluó la verticalización con pasos automatizados como complemento a las sesiones de fisioterapia. En pacientes con alteración del nivel de conciencia, esta intervención se asoció a una mayor duración de la estancia en UCI, pero también a una mejora en la Disability Rating Scale y en la Coma Recovery Scale.

Los robots diseñados para asistir en el tratamiento de pacientes en la UCI se encuentran principalmente en fase de desarrollo, o actualmente solo pueden colaborar en tareas de manipulación manual, como levantar o girar a los pacientes en la cama.

Los exoesqueletos han sido propuestos como una herramienta para facilitar la movilización fuera de la cama de los pacientes críticos.

La incorporación de nuevas tecnologías emergentes como la realidad virtual, consolas de videojuegos, aplicaciones móviles (apps) y robótica puede suponer un impulso importante para fomentar la rehabilitación. Ya se han implementado medidas como el uso de apps y telemedicina como terapias complementarias a la MP. Las apps ofrecen acceso fácil al sistema y tratamientos personalizados.

La realidad virtual sumerge al paciente en un entorno completamente simulado con visión de 360 grados y movimientos activos simulados. Su aplicación en UCI ha demostrado ser segura y factible, mostrando resultados prometedores en aspectos cognitivos y psicológicos, como la reducción de la ansiedad, el dolor y el delirium. En estudios pequeños, la realidad virtual ha demostrado ser efectiva en promover la movilización temprana, incluso desde la cama o la silla.

La MP también se ha implementado de forma segura en la UCI mediante plataformas de videojuegos como Nintendo Wii™ y Xbox Kinect Jintronix, con estudios que reportan altos niveles de participación del paciente y ningún evento adverso. Estas plataformas permiten monitorización a distancia y una evaluación objetiva del progreso. Por otra parte, desde la perspectiva del paciente, los ejercicios basados en juegos son atractivos, fáciles de realizar y adaptados al nivel de dificultad adecuado.

La incorporación de nuevas tecnologías emergentes podría proporcionar el impulso necesario para fomentar la rehabilitación. Sin embargo, antes de realizar inversiones en robótica, se debe cumplir como mínimo con dos requisitos: demostrar un beneficio real para los pacientes, y evidenciar una reducción efectiva de la carga de trabajo del personal sanitario.

◢ ELECTROESTIMULACIÓN NEUROMUSCULAR TRANSCUTÁNEA

La aplicación de Estimulación Eléctrica Neuromuscular (NMES, por sus siglas en inglés) consiste en la activación de la función contráctil del tejido muscular de forma no invasiva, mediante la colocación de electrodos de superficie en regiones anatómicas específicas. Esta técnica genera contracciones musculares inducidas eléctricamente, que pueden producirse de manera independiente del esfuerzo voluntario del paciente, o bien de forma sinérgica con la contracción voluntaria durante actividades funcionales.

Se considera un procedimiento seguro en pacientes críticamente enfermos ingresados en UCI.

Efectos fisiológicos y clínicos observados:

- Incremento de la masa muscular esquelética (aunque con variabilidad metodológica entre estudios).
- Mejora de la fuerza muscular post-UCI, evidenciada tras el alta.
- Cambios estructurales musculares (documentados mediante biopsias).

- Preservación del área transversal del músculo estimulado.
- Presencia de atrofia selectiva de fibras musculares tipo II.
- Incremento en la síntesis proteica y reducción en su catabolismo en los grupos musculares sometidos a estimulación.

Beneficios funcionales:
- Aumento de la fuerza y resistencia muscular.
- Mejora en la distancia recorrida en la prueba de marcha de seis minutos.
- Prolongación del tiempo hasta la claudicación en pruebas de ejercicio submáximo.
- Disminución de la intensidad de la fatiga muscular en miembros inferiores.

La calidad de la evidencia disponible es baja o muy baja, debido a alto riesgo de sesgo metodológico, imprecision de los intervalos de confianza, escasa cuantía de estudios clínicos y heterogeneidad de los resultados.

No se han observado beneficios adicionales en la fuerza del músculo cuádriceps, aunque sí una mejora significativa en la resistencia muscular funcional. En pacientes con debilidad muscular severa, la NMES puede facilitar la consecución de objetivos funcionales básicos (por ejemplo, lograr la sedestación o la bipedestación).

Parámetros, protocolos de aplicación y consideraciones técnicas
- Duración por sesión: entre 30 a 60 minutos.
- Frecuencia: 1 a 2 veces al día, entre 4 a 5 días por semana.

- Periodo de aplicación: desde la primera semana de ingreso hasta el alta de UCI o la extubación exitosa.

Localización de los electrodos: aplicación unilateral o bilateral, sobre extremidades inferiores (cuádriceps), combinación de grupos musculares (2 o 4 grupos), o incluso extensión a extremidades superiores, pared torácica, región abdominal, utilizando como guía los vientres musculares o los puntos motores.

Frecuencia de estimulación: entre 1,75 y 100 Hz.

Intensidad: ajustada hasta conseguir una contracción muscular visible o palpable.

Efectos adversos

Dolor o disconfort local en el sitio de aplicación, habitualmente asociado a una intensidad de estimulación elevada, aparición de fatiga muscular tras sesiones prolongadas o de alta intensidad, así como la dermatitis de contacto en la zona de aplicación de los electrodos, atribuible tanto a la estimulación repetitiva como a posibles reacciones alérgicas a los materiales constituyentes de los electrodos.

A pesar de múltiples revisiones sistemáticas y metaanálisis publicados recientemente, la evidencia respecto a la eficacia de la NMES en pacientes críticos permanece inconsistente. Hasta la fecha, no se han establecido de manera concluyente las condiciones óptimas para su aplicación terapéutica. Además, su utilidad clínica se ve limitada en pacientes críticamente enfermos bajo sedación profunda, en quienes no es posible inducir una contracción muscular visible o palpable a nivel del punto motor.

◢ ASISTENTE MECÁNICO DE LA TOS

El Asistente Mecánico de la Tos (MI-E) es un dispositivo de insuflación-exsuflación mecánica cuyo objetivo principal es la modificación y optimización de los flujos respiratorios. Funciona mediante la administración secuencial de una presión positiva seguida de una presión negativa a través de una interfase nasobucal, cánula endotraqueal o traqueostomía. Este ciclo rápido de cambios de presión emula el patrón de flujo característico de una tos fisiológica eficaz.

Las indicaciones del MI-E incluyen la asistencia en el aclaramiento mucociliar y drenaje de secreciones, la prevención de la intubación en pacientes bajo ventilación mecánica no invasiva, el apoyo al destete de ventilación mecánica y la decanulación de cánulas endotraqueales o traqueostomías. Además, puede emplearse para reclutar zonas pulmonares colapsadas en pacientes con atelectasias.

Es un método no invasivo, seguro y efectivo en pacientes críticos con tos ineficaz o abolida, que contribuye a disminuir las tasas de reintubación y, por ende, reduce la estancia en UCI post-extubación. Asimismo, previene complicaciones respiratorias y mejora la función pulmonar en el postoperatorio.

El MI-E es eficaz y seguro en pacientes con vía aérea artificial. Se considera el *gold standard* para el manejo de pacientes con enfermedades neuromusculares, tales como miastenia gravis y esclerosis lateral amiotrófica. También es útil en patologías respiratorias crónicas como la enfermedad pulmonar obstructiva crónica y bronquiectasias.

Su uso es aplicable tanto en entornos hospitalarios como domiciliarios, siendo adecuado para pacientes cooperativos y no cooperativos, siempre que exista un control adecuado de la glotis.

Contraindicaciones absolutas para el uso del MI-E

- Inestabilidad hemodinámica: presión arterial media < 60 o > 100 mmHg.
- Frecuencia respiratoria < 50 o > 130 por minuto.
- Arritmias de nueva aparición.
- Enfisema bulloso.
- Neumotórax no drenado.
- Barotrauma reciente.
- Broncoespasmo severo.
- Inestabilidad de la vía aérea.
- Hemoptisis franca.
- Fracturas faciales.
- Cirugía oral o craneal reciente.
- Neumonectomía reciente (< 3 semanas).
- Fístula broncoesofágica.
- Presión intracraneal inestable: PIC > 25 mmHg.

Contraindicaciones relativas para el uso del MI-E

- Náuseas y distensión abdominal.
- Bradicardia e hipotensión.
- Derrame pleural estable y cerrado.
- Pacientes con disfunción bulbar.
- Rotura timpánica u otras patologías del oído medio.
- Asma o atrapamiento aéreo.
- Fracturas costales múltiples inestables.

◢ BIBLIOGRAFÍA

1. Schmidt GA, Girard TD, Kress JP, Morris PE, Ouellette DR, Alhazzani W et al. Official Executive Summary of an American Thoracic Society/American College of Chest Physicians Clinical Practice Guideline: Liberation from Mechanical Ventilation in Critically Ill Adults. Am J Respir Crit Care Med. 2017;195(1):115-9. doi: 10.1164/rccm.201610-2076ST. PMID: 27762608.

2. Devlin JW, Skrobik Y, Gélinas C, Needham DM, Slooter AJC, Pandharipande PP et al. Clinical Practice Guidelines for the Prevention and Management of Pain, Agitation/Sedation, Delirium, Immobility, and Sleep Disruption in Adult Patients in the ICU. Crit Care Med. 2018;46(9):e825-e873. doi: 10.1097/CCM.0000000000003299. PMID: 30113379.

3. Seo Y, Lee HJ, Ha EJ, Ha TS. 2021 KSCCM clinical practice guidelines for pain, agitation, delirium, immobility, and sleep disturbance in the intensive care unit. Acute Crit Care 2022;37(1):1-25. doi: 10.4266/acc.2022.00094. Epub 2022 Feb 28. PMID: 35279975; PMCID: PMC8918705.

4. Lewis K, Balas MC, Stollings JL, McNett M, Girard TD, Chanques G et al. A Focused Update to the Clinical Practice Guidelines for the Prevention and Management of Pain, Anxiety, Agitation/Sedation, Delirium, Immobility, and Sleep Disruption in Adult Patients in the ICU. Crit Care Med. 2025;53(3):e711-e727. doi: 10.1097/CCM.0000000000006574. Epub 2025 Feb 21. PMID: 39982143.

5. Kress JP, Hall JB. ICU-acquired weakness and recovery from critical illness. N Engl J Med. 2014;370(17):1626-35. doi: 10.1056/NEJMra1209390. PMID: 24758618.

6. Vanhorebeek I, Latronico N, Van den Berghe G. ICU-acquired weakness. Intensive Care Med. 2020;46(4):637-53. doi: 10.1007/s00134-020-05944-4. Epub 2020 Feb 19. PMID: 32076765; PMCID: PMC7224132.

7. Yang T, Li Z, Jiang L, Wang Y, Xi X. Risk factors for intensive care unit-acquired weakness: A systematic review and meta-analysis. Acta Neurol Scand. 2018;138(2):104-14. doi: 10.1111/ane.12964. Epub 2018 May 29. PMID: 29845614.

8. Clarissa C, Salisbury L, Rodgers S, Kean S. Early mobilisation in mechanically ventilated patients: a systematic integrative review of definitions and activities. J Intensive Care. 2019 Jan 17;7:3. doi: 10.1186/s40560-018-0355-z. PMID: 30680218; PMCID: PMC6337811.

9. Schaller SJ, Scheffenbichler FT, Bein T, Blobner M, Grunow JJ, Hamsen U et al. Guideline on positioning and early mobilisation in the critically ill by an expert panel. Intensive Care Med. 2024;50(8):1211-27. doi: 10.1007/s00134-024-07532-2. Epub 2024 Jul 29. PMID: 39073582.

10. Okada Y, Unoki T, Matsuishi Y, Egawa Y, Hayashida K, Inoue S. Early versus delayed mobilization for in-hospital mortality and health-related quality of life among critically ill patients: a systematic review and meta-analysis. J Intensive Care. 2019;7:57. doi: 10.1186/s40560-019-0413-1. PMID: 31867111; PMCID: PMC6902574.

11. Wang J, Ren D, Liu Y, Wang Y, Zhang B, Xiao Q. Effects of early mobilization on the prognosis of critically ill patients: A systematic review and meta-analysis. Int J Nurs Stud. 2020;110:103708. doi: 10.1016/j.ijnurstu.2020.103708. Epub 2020 Jul 11. PMID: 32736250.

12. Sosnowski K, Lin F, Chaboyer W, Ranse K, Heffernan A, Mitchell M. The effect of the ABCDE/ABCDEF bundle on delirium, functional outcomes, and quality of life in critically ill patients: A systematic review and meta-analysis. Int J Nurs Stud. 2023;138:104410. doi: 10.1016/j.ijnurstu.2022.104410. Epub 2022 Nov 29. PMID: 36577261.

13. Dubb R, Nydahl P, Hermes C, Schwabbauer N, Toonstra A, Parker AM et al. Barriers and Strategies for Early Mobilization of Patients in Intensive Care Units. Ann Am Thorac Soc. 2016;13(5):724-30. doi: 10.1513/AnnalsATS.201509-586CME. PMID: 27144796.

14. O'Grady HK, Hasan H, Rochwerg B, Cook DJ, Takaoka A, Utgikar R et al. Leg Cycle Ergometry in Critically Ill Patients - An Updated Systematic Review and Meta-Analysis. NEJM Evid. 2024;3(12):EVIDoa2400194. doi: 10.1056/EVIDoa2400194. Epub 2024 Oct 9. PMID: 39382351.

15. Kosa G, Morozov O, Lehmann A, Pargger H, Marsch S, Hunziker P. Robots and intelligent medical devices in the intensive care unit: Vision, state of the art and economic analysis. IEEE Transactions on Medical Robotics and Bionics 2023;5(1):2-17. doi: 10.1109/TMRB.2023.3240537.

16. Parke S, Hough CL, E Bunnell A. The Feasibility and Acceptability of Virtual Therapy Environments for Early ICU Mobilization. PM R. 2020;12(12):1214-21. doi: 10.1002/pmrj.12352. Epub 2020 Mar 26. PMID: 32107863.

17. Lorenz M, Baum F, Kloss P, Langer N, Arsene V, Warner L et al. Robotic-Assisted In-Bed

Mobilization in Ventilated ICU Patients With COVID-19: An Interventional, Randomized, Controlled Pilot Study (ROBEM II Study). Crit Care Med. 2024;52(5):683-93. doi: 10.1097/CCM.0000000000006194. Epub 2024 Jan 18. PMID: 38236076.

18. Plaza A, Hernandez M, Puyuelo G, Garces E, Garcia E. Wearable rehabilitation exoskeletons of the lower limb: analysis of versatility and adaptability. Disabil Rehabil Assist Technol. 2023;18(4):392-406. doi: 10.1080/17483107.2020.1858976. Epub 2020 Dec 17. PMID: 33332159.

19. Sumner J, Lim HW, Chong LS, Bundele A, Mukhopadhyay A, Kayambu G. Artificial intelligence in physical rehabilitation: A systematic review. Artif Intell Med. 2023;146:102693. doi: 10.1016/j.artmed.2023.102693. Epub 2023 Nov 2. PMID: 38042593.

20. Strasser EM, Stättner S, Karner J, Klimpfinger M, Freynhofer M, Zaller V et al. Neuromuscular electrical stimulation reduces skeletal muscle protein degradation and stimulates insulin-like growth factors in an age- and current-dependent manner: a randomized, controlled clinical trial in major abdominal surgical patients. Ann Surg 2009;249(5):738-43. doi: 10.1097/SLA.0b013e3181a38e71. PMID: 19387331.

21. Chen YH, Hsiao HF, Li LF, Chen NH, Huang CC. Effects of Electrical Muscle Stimulation in Subjects Undergoing Prolonged Mechanical Ventilation. Respir Care 2019;64(3):262-71. doi: 10.4187/respcare.05921. Epub 2019 Feb 5. PMID: 30723168.

22. Dirks ML, Hansen D, Van Assche A, Dendale P, Van Loon LJ. Neuromuscular electrical stimulation prevents muscle wasting in critically ill comatose patients. Clin Sci (Lond) 2015;128(6):357-65. doi: 10.1042/CS20140447. PMID: 25296344.

23. Hill K, Cavalheri V, Mathur S, Roig M, Janaudis-Ferreira T, Robles P et al. Neuromuscular electrosti-

mulation for adults with chronic obstructive pulmonary disease. Cochrane Database Syst Rev 2018;5(5):CD010821. doi: 10.1002/14651858.CD010821.pub2. PMID: 29845600; PMCID: PMC6494594.

24. Alqurashi HB, Robinson K, O'Connor D, Piasecki M, Gordon AL, Masud T et al. The effects of neuromuscular electrical stimulation on hospitalised adults: systematic review and meta-analysis of randomised controlled trials. Age Ageing. 2023;52(12):afad236. doi: 10.1093/ageing/afad236. PMID: 38156975; PMCID: PMC10756181.

25. Balke M, Teschler M, Schäfer H, Pape P, Mooren FC, Schmitz B. Therapeutic Potential of Electromyostimulation (EMS) in Critically Ill Patients-A Systematic Review. Front Physiol. 2022 May 9;13:865437. doi: 10.3389/fphys.2022.865437. PMID: 35615672; PMCID: PMC9124773.

26. Gonçalves MR, Honrado T, Winck JC, Paiva JA. Effects of mechanical insufflation-exsufflation in preventing respiratory failure after extubation: a randomized controlled trial. Crit Care. 2012 Dec 12;16(2):R48. doi: 10.1186/cc11249. PMID: 22420538; PMCID: PMC3681374.

27. Rose L, Adhikari NK, Leasa D, Fergusson DA, McKim D. Cough augmentation techniques for extubation or weaning critically ill patients from mechanical ventilation. Cochrane Database Syst Rev 2017;1(1):CD011833. doi: 10.1002/14651858.CD011833.pub2. PMID: 28075489; PMCID: PMC6353102.

28. Sánchez-García M, Santos P, Rodríguez-Trigo G, Martínez-Sagasti F, Fariña-González T, Del Pino-Ramírez Á et al. Preliminary experience on the safety and tolerability of mechanical "insufflation-exsufflation" in subjects with artificial airway. Intensive Care Med Exp 2018;6(1):8. doi: 10.1186/s40635-018-0173-6. PMID: 29616357; PMCID: PMC5882479.

Nuevas tecnologías aplicadas en el manejo multidisciplinar de la hemorragia obstétrica

Cristina Rodríguez-Cosmen, Irene Romero Bhathal, Beatriz Fort Pelay

▲ INTRODUCCIÓN

La hemorragia postparto (HPP) es una de las principales causas de morbimortalidad materna en todo el mundo, especialmente en países en desarrollo. Se define, según la Organización Mundial de la Salud (OMS), como la pérdida hemática (PH) de más de 500 mL de sangre tras un parto vaginal y más de 1000 mL tras una cesárea. En el 2017 el Colegio Americano de Ginecólogos y Obstetras (ACOG) propuso una nueva definición, independiente del tipo de parto, describiéndola como una PH estimada de ≥ 1000 ml o que se acompañe de signos y síntomas de hipovolemia.

La prevalencia de la HPP es del 2 al 15% de todos los partos, siendo su incidencia mayor en los países de ingresos bajos. Puede llegar a ser una complicación grave, siendo la principal causa de mortalidad materna. 8–9 de cada 10 muertes por esta causa, son evitables.

En el 2020 la OMS presentó un paquete de medidas administradas simultáneamente para la prevención y el manejo de la HPP, recogidas en el acrónimo E-MOTIVE (Evaluación temprana, Masaje uterino, Oxitocina, Tranexámico, fluidos Intravenosos, Evaluación del tracto genital y Escalda para el tratamiento de la HPP refractaria) demostrándose con su aplicación, una reducción del 60 % de la HPP grave en un ensayo clínico de la OMS de 200.000 puérperas. En el 2022, la Federación Internacional de Ginecología y Obstetricia (FIGO) elaboró unas recomendaciones para el tratamiento de la HPP que se recogen en la tabla I. Cada centro debería adaptar estas recomendaciones a sus recursos y disponibilidad de personal y elaborar un protocolo multidisciplinar para el manejo de la HPP.

A medida que la medicina avanza, las nuevas tecnologías están desempeñando un papel crucial en la prevención, diagnóstico y tratamiento de esta complicación. El gran número de métodos de tratamiento innovadores de los que se ha informado recientemente es testimonio de la inventiva de los clínicos que se enfrentan a la perspectiva de la pérdida de la vida por hemorragia, y del hecho de que ningún método es eficaz en todos los casos.

Estas nuevas tecnologías pueden mejorar nuestra actuación y el pronóstico

TABLA I. Recomendaciones para el manejo de la HPP (FIGO 2022).	
Prevención	Oxitocina iv o im Alternativas: metilergometrina o misoprostol o carbetocina im/iv Tracción controlada del cordón para la extracción placentaria No se recomienda el masaje uterino preventivo Evaluación del tono uterino para la identificación temprana de la atonía
Diagnóstico precoz	Objetivar la pérdida de sangre Monitorización Índice de shock ≥ 0,9
Primera línea de tratamiento	Oxitocina intravenosa. Cristaloides isotónicos Ácido tranexámico intravenoso precoz tan pronto como se diagnostique la HPP, pero dentro de las 3 horas posteriores al parto Masaje uterino
Segunda línea de tratamiento	Metilergometrina o misoprostol 2ª dosis de tranexámico (1 g) si la hemorragia continúa después de 30 minutos, o si la hemorragia se reinicia dentro de las 24 horas posteriores a la primera dosis.
HPP refractaria ante no respuesta a uterotónicos	Compresión uterina bimanual o compresión aórtica externa como medida temporal. Taponamiento uterino con balón o como técnica no quirúrgica efectiva Prenda anti-shock no neumático No se recomienda el uso de packing uterino
Además	Embolización de la arteria uterina si disponibilidad Intervenciones quirúrgicas: técnicas de sutura por compresión, ligadura de la arteria uterina e hipogástrica e histerectomía

de las mujeres que presentan una HPP. A continuación, se presentan las innovaciones más destacadas en el manejo de la hemorragia postparto y que pueden ser aplicadas tanto en la prevención, como en el diagnóstico y tratamiento.

◢ HERRAMIENTAS DIAGNÓSTICAS

Monitorización y detección temprana

La monitorización de las mujeres durante el postparto es fundamental para detectar signos de hemorragia de manera temprana. El índice de shock se calcula dividiendo la frecuencia cardíaca entre la presión arterial sistólica. Si es ≥ 0.9, se correlaciona con las pérdidas sanguíneas. Se ha utilizado para el cribado de la HPP y se ha visto una revisión sistemática que cuando es de ≥ 1.1, se requiere actuación urgente.

Las tecnologías han mejorado significativamente la capacidad de detectar cambios en el estado hemodinámico de las pacientes de manera temprana. Los dispositivos portátiles, como monitores de signos vitales que se pueden usar a pie de cama del paciente, permiten un seguimiento constante y a tiempo real, pudiendo alertar al personal médico sobre cambios críticos en la presión arterial, frecuencia cardíaca y otros parámetros vitales, facilitando una intervención rápida. Además, la **telemedicina** ha permitido la implementación de sistemas de monitoreo remoto, donde los datos de los pacientes se envían a un centro de salud para su análisis. Esto es especialmente útil en áreas rurales o en situaciones donde el acceso a atención médica es limitado.

Cuantificación del sangrado

La gravimetría (peso de las gasas empapadas) puede sobreestimar el sangrado por el líquido amniótico absorbido por las gasas. El análisis volumétrico (receptáculos con medidor de volumen) puede infraestimar el sangrado total al no incluir las pérdidas hemáticas de los paños quirúrgicos. Los **paños quirúrgicos calibrados** han demostrado ser más precisos que la técnica de pesado de gasas cuando el sangrado es mayor de 500 mL. De hecho, existe un paño específico para el parto (Brass-V Drape®), que recoge y mide el sangrado del parto en una bolsa con medidor, ayudando a detectar la hemorragia posparto (HPP) de manera temprana. También existe una **bandeja calibrada** (Safe Birth Tray®), específica para la recogida de sangre del parto, desarrollada además por una entidad sin ánimo de lucro.

Frente a las herramientas tradicionales de cuantificación del sangrado, surgen alternativas innovadoras en el mercado, como la **aplicación móvil basada en colorimetría** (Triton®). En ésta, la cámara del dispositivo móvil se utiliza para fotografiar las esponjas y los recipientes quirúrgicos y realizar un análisis colorimétrico que cuantifica la hemoglobina y estima la pérdida de sangre en tiempo real. Las imágenes se suben a un programa de aprendizaje automático en la nube que utiliza algoritmos. Un estudio de cohorte retrospectivo de 2781 mujeres demostró diferencias en la pérdida de sangre estimada con una plataforma basada en inteligencia artificial (IA) para la monitorización en tiempo real de la pérdida de sangre frente a la estimación visual tradicional en mujeres que se sometieron a una cesárea. El estudio halló que la pérdida de sangre superior a 1000 ml se detectó con mayor frecuencia utilizando la tecnología de IA (14,1% frente a 3,5% respectivamente; P < 0,0001), aunque la tasa de transfusión fue similar entre los grupos Se necesita más investigación para validar estos hallazgos.

En cualquier caso, no hay evidencia suficiente para recomendar una herramienta frente a otra para cuantificar el sangrado en un parto vaginal. De igual manera, es mejor no depender solo de estos métodos para decidir los tratamientos.

Pruebas del laboratorio

El **índice delta de neutrófilos (IDN)** refleja los granulocitos inmaduros circulantes. Se calcula automáticamente en los analizadores hematológicos. En algunos estudios, el IDN se ha explorado como un posible marcador para predecir la gravedad de ciertas condiciones inflamatorias o infecciosas, incluyendo complicaciones como la hemorragia postparto.

La coagulación intravascular diseminada (CID) es una de las principales causas de mortalidad materna en todo el mundo. Su diagnóstico puede ser difícil durante el embarazo, debido a los cambios fisiológicos de la gestación. Requiere un diagnóstico rápido para el tratamiento de la causa subyacente que conduce a esta complicación, incluyendo el parto de la paciente, y la corrección del problema hemostático, que puede guiarse mediante pruebas a pie de paciente, ajustadas para el embarazo. El **Score CID específico de embarazo** incluye tres componentes: 1) concentraciones de fibrinógeno; 2) la diferencia en el tiempo de protrombina (TP) — relacionada con la diferencia en el resultado del TP entre el plasma de la paciente y el control del laboratorio; y 3) el recuento de plaquetas. Cuando la puntuación específica para el embarazo es ≥ 26 puntos, se diagnostica CID con una sensibilidad del 88% y una especificidad del 96%.

Ultrasonido Point-of-Care

El ultrasonido point-of-care (POCUS) se ha convertido en una herramienta muy valiosa en el manejo de la HPP. Permite realizar una evaluación rápida y precisa del útero y tejidos circundantes para identificar la causa de la hemorragia, como la **retención de placenta o la atonía uterina**. Además, la capacidad de realizar una ecografía a pie de cama por parte del obstetra, reduce el tiempo de diagnóstico y permite una intervención más rápida.

Además, el anestesiólogo puede realizar POCUS cardíaco y pulmonar para una evaluación hemodinámica completa. Uno de los parámetros ecocardiográficos más sencillos para evaluar la gravedad de la hemorragia postparto es la medición del **diámetro de la vena cava inferior (VCI)**. Conjuntamente con el lactato, han demostrado ser más útiles que el índice de shock. Otro parámetro más reciente, el denominado **índice cavo-aórtico**, tiene resultados prometedores. Consiste en calcular la ratio entre el diámetro de la vena cava inferior y la aorta, y ha sido propuesto como una herramienta adicional en la valoración de la gestante con HPP.

Sistemas de Gestión de Datos y "mobile Health"

Las plataformas digitales y los sistemas de gestión de datos permiten a los centros sanitarios llevar un registro más eficiente de los casos de HPP. Estos sistemas pueden ayudar a identificar patrones, evaluar la efectividad de las intervenciones y mejorar la formación del personal médico. La recopilación de datos en tiempo real puede facilitar la investigación y el desarrollo de nuevas guías clínicas.

Existe una serie de herramientas digitales recogidas bajo el término **"mobile health"** o **"mHealth"** que combinan la tecnología y la telemedicina para ofrecer atención sanitaria a distancia. Bajo este paraguas se han desarrollado sobre todo aplicaciones móviles, que son especialmente útiles en aquellos entornos con menos recursos, sin posibilidad de atención sanitaria hospitalaria. Se trata de **aplicaciones para smartphone** que incluyen ayudas cognitivas, vídeos, tablas y escalas para detectar, cuantificar y hacer el tratamiento inicial de la hemorragia postparto. La aplicación más utilizada y con mayor evidencia es la **Safe Delivery App (SDA)**. Está disponible en

30 lenguas y se ha descargado por más de 300 000 usuarios en más de 40 países. Incluye vídeos cortos sobre el manejo de la tercera fase del parto, el diagnóstico y el tratamiento de la HPP, la retirada de una placenta retenida y sobre reanimación neonatal. También incluye información sobre fármacos. Existe evidencia sobre su utilidad en entornos con menos recursos sanitarios, donde los partos son atendidos por personal no sanitario o con formación sanitaria parcial. Aumenta los conocimientos del personal y mejora el manejo de la HPP: mejores outcomes maternos y neonatales, menos traslados a hospitales de alta complejidad, mayor uso de uterotónicos y fluidoterapia. Existen otras aplicaciones, como las 7 estudiadas por Alves da Silva et al., aunque las mejor valoradas (siguiendo los criterios de la Mobile App Rating Scale) son la Safe Delivery App, la ACOG SMI app ("Safe Motherhood Initiative app" de la ACOG) y la app "Risco Hemorrágico Obstétrico" (solo disponible en portugués).

Test viscoelásticos

Los tests viscoelásticos permiten estudiar in vitro el sistema plasmático de la coagulación de forma global (modelo celular), midiendo el tiempo de formación del coágulo, su firmeza y estabilidad y su destrucción o lisis. Permiten determinar fenómenos de hiper / hipocoagulabilidad, hiperfibrinolisis, hipofibrinogenemia, y concretar en qué factor específico de la hemostasia se debe actuar. En contraposición a los tests de coagulación convencionales (tiempo de protrombina, tiempo de tromboplastina parcial activada, fibrinógeno, o recuento plaquetario), son más rápidos y tienen mayor sensibilidad, lo que los hace muy útiles en situaciones de hemorragia aguda. Además, pueden realizarse a pie de cama, facilitando la realización de test repetidos para una reevaluación contínua.

Tomando una pequeña muestra de sangre total (2-4 ml), se pueden realizar varios tipos de análisis, según qué factor se quiera estudiar. El dispositivo electrónico muestra los resultados en un esquema gráfico, expresados en números absolutos. En 5-10 minutos se obtienen los primeros valores, permitiendo iniciar tratamiento dirigido.

Se han creado algoritmos para guiar la reanimación hemostática basados en los resultados de los test viscoelásticos, demostrando hacer un uso más razonable de hemoderivados, con buenos resultados clínicos. La evidencia científica

TABLA II. Parámetros medibles en los tests viscoelásticos.	ROTEM	TEG
Tiempo de formación inicial de la fibrina	Tiempo de coagulación (CT)	Tiempo de reacción (R)
Cinética de formación de fibrina y coágulos	Ángulo alfa (∝)	Ángulo alfa (∝)
Fuerza y estabilidad máx del coágulo	Máxima firmeza coágulo (MCF)	Máxima amplitud coágulo (MA)

ha demostrado que la administración dirigida de factores como el fibrinógeno guiada a través de test viscoelásticos respecto al protocolo transfusional tradicional (paquete fijo de componentes sanguíneos), disminuye significativamente la necesidad de posterior transfusión de hemoderivados.

Los test viscoelásticos de los que disponemos son la tromboelastografía (TEG) y la tromboelastometría rotacional (ROTEM). A grandes rasgos, las variables que podemos medir se recogen en la tabla II.

Particularidades de la hemostasia en Obstetricia

La gestación a término promueve un estado protrombótico y un aumento significativo de la generación de trombina, con aumento de factores de coagulación como el fibrinógeno, factor VII, VIII, IX y factor Von Willebrand, y disminución del sistema fibrinolítico y de factores anticoagulantes como la proteína S. También,

se reduce el factor XIII, con acortamiento del TP y aPTT. Aproximadamente un 10% de las gestaciones no complicadas presentan plaquetopenia leve, con un recuento entre 100–150 × 109/L, pero sin aumento de la hemorragia.

A nivel viscoelástico, el aumento en la capacidad de generar trombina y, por tanto, de generar un coágulo estable, se traduce en una disminución del tiempo de formación inicial de la fibrina y un aumento de la firmeza y amplitud máximas del coágulo, mostrando un estado de hipercoagulabilidad (que permanece aún en el postparto inmediato) e hipofibrinolisis. La hipercoagulabilidad fisiológica del embarazo se traduce a nivel viscoelástico en un tiempo de coagulación más corto y en una máxima firmeza y amplitud del coágulo más amplias, de modo que el umbral a partir del cual tendremos que interpretar resultados anómalos y actuar será diferente al del paciente crítico no obstétrico. La tabla III recoge las prin-

	INTEM		EXTEM		FIBTEM	
	OBSTÉTRICA	GENERAL	OBSTÉTRICA	GENERAL	OBSTÉTRICA	GENERAL
CT	103–204 seg	137–246 seg	31–68 seg	42–74 seg	30–67 seg	43–69 seg
CFT	32–86 seg	40–100 seg	39–97 seg	46–148 seg		
∝	73–84°	71–82°	68–83°	63–81°	68–86%	
A5	41–63 mm		43–64 mm		11–28 mm	
A10	55–73 mm	44–68 mm	53–74 mm	43–65 mm	14–30 mm	9–24 mm
MCF	61–79 mm	52–72 mm	62–84 mm	49–71 mm	13–35 mm	9–25 mm
LY30	98–100%		98–100%			
ML	0–16%	0–12%	0–19%	0–18%	0–4%	

TABLA III. Valores de referencia tromboelastometría en la población obstétrica y no obstétrica.

cipales diferencias entre los valores de los tests viscoelásticos entre la población obstétrica y no obstétrica.

La coagulopatía en la HPP es relativamente infrecuente y, a menudo, infraestimada. Puede ser primaria (en < 5% de casos) o secundaria a la hemorragia (por dilución o por consumo excesivo de factores). La alteración en el tiempo de protrombina, aPTT o plaquetas se observan con poca frecuencia en la hemorragia aguda. Además, en la HPP, el fibrinógeno desciende a niveles críticos antes que otros factores. Por lo tanto, los tests viscoelásticos cobran especial importancia para un diagnóstico y manejo precoz en este contexto.

Sin embargo, su uso para el manejo de la hemorragia postparto no está todavía universalmente recomendado, debido a que no hay suficiente evidencia científica y al mayor coste de los tests. De hecho, el documento multidisciplinar HEMOMAS, un consenso de recomendaciones sobre manejo de la hemorragia masiva avalado por las Sociedades Científicas Españolas de Anestesiología y Reanimación (SEDAR), Medicina Intensiva Crítica y Unidades Coronarias (SEMI-CYUC) y Trombosis y Hemostasia (SETH), excluye tanto en su documento inicial (2016) como en su actualización (2023) a la paciente obstétrica debido a sus particularidades y manejo específico. Aún así, la Sociedad Española de Anestesiología y Reanimación (SEDAR) los incluye en sus protocolos asistenciales de Anestesia Obstétrica (2021), avalada por la Sociedad Española de Ginecología y Obstetricia (SEGO) y la Sociedad Española de Hematología y Hemoterapia (SEHH). A

nivel internacional, International Society on Thrombosis and Haemostasis (ISTH), International Federation of Gynecology & Obstetrics (FIGO), Royal College of Obstetricians & Gynaecologists o American College of Obstetrics & Gynecology publican también protocolos y guías de actuación.

TRATAMIENTOS

Fluidoterapia

Es importante considerar que la gestante crítica no se comporta como un paciente politraumático "clásico". En el tercer trimestre de embarazo, existe un estado de volemia con hemodilución y anemia relativa, que podrían acrecentarse con una fluidoterapia intensiva. En la actualidad, no hay suficiente evidencia científica para recomendar la fluidoterapia guiada por objetivos en el manejo de la HPP.

Terapias farmacológicas avanzadas

El desarrollo de nuevos agentes farmacológicos ha revolucionado el tratamiento de la HPP. El ácido tranexámico es un fármaco antifibrinolítico que se utiliza para reducir la pérdida de sangre en situaciones de hemorragia aguda. Su administración temprana ha mostrado resultados prometedores en la disminución de la mortalidad materna por HPP. No hay evidencia para su administración profiláctica en la HPP.

Tanto el fibrinógeno, crioprecipitado de factores de la coagulación o el plasma fresco congelado (PFC) están indicados en caso de hipofibrinogenemia, que se correlaciona con la gravedad de la hemorragia. No hay evidencia para recomendar el PFC por encima del fibrinógeno, ya que aquel puede suponer un riesgo aumentado de síndromes relacionados con la transfusión, tanto el TRALI (lesión pulmonar aguda relacionada con transfusión) como el TACO (insuficiencia cardíaca por sobrecarga de volumen asociada a transfusión).

Pinza transvaginal de la arteria uterina (TVUS)

Es una técnica temporal de control de la hemorragia obstétrica que consiste en pinzar las arterias uterinas a través de la vagina. Funciona como un torniquete, conteniendo la pérdida de sangre y dando tiempo para implementar otras medidas de control de la hemorragia. Se utiliza la técnica Doppler para visualizar el flujo sanguíneo en las arterias uterinas durante el pinzamiento, lo que ayuda a asegurar su correcta colocación y funcionamiento.

Dispositivos de compresión uterina

Los dispositivos para el control de hemorragia intrauterina se usan más comúnmente en pacientes con sangrado debido a atonía uterina no controlada con medicamentos uterotónicos y masaje uterino, como medida, antes de recurrir a enfoques quirúrgicos más invasivos o definitivos. También puede usarse en pacientes con sangrado en el segmento inferior del útero tras el parto, complicados por placenta previa, placenta de implantación baja o espectro de placenta accreta, o en casos de hemorragia tardía (secundaria). Las contraindicaciones para el uso de estos dispositivos incluyen alergia a cualquier componente o cuando la causa de la HPP es por retención de productos de concepción ya que su inserción no debe reemplazar la evacuación del tejido gestacional previamente. La corioamnionitis/endometritis no es una contraindicación para el uso de un dispositivo intrauterino, pero se debe administrar cobertura antibiótica adecuada. También deben emplearse otros métodos de manejo en entornos clínicos en los que no es probable que un dispositivo intrauterino sea efectivo (por ejemplo, anomalías uterinas que impiden un taponamiento efectivo, sospecha de ruptura uterina u otra laceración del tracto genital), o cuando sea probable que se requiera una histerectomía inmediata para salvar la vida de la paciente.

Existen varios tipos de dispositivos intrauterinos:

Taponamiento con balón intrauterino. Se han utilizado múltiples tipos de catéteres con balón para taponamiento intrauterino. Hay dispositivos diseñados y comercializados específicamente para uso intrauterino, como el Balón de Bakri, que es un dispositivo de silicona con un globo preensamblado, que permanece colapsado hasta ser colocado en la cavidad uterina y un catéter de doble lumen, que permite llenar el globo por una parte del catéter y por la otra drenar la sangre del útero y cuantificarla. Hay otros dispositivos diseñados para indicaciones distintas, utilizados como balones intrauterinos de emergencia, como el balón de Sengstaken-Blakemore o balones artesanales elaborados con sondas Foley y condones. Todos aplican presión hidrostática que parece reducir el flujo sanguíneo en los vasos endo y miometriales mediante la estimulación mecánica de la contracción y facilitar la formación de coágulos. El tiempo de uso del balón varía según la gravedad de la hemorragia, pero se recomienda mantenerlo solo por un período de tiempo para asegurar la hemostasia. Es fundamental que el personal de salud que utiliza el balón intrauterino esté capacitado en su colocación y manejo. Se recomienda realizar un seguimiento adecuado de la paciente para evaluar la efectividad del tratamiento y detectar posibles complicaciones.

Estudios sistemáticos y revisiones meta-analíticas han reportado una tasa de éxito global combinada del 85.9%, siendo mayor en casos de atonía uterina y placenta previa, y menor en placenta accreta y productos retenidos. El sangrado se detenía más frecuentemente tras parto vaginal. La utilización del balón intrauterino ha demostrado disminuir la necesidad de histerectomías y otras cirugías invasivas en casos de hemorragia obstétrica severa. Un estudio retrospectivo con 1761 pacientes mostró una eficacia del 88.9%, y los casos no efectivos estuvieron asociados con preeclampsia, cesárea y rotura uterina.

En ocasiones, la colocación del globo intrauterino puede ocasionar trauma cervical o perforación uterina, aumentando la pérdida hemática, especialmente en entornos de recursos limitados que carezcan de intervenciones definitivas, como cirugías o transfusiones. En estos casos, el balón intrauterino no consigue reducir la morbimortalidad relacionada con la HPP.

Taponamiento por vacío. Recientemente se dispone de unos nuevos dispositivos que utilizan la succión a baja presión (70–90 mmHg) para evacuar rápidamente sangre y coágulos, facilitando las contracciones uterinas. Hasta ahora el único dispositivo recientemente comercializado en España es el JADA® de Organon, cuya eficacia parece prometedora. Existen estudios que demuestran su utilidad en el control del sangrado sin efectos adversos graves, por lo que se ha autorizado en EEUU en 2020. Es especialmente útil cuando la HPP es por atonía uterina aislada y cuando se coloca antes de que el sangrado sea de más de 3000 mL. En resumen, parece ser una herramienta efectiva, rápida y de baja complejidad para el tratamiento de la HPP. Se necesitan estudios adicionales para evaluar más a fondo la eficacia, efectividad y seguridad del taponamiento por vacío, para poder ser integrado en las fases tempranas de los protocolos de manejo de la HPP.

Empaquetado para el taponamiento intrauterino. Tradicionalmente, la gasa simple o esponja de laparotomía, se ha utilizado para rellenar la cavidad uterina, reduciendo la perfusión de las arterias uterinas mediante el aumento de la presión intraluminal. Por otra parte, las gasas hemostáticas, impregnadas con sustancias que proveen mecanismos adicionales de hemostasia, como el caolín (activa la cascada de coagulación), o quitosano (gel al que se adhieren las células sanguíneas fuera de la cascada de coagulación), han demostrado ser eficaces en más del 90%. Por último están las mini-esponjas comprimidas, se trata de unos nuevos dispositivos que contienen mini-esponjas comprimidas en una bolsa de malla. Se colocan mediante un aplicador tubular y se expanden adaptándose a la forma del útero, absorben rápidamente la sangre, ejerciendo presión intraluminal durante hasta 24 horas. En un estudio prospectivo con pacientes con pérdida de sangre superior a 500 mL tras parto vaginal, todas experimentaron cese de la hemorragia en un minuto tras la colocación del dispositivo, sin eventos adversos relacionados y sin recidiva de la hemorragia.

La elección del dispositivo de compresión uterina está en gran medida determinada por la disponibilidad local, preferencia del proveedor y coste, más que por factores relacionados con la paciente (como pérdida de sangre estimada, grado de dilatación cervical). Aunque el balón intrauterino ha sido históricamente el método preferido en las guías nacionales para el manejo de la HPP, debido a su facilidad de uso y tiempo de permanencia promedio corto, el taponamiento por vacío se ha vuelto popular en centros donde este equipo está disponible. El empaquetado sigue siendo una opción importante, especialmente en entornos con menos recursos. Independientemente del método usado, el taponamiento debe realizarse antes de que se desarrolle coagulopatía, ya que es menos probable que tenga éxito si la coagulación está comprometida. Se han realizado pocos estudios comparativos y no proporcionan una guía clara sobre la superioridad de ningún método en particular. Los resultados son similares en cuanto a pérdida hemática, necesidad de transfusión y de cirugía o embolización. Se necesitan ensayos clínicos prospec-

tivos bien diseñados para determinar si algún dispositivo es superior a otro.

ReBOA

El ReBOA (acrónimo de "*Resuscitative endovascular Balloon Occlusion of the Aorta*"), es un método de reanimación surgido a mediados del siglo pasado en un contexto militar, para el manejo de la hemorragia no compresible del torso (que era la principal causa de muerte asociada al politraumatismo). La oclusión aórtica endovascular, permite disminuir la cantidad de sangrado distal al sitio aórtico ocluido, proporcionando un intervalo de tiempo para la reanimación del paciente y el control definitivo de la hemorragia. A medida que el dispositivo ha mejorado, su uso se ha ido extendiendo para una gama cada vez mayor de indicaciones, como en la hemorragia abdominal o pélvica no traumática (con pulso palpable pero PAS <80 mmHg), hemorragia posparto catastrófica o potencialmente catastrófica, y también de manera preventiva en las cesáreas de los trastornos del espectro de placenta acreta (TEPA) y la reanimación cardiopulmonar en el soporte vital avanzado (RCP). El ReBOA tiene la ventaja de ser menos invasivo que la cirugía abierta, además de que es posible realizar una colocación preventiva antes del colapso hemodinámico.

Cuando se introdujo por primera vez el ReBOA, su empleo estuvo asociado con algunas complicaciones graves (por ejemplo, aorta rota, isquemia y hemorragia intra y postoperatoria, y trombosis venosa profunda). Posteriormente, la técnica fue modificada para mejorar su seguridad: inflado parcial del balón para permitir un flujo sanguíneo continuado a una presión mucho menor en lugar de una oclusión completa de la aorta (esto ha reducido las lesiones isquémicas, pero aún restablece o mantiene la estabilidad hemodinámica); colocación del catéter con control de ultrasonido, sin necesidad radiológico; uso de un catéter más pequeño; y por último la colocación profiláctica en pacientes con alto riesgo de hemorragia en lugar de hacerlo en el momento de una hemorragia masiva. Los profesionales que atienden a pacientes en riesgo de hemorragia masiva pueden beneficiarse de la capacitación en ReBOA, para obtener los mejores resultados.

Se sugiere el uso del ReBOA para la hemorragia postparto grave con inestabilidad hemodinámica cuando las medidas convencionales para controlar el sangrado, como masaje uterino, medicamentos y taponamiento uterino, han fallado. En esencia, el ReBOA se considera una opción de rescate para estabilizar a la paciente mientras se buscan otras opciones para detener la hemorragia, como cirugía o embolización. También se propone su uso cuando la causa de la hemorragia no está clara y se necesita tiempo para evaluar y tratar la situación.

Para la inclusión del ReBOA en los protocolos de HPP locales, es fundamental considerarlo como una medida de "control de daños", buscando estabilizar a la paciente antes de realizar procedimientos definitivos ya que no resuelve la causa subyacente de la hemorragia. Es crucial continuar con la evaluación y tratamiento de la causa. Además, se requiere un equipo especializado en procedimientos endovasculares y es necesaria la monitorización continua tras su colocación.

Embolización de las arterias uterinas (EAU)

La embolización de la arteria uterina (EAU) es un tratamiento endovascular definitivo para la HPP refractaria, ofreciendo una alternativa rápida, efectiva, y segura a la cirugía con una tasa de éxito que supera el 85%. Tradicionalmente, en el caso de HPP refractaria, se requería una intervención quirúrgica urgente con una alta tasa de complicaciones y una tasa de mortalidad del 4%. La EAU reduce la morbi-mortalidad asociada a la HPP, incluyendo una disminución de la tasa de histerectomía posparto, de 1/1000 a 1/2000 en los últimos 20 años. Requiere disponibilidad de radiólogos intervencionistas capacitados, instalaciones de imagen adecuadas y un equipo interdisciplinario colaborativo.

El acceso endovascular transfemoral (TFA) es el más empleado, sin embargo, el acceso transradial (TRA) ha ido ganando popularidad de manera constante, debido a su menor riesgo de complicaciones (3.7% para TFA Vs. 1.4% para TRA), al menor tiempo promedio del procedimiento y de exposición a la radiación, con resultados similares de efectividad. Sin embargo, el TRA puede ser técnicamente más complicado en casos de emergencia con espasmo vascular periférico significativo.

Es necesario un angiograma pélvico seguido de inyecciones selectivas de contraste radiopaco en la arteria ilíaca interna para identificar el punto de origen de la arteria uterina. El sangrado activo en la HPP rara vez se observa por lo que se puede realizar un procedimiento empírico de embolización en HPP con una tasa de éxito superior al 95%. Se recomienda la embolización bilateral para mayor éxito. Además, algunos autores han informado resultados satisfactorios y resultados más rápidos a través de la embolización no selectiva directamente desde la división anterior de la arteria ilíaca interna. La EAU en HPP se lleva a cabo predominantemente utilizando materiales embólicos no permanentes, reabsorbibles. La embolización selectiva está justificada en casos con puntos de sangrado identificables o productos retenidos de la concepción con patrones angiográficos similares a malformaciones arteriovenosas. La EAU en el espectro del acretismo placentario requiere un enfoque personalizado, teniendo en cuenta el grado de invasión placentaria.

En manos expertas, los incidentes de embolización no intencionada o necrosis uterina son infrecuentes. Los factores predictivos asociados con un fracaso de la EAU para la HPP refractaria son: CID, transfusión de sangre de 5 a 10 unidades, pérdida de sangre > 1500 mL, vasoconstricción arterial importante durante el procedimiento de embolización y EAU unilateral. Según Matsuzaki et al. y Radan et al, el 91-100% de las mujeres que se someten a EAU por HPP primaria o secundaria (entre las 24 horas postparto y las 6 semanas) experimentan un regreso a la menstruación regular sin efectos adversos en la fertilidad y sin causar daño al endometrio.

Recuperador de sangre (o *"Cell saver"*)

La recuperación celular en cesáreas y partos vaginales se ve limitada por la preocupación por infecciones y embolias de líquido amniótico. Evidencias recientes sugieren que este procedimiento puede ser factible incluso en partos vaginales, pero la complejidad del proceso de preparación de la sangre puede hacerlo inaccesible en muchos lugares donde no se dispone de hemoderivados. Sería adecuado para pacientes que no admiten transfusión de hemoderivados en el espectro del acretismo placentario.

Ultrasonido focalizado de alta frecuencia para placenta increta

El ultrasonido focalizado de alta frecuencia (High-Intensity Focused Ultrasonography, HIFU, en inglés) para placenta increta ha mostrado resultados prometedores en estudios observacionales, incluyendo aquellos en los que la placenta se deja in situ. Consiste en focalizar la energía de un haz de ultrasonido de alta frecuencia en una zona específica, sin introducir ningún tipo de dispositivo o aguja en el paciente. Donde los rayos convergen, el ultrasonido enfocado produce una ablación o hipertermia precisa (destrucción térmica del tejido), para provocar la muerte o necrosis de las células objetivo. El principio fundamental es análogo al uso de una lupa para enfocar los rayos del sol en un solo punto para quemar un agujero en una hoja. En las últimas dos décadas, se ha demostrado que el HIFU es seguro y eficaz en el tratamiento de los miomas uterinos, la adenomiosis uterina y úteros con cicatrices por cesáreas previas. Recientemente, se ha utilizado el HIFU para el tratamiento de la placenta accreta, aunque en estudios con muestras pequeñas.

Oxigenación por membrana extracorpórea venoarterial (VA-ECMO)

La hemorragia posparto asociada con la embolización de líquido amniótico se asocia frecuentemente con aumento de la presión arterial pulmonar, hipoxia profunda e hipotensión refractaria. La ECMO-VA se ha utilizado para mantener la circulación y la oxigenación hasta la recuperación de la función cardiopulmonar. Se ha descrito el uso del ECMO en el shock refractario posparto y la insuficiencia respiratoria, secundarios a una HPP.

◢ SIMULACIÓN Y ENTRENAMIENTO VIRTUAL COMO HERRAMIENTA EN LA FORMACIÓN SANITARIA

La simulación es una herramienta de aprendizaje que permite adquirir experiencia práctica en situaciones poco frecuentes, acortando la curva de aprendizaje en su manejo. Como formación continuada, mantiene el nivel de conocimientos y habilidades actualizados, permitiendo un alto nivel de capacitación y calidad asistencial. Supone un puente entre los conocimientos teóricos y la práctica con el paciente real. Otra de sus ventajas es su mayor seguridad y ética, ya que no supone ningún daño real ni pone en peligro al paciente. También disminuye el estrés, ya que se puede anticipar el escenario, conocer previamente el medio, reflexionar con calma a posteriori sobre

la práctica y adquirir un conocimiento con mayor introspección.

La simulación clínica puede aplicarse con objetivos de docencia, evaluación e investigación. Desde las Sociedades Científicas, se fomenta el desarrollo de grupos de trabajo y centros de formación en simulación. De hecho, existe en España la Sociedad Española de Simulación Clínica y Seguridad del Paciente (SES-SEP), constituida en 2008. La evidencia científica también apoya ampliamente el uso de la simulación. Sin embargo, no existe un programa de formación específico y estandarizado en todos los centros y para todas las situaciones, como por ejemplo para las emergencias obstétricas. Algunas de las barreras y desafíos con los que se encuentra la simulación clínica son la falta de apoyo institucional (falta de presupuesto, presión asistencial, poco interés en el proyecto...), problemas logísticos (material, lugar, tiempo...), y culturales (fallo en la cultura de seguridad, temor a ser evaluado, resistencia al cambio...).

La simulación se ha desarrollado y evolucionado basándose en las teorías de aprendizaje clásicas, como la teoría de la andragogía de Malcolm Knowles en 1977 (aprendizaje del adulto), los cuatro niveles de competencia de George Miller en 1990, la teoría del aprendizaje experiencial de David Kolb en 2014... Respecto a cómo evaluar el nivel de conocimientos adquiridos, destaca la taxonomía de Bloom en 1959, o el modelo de los cuatro niveles de Donald Kirkpatrick (revisado y ampliado en 1993).

La simulación debe contar con las siguientes fases:

- **Briefing:** Proporciona la información inicial y establece los objetivos de aprendizaje. Se presenta y define la escena: tipo de simulación (escenario de un caso, taller...), lugar donde se realiza, duración, número de participantes, si habrá observadores... El instructor tiene el papel de "facilitador".
- **Simulación:** Desarrollo de la práctica del escenario de simulación.
- **Debriefing:** Fase de evaluación. Se analiza punto por punto si se ha alcanzado el objetivo que se pretendía conseguir.

Debe diseñarse teniendo en cuenta a quién va dirigida (adjunto, residente, enfermera, TCAE) y qué propósito formativo tiene, pudiendo adaptarse a diferentes categorías profesionales y especialidades médicas. La simulación permite practicar habilidades tanto técnicas (por ejemplo, taller de aprendizaje de una habilidad) como no técnicas (liderazgo, comunicación, Crisis Resource Management, coordinación intra-equipo). Por lo tanto, existen diferentes tipos de simulación, con escenarios más o menos complejos. Además, debe disponerse de herramientas para evaluar la eficacia del programa de simulación que se está realizando. No basta con enseñar, sino que hay que objetivar que lo que se enseña se haya realmente adquirido y que este conocimiento perdure para que se pueda aplicar a la práctica real. Por ejemplo, mediante escalas o programas validados como el *Proficiency-based Progression Training.*

No hace falta disponer de la tecnología más avanzada o gran cantidad de material o de personal para poder realizar una simulación de alta calidad o complejidad. Sin embargo, las tecnologías de Realidad Virtual e Inteligencia Artificial (IA) están contribuyendo a desarrollar la simulación clínica. Por ejemplo, el uso de videojuegos en modo *"Real Game"* permite practicar habilidades técnicas. También, existen programas basados en IA para desarrollar habilidades comunicativas como la anamnesis o la comunicación de malas noticias, mediante un diálogo con el estudiante.

Simulación y entrenamiento virtual en Obstetricia

Una de las pioneras en la enseñanza en Obstetricia fue Angélique du Coudray, comadrona francesa del siglo XVIII. Con maniquís de fabricación casera que imitaban la pelvis femenina, órganos internos, placenta y cordón y un bebé a tamaño natural, enseñaba a comadronas e incluso a mujeres sin formación las diferentes maniobras de parto y alumbramiento. Su iniciativa tuvo un gran éxito y se popularizó. Gracias a una cédula real de Luis XV, creó un programa nacional de formación oficial estandarizado y acreditado, adiestrando a más de 5000 comadronas y cirujanos que luego perpetuaron sus enseñanzas. Incluso publicó el compendio *"Abrégé de l'Art des accouchements".*

Actualmente, la simulación en Obstetricia permite entrenar múltiples situaciones de emergencia, destacando: hemorragia obstétrica, distocia de hombros, eclampsia, cesárea emergente, paro cardiorrespiratorio y reanimación cardiopulmonar en la gestante, reanimación neonatal, vía aérea en la gestante o liderazgo y gestión de equipos (*Crisis Resource Management*). Esta formación puede realizarse mediante talleres donde se practica una habilidad determinada (por ejemplo, maniobras de liberación en distocia de hombros, suturas de capitonaje, reanimación cardiopulmonar...) o mediante recreación de escenarios simulados (hemorragia postparto, eclampsia...). Lo más óptimo es el entrenamiento y formación de equipos multidisciplinares, formados por los profesionales sanitarios de las diferentes especialidades implicadas en el manejo de la paciente obstétrica: Matronas, Ginecología, Anestesiología, Pediatría, Enfermería, TCAI. Asimismo, lo ideal es la simulación con un equipo de profesionales que trabajan habitualmente juntos, y realizarla in situ, en el lugar donde desarrollan su actividad profesional habitual, es decir, en su mismo centro de trabajo. Deberían desarrollarse programas de entrenamiento autónomos, propios y específicos, en cada centro que trabaje con pacientes obstétricas, y contar con los centros especializados como apoyo y complemento de formación.

Centrándonos específicamente en la Hemorragia Obstétrica, la práctica se enfoca sobre todo en una estrategia de aprendizaje basado en la resolución de un problema, pudiendo entrenar múltiples situaciones y en múltiples formatos: talleres (suturas de capitonaje, taponamiento intrauterino y pélvico, cuantificación de pérdidas hemáticas), práctica de habilidades en un escenario clínico (resolución de un caso de hemorragia obstétrica), o práctica de gestión y liderazgo.

◢ CONCLUSIÓN

El manejo de la hemorragia postparto está experimentando una transformación significativa gracias a las nuevas tecnologías. Desde el monitoreo avanzado hasta las terapias farmacológicas innovadoras, está mejorando la capacidad de los profesionales de la salud para prevenir y tratar esta complicación potencialmente mortal. A medida que continuamos integrando estas tecnologías en la práctica clínica, podemos esperar una reducción en la morbilidad y mortalidad materna asociada con la hemorragia postparto, mejorando así los resultados para las mujeres en todo el mundo. Además, la simulación en obstetricia es una pieza angular en la formación para el manejo multidisciplinar de la hemorragia postparto, asegurando un alto nivel de capacitación.

◢ BIBLIOGRAFÍA

1. Alonso-Burgos A, Díaz-Lorenzo I, Muñoz-Saá L, Gallardo G, Castellanos T, et al. Primary and secondary postpartum haemorrhage: a review for a rationale endovascular approach. CVIR Endovasc. 2024 Feb 13;7(1):17. doi: 10.1186/s42155-024-00429-7. PMID: 38349501; PMCID: PMC10864234.

2. Althabe F, Therrien MNS, Pingray V, Hermida J, Gülmezoglu AM, et al Postpartum hemorrhage care bundles to improve adherence to guidelines: A WHO technical consultation. Int J Gynaecol Obstet. 2020 Mar;148(3):290–9. doi: 10.1002/ijgo.13028. Epub 2019 Dec 23. PMID: 31709527; PMCID: PMC7064978.

3. Bell SF, de Lloyd L, Preston N, Collins PW. Managing the coagulopathy of postpartum hemorrhage: an evolving role for viscoelastic hemostatic assays. J Thromb Haemost. 2023 Aug;21(8):2064–77. doi: 10.1016/j.jtha.2023.03.029. Epub 2023 Apr 3. PMID: 37019365.

4. Christiansen AH, Sørensen BL, Boas IM, Bedesa T, Fekede W, et al. The impact of the Safe Deli-

very Application on knowledge and skills managing postpartum haemorrhage in a low resource setting: a cluster randomized controlled trial in West Wollega region, Ethiopia. Reprod Health. 2023 Jun 16;20(1):91. doi: 10.1186/s12978-023-01635-7. Erratum in: Reprod Health. 2023 Aug 16;20(1):119. doi: 10.1186/s12978-023-01646-4. PMID: 37328731; PMCID: PMC10273743.

5. Diaz V, Abalos E, Carroli G. Methods for blood loss estimation after vaginal birth. Cochrane Database Syst Rev. 2018 Sep 13;9(9):CD010980. doi: 10.1002/14651858.CD010980.pub2. PMID: 30211952; PMCID: PMC6513177.

6. Elendu C, Amaechi DC, Okatta AU, Amaechi EC, Elendu TC, et al. The impact of simulation-based training in medical education: A review. Medicine (Baltimore). 2024 Jul 5;103(27):e38813. doi: 10.1097/MD.0000000000038813. PMID: 38968472; PMCID: PMC11224887.

7. Erez O, Novack L, Beer-Weisel R, Dukler D, Press F, et al. DIC score in pregnant women--a population based modification of the International Society on Thrombosis and Hemostasis score. PLoS One. 2014 Apr 11;9(4):e93240. doi: 10.1371/journal.pone.0093240. PMID: 24728139; PMCID: PMC3984105.

8. Escobar MF, Nassar AH, Theron G, Barnea ER, Nicholson W, et al. FIGO Safe Motherhood and Newborn Health Committee, et al. FIGO recommendations on the management of postpartum hemorrhage 2022. Int J Gynaecol Obstet. 2022;157(Suppl 1):3-50.

9. Gallagher AG, De Groote R, Paciotti M, Mottrie A. Proficiency-based Progression Training: A Scientific Approach to Learning Surgical Skills. Eur Urol. 2022 Apr;81(4):394-5. doi: 10.1016/j.eururo.2022.01.004. Epub 2022 Jan 21. PMID: 35074249.

10. Ganter MT, Hofer CK. Coagulation monitoring: current techniques and clinical use of viscoelastic point-of-care coagulation devices. Anesth Analg. 2008 May;106(5):1366-75. doi: 10.1213/ane.0b013e318168b367. PMID: 18420846.

11. Goffman D, Rood KM, Bianco A, Biggio JR, Dietz P, et al. Real-World Utilization of an Intrauterine, Vacuum-Induced, Hemorrhage-Control Device. Obstet Gynecol. 2023 Nov 1;142(5):1006-16. doi:10.1097/AOG.0000000000005366. Epub 2023 Sep 13. PMID: 37713322.

12. Guasch E, Gilsanz F. Massive obstetric hemorrhage: Current approach to management. Med Intensiva. 2016 Jun-Jul;40(5):298-310. English, Spanish. doi: 10.1016/j.medin.2016.02.010. Epub 2016 May 13. PMID: 27184441.

13. Kumaraswami S, Butwick A. Latest advances in postpartum hemorrhage management. Best Pract Res Clin Anaesthesiol. 2022 May;36(1):123-34. doi:10.1016/j.bpa.2022.02.004. Epub 2022 Feb 24. PMID: 35659949.

14. López EI. Romero Hemorragia preparto y postparto. Manual Práctico de Anestesia. 1ª ed. Zaragoza; Amazing Books; 2024. p.219-243.

15. Lutgendorf MA, Ennen CS, McGlynn A, Spalding CN, Deering S, et al . Interprofessional obstetric simulation training improves postpartum haemorrhage management and decreases maternal morbidity: a before-and-after study. BJOG. 2024 Feb;131(3):353-61. doi: 10.1111/1471-0528.17640. Epub 2023 Aug 14. PMID: 37580310.

16. MacIvor D, Rebel A, Hassan ZU. How do we integrate thromboelastography with perioperative transfusion management? Transfusion. 2013 Jul;53(7):1386-92. doi: 10.1111/j.1537-2995.2012.03728.x. Epub 2012 Jun 7. PMID: 22670837.

17. Menon LP, Balakrishnan JM, Wilson W, Thomas MK. Caval Aortic Index: A Novel Tool for Fluid Assessment in Obstetric Emergencies. J Emerg Trauma Shock. 2020 Jan-Mar;13(1):50-3. doi: 10.4103/JETS.JETS_136_18. Epub 2020 Mar 19. PMID: 32395050; PMCID: PMC7204966.

18. Nair AS, Naik V, Busa N, Rayani BK. Triton sponge and canister app for estimating surgical blood loss. Saudi J Anaesth. 2019 Oct-Dec;13(4):390-1. doi: 10.4103/sja.SJA_38_19. PMID: 31572095; PMCID: PMC6753745.

19. Nishimwe A, Conco DN, Nyssen M, Ibisomi L. A mixed-method study exploring experiences, perceptions, and acceptability of using a safe delivery mHealth application in two district hospitals in Rwanda. BMC Nurs. 2022 Jul 4;21(1):176. doi: 10.1186/s12912-022-00951-w. PMID: 35787679; PMCID: PMC9251926.

20. Oba T, Koyano M, Hasegawa J, Takita H, Arakaki T, et al. The inferior vena cava diameter is a useful ultrasound finding for predicting postpartum blood loss. J Matern Fetal Neonatal Med. 2019 Oct;32(19):3251-4. doi: 10.1080/14767058.2018.1462321. Epub 2018 Apr 18. PMID: 29621917.

21. Pacagnella RC, Souza JP, Durocher J, Perel P, Blum J, et al A systematic review of the rela-

tionship between blood loss and clinical signs. PLoS One. 2013;8(3):e57594. doi: 10.1371/journal.pone.0057594. Epub 2013 Mar 6. Erratum in: PLoS One. 2013;8(6). doi:10.1371/annotation/4db90e4b-ae29-4931-9049-3ef5e5c9eeee. PMID: 23483915; PMCID: PMC3590203.

22. Pérez-Calatayud AA, Bri ónes-Garduño JC, Rojas-Arellano ML. Uso de tromboelastrografía y tromboelastometría para la transfusión racional y oportuna de hemoderivados en hemorragia obstétrica. Ginecol Obstet Mex 2015;83:569–77.

23. Ronenson, A; Shifman, E; Kulikov, A; Rasputin, Y; Görlinger, K; Iosccovich, A; Tikhova, G. Rotational Thromboelastometry Reference Range during Pregnancy, Labor and Postpartum Period: A Systematic Review with Meta-Analysis. Journal of Obstetric Anaesthesia and Critical Care 12(2):105–15, Jul-Dec 2022. DOI: 10.4103/JOACC.JOACC_21_22.

24. Silva ÉMAD, Oliveira SC, Alves DS. Quality assessment of mobile applications on postpartum hemorrhage management. Rev Esc Enferm USP. 2024 Jan 8;57:e20232063. doi: 10.1590/1980-220X-REEUSP-2023-0263en. PMID: 38194516; PMCID: PMC10789125.

25. Webster LA, Little O, Villalobos A, Nguyen J, Nezami N, et al. ReBOA: Expanding Applications From Traumatic Hemorrhage to Obstetrics and Cardiopulmonary Resuscitation, From the AJR Special Series on Emergency Radiology. AJR Am J Roentgenol. 2023 Jan;220(1):16–22. doi: 10.2214/AJR.22.27932. Epub 2022 Aug 3. PMID: 35920708.

26. Wei J, Dai Y, Wang Z, Gu N, Ju H, Xu Y, Xu B, Hu Y. Intrauterine double-balloon tamponade vs gauze packing in the management of placenta previa: A multicentre randomized controlled trial. Medicine (Baltimore). 2020 Feb;99(7):e19221. doi: 10.1097/MD.0000000000019221. PMID: 32049861; PMCID: PMC7035072.

Nuevas tecnologías en la analgesia del trabajo de parto

Anna Recasens García, Adriana Vilches García, Cristina Rodríguez-Cosmen

◢ INTRODUCCIÓN

Fundamentos de la nocicepción y la analgesia durante el parto

El dolor durante el trabajo de parto es considerado una de las experiencias más intensas y complejas de dolor agudo que puede experimentar una persona a lo largo de su vida. Su intensidad y características varían según la etapa del trabajo de parto y están condicionadas ampliamente según múltiples factores fisiológicos y psicosociales.

Desde el punto de vista fisiológico, el dolor del trabajo de parto se divide en dos componentes principales: el dolor visceral y el dolor somático. Durante la fase de dilatación cervical (fase activa del primer estadio del trabajo de parto), el dolor es predominantemente visceral, de carácter difuso y sordo, originado por la distensión del segmento uterino inferior y la dilatación del cuello uterino, con conducción aferente a través de las fibras viscerales acompañantes de los nervios simpáticos hacia los segmentos medulares T10 a L1. Este dolor se modula por la liberación de prostaglandinas,

mediadores inflamatorios y la hipoxia tisular intermitente que acompaña a cada contracción.

En la fase de expulsivo (segundo estadio del parto), el componente somático adquiere mayor protagonismo. Este dolor es más intenso, bien localizado y punzante, derivado de la distensión y tracción de las estructuras del suelo pélvico, vagina y periné por la presentación fetal. Las aferencias somáticas discurren por los nervios pudendos hacia los segmentos sacros S2 a S4.

La interacción de estos componentes contribuye a un patrón doloroso que cambia a lo largo del parto, y cuya percepción está modulada también por factores emocionales, culturales y experiencias previas de la paciente. Esta variabilidad en la percepción y expresión del dolor exige un enfoque individualizado de la analgesia obstétrica, adaptado a las necesidades y características de cada paciente.

Técnicas de analgesia actuales e innovaciones recientes

El manejo del dolor durante el trabajo de parto constituye uno de los aspectos fundamentales de la atención obstétrica moderna. La disponibilidad de múltiples estrategias analgésicas, tanto farmacológicas como no farmacológicas, permite abordar el dolor de manera efectiva, pero requiere el diseño de un plan analgésico individualizado a cada mujer, teniendo en cuenta las indicaciones y contraindicaciones de cada técnica, así como posible patología materna.

Entre las **opciones farmacológicas,** la analgesia neuroaxial mediante catéter epidural representa el estándar de referencia por su alta eficacia, perfil de seguridad y aceptación por parte de las pacientes. Esta técnica puede aplicarse mediante diferentes modalidades: infusión continua, analgesia controlada por la paciente (*Patient Controlled Epidural Analgesia* o PCEA por sus siglas en inglés), o, más recientemente, infusión epidural programada intermitente (*Patient Intermittent Epidural Bolus* o PIEB). La combinación de anestésicos locales a baja concentración con opioides lipofílicos permite mantener un correcto nivel analgésico sin causar bloqueo motor significativo, favoreciendo así la participación activa en el trabajo de parto.

No obstante, existen circunstancias clínicas en las que la analgesia neuroaxial está contraindicada o resulta técnicamente inviable (coagulopatía, infecciones locales, alteraciones anatómicas o rechazo por parte de la paciente). Ante estas situaciones, se consideran otras opciones analgésicas, de efectividad variable, entre las que destacan: inhalación óxido nitroso al 50% mezclado con oxígeno, analgésicos intravenosos (p. ej., meperidina o remifentanilo) y bloqueos

periféricos regionales como el bloqueo de los nervios pudendos.

En cuanto a las **estrategias no farmacológicas,** destacan técnicas como el soporte continuo, el uso de métodos de relajación, estimulación eléctrica transcutánea (TENS), hidroterapia o hipnosis, que han demostrado beneficios sobre la experiencia subjetiva del dolor, aunque su eficacia analgésica objetiva es variable. Estas intervenciones pueden jugar un papel relevante como parte de un enfoque holístico, especialmente en contextos donde el acceso a métodos farmacológicos está restringido o cuando se prioriza un modelo de parto mínimamente intervenido.

En los últimos años, la incorporación de innovaciones tecnológicas ha transformado la forma en que se administra y monitoriza la analgesia durante el parto. El desarrollo de nuevas bombas de infusión con software programable, los algoritmos de dosificación ajustables, los sistemas de analgesia controlada por la paciente (PCEA y PCA) juntamente con aparición de nueva evidencia científica que respalda su uso, han permitido un mayor grado de personalización en la analgesia. Estas innovaciones han contribuido a mejorar la calidad de la analgesia durante el parto y la satisfacción materna y han reducido la necesidad de ajustes manuales por parte del equipo anestésico, todo ello garantizando la seguridad materno-fetal.

Dentro de este contexto de innovación, destacan dos avances particularmente relevantes: **el protocolo PIEB de analgesia epidural,** que representa una evolución en la administración de analgesia neuroaxial al combinar automatización y mayor eficacia analgésica con menor consumo de fármacos; y la **analgesia intravenosa con remifentanilo mediante sistemas de control por la paciente (PCA)**, que constituye una alternativa viable y segura en casos donde las técnicas neuroaxiales están contraindicadas. Ambas estrategias comparten el objetivo de mejorar la experiencia analgésica durante el parto mediante un enfoque más individualizado y basado en la evidencia.

En los apartados siguientes se abordarán en detalle estas dos modalidades, analizando su fundamento fisiológico y farmacológico, sus ventajas en relación con métodos convencionales y la evidencia actual sobre su eficacia y seguridad en el contexto obstétrico.

◢ ANALGESIA EPIDURAL MEDIANTE PROTOCOLO PIEB

Entre las distintas alternativas para analgesia del trabajo de parto (ATP), la analgesia epidural es la técnica más efectiva para el control del dolor y la que se asocia a mayor satisfacción materna según una revisión sistemática de la *Cochrane Library*, en la que comparó todas las alternativas analgésicas. Se realiza mediante la introducción de un catéter a nivel lumbar en el espacio epidural, situado por fuera de la duramadre (peridural) y por dentro del canal raquídeo. Este espacio contiene la salida de los nervios medulares lumbares y sacros desde el filum terminal hasta los agujeros de conjunción, donde se encuentran las fibras que conducen el dolor del útero, cérvix y del suelo pélvico. La administración de fármacos anestésicos locales a bajas concentraciones con coadyuvantes como los opioides, realiza un bloqueo diferencial de las fibras nerviosas, que permite el bloqueo de las fibras del dolor sin alterar las sensitivas ni las motoras. Esto permite el control del dolor intenso asociado a todas las fases del parto: el dolor visceral producido por las contracciones uterinas durante la fase de dilatación; el dolor somático, vinculado al paso del feto por el canal del parto durante el periodo expulsivo, a veces con necesidad de instrumentación; y el dolor durante el alumbramiento, que en ocasiones requiere la sutura de una episiotomía o la revisión del canal del parto. El bloqueo diferencial permite un adecuado control analgésico brindando confort a la mujer, sin alterar la sensibilidad ni la fuerza necesaria para realizar los pujos y participar activamente en el trabajo de parto.

La analgesia epidural se inicia con un bolo de anestésico local (AL) con opioides lipofílicos, se requieren altos volúmenes y bajas concentraciones de AL para abrir el espacio epidural, ya que se trata de un espacio virtual con presión negativa. Actualmente existen tres técnicas neuroaxiales para el inicio de la analgesia epidural del trabajo de parto: la **epidural convencional** (empleo de aguja de Tuohy para encontrar el espacio epidural, a través de la que se introduce el catéter y posterior retirada de la aguja, administrando fármacos a través del catéter epidural durante todo el parto), la **técnica combinada intra-epidural** (doble punción, primero epidural y al alcanzar el espacio se introduce aguja intradural para la punción del espacio y la administración inicial de fármacos intratecales, posteriormente se deja un catéter epidural por el que se administran fármacos durante todo el parto) y la **punción dural epidural** (punción intencionada de la duramadre con aguja espinal a través de la aguja epidural, pero sin la administración de fármacos intratecales, que se administran siempre a través del catéter epidural). Independientemente de la técnica empleada, en todos los casos, el inicio de la analgesia epidural se alcanza con la administración de los bolos repetidos a través del catéter. Posteriormente, existen varias estrategias para el mantenimiento de la analgesia epidural durante todo el parto. Históricamente, los anestesiólogos o matronas administraban bolos manuales de anestésico local a través del catéter epidural según fuera necesario a lo largo de todo el parto, lo cual requería mucho trabajo para los sanitarios que atendían el parto. Con el paso del tiempo, se desarrollaron nuevas tecnologías en este ámbito. Inicialmente, la aparición de los dispositivos de la **analgesia epidural controlada por el paciente** (AECP o PCEA) permitió a las parteras la autoadministración de bolos epidurales según el dolor en cada momento y se asoció a una mayor satisfacción materna y una menor incidencia de eventos adversos en comparación con otras técnicas de analgesia. Sin embargo, el régimen de AECP sin infusión de base no era beneficioso para disminuir las puntuaciones de dolor de la parturienta ni la carga de trabajo del personal médico, ya que requerían la administración manual de otros bolos. Por ello, se introdujo la técnica de infusión epidural continua (IEC) añadida al régimen de

AECP y durante décadas se convirtió en un régimen analgésico epidural estándar para el parto en Norte América y Europa. La evolución de las IECs mediante bombas automatizadas limitó la necesidad de recargas intermitentes, reduciendo considerablemente la carga de trabajo del profesional clínico. Sin embargo, con la expansión del empleo de la IEC + AECP para la ATP se vio que estaban asociadas a un aumento del riesgo de parto instrumental y prolongación de la segunda etapa del parto, en comparación con la analgesia epidural para el parto solo con AECP. Además, no estaba clara una disminución en el uso de AL y una mejora en la eficacia analgésica con CEI + PCEA en comparación con PCEA sola.

En los últimos años han aparecido nuevas tecnologías que permiten un régimen de administración de los fármacos epidurales más eficiente gracias a un mejor control del dolor y una menor cantidad de fármaco total administrado, lo que da lugar a resultados obstétricos mejores. Además, la menor cantidad de fármaco permite evitar el bloqueo motor que aparecía a lo largo del parto, y dar la posibilidad de realizar una epidural móvil, conocida como *walking epidural*. En ésta, si la partera pasa unas pruebas de fuerza motora, propiocepción y equilibrio se le permite moverse, caminar, estar en la pelota o en distintas posiciones en la cama lo que se ha visto que aumenta el confort y la satisfacción y se adecua más a los requerimientos actuales de naturalización del parto.

En la última década se introdujo el uso en las salas de partos de un nuevo régimen de mantenimiento llamado

PIEB, por su acrónimo en inglés *Programmed Intermittent Epidural Bolus.* Diversos investigadores y anestesiólogos en todo el mundo contribuyeron al desarrollo y validación de este novedoso modelo, que utiliza bombas de infusión programables que administran bolos predefinidos de anestésico en intervalos regulares, en lugar de una infusión continua constante. La administración del bolo planificado se realiza a una mayor presión de inyección, lo que provoca una distribución más amplia y óptima dentro del espacio epidural a través de los catéteres epidurales multiperforados. Esto da lugar a una distribución en el espacio epidural circular más diluido y extenso, lo que explica las ventajas clínicas de este tipo de analgesia, siendo de mayor calidad, más extendida y con menores grados de bloqueo motor. Hay que tener en cuenta que, en ocasiones, puede producirse una distribución asimétrica debido a las variaciones individuales del espacio epidural que conduzcan a un bloqueo sensitivo alto, respecto a otros regímenes de mantenimiento, a pesar de que no se han visto complicaciones clínicas asociadas. En la programación de este régimen se establecen dosis específicas (por ejemplo, de 5 a 10 ml) que se administran cada cierto tiempo (cada 30–60 minutos). Además, se pueden administrar dosis adicionales si la madre requiere más alivio del dolor, lo que correspondería a la PCEA. Por último, la dosis y los intervalos pueden ajustarse según las necesidades de cada paciente y los protocolos locales.

Diversos estudios han demostrado que el régimen PIEB + PCEA es más ventajoso que el de IEC+PCEA. Xu y colaboradores, en un metaanálisis y revisión sistemática del 2019, en el que incluyeron 11 ensayos clínicos aleatorizados con un total de 717 parteras en régimen de PIEB+PCEA y 650 en IEC +PCEA, demostraron que con el primero se redujo significativamente la tasa de partos instrumentados, la incidencia de dolor irruptivo, el uso de PCEA y el uso de anestesia local. Además, la duración del parto fue estadísticamente menor y la satisfacción materna mejoró significativamente en el grupo PIEB + PCEA respcto al grupo CEI + PCEA. No se observaron diferencias en los efectos secundarios entre ambos grupos. En los últimos años, se ha comercializado un número creciente de dispositivos comerciales equipados con regímenes PIEB y PCEA y se ha extendido su uso a nivel mundial, aunque aún no hay disponibilidad en todos los centros de nuestro entorno.

Tang y colaboradores publicaron en el 2023 la última revisión de la *Cochrane* sobre las diferencias entre PIEB y CEI. Incluyeron 18 estudios de 4590 mujeres, de los cuales 13 reclutaron mujeres nulíparas sanas y cinco incluyeron mujeres nulíparas y multíparas sanas. Todos los estudios excluyeron a las mujeres con embarazos prematuros o complicados. Las técnicas utilizadas para iniciar la analgesia epidural difirieron entre los estudios: siete utilizaron técnica combinada epidural-intradural, diez utilizaron epidural convencional y uno utilizó epidural por punción dural. También hubo variación en los analgésicos utilizados. Ocho estudios utilizaron ropivacaína con fentanilo, tres utilizaron ropivacaína con sufentanilo, dos utilizaron levobupivacaína con sufentanilo, uno utilizó levobupivacaína con fentanilo y cuatro utilizaron bupivacaína con fentanilo. La mayoría de los estudios se evaluaron con bajo riesgo de sesgo de aleatorización, ciego, pérdida de pacientes y notificación, excepto por el ocultamiento de la asignación, donde ocho estudios se evaluaron con riesgo incierto y tres con riesgo alto. Los resultados mostraron que la PIEB se asoció con una menor incidencia de dolor irruptivo en comparación con la IEC, un menor consumo horario de AL en equivalentes de bupivacaína. La incidencia de parto por cesárea y parto instrumental no fue significativa, ambas con certeza moderada. No hubo diferencia significativa en la duración de la analgesia del trabajo de parto con certeza moderada. Debido a las diferencias en los métodos y el momento de las mediciones de resultados, no agrupamos los datos de satisfacción materna y puntuaciones de Apgar. Los resultados informados narrativamente sugieren que la PIEB puede estar asociada con una mayor satisfacción materna. No se observaron diferencias significativas entre la PIEB y la CEI en la incidencia de cesáreas, partos instrumentales, duración de la analgesia del parto y puntuaciones de Apgar. Se requieren estudios más amplios que evalúen la incidencia de cesáreas y partos instrumentales.

Para la optimización del protocolo de PIEB se aconseja la administración de mayores volúmenes de bolus y con intervalos de tiempo entre bolos más largos. El ensayo de Wong en 190 parturientas de paridad mixta, en las que se realizó una técnica combinada intra-epidural en todas durante el primer estadio del parto. El mantenimiento se realizó mediante PIEB con bupivacaína 0,0625% y fentanilo 2μg/mL pero con regímenes de 2,5 ml/15 min, 5 ml/30 min, 7,5 ml/45 min y 10 ml/60 min, todos con PCEA misma concentración y cuyo objetivo primario fue saber el consumo horario de bupivacaína. Se demostró que la ampliación del intervalo y el volumen del bolo intermitente programado de 15 minutos a 60 minutos y de 2,5 mL a 10 mL, respectivamente, disminuyó el consumo de bupivacaína sin disminuir la comodidad ni la satisfacción del paciente.

Sin embargo, actualmente no hay consenso aún sobre el régimen de PIEB ideal. No está claro el volumen de los bolos intermitentes, el tiempo programado entre bolos, el tiempo desde el inicio hasta el primer bolo y las velocidades de administración de estos. El protocolo deberá ser distinto según el tipo de AL empleado y su concentración. También dependerá de la eficacia que buscamos conseguir en nuestra población de parteras, en caso de que nuestro objetivo sea alcanzar una dosis terapéutica para el 90% de la población (ED 90) intentaremos conseguir un régimen en el que sea infrecuente la necesidad de rescate mediante PCEA y por lo tanto requeriremos mayores volúmenes con mayores intervalos de tiempo. Por lo tanto, para la elección de nuestro régimen deberemos definir nuestros objetivos haciendo balance en nuestro centro de los riesgos y beneficios que podamos asumir con el infra tratamiento (ED50) o con el sobre-tratamiento (ED 90).

Munro et al. plantearon una innovadora herramienta de modelado matemático que puede estimar 3 parámetros de la bomba PIEB mientras equilibra 3 resultados clínicamente importantes para el paciente: se maximiza la satisfacción materna, se minimiza la necesidad de bolos administrados por el médico y se optimiza la proporción de bolos de analgesia epidural controlada por el paciente (PCEA) administrados/solicitados simultáneamente. Se incluyeron un total de 69 pacientes nulíparas en el primer estadio del parto, con una dilatación menor de 7 cm de dilatación. Se inició la analgesia con 10 ml de ropivacaína 0,2 % y fentanilo a 10 µg/ml y PCEA (volumen de 6 ml cada 10 minutos). El análisis estadístico identificó tres ajustes de la bomba que representaban un punto estacionario que maximizaba o minimizaba tres resultados simultáneamente: índice de PCEA (el índice más cercano a 1), bolo clínico (el óptimo es 0) y satisfacción materna (escala analógica visual, 0–100, respuesta ideal ≥90). Utilizando un análisis estadístico específico, los ajustes de PIEB sugeridos para todos los resultados principales del estudio fueron los siguientes: PIEBnb = 29,4 minutos, PIEBi = 59,8 minutos y PIEBv = 6,2 ml. Estos ajustes de la bomba PIEB se correspondieron con los siguientes resultados clínicos: satisfacción materna del 93,9 %, índice PCEA de 0,77 y necesidad de bolo clínico de 0,29. La puntuación sensorial del dermatoma se situó entre T10 y T5 en el 89 % de las pacientes. La mediana mínima de la puntuación de Bromage fue de 4.

La mejoría progresiva de la tecnología ha permitido la integración computarizada tanto de los protocolos de PIEB como de los de PCEA. Con estos regímenes, las dosis programadas se desplazan en el caso que se haya administrado un bolo de PCEA, lo que permite controlar la cantidad total de AL administrado y sus efectos secundarios.

Los últimos avances en los regímenes de mantenimiento de la analgesia epidural del trabajo del parto, intentan adecuarse a los cambios de la intensidad del dolor durante el parto, sugiriendo que un mismo régimen no es válido para las distintas fases e intentan resolver parcialmente el problema del inevitable aumento de la intensidad del dolor, conforme progreso al parto, ya que adecuan el ritmo de la perfusión basal en respuesta a las demandas analgésicas de la paciente. Más allá de las PIEBs, el siguiente paso evolutivo en cuanto a técnicas de mantenimiento de la analgesia de trabajo de parto son las llamadas *Smart Pumps CI-PCEA* por el acrónimo en inglés "*Computer Integrated Patient controlled epidural analgesia*". Consiste en sistemas de analgesia epidural controlados por la paciente y vinculados a sistemas de integración de información computerizadas. En el estudio de SNG y colaboradores este novedoso sistema demostró mayores niveles de satisfacción materna respecto a la PCEA.

En el 2023 Wydall y colaboradores realizaron una revisión sistemática y metaanálisis en red en el que incluyeron 73 ensayos para comparar los resultados de una más amplia variedad de alternativas analgésicas, más allá de la CEI+PCEA y la PIEB+PCEA, estudiaron también las integradas por computadora IC CEI+PCEA y IC PIEB +PCEA ya que representan sistemas de administración de solución epidural más novedosos, en los que la velocidad de infusión de CEI o la frecuencia de la PIEB varían según el patrón de uso de la PCEA mediante un circuito de retroalimentación autorregulador. Además, incluyeron en el estudio la analgesia intravenosa controlada por el paciente (PCA) con opioides. Estudiaron los resultados ya sea solos o en combinación entre sí, en los resultados relacionados con la madre, el feto y el neonato. El objetivo primario fue conocer la necesidad de rescate, de analgesia y la CEI fue inferior a la PIEB y la PIEB + PCEA fue superior a la PCEA sola, con una certeza baja de la evidencia dada la presencia de limitaciones graves e imprecisión. El segundo resultado primario, la satisfacción materna, mejoró con la PIEB + PCEA en comparación con la CEI + PCEA y la PCEA sola, con una calidad baja de la evidencia debido a la presencia de limitaciones graves e imprecisión. La PCA con fentanilo aumentó la necesidad de analgesia de rescate y disminuyó la satisfacción materna en relación con muchos métodos de administración de solución epidural. En términos de resultados secundarios, la PIEB aumentó la eficacia analgésica en comparación con la CEI, y la PCEA redujo el consumo de anestésico local a expensas de una analgesia inferior en relación con la CEI y la PIEB. La PIEB + PCEA fue superior a la CEI + PCEA con respecto a la puntuación del dolor a las 2 h y a las 4 h, el consumo de anestésico local, la incidencia de bloqueo motor de las extremidades inferiores y la tasa de parto vaginal espontáneo. La PCA con fentanilo y remifentanilo no proporcionó el mismo nivel de analgesia que to-

dos los métodos epidurales, resultó en un aumento de la ineficacia analgésica con el tiempo de trabajo de parto y predispuso a una mayor incidencia de efectos secundarios como náuseas, vómitos y sedación. La PCA con remifentanilo fue superior a la PCA con fentanilo en cuanto a analgesia en una etapa temprana y aumentó la incidencia de desaturación de oxígeno en comparación con otras estrategias de administración de solución epidural. Sin embargo, no se observaron diferencias entre CI PIEB+PCEA y PIEB+PCEA. La CEI-PCEA integrada por computadora aumenta el tiempo de rescate analgésico en comparación con la CEI-PCEA, mientras que los resultados no muestran diferencias entre la CI-PIEB-PCEA y la PIEB-PCEA. Por todo lo anterior, concluyeron que la PCA con opioides no proporcionó el mismo nivel de analgesia que los métodos epidurales, con una mayor incidencia de efectos secundarios. La administración de PIEB + PCEA es la modalidad óptima. Sin embargo, no llegaron a ninguna conclusión sobre la importancia de los distintos resultados maternos, fetales y neonatales para determinar cuál es el óptimo régimen de mantenimiento.

◢ ANALGESIA ENDOVENOSA PARA EL TRABAJO DE PARTO: PCA DE REMIFENTANILO

Introducción y fundamentos farmacológicos

Como ya se ha comentado previamente, dentro de los métodos farmacológicos analgésicos, la analgesia neuroaxial mediante el catéter epidural es de elección para la analgesia en el trabajo de parto por su efectividad, seguridad y satisfacción materna, en todas las fases del parto.

No obstante, existen situaciones en las que las técnicas neuroaxiales están contraindicadas, no son posibles de realizar técnicamente o la paciente no las desea. En estos casos existen otras alternativas farmacológicas como la vía inhalatoria con óxido nitroso o sevo-fluorane a dosis bajas, analgesia local mediante bloqueo pudendo o paracervical, o analgesia por vía parenteral con Remifentanilo.

La **analgesia controlada por la paciente mediante administración endovenosa de remifentanilo (PCA-remifentanilo)** representa una de las principales innovaciones tecnológicas en el manejo del dolor durante el trabajo de parto. Esta técnica combina un fármaco con propiedades farmacocinéticas favorables para su uso obstétrico con sistemas de administración programables que permiten un control del dolor individualizado y seguro.

El remifentanilo es un opioide sintético agonista del receptor μ, de acción ultracorta, con inicio rápido (20–30 segundos), máximo efecto a 80–90 seg, y una vida media de 3 minutos, independiente de la duración de la infusión. Estas características permiten ajustar su administración a la frecuencia de las contracciones, y facilitan un rápido cese del efecto en caso de efectos adversos. Aunque atraviesa la placenta, el fármaco es eliminado eficazmente por el neonato a través de las esterasas plasmáticas (independientemente de la función renal

o hepática), lo que reduce el riesgo de toxicidad fetal.

El uso del remifentanilo en analgesia obstétrica se ha visto favorecido por el desarrollo de bombas PCA que permiten administrar bolos intravenosos con parámetros ajustables (dosis, intervalo de bloqueo y volumen máximo), sin necesidad de infusión basal. Esto permite una titulación individualizada del fármaco, mejora la experiencia de control materna y reduce el riesgo de acumulación o sobredosificación.

El sistema de PCA de remifentanilo proporciona una analgesia moderada, inferior a la epidural si bien la satisfacción materna es similar, aunque el grado de eficacia disminuye a medida que el parto progresa probablemente debido a un efecto de taquifilaxia.

Según el estudio *"Remifentanil patient-controlled analgesia in labour: six-year audit of outcome data of the RemiPCA SAFE Network (2010-2015)"*, de 5740 registros de mujeres que usaron PCA de remifentanilo como método analgésico para el trabajo de parto en hospitales públicos y privados de Suiza y Alemania, ninguna necesitó ventilación manual o reanimación cardiopulmonar, y del total de neonatos, un 0,3 % la necesitó por causas potencialmente relacionadas con el remifentanilo (ambos considerados como efectos adversos graves). Un 27,3 % de las mujeres sufrieron hipoxemia moderada con desaturación inferior al 94%, un 25,8% presentaron sedación, un 16,9% náuseas o vómitos, y un 2,8% prurito. De los 5740 registros, sólo se reportó un incidente materno grave relacionado con la PCA de remifentanilo provocado por la administración incidental de 1 bolo de fármaco causando apnea en la mujer, que resolvió rápidamente la estimulación táctil sin necesidad de medidas adicionales.

El protocolo que siguieron todos los hospitales que participaron en el registro fue: bolus a demanda (PCA) de 20–40 mcg desde el 2010 a la mitad del 2012, y posteriormente se redujo la dosis del bolus hasta 10–30 mcg por el elevado número de mujeres que presentaron hipoxemia (hasta un 40%) con dosis previas. No se usó en ningún momento perfusión basal ni uso de otros opioides intravenosos concomitantemente, ni óxido nitroso. Además, la PCA finalizó entre 5 y 10 minutos antes del clampaje del cordón, como mínimo.

Con la reducción de la dosis del bolo de PCA previamente mencionada, se observó un claro incremento de la satisfacción materna, a pesar de una reducción significativa de la mejoría del dolor (reducción de 3,2 puntos vs 2 puntos en la Escala Numérica del Dolor, diferencia obtenida entre la puntuación previa y 1 hora posterior al inicio de la PCA).

Indicaciones y contraindicaciones

Las principales indicaciones para el uso de PCA con remifentanilo incluyen todas aquellas situaciones en las que la analgesia epidural está contraindicada o no puede realizarse:
- Coagulopatía o tratamiento anticoagulante activo.
- Plaquetopenia <50.000/mm³.
- Infección en el lugar de punción o sepsis.
- Hipertensión intracraneal con efecto masa.

- Deformidades raquídeas o cirugía espinal previa.
- Hipovolemia o shock no corregido.
- Rechazo materno a la técnica neuroaxial.
- Estenosis valvulares severas.
- Las contraindicaciones específicas del remifentanilo incluyen:
- Negativa de la paciente.
- Alergia conocida al remifentanilo.
- Abuso de opioides.
- Parto pretérmino (<36 semanas).
- Preeclampsia con criterios de gravedad/Eclampsia.
- Tratamiento con magnesio endovenoso.
- Enfermedad cardiaca o respiratoria severa.
- Apnea obstructiva del sueño.
- Obesidad mórbida (IMC > de 40 kg/m²).

Protocolo de administración, monitorización y condiciones de seguridad

El esquema más utilizado se basa en la administración de bolos intravenosos intermitentes a través de un sistema PCA, sin infusión basal. La dosis inicial recomendada es de 10 mcg por bolo, con incrementos progresivos de 10 mcg hasta un máximo de 30 mcg, en función de la respuesta analgésica de la paciente. El intervalo de cierre recomendado es de 2 minutos. El uso de infusión basal no ha mostrado beneficios adicionales en términos de analgesia, pero sí un mayor riesgo de depresión respiratoria, por lo que no se recomienda su uso rutinario.

El momento óptimo para iniciar la PCA es durante la fase activa del trabajo de parto, generalmente con una dilatación cervical superior a 5 cm (esto se justifica por la disminución del efecto del remifentanilo a medida que progresa el parto, como se ha comentado previamente). Es fundamental entrenar a la paciente para la administración del bolo entre contracciones, en función de su frecuencia, con el fin de lograr el máximo efecto analgésico en el pico del dolor.

El protocolo de uso de PCA de remifentanilo en el área de obstetricia requiere una serie de medidas para garantizar la seguridad materno-fetal:

- Supervisión 1:1 por personal obstétrico entrenado (matrona o enfermera).
- Monitorización continua de SpO_2 y frecuencia respiratoria.
- Evaluación horaria de nivel de sedación y dolor mediante escalas validadas.
- Presencia de equipo de resucitación y vía aérea avanzada en la sala de partos.
- Administración de oxígeno suplementario (2-4 L/min).
- Suspender el uso de la PCA al menos 10 minutos antes del clampaje del cordón umbilical para reducir la exposición neonatal al remifentanilo.

Conclusiones

La PCA de remifentanilo constituye un avance tecnológico en el campo de la analgesia obstétrica y ofrece una alternativa eficaz cuando la analgesia neuroaxial no es viable. Sus principales ventajas incluyen un inicio de acción rápido, posibilidad de control materno, titulación progresiva según la fase del parto y un buen perfil de seguridad materno-fetal. Además, su administración no requiere acceso neuroaxial, lo que evita complicaciones relacionadas con esta técnica.

Sin embargo, su uso también presenta limitaciones que deben conocerse. La eficacia analgésica es inferior a la de la epidural y existe un mayor riesgo de efectos secundarios, especialmente depresión respiratoria si no se cumplen los protocolos de seguridad. La necesidad de monitorización continua y supervisión constante (1:1) implica una mayor carga asistencial. Por tanto, su uso debe reservarse a centros con protocolos validados y personal formado para garantizar unos estándares de efectividad y seguridad.

◢ BIBLIOGRAFÍA

1. Melber AA, Jelting Y, Huber M, Keller D, Dullenkopf A, Girard T, et al. Remifentanil patient-controlled analgesia in labour: six-year audit of outcome data of the RemiPCA SAFE Network (2010-2015). Int J Obstet Anesth. 2019;39:12-21. https://doi.org/10.1016/j.ijoa.2018.12.004

2. Mowat I, Tang R, Vaghadia H, Krebs C, Henderson WR, Sawka A. Epidural distribution of dye administered via an epidural catheter in a porcine model. Br J Anaesth. 2016;116(2):277-81. https://doi.org/10.1093/bja/aev432

3. Munro A, George RB, Andreou P. An innovative approach to determine programmed intermittent epidural bolus pump settings for labor analgesia: a randomized controlled trial. Anesth Analg. 2024;139(3):545-54. https://doi.org/10.1213/ANE.0000000000006813

4. National Institute for Health and Care Excellence (NICE). Evidence reviews for remifentanil patient-controlled analgesia: Intrapartum care: Evidence review D. London: NICE; 2023 Sep. (NICE Guideline, No. 235.) Available from: https://www.ncbi.nlm.nih.gov/books/NBK596254/

5. Stopar Pintaric T, Vehar L, Sia AT, Mirkovic T, Lucovnik M. Remifentanil patient-controlled analgesia for labor analgesia at different cervical dilations: a single center retrospective analysis of 1045 cases. Medicina (Kaunas).

2025;61(4):675. https://doi.org/10.3390/medicina61040675

6. Tan HS, Zeng Y, Qi Y, Sultana R, Tan CW, Sia AT, et al. Automated mandatory bolus versus basal infusion for maintenance of epidural analgesia in labour. Cochrane Database Syst Rev. 2023;6(6):CD011344. https://doi.org/10.1002/14651858.CD011344.pub3

7. Weibel S, Jelting Y, Afshari A, Pace NL, Eberhart LHJ, Jokinen J, et al. Patient-controlled analgesia with remifentanil versus alternative parenteral methods for pain management in labour. Cochrane Database Syst Rev. 2017;4:CD011989. https://doi.org/10.1002/14651858.CD011989.pub2

8. Wydall S, Zolger D, Owolabi A, Nzekwu B, Onwochei D, Desai N. Comparison of different delivery modalities of epidural analgesia and intravenous analgesia in labour: a systematic review and network meta-analysis. Comparaison des différentes modalités d'administration de l'analgésie péridurale et de l'analgésie intraveineuse pendant le travail obstétrical : revue systématique et méta-analyse en réseau. Can J Anaesth. 2023;70(3):406-42. https://doi.org/10.1007/s12630-022-02389-9

9. Wong CA, McCarthy RJ, Hewlett B. The effect of manipulation of the programmed intermittent bolus time interval and injection volume on total drug use for labor epidural analgesia: a randomized controlled trial. Anesth Analg. 2011;112(4):904-11. https://doi.org/10.1213/ANE.0b013e31820e7c2f

10. Xu J, Zhou J, Xiao H, Pan S, Liu J, Shang Y, et al. A systematic review and meta-analysis comparing programmed intermittent bolus and continuous infusion as the background infusion for parturient-controlled epidural analgesia. Sci Rep. 2019;9(1):2583. https://doi.org/10.1038/s41598-019-39248-5.

Modelo de gestión del dolor agudo postoperatorio

Gustavo Illodo Miramontes, Adriana Rial Veloso, Juan José Amate Pena

◢ INTRODUCCIÓN

El dolor postoperatorio agudo (DPA) es una realidad clínica frecuente, que afecta a más del 80% de los pacientes sometidos a cirugía. De estos, aproximadamente el 75% lo describen con una intensidad moderada a severa. A pesar de los avances en el conocimiento de la fisiopatología del dolor agudo y la disponibilidad de estrategias terapéuticas eficaces, su prevalencia sigue siendo elevada. Se estima que entre un 25% y un 50% de los pacientes experimentan dolor moderado-intenso tras una intervención quirúrgica.

Un inadecuado control del dolor agudo no solo compromete el bienestar del paciente, sino que también se asocia con un mayor riesgo de complicaciones postoperatorias, retraso en la recuperación funcional y un incremento en la probabilidad de transición hacia un dolor crónico. Por ello, el abordaje óptimo del DPA requiere la implementación de una estrategia analgésica multimodal y preventiva, adaptada a cada paciente y tipo de cirugía.

La gestión eficaz del DPA implica un enfoque estructurado que contemple el seguimiento sistemático de los pacientes, el registro y análisis de datos clínicos, así como la optimización continua de los resultados terapéuticos. En este contexto, las Unidades de Dolor Agudo (UDA) surgieron en la década de los noventa como un modelo organizado de manejo del dolor postoperatorio. Sin embargo, su número ha disminuido progresivamente en Estados Unidos y Europa, mientras que, en paralelo, ha crecido la implementación de programas de gestión y seguimiento del dolor perioperatorio en los hospitales.

En este capítulo, se analizarán en detalle los distintos modelos de gestión del DPA, con énfasis en las estrategias más eficaces y las tendencias actuales en su abordaje clínico.

◢ CONTENIDOS ESPECÍFICOS MANEJO DOLOR AGUDO POSTOPERATORIO

En las últimas décadas, la evidencia científica ha consolidado el papel fundamental del control eficaz del dolor postoperatorio dentro de la medicina perioperatoria. Una analgesia óptima, combinada con intervenciones complementarias como la movilización precoz y una adecuada estrategia nutricional, no solo mejora el confort y la satisfacción del paciente, sino que también disminuye la morbilidad postoperatoria y acorta la estancia hospitalaria.

Los avances en farmacología y en técnicas analgésicas han permitido desarrollar estrategias más eficaces y seguras para el manejo del dolor postoperatorio. Asimismo, la implementación de unidades especializadas ha favorecido una mejor coordinación interdisciplinaria entre los equipos médicos, quirúrgicos y de enfermería. No obstante, la prevalencia del dolor postoperatorio moderado-intenso sigue siendo significativa, afectando al 25–50% de los pacientes sometidos a cirugía con hospitalización.

Dado el desafío que representa el tratamiento del dolor postoperatorio, se hace imprescindible adoptar un enfoque multidisciplinar basado en la mejor evidencia disponible, la adaptación a los recursos y protocolos de cada centro hospitalario, el consenso terapéutico entre los diferentes servicios quirúrgicos y la optimización de la prescripción, el seguimiento y el registro sistemático de datos clínicos.

La selección del esquema analgésico debe personalizarse en función de múltiples variables, incluyendo el tipo y abordaje quirúrgico, los factores de riesgo individuales del paciente y las particularidades de la práctica clínica de cada institución. La evaluación del balance riesgo-beneficio de cada estrategia analgésica debe realizarse de manera individualizada, teniendo en cuenta la intensidad esperada del dolor dinámico y los posibles efectos adversos de las técnicas y fármacos utilizados.

El manejo del dolor postoperatorio agudo es un proceso hospitalario transversal que requiere la integración de todos los profesionales implicados en la atención del paciente quirúrgico: anestesiólogos, cirujanos, enfermería, farmacéuticos, fisioterapeutas, responsables de gestión y atención primaria.

Una gestión efectiva del dolor postoperatorio implica la organización estructurada del seguimiento clínico de los pacientes, la sistematización del registro de datos, la integración de la información clínica y la implementación de estrategias de mejora continua en los resultados analgésicos y funcionales.

Los programas de gestión DAP se basan en la creación de cinco líneas estratégicas (Tabla I).

◢ ANÁLISIS DE LAS CINCO LÍNEAS ESTRATÉGICAS EN LA GESTIÓN DEL DOLOR POSTOPERATORIO AGUDO

LÍNEA 1: Implementación de un sistema de seguimiento continuo del dolor postoperatorio

El desarrollo de un sistema estructurado para la monitorización del dolor postoperatorio representa un avance clave para optimizar la seguridad y eficacia de los tratamientos analgésicos. La personalización de la analgesia, basada en la patología, el procedimiento quirúrgico y las características del paciente, es fundamental para mejorar los resultados clínicos.

TABLA I. Líneas estratégicas de los programas de gestión del dolor.	
Línea 1	Creación de un sistema que permita el seguimiento continuo
Línea 2	Creación y difusión de protocolos de tratamiento para procedimientos
Línea 3	Capacitación de los profesionales involucrados en su evaluación y tratamiento
Línea 4	Evaluación de los procesos, la efectividad, la seguridad y la satisfacción del paciente
Línea 5	Creación de líneas de investigación.

Elementos clave

Individualización y multimodalidad: la adaptación de los protocolos analgésicos al perfil del paciente y al tipo de cirugía es esencial. La analgesia multimodal, que combina diferentes mecanismos de acción, ha demostrado ser altamente eficaz, incluyendo el uso de bloqueos locorregionales y analgesia controlada por el paciente (PCA).

Seguimiento y registro de datos: el establecimiento de bases de datos institucionales y multicéntricas facilita la evaluación de los resultados terapéuticos y permite ajustes dinámicos en las estrategias de tratamiento. Indicadores como la intensidad del dolor, el impacto funcional y la incidencia de efectos adversos son esenciales para la mejora continua.

Uso de tecnología: la integración de plataformas digitales para la monitorización remota, la comunicación interdisciplinaria y el análisis de datos en tiempo real optimiza la cobertura del seguimiento postoperatorio.

Abordaje interdisciplinario: la colaboración entre anestesiólogos, cirujanos, enfermería y otros profesionales de la salud es crucial para la implementación efectiva de estrategias analgésicas basadas en evidencia.

Educación del paciente: proporcionar información detallada sobre las opciones analgésicas y fomentar la participación activa del paciente mejora la adherencia al tratamiento y optimiza los resultados clínicos.

Indicadores de calidad: la efectividad de los tratamientos debe ser evaluada mediante parámetros como la incidencia de dolor severo, la recuperación funcional, la duración de la hospitalización y la satisfacción del paciente.

LÍNEA 2: Desarrollo y difusión de protocolos de manejo del dolor agudo postoperatorio

La estandarización de protocolos de tratamiento con un enfoque multidisciplinario es fundamental para optimizar el manejo del dolor postoperatorio.

Aspectos clave

Protocolos adaptados al tipo de cirugía y al entorno hospitalario: la analgesia debe ajustarse según la intensidad esperada del dolor, priorizando técnicas invasivas como la PCA y los bloqueos epidurales en cirugías de alto impacto doloroso (ortopédicas, torácicas, espinales), así como en procedimientos con riesgo de dolor no controlado (laparoscopias, mastectomías).

Enfoque multidisciplinario: la colaboración entre anestesiólogos, cirujanos, personal de enfermería y especialistas en dolor permite un abordaje integral del paciente.

Algoritmos de actuación: el diseño de guías clínicas y algoritmos de decisión facilita la estandarización de prácticas y mejora la seguridad y eficacia del tratamiento analgésico.

Monitoreo de resultados: el seguimiento de indicadores clínicos, como la intensidad del dolor medida con escalas validadas (Escala visual analógica-EVA, Escala verbal numérica-EVN), permite ajustar las estrategias terapéuticas en función de la respuesta del paciente y los datos institucionales.

Compromiso institucional: la implementación de protocolos requiere el apoyo de las direcciones hospitalarias y la integración efectiva de los distintos servicios clínicos.

LÍNEA 3: Formación y capacitación en el manejo del dolor postoperatorio agudo

La educación continua de los profesionales de la salud en la evaluación y tratamiento del dolor postoperatorio es un pilar esencial para garantizar la calidad asistencial.

Puntos clave

Programas de formación estructurados: cursos y diplomados especializados dirigidos a médicos, enfermeros y otros profesionales de la salud han sido diseñados para abordar evaluación del dolor, analgesia multimodal, manejo de complicaciones y estrategias no farmacológicas.

Capacitación en analgesia avanzada: la formación continua en técnicas como la PCA y el uso seguro de opioides es esencial para optimizar la administración analgésica y reducir riesgos asociados, como la depresión respiratoria.

Enfoque multidisciplinario: incluir a anestesiólogos, enfermería y otras especialidades en programas de formación mejora la integración del manejo del dolor en la práctica clínica. Instituciones como SEDAR en España lideran iniciativas de formación avanzada en dolor agudo.

Evaluación y actualización continua: el uso de protocolos basados en evidencia y el monitoreo de la efectividad del tratamiento permiten la adaptación de las estrategias analgésicas a la evolución del conocimiento científico y a la realidad clínica de cada centro hospitalario.

LÍNEA 4: Evaluación de calidad y eficacia en el tratamiento del dolor postoperatorio

El análisis sistemático de los procesos, resultados clínicos y satisfacción del paciente es clave para optimizar la gestión del dolor postoperatorio.

Aspectos fundamentales

Monitorización del dolor y eficacia terapéutica: herramientas como escalas validadas (EVA, EVN) y sistemas informatizados de registro permiten una evaluación continua y en tiempo real del manejo analgésico.

Identificación de factores de riesgo: evaluar variables como dolor preoperatorio intenso, consumo crónico de opioides y características quirúrgicas permite predecir la respuesta analgésica y ajustar los esquemas de tratamiento.

Indicadores de calidad: el seguimiento de métricas como la proporción de pacientes con dolor bien controlado o la incidencia de efectos adversos permite comparar resultados con estándares internacionales y mejorar la calidad asistencial.

Satisfacción del paciente: evaluar la percepción del paciente sobre el control del dolor y su impacto funcional es esencial para ajustar estrategias terapéuticas y mejorar la comunicación médico-paciente.

Auditorías internas y análisis multicéntrico: iniciativas como el proyecto Pain Out han demostrado la utilidad del registro y análisis de datos en múltiples hospitales para identificar áreas de mejora y optimizar la gestión del dolor.

LÍNEA 5: Investigación y desarrollo en el manejo del dolor postoperatorio

La generación de conocimiento y la difusión de avances en el manejo del dolor agudo postoperatorio son esenciales para la evolución de las estrategias terapéuticas.

Áreas de investigación prioritarias

Factores predictivos del dolor postoperatorio: estudios han identificado variables como el dolor preoperatorio, la cirugía, el sexo y factores psicológicos (ansiedad, catastrofismo) como determinantes en la respuesta analgésica.

Dolor crónico postquirúrgico: la investigación sobre sensibilización central y disfunción nociceptiva permite desarrollar estrategias preventivas para reducir la cronificación del dolor.

Nuevas modalidades analgésicas: se exploran fármacos innovadores (inhibi-

dores selectivos de COX-2, antagonistas NMDA) y técnicas analgésicas regionales avanzadas guiadas por ultrasonido.

Sistemas de monitoreo del dolor: plataformas digitales y registros multicéntricos permiten el análisis en tiempo real y la adaptación de protocolos según la respuesta del paciente.

Impacto de los factores psicológicos: programas de educación preoperatoria y apoyo psicológico buscan reducir la ansiedad y mejorar los resultados analgésicos.

Uso racional de opioides: estrategias de desescalada y alternativas no farmacológicas son clave para reducir la dependencia postoperatoria.

Con estas cinco líneas estratégicas, se busca optimizar el tratamiento del dolor postoperatorio agudo, alineando las prácticas clínicas con la mejor evidencia disponible y garantizando un enfoque multidisciplinario, seguro y eficiente.

◢ MODELOS DE GESTIÓN DOLOR AGUDO POSTOPERATORIO

Desde la década de los 90, los modelos de gestión del DAP han evolucionado con el establecimiento de Unidades de Dolor Agudo (UDA). Sin embargo, su prevalencia ha disminuido en Estados Unidos y Europa, mientras que los programas institucionales de seguimiento del DAP han ganado relevancia.

La organización de la gestión del DAP varía según las necesidades y recursos de cada hospital, dividiéndose en tres modelos principales:
1. Modelo basado en una sección separada dentro del Servicio de Anes-

tesiología: Este enfoque implica una unidad exclusiva para el manejo del DAP, aunque su elevado coste y la necesidad de personal especializado limitan su implementación.

2. **Unidad integrada dentro del Servicio de Dolor Crónico:** Los anestesiólogos y enfermeros especializados en dolor crónico asumen la gestión del DAP dentro de sus actividades diarias, optimizando recursos pero con el reto de balancear ambas áreas.

3. **Programa de monitorización de resultados:** Un equipo multidisciplinario, liderado por anestesiólogos, coordina el manejo del DAP mediante protocolos estandarizados, promoviendo la continuidad del tratamiento y la optimización de resultados.

La selección del modelo debe basarse en la evidencia científica y en la estructura organizativa del sistema de salud. Las diferencias entre hospitales y sistemas sanitarios generan una heterogeneidad considerable en la implementación de estos modelos.

A pesar de los avances tecnológicos y farmacológicos, la incidencia de dolor postoperatorio moderado-severo y la transición al dolor postquirúrgico persistente (DPP) no han mejorado sustancialmente.

Las razones fundamentales de esta problemática se agrupan en tres categorías (Tabla II).

- **Causa 1.** Factores relacionados con el paciente
  - Variabilidad individual en la percepción del dolor.
  - Expectativas irreales sobre la analgesia postoperatoria.

TABLA II. Posibles causas de no mejora en el tratamiento del dolor postoperatorio.	
Causa 1	Factores relacionados con el paciente
Causa 2	Factores relacionados con los profesionales involucrados en la gestión del dolor
Causa 3	Factores institucionales

  - Falta de información clara sobre opciones terapéuticas.
  - Adhesión insuficiente a las estrategias de manejo del dolor.
- **Causa 2.** Factores relacionados con los profesionales sanitarios:
  - Deficiencias en la formación y creencias erróneas sobre la analgesia.
  - Protocolos analgésicos poco personalizados o dependientes de la demanda del paciente.
  - Falta de una transición estructurada entre analgesia invasiva y tratamientos orales.
  - Insuficiente evaluación del dolor y sus efectos en la funcionalidad del paciente.
  - Déficit en la comunicación interdisciplinaria y educación del paciente.
- **Causa 3.** Factores institucionales:
  - Falta de reconocimiento del impacto del DAP en los resultados clínicos.
  - Deficiencias estructurales en la integración del manejo del dolor en la práctica clínica.
  - Deficiente coordinación entre los profesionales implicados en la atención perioperatorios (ciruja-

nos, anestesiólogos, enfermeras, fisioterapeutas y atención primaria).

Para optimizar la gestión del DAP, las guías clínicas recomiendan:

- Evaluación periódica del dolor mediante escalas validadas.
- Implementación de protocolos estandarizados y multidisciplinarios.
- Registro sistemático del dolor y los efectos secundarios de los tratamientos.
- Programas de seguimiento longitudinal que evalúen el impacto del tratamiento analgésico en la funcionalidad y calidad de vida del paciente.

Las herramientas disponibles para el tratamiento del DAP han experimentado notables mejoras gracias a los avances tecnológicos, farmacológicos y en comunicación. Sin embargo, la incidencia del DPP no ha mostrado una reducción significativa. En este contexto, múltiples estudios han cuestionado la eficacia de las UDA y la idoneidad de los distintos modelos de gestión del dolor agudo postoperatorio.

En relación con este último aspecto, diversas encuestas realizadas en Estados Unidos, Reino Unido y Alemania han evidenciado considerables diferencias en las características que debe reunir una UDA. Las principales discrepancias se centran en los requerimientos de personal sanitario, tanto en número como en la composición de médicos y enfermeras, así como en la disponibilidad de estos profesionales durante las 24 horas del día, incluyendo festivos.

Para optimizar el manejo del dolor postoperatorio, es fundamental implementar los principios recogidos en todas las guías clínicas de manejo del dolor.

Esto incluye la evaluación periódica del dolor, la aplicación de protocolos estandarizados y documentados, así como el registro sistemático de las evaluaciones del dolor y de los efectos adversos del tratamiento analgésico.

Uno de los elementos clave en este proceso son los programas de seguimiento, aspecto abordado previamente en este capítulo. Sin una medición adecuada, que utilice escalas que no solo cuantifiquen el dolor en valores numéricos, sino que también evalúen su impacto en la actividad funcional y la satisfacción del paciente y sin un riguroso seguimiento a lo largo del tiempo, será difícil reducir la prevalencia del dolor.

Es importante destacar que ninguna UDA, por más recursos y personal que disponga, puede por sí sola alcanzar un control óptimo del dolor postoperatorio. La mejora en los resultados es una responsabilidad compartida entre todos los profesionales involucrados, incluyendo equipos quirúrgicos, anestesiólogos, enfermeras, farmacéuticos, rehabilitadores y otros especialistas médicos.

Se debe tener en cuenta que los pacientes que no reciben un manejo adecuado del DAP presentan un mayor riesgo de desarrollar DPP. En este sentido, la undécima revisión de la Clasificación Internacional de Enfermedades define el DPP como una patología que se desarrolla o aumenta en intensidad tras una intervención quirúrgica, localizada en la zona intervenida, persiste más allá del proceso de curación (es decir, al menos tres meses) y no puede atribuirse a otra causa, como infección, malignidad o una condición previa de dolor.

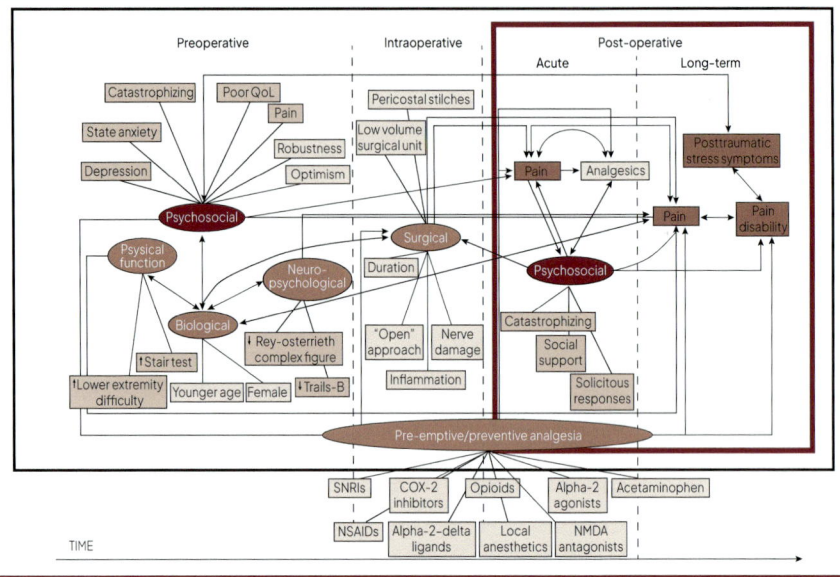

FIGURA 1. Diferencia entre manejo del dolor con UDA o UTD.

La prevalencia de este dolor crónico sigue siendo elevada, reportándose en un rango del 10 al 50% de los adultos sometidos a cirugía mayor. Puede manifestarse tras cualquier procedimiento quirúrgico, aunque es particularmente frecuente en cirugía torácica, mamaria, de hernia inguinal, columna lumbar, cadera, rodilla, intervenciones por traumatismo y en cirugía de quemados.

Por esta razón en 2014 surgieron los Servicios de Dolor Transicional (SDT, seguidos posteriormente por las Clínicas de Dolor Transicional (CDT). Dentro de esta evolución, las Unidades Transicionales de Dolor (UTD) representan un modelo innovador diseñado para optimizar el manejo del dolor agudo postoperatorio (DAP). Su principal objetivo es lograr un control eficaz del DAP, facilitar el retiro progresivo de opioides, prevenir la progresión hacia el dolor persistente postoperatorio (DPP) y mitigar el riesgo de mortalidad asociado con la prescripción inadecuada de opioides.

Las UTD están estructuradas para identificar de manera temprana a los pacientes con alto riesgo de desarrollar DPP, implementando estrategias de intervención personalizadas y basadas en la evidencia. Este enfoque permite minimizar la transición del dolor agudo a la cronicidad y reducir la dependencia de opioides mediante un abordaje continuo que se extiende desde el ingreso hospitalario hasta la recuperación en el hogar.

En la figura 1, extraída del artículo de Joel Katz publicado en Journal of Pain Research (2015), se ilustra gráficamente la diferencia en el manejo del dolor

FASE	OBJETIVOS	FACTORES DE RIESGO IDENTIFICADOS	INTERVENCIONES CLAVE
TABLA III. Objetivos e intervenciones de UTD.			
Preoperaotrio	Identificar pacientes con alto riesgo de desarrollar DPP y optimizar el manejo del dolor antes de la cirugía.	• Dolor crónico preoperatorio (con o sin consumo de opioides). • Cirugías de alto riesgo de DPP. • Alto consumo de opioides en el perioperatorio. • Comorbilidades psiquiátricas (depresión, ansiedad, dolor catastrófico, factores psicosociales).	• Intervenciones psicológicas preoperatorias. • Optimización analgésica multimodal. • Planificación de técnica anestésica/analgésica. • Derivación a la UTD para seguimiento perioperatorio.
Intraoperaotrio	Identificar factores de riesgo intraoperatorios que pueden contribuir al desarrollo de DPP.	• Cirugía abierta con abordaje invasivo (medial, retractores costales). • Cirugías prolongadas (>3 horas) o reintervenciones. • Lesión nerviosa intraoperatoria. • Anestesia general sin técnica regional. • Uso exclusivo de analgesia sistémica. • Altas dosis de remifentanilo.	• Identificación de pacientes de riesgo intraoperatorio. • Derivación a la UTD para seguimiento postoperatorio. • Implementación de estrategias de optimización analgésica.
Postoperatorio	Optimizar el control del DAP, minimizar la transición a DPP y reducir la dependencia de opioides.	• DAP severo, dolor neuropático, múltiples consultas UDA, dificultad para el alta por dolor. • Alto consumo de opioides (>90 mg/día de morfina oral o equivalente). • Necesidad de opioides de acción prolongada al alta en pacientes que no los usaban previamente. • Requerimiento de procedimientos intervencionistas posquirúrgicos.	• Optimización de analgesia multimodal. • Revisión y ajuste del tratamiento con el equipo médico. • Planificación del destete de opioides. • Coordinación con Medicina Física y Rehabilitación, Medicina de la Adicción, Salud Mental y Dolor Crónico. • Seguimiento telefónico cada 2–3 semanas durante 6 meses.

agudo perioperatorio mediante una Unidad de Dolor Agudo (UDA, línea roja) en comparación con una UTD (línea verde), destacando el impacto de un enfoque transicional en la evolución del dolor postoperatorio.

Mientras que las Unidades de Dolor Agudo (UDA) limitan su intervención al periodo postoperatorio, las Unidades Transicionales de Dolor (UTD) abarcan todo el proceso perioperatorio del paciente quirúrgico, permitiendo un enfoque integral y preventivo en el manejo del dolor postoperatorio persistente (DPP).

En la tabla III se explican las intervenciones que se realizar en el periodo preoperaotrio, intraoperatorio y postoperatorio.

En resumen, las UDA y las UTD fueron diseñados para abordar las brechas históricas en el manejo del dolor en pacientes posquirúrgicos. El objetivo es transformar el tratamiento del dolor en pacientes posquirúrgicos brindando una atención perfecta que comienza en el preoperatorio en los pacientes de riesgo de DPP, continúa durante toda la estancia hospitalaria y después de que los pacientes regresan a casa después del alta hospitalaria.

Los próximos pasos importantes serán determinar la eficacia de estos modelos de gestión en la prevención del DPP y evaluar en qué medida el UTD reduce la estancia hospitalaria, las tasas de reingreso hospitalario y los costos generales para el sistema de atención médica.

gésicos. Las UTD buscan ofrecer un seguimiento más exhaustivo y prolongado, desde el preoperatorio hasta después del alta hospitalaria.

4. Persisten desafíos significativos que dificultan el control óptimo del DAP, incluidos factores relacionados con los pacientes, la formación de los profesionales y las estructuras institucionales. Superar estas barreras es clave para mejorar los resultados clínicos.

5. Se necesitan estudios adicionales para validar la eficacia de los programas como las UTD, en términos de reducción de costos, tasas de reingreso y eficacia general. Evaluar estos modelos ayudará a optimizar el manejo del DAP y su impacto en el sistema de salud.

◢ CONCLUSIONES

1. La gestión efectiva del DAP es esencial para mejorar la recuperación de los pacientes y prevenir complicaciones como el DPP. Esto requiere estrategias de tratamiento basadas en evidencia y una coordinación estrecha entre todos los profesionales de la salud.

2. Los modelos de manejo del DAP deben ser personalizados, evaluando continuamente el dolor del paciente y adaptando el tratamiento según sea necesario. Se deben emplear técnicas multimodales que minimicen el uso de opioides y sus efectos adversos.

3. El desarrollo de las UTD representa un avance importante en la gestión del DAP, enfocándose en la prevención del DPP y el uso adecuado de anal-

◢ BIBLIOGRAFÍA

1. Admiraal M, Hermanns H, Hermanides J, Wensing CGCL, Meinsma SL, Wartenberg HCH, et al. Study protocol for the TRUSt trial: A pragmatic randomised controlled trial comparing the standard of care with a transitional pain service for patients at risk of chronic postsurgical pain undergoing surgery. BMJ Open. 2021.

2. Chen YK, Boden KA, Schreiber KL. The role of regional anaesthesia and multimodal analgesia in the prevention of chronic postoperative pain: A narrative review. Anaesthesia. 2021;76(Suppl 1):8–17.

3. Clarke H, Bonin RP, Orser BA, Englesakis M, Wijeysundera DN, Katz J. The prevention of chronic postsurgical pain using gabapentin and pregabalin: a combined systematic review and meta-analysis. Anesth Analg. 2012;115(2):428–42.

4. Cuñat T, Martínez-Pastor JC, Dürsteler C, Hernández C, Sala-Blanch X. Perioperative medicine role in painful knee prosthesis prevention. Rev Esp Anestesiol Reanim (Engl Ed). 2021.

5. Decker H, Wu CL, Wick E. Multimodal pain control in surgery 2020. Adv Surg. 2021;55:147–57.

6. Esteve-Pérez N, Pérez-Herrero MA, Montes-Pérez A, López-Álvarez S. Gestión del dolor agudo postoperatorio: condiciones para garantizar la seguridad y la efectividad de los tratamientos analgésicos. Rev Esp Anestesiol Reanim. 2023.

7. Fawcett WJ, Klein AA. Anaesthesia and peri-operative medicine over the next 25 years. Anaesthesia. 2021;76:1416–20.

8. Glare P, Aubrey KR, Myles PS. Transition from acute to chronic pain after surgery. Lancet. 2019;393(10180):1537–46.

9. Goldstein DH, VanDeKerkhof EG, Blaine WC. Acute pain management services have progressed, albeit insufficiently in Canadian academic hospitals. Can J Anaesth. 2004;51(3):231–5.

10. Gordon DB, de Leon-Casasola OA, Wu CL, Sluka KA, Brennan TJ, Chou R. Research gaps in practice guidelines for acute postoperative pain management in adults: findings from a review of the evidence for an American Pain Society clinical practice guideline.

11. Joshi GP, Beck DE, Emerson RH, Halaszynski TM, Jahr JS, Lipman AG, et al. Defining new directions for more effective management of surgical pain in the United States: Highlights of the inaugural Surgical Pain CongressTM. Am Surg. 2014;80:219–28.

12. Joshi GP, Kehlet H. Postoperative pain management in the era of ERAS: An overview. Best Pract Res Clin Anaesthesiol. 2019;33:259–67.

13. Katz J, Clarke H, Seltzer Z. Review article: preventive analgesia: quo vadimus? Anesth Analg. 2011;113(5):1242–53.

14. Katz J, Seltzer Z. Transition from acute to chronic postsurgical pain: risk factors and protective factors. Expert Rev Neurother. 2009;9(5):723–44.

15. Katz J, Weinrib A, Fashler SR, Katznelzon R, Shah BR, Ladak SS, et al. The Toronto General Hospital Transitional Pain Service: development and implementation of a multidisciplinary program to prevent chronic postsurgical pain. J Pain Res. 2015;8:695–702.

16. Kehlet H, Edwards RR, Brennan T. Persistent postsurgical pain: pathogenic mechanisms and preventive strategies. In: Srinivasa RN, Sommer CL, eds. Pain 2014: Refresher Courses, 15th World Congress of Pain. Washington, DC: IASP Press; 2014. p. 111–24.

17. Kehlet H, Jensen TS, Woolf CJ. Persistent postsurgical pain: risk factors and prevention. Lancet. 2006;367:1618–25.

18. MacIntyre PE. Acute pain services - 20 years after Brian Ready: where have we been? Where are we going? Acute Pain. 2008;10:181–3.

19. Medrzycka-Dabrowska WA, Dabrowski S, Basinski A, Małecka-Dubiela A. Identification and comparison of barriers to assessing and combating acute and postoperative pain in elderly patients in surgical wards of Polish hospitals: A multicenter study. Adv Clin Exp Med. 2016;25:135–44.

20. Nasir D, Howard JE, Joshi GP, Hill GE. A survey of acute pain service structure and function in United States hospitals. Pain Res Treat. 2011;2011:ID934932.

21. Pogatzki-Zahn E, Kutschar P, Nestler N, Osterbrink J. A prospective multicentre study to improve postoperative pain: identification of potentialities and problems. PLoS One. 2015;10:e0143508.

22. Powell AE, Davies HT, Bannister J, Macrae WA. Rhetoric and reality on acute pain services in the UK: a national postal questionnaire survey. Br J Anaesth. 2004;92:689–93.

23. Rawal N. 10 years of acute pain services—achievements and challenges. Reg Anesth Pain Med. 1999;24(1):68–73.

24. Stamer UM, Mpasios N, Stüber F, Maier C. A survey of acute pain services in Germany and a discussion of international survey data. Reg Anesth Pain Med. 2002;27(2):125–31.

25. Sun E, Dexter F, Macario A. Can an acute pain service be cost-effective? Anesth Analg. 2010;111(4):841–4.

26. Treede RD, Rief W, Barke A, et al. A classification of chronic pain for ICD-11. Pain. 2015;156(6):1003–7.

27. Van Boekel RL, Steegers MA, Verbeek-van N, I, van der Sande R, Vissers KC. Acute pain services and postsurgical pain management in the Netherlands: a survey. Pain Pract. 2015;15(5):447–54.

28. Werner MU, Soholm L, Rotboll-Nielsen P, Kehlet H. Does an acute pain service improve postoperative outcome? Anesth Analg. 2002;95(5):1361–72.

29. Wetherall M, Langley P, Ashby D. Acute pain services: still a work in progress. Anaesthesia. 2015;70(9):1036–41.

30. Zhang J, Ho KY, Wang Y. Efficacy of multimodal analgesia in postoperative pain management. J Pain Res. 2018;11:2507–19.

19
CAPÍTULO

Identificación y optimización preoperatoria de pacientes con alto riesgo de desarrollar dolor crónico post-quirúrgico

Luis Moltó García, David Bande Julián, Olga Comps Vicente

▲ INTRODUCCIÓN

El dolor crónico post-quirúrgico (DCPQ) es una entidad médica, que empieza a considerarse como problema de salud a finales de los años 90 y se ha convertido en una epidemia silenciosa y un problema serio de salud pública, aun no del todo reconocido. En España se realizan aproximadamente 4 millones de procedimientos quirúrgicos anuales y de estos se estima que alrededor de 400.000 personas desarrollan dolor crónico postquirúrgico. Según los estudios revisados y dependiendo del procedimiento quirúrgico realizado encontramos que el DCPQ afecta entre el 10 y el 60% de los pacientes después de ser intervenidos. Las diferencias en los criterios utilizados para definir el DCPQ son uno de los motivos de la discrepancia en los resultados de los estudios.

▲ DEFINICIÓN Y DIAGNOSTICO DEL DOLOR CRÓNICO POST-QUIRÚRGICO

La Asociación Internacional para el Estudio del Dolor (IASP) reconoció oficial-

mente el DCPQ como una entidad clínica distinta en el año 2019, y la incluyeron en el marco de su trabajo para la clasificación del dolor crónico dentro de la CIE-11 (Clasificación Internacional de Enfermedades, 11.ª edición), en colaboración con la Organización Mundial de la Salud (OMS). El grupo de trabajo de la *IASP* revisaron los criterios y definieron al dolor crónico postquirúrgico como:

- Dolor que se desarrolla o aumenta de intensidad después de un procedimiento quirúrgico, pudiendo aparecer después de un periodo libre de síntomas y que persiste más del periodo de curación, considerando este de 3 meses.
- Debe ser un dolor localizado en el sitio de la cirugía, proyectando el área de intervención de un nervio situado en el área quirúrgica, referido al dermatoma (en tejidos profundos o viscerales) o en el área de cabeza.
- Se deben haber excluido otras causas de dolor (infección, malignidad, persistencia de patología quirúrgica, dolor preexistente).

- Puede tener características neuropáticas, nociceptivas o mixtas.
- Afecta negativamente a la calidad de vida del paciente, pudiendo tener asociado alteraciones funcionales, emocionales o psicológicas.

Esta última versión de la definición de DCPQ fue incorporada en 2024 a la normativa de datos sanitarios del Espacio Europeo. A partir de entonces, se espera que los estudios utilicen esta definición estandarizada, con el fin de facilitar la comparabilidad entre investigaciones y mejorar la identificación de pacientes con alto riesgo de desarrollar DCPQ. Esto permitirá diseñar y aplicar estrategias de prevención más eficaces dirigidas a estos pacientes.

◢ EPIDEMIOLOGIA DEL DCPQ

Se han publicado numerosos estudios, en todo tipo de cirugía, en muchos de ellos sus resultados se basan en cuestionarios obtenidos de forma retrospectiva, por lo que no aplican de forma estricta los criterios de DCPQ. Nos encontramos una gran variabilidad en los resultados, esto se debe no sólo al problema taxonómico comentado anteriormente sino también a que muchos de los trabajos presentan limitaciones metodológicas: no presentar una exploración física adecuada que permita confirmar que se trate de un DCPQ; no se utilizan los mismas escalas de calificación de la intensidad del dolor (en unos usan escalas numéricas, en otros escalas cualitativas (leve, moderado e intenso)..., existe una falta de definición de los procedimientos quirúrgicos realizados, así como en los tiempos de seguimiento.

Todo ello hace que la prevalencia exacta de DCPQ se desconozca, posiblemente con la última definición dada por la IASP en 2019 nos permita encontrar en un futuro estudios que nos acerquen a una prevalencia más real.

Con los resultados actuales encontramos que la incidencia de DCPQ es muy variable y que podemos encontrarlo tanto en una cirugía mayor como en procedimientos menos agresivos como: hernia inguinal, cirugía estética,... Entre las cirugías con más incidencia se encuentran: herniorrafia inguinal 0,7 al 43,3 %, Histerectomía 10-40%, cirugía cardiaca 30-55% y toracotomía 21-61%.

La principal problemática asociada al DCPQ radica en su impacto negativo sobre la calidad de vida del paciente, específicamente en la medida en que el dolor compromete la funcionalidad del individuo, dificultando su reintegración a las actividades cotidianas y su participación en la vida habitual. Económicamente, y debido al gran número de pacientes afectados, en Europa el DCPQ supone una carga considerable de aproximadamente 55.000 € por paciente, incluyendo costes directos e indirectos (utilización de la atención médica, consumo de medicamentos y pérdida de ingresos).

◢ IDENTIFICACIÓN DE LOS PACIENTES DE RIESGO DE DCPQ

La identificación de pacientes con riesgo de desarrollar dolor crónico postquirúrgico (DCPQ) posee un valor clínico significativo, al posibilitar la implementación de estrategias preventivas tempranas y personalizadas.

El grupo de trabajo de Montes et al (Pain 2020), realizó una validación externa prospectiva basado en 6 predictores clínicos, modelo basado en un estudio multicéntrico en todo el territorio del estado español para las cirugías de reparación de hernia inguinal, histerectomía (abdominal y vaginal) y toracotomía; en ellos se evaluaron 6 factores: tipo de cirugía, edad, estado físico general (medido por cuestionario SF-12), estado mental (mediante el SF-12), dolor preoperatorio en zona quirúrgica y dolor en otras partes del cuerpo, el modelo validado permite identificar, antes de la cirugía, a los pacientes con mayor riesgo de desarrollar dolor crónico. Esto facilita las estrategias preventivas, como terapias conductuales o técnicas quirúrgicas menos invasivas, el que se usen en este modelo exclusivamente predictores preoperatorios le da gran utilidad clínica, permitiendo intervenciones anticipadas. El hecho que se realizase en distintas poblaciones y hospitales apoya su uso en contexto clínicos diversos. Como ya indican los autores de este modelo la no inclusión del catastrofismo como predictor podrías ser una limitación del modelo, sin embargo su inclusión no mejora la precisión de este, también indicar que fuera de las cirugías estudiadas la validez del modelo debería ser comprobado.

En la revisión realizada por Papadomanolakis-Paki et al (Pain 2021), se analizaron los modelos de predicción de DCPQ en adulto, encontraron hasta 19 modelos desarrollados en diversas poblaciones quirúrgicas (hernias, cirugía ortopédica, columna, mama, entre otras); se encontró que faltaban estandarización en la forma que se medía el DCPQ, se utilizaban distintas herramientas (escala numérica del dolor [NRS], escala visual analógica [VAS], inventario breve del dolor [BPI]) con distintos umbrales haciendo difícil la comparación de los modelos; en cuanto a los predictores si hubo consenso en algunos de los factores más importantes como el dolor preoperatorio en el área quirúrgica, la edad temprana, el sexo femenino, el dolor agudo postoperatorio y el dolor en otras áreas del cuerpo. Muchos de los modelos estudiados no son aún aptos para ser implementados en la clínica, pero se deben seguir desarrollando para conseguir que sean unas herramientas complementarias para identificar riesgos, guiar intervenciones personalizadas y promover la toma de decisiones compartidas entre médicos y pacientes.

Sydora BC, et al en la revisión realizada en J Pain Res 2024 establecieron 6 categorías que engloban los factores de riesgos prequirúrgicos: Psicológicas (ansiedad, depresión, catastrofismo), relacionadas con el dolor (dolor preoperatorio, en otras zonas, neuropático), condiciones de salud (obesidad, diabetes, comorbilidades), condiciones sociales y de estilo de vida (nivel socioeconómico, educación, apoyo social), variables demográficas (edad, sexo femenino) y genéticos (polimorfismos genéticos). En su análisis los factores psicológicos (ansiedad, depresión y pensamiento catastrófico) fueron los más consistentes en la predicción del DCPQ. Recomiendan seguir desarrollando las herramientas de cribado preoperatorio haciendo hincapié en la evaluación psicológica.

Es evidente que la identificación temprana de los factores de riesgo es crucial para implementar medidas preventivas eficaces. Se debe seguir trabajando en desarrollar y aplicar estrategias preventivas basadas en la evaluación de riesgos individuales, donde se integren un contexto clínico claro y bien definido. Aunque se han propuesto diversos modelos predictivos, la amplia heterogeneidad en la definición operativa del DCPQ y en los métodos empleados para su evaluación dificulta el establecimiento de un modelo único que sea aplicable de manera generalizada en la práctica clínica. A pesar de ello, hay consenso sobre algunos de los predictores claves del DCPQ que resumimos a continuación:

1. Factores dependientes del paciente:
   - Sexo femenino.
   - Edad joven.
   - Predisposición genética.
   - Factores psicosociales como ansiedad, depresión, trastornos del sueño, historial de abuso de sustancias y catastrofismo del dolor. Todos influyen significativamente en la percepción y la cronicidad del dolor.
2. Condiciones preexistentes, pacientes con consumo previo de opioides o analgésicos antes de la intervención por:
   - Dolor preoperatorio en la zona a intervenir
   - Presencia de otras condiciones dolorosas
3. Factores perioperatorios:
   - Duración y tipo de cirugía. Cuanta más larga sea la intervención y se realice una agresión quirúrgica más amplia mayor riesgo de presentar DCPQ.
   - Lesión nerviosa intraoperatorio.

- Dolor postoperatorio agudo y persistente no controlado, este factor se considera un factor de riesgo modificable muy importante para el desarrollo del DCPQ y para la prolongación del uso de opioides. El dolor intenso durante la movilización en el postoperatorio es considerado como predictor potente de intensidad futura de DCPQ. Dentro del Dolor postoperatorio se está empezando a hablar de lo que se conoce como "Trayectorias del Dolor", estas pueden evolucionar hacia una recuperación óptima o hacia un patrón de dolor persistente; está muy relacionado con una recuperación física y emocional subóptima entre los 6–12 meses después de la cirugía. Estudios recientes señalan que entre el 14 y el 24% de los pacientes presentan una recuperación incompleta.
4. Factores sociales: las redes de apoyo al paciente, la situación laboral y las condiciones socioeconómicas juegan un papel muy importante en el desarrollo del DCPQ

◢ ESTRATEGIAS DE PREVENCIÓN DEL DCPQ

Aunque no hay evidencia sólida de casi ninguna medida preventiva, comentaremos algunas de las que tienen más sustento bibliográfico.

Medidas farmacológicas

Gabapentinoides (gabapentina, pregabalina): Tiene una acción moduladora inhibitoria de la excitabilidad neuronal, bloquean la subunidad α2-δ de los canales de calcio voltaje-dependientes presinápticos, que se encuentra sobre expresada en los procesos de sensibilización central y por eso su eficacia en el tratamiento del dolor crónico de origen neuropático. Se ha empleado para el manejo del dolor postoperatorio agudo, principalmente por su capacidad de reducción del consumo de opioides y por disminuir la intensidad del dolor.

Su eficacia para prevenir el DCPQ varía según el tipo de cirugía y la dosificación. Encontramos reducción del DCPQ en algunos estudios, pero con resultados inconsistentes. Se ha usado tanto en el preoperatorio como en el postoperatorio, pueden presentar efectos neurocognitivos como sedación, mareos y trastornos visuales, esto hace que en los últimos años se haya utilizado menos. En caso de su uso se deben mantener en el postoperatorio teniendo un descenso progresivo, no queda muy claro la duración del tratamiento postoperatorio, hay una gran variabilidad se habla desde 1 a 2 hasta 6 semanas de tratamiento.

Antidepresivos (venlafaxina, duloxetina). Los antidepresivos tricíclicos y los inhibidores de la recaptación de la serotonina-norepinefrina han demostrado su eficacia en el dolor crónico neuropático y en la depresión asociada en los pacientes con dolor crónico, pero actualmente faltan estudios que muestren eficacia del uso de estos fármacos como preventivo del DCPQ.

Ketamina. Antagonista de los receptores NMDA, ha mostrado eficacia en la reducción de la sensibilización central al dolor inducida por lesiones quirúrgicas y/o el uso de opioides. Su uso intravenoso en las primeras 24h de la cirugía (intra y postoperatorio inmediato) ha mostrado una reducción del dolor en el postoperario inmediato. Se ha investigado su uso en la prevención del DCPQ, pero los resultados han sido muy variables según los estudios que miremos, la principal limitación para llegar a conclusiones claras es el escaso número de ensayos clínicos con tamaño muestral adecuado, la gran diversidad de cirugías aplicadas, así como dosis utilizada y duración de su administración. Hace falta estudios más amplios, con metodologías estandarizadas para definir su papel preventivo en el DCPQ.

Medidas quirúrgicas

Uno de los factores de riesgo de DCPQ es el grado de daño tisular durante la cirugía y la lesión de los nervios durante la disección. Hay trabajos que muestran que cirugías realizadas por cirujanos expertos disminuyen el riesgo de abordajes y que procedimientos más agresivos favorecen la cronificación del dolor, pero a pesar de que no existe aún una técnica quirúrgica definitiva para prevenir completamente el DCPQ. Por tanto, desde el punto de vista quirúrgico se pueden minimizar el riesgo de cronificación optando por técnicas mínimamente invasivas, realizando disecciones cuidadosas para evitar lesiones nerviosas, evitando cirugías extensas cuando sea posible y reduciendo el tiempo operatorio.

Control del dolor pre y postoperatorio

La presencia de dolor antes de la cirugía, así como el dolor en el postoperatorio son predictores de DCPQ, se debe realizar un abordaje del dolor perioperatorio para prevenir su aparición.

La implementación de estrategias de analgesia multimodal en el ámbito quirúrgico en los últimos años ha supuesto un avance significativo en el manejo del dolor perioperatorio. Este enfoque terapéutico se fundamenta en la intervención simultánea sobre múltiples mecanismos fisiopatológicos implicados en la nocicepción, mediante el uso combinado de fármacos y técnicas analgésicas que actúan en diferentes niveles de la vía del dolor, incluyendo la transducción, transmisión, modulación y percepción del estímulo nociceptivo.

El objetivo principal de la analgesia multimodal es optimizar el control del dolor postoperatorio al tiempo que se reduce el requerimiento de opioides, minimizando así la incidencia de sus efectos adversos, tales como depresión respiratoria, náuseas, vómitos, íleo paralítico, estreñimiento y potencial de dependencia. Esta estrategia se basa en la sinergia farmacodinámica entre agentes con mecanismos de acción complementarios (antiinflamatorios no esteroideos, anestésicos locales, antagonistas NMDA, anticonvulsivantes, entre otros) y técnicas regionales (bloqueos nerviosos, anestesia epidural, infiltración local continua), con el fin de lograr una analgesia más eficaz y segura.

De estas estrategias farmacológicas ya hemos comentado como la ketamina, antidepresivos y los gabapentinoides podrían jugar un papel en la prevención del DCPQ.

Los bloqueos nerviosos prolongados o continuos pueden interrumpir la transmisión aferente nociceptiva e inflamatoria desde la periferia hacia el sistema nervioso central, interfiriendo así con la sensibilización central. Además, los anestésicos locales parecen tener efectos inmunomoduladores al reducir la inflamación neuronal y la activación de células gliales, procesos clave en la cronificación del dolor. Asimismo, la anestesia regional se ha asociado con una menor necesidad de opioides intraoperatorios, lo que podría mitigar el fenómeno de hiperalgesia inducida por estos fármacos, aunque este efecto beneficioso se pierde en presencia de dosis elevadas o repetidas durante el periodo perioperatorio.

Pese al prometedor potencial de estas estrategias en la prevención del DCPQ, los resultados clínicos hasta la fecha han sido heterogéneos, lo que indica la necesidad de continuar investigando y de desarrollar protocolos estandarizados que se ajusten al tipo de cirugía, las características del paciente y el perfil de riesgo para dolor persistente.

Medidas psicológicas

El dolor postoperatorio representa una de las principales complicaciones tras intervenciones quirúrgicas, tanto en su fase aguda como crónica. A pesar de los avances farmacológicos, una proporción significativa de pacientes continúa experimentando dolor moderado o severo tras la cirugía, lo que incrementa el riesgo de transición hacia dolor crónico y de discapacidades asociadas. En este contexto, diversos estudios han señalado la relevancia de los factores psicológicos como moduladores claves de la experiencia del dolor postoperatorio.

Estudios prospectivos han identificado factores psicológicos prequirúrgicos como predictores significativos del dolor postquirúrgico agudo y crónico. La evidencia sugiere que puntuaciones elevadas de depresión, ansiedad y catastrofismo en el período prequirúrgico están asociadas con una mayor intensidad de dolor tras la cirugía y que la identificación temprana de estas variables permitiría intervenir antes de que se establezca un patrón de dolor persistente

Varios ensayos clínicos aleatorizados han demostrado que intervenciones psicológicas perioperatorias, especialmente dirigidas por profesionales especializados, basadas en Terapias Cognitivo Conductual, Terapias de Aceptación y Compromiso y el mindfulness son eficaces para mitigar el dolor y la discapacidad.

Estos resultados podrían justificar la inclusión sistemática de evaluaciones e intervenciones psicológicas como parte del manejo integral del paciente quirúrgico, alineándose con un enfoque biopsicosocial del dolor que prioriza la prevención, la personalización del tratamiento.

Como se ha expuesto a lo largo de este trabajo, la prevención del dolor crónico postquirúrgico (DCPQ) debe fundamentarse prioritariamente en la identificación temprana de pacientes con alto riesgo de desarrollarlo. En ausencia de estudios adicionales que utilicen criterios estandarizados y validados para la definición de DCPQ, resulta esencial dirigir los esfuerzos preventivos hacia aquellos pacientes que se someten a procedimientos quirúrgicos asociados a una alta probabilidad de cronificación del dolor, y que además presentan factores de riesgo clínicamente establecidos.

Si bien el abordaje ideal implicaría implementar estrategias de tratamiento multidimensional y seguimiento sistemático para todos los pacientes quirúrgicos, incluyendo tanto intervenciones analgésicas como soporte psicológico, las limitaciones actuales en recursos sanitarios dificultan su aplicación universal. Por ello, es necesario optimizar la estratificación del riesgo y priorizar intervenciones en poblaciones vulnerables.

◢ PUNTOS CLAVES

- El dolor crónico postquirúrgico (DCPQ) constituye una complicación frecuente y clínicamente relevante tras la cirugía.
- La detección precoz de factores de riesgo es fundamental para la implementación de intervenciones preventivas eficaces.
- Se requiere el desarrollo de estrategias preventivas personalizadas basadas en la evaluación individual del riesgo.
- El tratamiento requiere un enfoque multimodal, individualizado y, en muchos casos, multidisciplinario.
- A pesar de múltiples estrategias, la evidencia sobre algunas intervenciones es aún inconsistente, lo que sugiere la necesidad de más investigación.

◢ BIBLIOGRAFÍA

1. Thapa O, Euasobhon P. Chronic postsurgical pain: current evidence for prevention and management Chronic postsurgical pain: current evidence for prevention and management. Korean J Pain. 2018 Jul;31(3):155–73. doi: 10.3344/kjp.2018.31.3.155.

2. Stubhaug A, Hansen JL, Hallberg S, et al. The costs of chronic pain-Long-term estimates. Eur J Pain 2024;28:960-77.

3. Tawfic O, Kumar K, Pirani Z, Armstrong K. Prevention of chronic post-surgical pain: the importance of early identification of risk factors. Journal of Anesthesia, junio de 2017; 31(3):424-31.

4. Schug SA, Lavand'homme P, Barke A, et al. The IASP classification of chronic pain for ICD-11: chronic postsurgical or posttraumatic pain. Pain. 2019;160:45-52. DOI: 10.1097/j.pain.0000000000001413

5. Pogatzki-Zahn EM, Segelcke D. Searching for the rainbow: biomarkers relevant for chronic postsurgical pain. Pain. 2024;165:247-9. DOI: 10.1097/j.pain.0000000000003043

6. Papadomanolakis-Pakis N, Uhrbrand P, Haroutounian S, Nikolajsen L. Prognostic risk prediction models for chronic postsurgical pain in adults: a systematic review. Pain. 2021 Nov 1;162(11):2644-57.

7. Sydora BC, Whelan LJ, Abelseth B, Brar G, Idris S, Zhao R, Leonard AJ, Rosenbloom BN, Clarke H, Katz J, Beesoon S, Rasic N. Identification of Presurgical Risk Factors for the Development of Chronic Postsurgical Pain in Adults: A Comprehensive Umbrella Review. J Pain Res. 2024 Jul 30;17:2511-30. doi: 10.2147/JPR.S466731. eCollection 2024.

8. Richebé P, Capdevila X, Rivat C. Persistent Postsurgical Pain: Pathophysiology and Preventative Pharmacologic Considerations. Anesthesiology. 2018 Sep;129(3):590-607. doi: 10.1097/ALN.0000000000002238

9. Fortis L, Ortega F, Torres A, Pineda A, Chávez M. Eficacia de la pregabalia en la disminución el dolor posteopatoio en reparación del ligamento cruzado anterior. Rev. Mex. Anestesiol. 42(4)19.

10. Nadinda PG, van Ryckeghem DML, Peters ML. Can perioperative psychological interventions decrease the risk of postsurgical pain and disability? A systematic review and meta-analysis of randomized controlled trials. Meta-Analysis. Pain. 2022 Jul 1;163(7):1254-73. doi: 10.1097/j.pain.0000000000002521

11. Montes A, Roca G, Sabaté S, Lao JI, Navarro A, Cantillo J, Canet J; for the GENDOLCAT study group. Genetic and clinical factors associated with Chronic PostSurgical Pain after hernia repair, hysterectomy, and thoracotomy. A two-year multicenter cohort study. Anesthesiology. 2015;122:1123-41. DOI: 10.1097/ALN.0000000000000611

12. Pogatzki-Zahn EM, Segelcke D. Searching for the rainbow: biomarkers relevant for chronic postsurgical pain. Pain. 2024;165:247-9. DOI: 10.1097/j.pain.0000000000003043

13. Bande D, Moltó L, Pereira JA, Montes A. Chronic pain after groin hernia repair: pain characteristics and impact on quality of life. BMC Surg. 2020;20(1):147. DOI: 10.1186/s12893-020-00805-9

14. Dualé C, Ouchchane L, Schoeffler P, EDONIS Investigating Group, Dubray C. Neuropathic aspects of persistent postsurgical pain: a French multicenter survey with a 6-month prospective follow-up. J Pain. 2014;15(1):24.e1-24.e20. DOI: 10.1016/j.jpain.2013.08.014

15. Macrae WA, Davies HTO. Chronic postsurgical pain. In: Crombie IK, Linton S, Croft P, Von Korff M, LeResche L, eds. Epidemiology of Pain. Seattle: International Association for the Study of Pain, 1999:125-42.

16. Montes A, Roca G, Cantillo J, Sabate S. Presurgical risk model for chronic postsurgical pain based on 6 clinical predictors: a prospective external validation. Pain. 2020;161:2611-8. DOI: 10.1097/j.pain.0000000000001945

17. Moke E, Aguirre JA, Sauter A, Lavand´homme, On behalf of the Europena Society of Rengional Anaesthesia and Pain Therapy (ERA). Chronic postsurgical pain and transitional pain services: a narrative review highlighting Eurpean perspectives. Reg Anesth Pain Med. 2025 Feb 5;50(2):205-12. doi: 10.1136/rapm-2024-105614.

18. Katz J, Weinrib AZ, Clarke H. Chronic postsurgical pain: From risk factor identification to multidisciplinary management at the Toronto General Hospital Transitional Pain Service. Can J Pain. 2019 Jul 30;3(2):49-58. doi: 10.1080/24740527.2019.1574537.

19. Van Driel MEC, van Dijk JFM, Baart SJ, Meissner W, Huygen FJPM, Rijsdijk M. Development and validation of a multivariable prediction model for early prediction of chronic postsurgical pain in adults: a prospective cohort study. Br J Anaesth. 2022 Sep;129(3):407-15. doi: 10.1016/j.bja.2022.04.030.

20. Mikhaeil J, Ayoo K, Clarke H, et al. Review of the Transitional Pain Service as a method of postoperative opioid weaning and a service aimed at minimizing the risk of chronic post-surgical pain. Anaesthesiol Intensive Ther 2020;52:148-53.

21. Giusti EM, Lacerenza M, Manzoni GM, Castelnuovo G. Psychological and psychosocial predictors of chronic postsurgical pain: a systematic review and meta-analysis. Pain. 2021 Jan;162(1):10-30. doi: 10.1097/j.pain.0000000000001999.

22. Sobol-Kwapinska M, B, Stelcer B. Psychological correlates of acute postsurgical pain: A systematic review and meta-analysis. Eur J Pain. 2016 Nov;20(10):1573-86. doi: 10.1002/ejp.886.

Utilidad de las terapias psicológicas en el tratamiento del dolor agudo y crónico postquirúrgico

Juan Ramón Castaño Asins, Juan Vicente Luciano Devis, Antonio Montes Pérez

◢ INTRODUCCIÓN

El dolor se considera una experiencia compleja, multidimensional y subjetiva cuya percepción individual está influenciada por factores psicosociales, los cuales afectan tanto su presentación clínica, su pronóstico, como el grado de discapacidad asociada. El dolor no ocurre de forma aislada, sino más bien dentro de un contexto psicosocial del individuo. Dentro de los factores psicosociales, las dimensiones afectivo/emocional y cognitiva resultan cruciales a la hora de modular la respuesta conductual del individuo frente al dolor, así como la nocicepción. El modelo biopsicosocial y su evolución más reciente, el modelo biopsicosocioespiritual, sugieren que, para una comprensión y un manejo terapéutico óptimo de la experiencia del dolor, se requiere considerar e integrar la dimensión biológica, psicológica, social y espiritual.

Respecto a los factores afectivo/emocionales se estima que las tasas de depresión comórbida en dolor crónico afectan hasta al 50% de las personas, y las tasas de trastornos de ansiedad afectan hasta un 57%. La depresión y la ansiedad comórbidas se deben evaluar y tratar en personas con dolor crónico, ya que estas condiciones se asocian con el desarrollo de creencias/cogniciones desadaptativas, interferencia con el tratamiento, peor pronóstico y evolución. La kinesiofobia, definida como el miedo al movimiento y a la actividad debido a creencias de fragilidad y susceptibilidad a las lesiones, también desempeña un papel significativo. La kinesiofobia se ha asociado de manera significativa con el dolor crónico lumbar y discapacidad, así como con el desarrollo de dolor crónico postquirúrgico.

Respecto a los factores cognitivos, resaltamos la catastrofización ante el dolor, la percepción de autoeficacia y la aceptación del dolor.

La catastrofización ante el dolor predispone a su cronificación y amplificación. Se describe como una orientación negativa y exagerada hacia los estímulos dolorosos, generándose un estado emocional basado en el temor que conduce al individuo a protegerse ante las amenazas catastróficas percibidas (miedo al dolor/conductas de evitación). Las principales consecuencias asociadas al catastrofismo ante el dolor son mayor sensibilidad al dolor con aumento de la intensidad del dolor percibido, un mayor consumo de medicación analgésica, mayor fatiga, mayor incapacidad laboral, afectación funcional, disminución de las actividades, pérdida de calidad de vida, mayor depresión, ansiedad, estrategias de afrontamiento más desadaptativas, menor adherencia al tratamiento farmacológico, ideación suicida, periodos de rehabilitación más largos tras una intervención quirúrgica y peor pronóstico en general.

La autoeficacia se refiere a la creencia de las personas en su capacidad para manejar el dolor e implementar estrategias para lograr objetivos personales a pesar del dolor. La autoeficacia se ha señalado como un predictor del éxito en el afrontamiento del dolor y en la reducción de la discapacidad.

La aceptación del dolor crónico implica tener contacto con experiencias desagradables, sin que ello influya en la aparición de conductas de evitación innecesarias ni en una participación limitada en la vida ni en impedimentos para conseguir objetivos importantes y vitales para el individuo. Aplicar este principio en el dolor crónico significa que, incluso cuando las sensaciones difíciles y desagradables sean intensas, no necesitamos ignorarlas, eliminarlas o controlarlas para que podamos llevar a cabo una vida plena.

Dentro de los factores psicosociales, a nivel conductual, un factor importante a abordar es la tendencia a la evitación de actividades/movimiento, que se ha asociado repetidamente con mayor dolor,

más discapacidad y menores tasas de incorporación al trabajo. El opuesto funcional de la evitación sería la participación en actividades de manera proporcionada y racional, que aporten valor y sentido vital a la persona, a pesar del dolor, que se asocia con menor intensidad del dolor, y niveles más bajos de depresión, ansiedad, discapacidad física y psicosocial.

◢ EVIDENCIA DE LAS TERAPIAS PSICOLÓGICAS EN DOLOR CRÓNICO

Existen terapias psicológicas que han demostrado eficacia en el tratamiento del dolor crónico en toda una variedad de diagnósticos/tipos de dolor, y modalidades/formatos de aplicación. Tanto la Terapia Cognitivo-Conductual (TCC) clásica como la Terapia de Aceptación y Compromiso (ACT, por sus siglas en inglés) han demostrado reducir significativamente la intensidad del dolor, la interferencia del dolor en actividades de la vida diaria, la discapacidad, la depresión, la ansiedad, el catastrofismo ante el dolor y el miedo al dolor/movimiento, así como mejorar la autoeficacia, la funcionalidad y la calidad de vida.

Recientemente, las terapias basadas en mindfulness, como la Reducción del Estrés basada en la Atención Plena/Mindfulness (MBSR) y la Terapia Cognitiva Basada en la Atención Plena/Mindfulness (MBCT), han mostrado ser eficaces para reducir la interferencia e intensidad del dolor, la ansiedad y la depresión.

Terapia Cognitivo Conductual (TCC)

La Terapia Cognitivo-Conductual (TCC) tiene como objetivo ayudar a los pacientes a explorar y comprender cómo sus sentimientos, creencias y pensamientos afectan sus emociones y conductas en relación al dolor. Se promueve la modificación/reestructuración de pensamientos catastróficos, creencias negativas y conductas que tienden a aumentar el dolor, y dificultar su afrontamiento. La TCC utiliza técnicas de Reestructuración Cognitiva para lograr modificar los aspectos desadaptativos de la experiencia del dolor, buscando una reorientación continua de las creencias negativas y desalentadoras hacia consideraciones alternativas más apropiadas/adaptativas para la interpretación/afrontamiento del dolor.

En esta terapia se incluye: entrenamiento en relajación muscular progresiva, ejercicios de respiración e imaginación guiada, estrategias de manejo de actividades y regulación del tiempo, métodos de exposición sistemática conductual, entrenamiento en destrezas de comunicación y resolución de problemas.

Terapia de Aceptación y Compromiso (ACT)

Dentro de las terapias contextuales o de tercera generación, la terapia ACT pone el foco en lo que se denomina conseguir "Flexibilidad Psicológica", concepto que se refiere a la capacidad de contactar con el momento presente, "tal como es", cambiando o persistiendo en el comportamiento/conducta acorde a los valores personales elegidos, que dan sentido vital, aceptando los eventos privados difíciles como pensamientos, emociones y sensaciones corporales, sin intentar cambiarlos de manera directa.

Esta terapia incluye procesos específicos como la aceptación, la conciencia focalizada en el presente y una actitud de compromiso basada en los propios valores personales. Estos procesos en combinación ayudan a los pacientes a dejar de luchar contra el dolor y otras experiencias difíciles asociadas, no tratar de controlarlas, especialmente cuando esta resistencia/lucha/control no ayuda, sino más bien obstaculiza y dificulta el tratamiento y la evolución. Las personas que padecen dolor persistente experimentan sensaciones desagradables que son difíciles de controlar; la disposición de lucha para controlarlas tiende a asociarse a mayor malestar y discapacidad. La aceptación flexible se asocia con un mejor funcionamiento social, y personal.

ACT se basa en conceptos de atención plena, aceptación y acción basada en valores individuales personales. Aunque ACT aborda las cogniciones de los pacientes, a diferencia de la TCC, el enfoque u objetivo no es cambiar el contenido de las cogniciones, más bien, la atención en ACT se centra en cambiar la función de las cogniciones. Se anima al paciente a aceptar que el dolor es parte de la realidad presente y elegir conscientemente participar en actividades valiosas a pesar de los síntomas de dolor persistentes.

La Terapia de Aceptación y Compromiso (ACT) enfatiza la experiencia en el momento presente, utilizando en ocasiones el mindfulness como herramienta terapéutica. Se utilizan ejercicios experienciales y metáforas para generar perspectiva y poder trabajar la aceptación y el compromiso vital con los valores personales.

◢ FACTORES PSICOLÓGICOS DE RIESGO Y PROTECTORES ASOCIADOS AL DOLOR POSTQUIRÚRGICO

Diversos estudios prospectivos han identificado factores de riesgo y protectores asociados al dolor postquirúrgico agudo y crónico, incluidos factores psicológicos con una relación significativa con la percepción del dolor. La evidencia sugiere que puntuaciones elevadas de depresión, ansiedad y catastrofismo en el período prequirúrgico están asociadas con una mayor intensidad de dolor tras la cirugía.

Entre estos factores, el miedo relacionado con la cirugía se destaca como uno de los factores de riesgo más relevantes tanto para el dolor postoperatorio agudo como crónico.

Dolor Postquirúrgico agudo

Un estudio de revisión sistemática con metaanálisis realizado por Sobol-Kwapinska y cols. analizó la relación entre factores psicológicos prequirúrgicos y el dolor agudo. Los resultados indicaron asociaciones significativas con el catastrofismo ante el dolor, las expectativas ante el dolor, la ansiedad (estado y rasgo), el optimismo y la depresión. La mayor correlación psicológica preoperatoria con Dolor Agudo se obtuvo en relación al catastrofismo ante el dolor. Las expectativas ante el dolor mostraron ser un factor relevante. En particular, las personas tendían a experimentar un nivel de dolor similar al que anticipaban. Es decir, si una persona esperaba un dolor postoperatorio intenso, era muy probable que reportara niveles elevados de dolor tras la cirugía. Esta relación también se observó entre el optimismo prequirúrgico y el nivel de dolor agudo: cuanto mayor era la expectativa de eventos positivos en el futuro, menor era la intensidad de dolor posteriormente. Los resultados de los estudios revisados sugieren que los pacientes que no exageran/dramatizan los aspectos negativos de la situación y que tienen expectativas positivas de futuro antes de someterse a la cirugía reportan niveles más bajos de dolor agudo postquirúrgico que los pacientes que sufren un dolor catastrófico y esperan eventos negativos en el futuro.

Dolor Crónico Postquirúrgico

La importancia de identificar los predictores modificables del dolor crónico postquirúrgico ha supuesto un creciente interés en estudiar los factores psicológicos y psicosociales. Reconocer los predictores psicológicos y psicosociales del dolor crónico postquirúrgico es crucial para detectar a las personas en riesgo de padecer resultados desfavorables tras la cirugía. Un estudio de revisión sistemática con metaanálisis realizado por Giusti y cols. sobre los determinantes psicológicos que predicen la presencia y la intensidad del dolor crónico postquirúrgico observó asociaciones significativas con la ansiedad (estado y rasgo), la depresión, el catastrofismo, la kinesiofobia y la sensación de autoeficacia. La ansiedad estado es el más explicativo, con una mayor correlación de manera significativa. La autoeficacia, a diferencia de los demás factores, se consideró como un factor protector.

◢ EVIDENCIA DE LAS TERAPIAS PSICOLÓGICAS EN EL TRATAMIENTO DEL DOLOR POSTQUIRÚRGICO

Identificar los factores psicológicos prequirúrgicos modificables que influyen en la intensidad y en la presencia del dolor postquirúrgico permite la identificación temprana de personas de riesgo. Durante el período preoperatorio, la evaluación del estado emocional de las personas podría ser útil para este fin, ofreciendo la oportunidad de implementar determinadas intervenciones para un mejor manejo del dolor. La modificación de los factores de riesgo psicológicos para dolor crónico postquirúrgico podría representar el objetivo principal de las intervenciones psicológicas perioperatorias. Por lo tanto, una evaluación preliminar de estos factores determinantes podría ayudar a reconocer a personas con riesgo de resultados quirúrgicos desfavorables y a orientar la aplicación de intervenciones psicológicas tempranas específicas.

Varios ensayos clínicos aleatorizados han demostrado que las intervenciones psicológicas perioperatorias basadas en TCC, ACT y en mindfulness son eficaces para reducir el dolor y la discapacidad postquirúrgicas aguda y crónica.

En 2018, se publicó un estudio de revisión sistemática y metaanálisis realizado por Wang y cols. de 15 ensayos controlados aleatorizados para evaluar la eficacia de la terapia psicológica perioperatoria y la psicoeducación para el dolor postquirúrgico persistente, adoptando la atención habitual como comparador. Los ensayos elegibles incluyeron personas expuestas a cirugía ortopédica, cardiaca y colorrectal. La educación perioperato-

ria/psicoeducación fue ineficaz, mientras que la terapia psicológica activa reportó un beneficio significativo. Con evidencia moderada, encontraron que la terapia psicológica perioperatoria activa (TCC y terapia de relajación con o sin TCC) redujo significativamente la intensidad del dolor postquirúrgico persistente respecto a la atención habitual y la discapacidad física respecto a la atención habitual. Podemos ver en la tabla I estos resultados con el perfil del grado de evidencia de las intervenciones de terapia psicológica perioperatoria en comparación al tratamiento habitual para la variable dolor postoperatorio crónico y la discapacidad en personas en tratamiento quirúrgico. Este estudio concluye que la TCC perioperatoria y la terapia de relajación con o sin TCC son efectivas para reducir el dolor y la discapacidad física tras la cirugía.

En 2022, Nadinda y colaboradores publicaron un estudio de revisión sistemática con metaanálisis de 21 ensayos controlados aleatorizados para evaluar la eficacia de la terapia psicológica perioperatoria comparada con el tratamiento habitual u otro tratamiento activo (que no incluyera ingredientes psicoterapéuticos) para el manejo del dolor postquirúrgico y la discapacidad en adultos. Este fue el primer artículo en metaanalizar los efectos de las intervenciones psicológicas perioperatorias por separado en dolor postquirúrgico (sub)agudo (dentro de los tres meses tras la intervención quirúrgica) y crónico (más de tres meses tras la intervención quirúrgica). Se consideraron terapias psicológicas como la TCC, la ACT y las intervenciones basadas en mindfulness. Los estudios incluidos in-

TABLA I. Perfil de grado de evidencia psicoterapia perioperatoria vs tratamiento habitual para dolor crónico postquirúrgico (DCP) y discapacidad (D) en pacientes quirúrgicos.

EVALUADORES DE CALIDAD	RESUMEN DE HALLAZGOS			CALIDAD EVIDENCIA
Variable a estudio Número de participantes (estudios) [tiempo de seguimiento]	DMP (IC 95%) RR (IC 95%) de lograr un estado aceptable para el paciente (≤3 cm en la EVA de 10 cm en DCP; ≤20% en el IDO de 100% en D)	Riesgo basal con tratamiento habitual	Diferencia de riesgo con terapia psicológica perioperatoria (IC del 95%)	
DCP 632 (8 estudios) [3–30 meses]	DMP -1.06 cm (-1.56 cm, -0.55 cm) RR 1.30 (1.16, 1.43)	49% pacientes consiguieron un estado aceptable para el dolor (≤3 cm en la EVA de 10 cm)	14% más (IC 95% 8% más a 21% más) pacientes lograron un estado aceptable para el dolor (≤3 cm en la EVA de 10 cm)	Moderada
D 566 (7 estudios) [2.5–30 meses]	DMP -9.87% (-13.42%, -6.32%) RR 1.68 (1.43,1.93)	31% pacientes consiguieron un estado funcional aceptable (≤20% en el IDO)	21% más (IC 95% 13–29% más) pacientes lograron un estado aceptable para la discapacidad física (≤20% en el IDO de 100%)	Moderada

D: Discapacidad; DMP: Diferencia de Medias Ponderada; DCP: Dolor Crónico Postquirúrgico; EVA: Escala Analógico Visual: (Dolor); IC: Intervalo de confianza; IDO: Índice Discapacidad Oswestry; RR: Riesgo Relativo; Valor de p para el test de heterogeneidad <0,001, I^2= 89 %.

formaban sobre al menos una intervención psicológica, que fue administrada dentro del período perioperatorio, lo que significa que se implementó antes de la cirugía, después de la cirugía (comenzando no más de dos semanas después de la cirugía) o en ambos momentos (antes y después de la cirugía). Además, mediante análisis de factores moderadores (metaregresiones), exploraron variables que podrían influir en la eficacia de las intervenciones, como la selección de personas con factores de riesgo psicológico, el tipo de terapia psicológica empleada, el perfil del profesional que implementa la intervención, la presencia de dolor crónico previo a la intervención quirúrgica, el tipo de procedimiento quirúrgico y la duración y el momento de aplicación perioperatoria de la intervención psicológica. Las cirugías incluidas abarcaban procedimientos de cadera y rodilla, cirugías que afectan la espalda, cirugía cardíaca, cirugía de mama y otras cirugías (p. ej., fracturas y prostatectomía).

Con evidencia moderada, hallaron que las terapias psicológicas redujeron significativamente el dolor (sub)agudo y la discapacidad, así como el dolor crónico y la discapacidad. Podemos ver en la tabla II los tamaños de efecto de los factores moderadores para los resulta-

TABLA II. Tamaños del efecto de los grupos y subgrupos de factores moderadores individuales para los resultados de dolor postquirúrgico (sub)agudo y crónico.

FACTOR MODERADOR	DOLOR (SUB)AGUDO				DOLOR CRÓNICO			
	MUESTRA	TAMAÑO EFECTO			MUESTRA	TAMAÑO EFECTO		
	K	D	P	IC 95%	K	D	P	IC 95%
Selección FR	4	-0,10	0,29	-0,28 a 0,08	8	-0,15	0,20	-0,39 a 0,08
NO Selección FR	7	-0,32	0,05	-0,65 a 00	8	-0,54	0,05	-1,07 a -0,01
Intervención TCC	9	-0,28	0,03	-0,53 a -0,02	12	-0,27	0.09	-0.59 a 0.04
Otra	2	0,18	0,49	-0,69-0,33	4	-0,55	0,10	-1.21 a 0.10
Psicólogo	8	-0,29	0,04	-0,57 a -0.01	10	-0,36	0,08	-0.76 a 0.04
Otro Profesional	3	-0,18	0,31	-0,51 a 0.16	6	-0,25	0,18	-0.61 a 0.11
Dolor prequirúrgico	7	-0,28	0,08	-0.59 a 0.03	13	-0,30	0,05	-0.59 a -0.006
No	4	-0,23	0,07	-0.48 a 0.12	3	-0,58	0,26	-1.61 a 0.44
Preoperatorio	1	0,09	0,73	-0.42 a 0.60	3	-0,10	0,58	-0.47 a 0.26
Postoperatorio	4	-0,50	0,007	-0.87 a -0.13	4	-1,13	0,01	-1.98 a -0.27
Mixto	6	-0,14	0,21	-0.37 a 0.08	9	-0,06	0,32	-0.19 a 0.06
Tipo Cirugía								
Rodilla y Cadera	4	-0,24	0,11	-0.54 a 0.06	10	-0,30	0,04	-0.58 a -0.02
Espalda	3	-0,29	0,44	-1.01 a 0.44	3	-0,62	0,31	-1.81 a 0.57
Mama	3	-0,17	0,28	-0.48 a 0.14	2	0,01	0,96	-0.36 a 0.38
Otras	1	-0,39	0,11	-0.86 a 0.09	1	-0,20	0,35	-0.64 a 0.23

d: Diferencia de medias estandarizada; FR: Factores de riesgo psicosocial para dolor postquirúrgico; IC: Intervalo de confianza; k: Número de estudios; TCC: Terapia psicológica cognitivo-conductual.

dos de dolor postquirúrgico (sub)agudo y crónico. Concretamente, se destaca que las terapias psicológicas realizadas después de la cirugía y aquellas realizadas por un profesional de la psicología fueron más efectivas que las intervenciones realizadas antes de la cirugía y por otros profesionales sanitarios.

Considerando los hallazgos y las recomendaciones de los estudios de Wang y cols., y de Nadinda y cols., en 2023/2024 realizamos un estudio de revisión sistemática con metaanálisis (Castaño y cols.) para evaluar la efectividad de las intervenciones psicológicas perioperatorias no solo en la reducción de la intensidad del dolor postquirúrgico, sino también en la disminución de la depresión, la ansiedad y el catastrofismo ante el dolor. La revisión sistemática incluyó 27 estudios en total, de los cuales 17 se incluyeron en el metaanálisis. Los resultados mostraron que las intervenciones psicológicas, particularmente aquellas dirigidas por psicólogos y basadas en TCC, fueron más efectivas que los tratamientos habituales o las intervenciones no psicológicas. Específicamente, las intervenciones psicológicas se asociaron con una reducción significativa de la intensidad del dolor tras la cirugía.

◢ CONCLUSIONES

Las terapias psicológicas, como la terapia cognitivo-conductual (TCC), la terapia de aceptación y compromiso (ACT) y las intervenciones basadas en mindfulness, han demostrado ser efectivas para disminuir el dolor y la discapacidad física después de una cirugía, y son potencialmente efectivas para reducir tanto el dolor postquirúrgico agudo, crónico como la discapacidad. Estos hallazgos subrayan los posibles beneficios de integrar la psicología, la atención de la salud mental y el abordaje de los factores psicosociales en servicios y equipos multidisciplinarios de dolor postquirúrgico. Considerando el gran volumen de cirugías que se realizan en todo el mundo, implementar intervenciones psicológicas en el período perioperatorio podría reducir el impacto clínico y la elevada carga económica del dolor postquirúrgico. Se requieren más investigaciones para identificar el tipo de intervención psicológica más adecuado, su duración y período de aplicación, los factores de riesgo psicosocial más relevantes para su indicación, y las cirugías en las que podría ofrecer mayores beneficios.

◢ BIBLIOGRAFÍA

1. Anthony CA, Rojas EO, Keffala V, Glass NA, Shah AS, Miller BJ, et al. Acceptance and commitment therapy delivered via a mobile phone messaging robot to decrease postoperative opioid use in patients with orthopedic trauma: randomized controlled trial. J Med Internet Res 2020;22: e17750. doi: 10.2196/17750. URL disponible en: https://pubmed.ncbi.nlm.nih.gov/32723723/

2. Castaño-Asins JR, Barceló-Soler A, Royuela-Colomer E, Sanabria-Mazo JP, García V, Neblett R, et al. Effectiveness of peri-operative psychological interventions for the reduction of postsurgical pain intensity, depression, anxiety and pain catastrophising: A systematic review and meta-analysis. Eur J Anaesthesiol. In press. DOI: 10.1097/EJA.0000000000002157.

3. Dersh J, Gatchel RJ, Mayer TG, Polatin PB, Temple OW. Prevalence of psychiatric disorders in patients with chronic disabling occupational spinal disorders. Spine 2006; 31:1156-62.

4. Dindo L, Zimmerman MB, Hadlandsmyth K, StMarie B, Embree J, Marchman J, et al. Acceptance and commitment therapy for prevention of chronic postsurgical pain and opioid use in at risk veterans: a pilot randomized controlled study. J Pain 2018;19: 1211-21.

5. Dowsey M, Castle D, Knowles S, Monshat K, Salzberg M, Nelson E, et al. The effect of mindfulness training prior to total joint arthroplasty on post-operative pain and physical function: a randomised controlled trial. Complement Ther Med 2019; 46:195-201.

6. Ehde DM, Dillworth TM, Turner JA. Cognitive behavioural therapy for indiviudals with chronic pain: efficacy, innovations and directions for research. Am Psychol 2014; 69 (Suppl 2): 153-66.

7. Gallach E, Izquierdo R, Robledo R, Bermejo M, Castel B, Canos A. La naturaleza biopsicosocial del dolor crónico de suelo pélvico: una revisión narrativa. Rev Soc Esp del Dolor 2022;29(2):97-113.

8. Gatchel RJ, Peng YB, Peters ML, Fuchs PN, Turk DC. The biopsychosocial approach to chronic pain: scientific advances and future directions. Psychol Bull 2007; 133(Suppl 4):581-624.

9. Giusti EM, Lacerenzac M, Manzonid GM, Castelnuovo G. Psychological and psychosocial predictors of chronic postsurgical pain: a systematic review and meta-analysis. Pain 2021; 162: 10-30.

10. Hadlandsmyth K, Dindo LN, Wajid R, Sugg SL, Zimmerman MB, Rakel BA. A single-session acceptance and commitment therapy intervention among women undergoing surgery for breast cancer: a randomized pilot trial to reduce persistent postsurgical pain. Psychooncology 2019;28: 2210-17.

11. Hann, KEJ, McCracken, LM. A systematic review of randomized controlled trails of Acceptance and Commitment Therapy for adults with chronic pain: outcome domains, design quality and efficacy. J Contextual Behav Sci 2014; 3: 217-227.

12. Kabat-Zinn J. Mindfulness-based interventions in context: past, present, and future. Clinical Psychology: Science and Practice 2003; 10:144-56.

13. Kori, SH. Miller, RP. Todd, DD. Kinesiophobia: A new view of chronic pain behavior. Pain Management 1990; 3: 35-43.

14- Lynch M, Craig K, Peng P. Clinical Pain Management: A Practical Guide. 2022; Print ISBN:9781119701156 | Online ISBN: 9781119701170. URL disponible en: https://www.wiley.com/en-ae/Clinical+Pain+Management%3A+A+Practical+Guide%2C+2nd+Edition-p-9781119701156

15. McCracken, LM. Learning to live with the pain: acceptance of pain predicts adjustment in persons with chronic pain. Pain 1998; 74:21-7.

16. Nadinda PG, Van Ryckeghem D, Peters ML. Can perioperative psychological interventions decrease the risk of postsurgical pain and disability? A systematic review and meta-analysis of randomized controlled trials. Pain 2022; 163: 1254-1273.

17. Nicholls J, Azam MA, Burns LC, Englesakis M, Ainsley M, Sutherland AM, et al. Psychological treatments for the management of postsurgical pain: a systematic review of randomized controlled trials. Patient Relat Outcome Meas 2018; 9: 49-64.

18. Ravindran D. Chronic postsurgical pain: prevention and management. J Pain Palliat Care Pharmacother 2014; 28: 51-3.

19. Riecke J, Zerth SF, Schubert AK, Wiesmann T, Dinges HC, Wulf H, et al. Risk factors and protective factors of acute postoperative pain: an observational study at a German university hospital with cross-sectional and longitudinal inpatient data. BMJ Open 2023;13:e069977. doi: 10.1136/bmjopen-2022-069977. URL disponible en: https://pubmed.ncbi.nlm.nih.gov/37156592/

20. Rolfson O, Dahlberg LE, Nilsson JA, Malchau H, Garellick G. Variables determining outcome in total hip replacement surgery. J Bone Joint Surg Br 2009; 91:157-161.

21. Rudy TE, Lieber SJ, Boston JR, Gourley LM, Baysal E. Psychosocial predictors of physical performance in disabled individuals with chronic pain. Clin J Pain 2003; 19:18-30.

22. Sobol-Kwapinska M, Bazbel P, Plotek W, Stelcer B. Psychological correlates of acute postsurgical pain: A systematic review and meta-analysis. Eur J Pain 2016; 20 (10):1573-1586.

23. Sommer M, de Rijke JM, van Kleef M. Predictors of acute postoperative pain after elective surgery. Clin J Pain 2010; 26:87-94.

24. Stephen B, Mc Mahon, Martin Kolzenburg, Irene Trocey, Dennis C. Turk. The Cognitive-Behavioral Approach to Pain Management. Wall and Melzacks. Textbook of Pain. 2013; 42: 592-602.

25. Theunissen M, Peters ML, Bruce J. Preoperative anxiety and catastrophizing: a systematic review and meta-analysis of the association with chronic postsurgical pain. Clin J Pain 2012; 28:819-41.

26. Thompson M, McCracken LM. Acceptance and related processes in adjustment to chronic pain. Curr Pain Headache Rep 2011; 15(Suppl 2):144-51.

27. Veehof MM, Trompetter HR, Bohlmeijer ET, Schreurs K. Acceptance and mindfulness based interventions for the treatment of chronic pain: a meta-analytic review. Cogn Behav Ther 2016; 45: 5-31.

28. Vlaeyen JW, Kole-Snijders AM, Boeren RG, van Eek H. Fear of movement/(re)injury in chronic low back pain and its relation to behavioral performance. Pain 1995; 62:363-72.

29. Vowles, KE Mc Cracken, LM. Ecclestone, C. Processes of change in treatment for chronic pain: The contributions of pain, acceptance and catastrophizing. Eur J Pain 2007; 11; 779-787.

30. Wang L, Chang Y, Kennedy SA, Hong PJ, Chow N, Couban RJ, et al. Perioperative psychotherapy for persistent post-surgical pain and physical impairment: a meta-analysis of randomised trials. Br J Anaesthesia 2018; 120 (Suppl 6): 1304-1314.

Optimización perioperatoria del dolor: estrategias multimodales basadas en evidencia

Combinación de analgésicos y terapias adyuvantes para minimizar el impacto del dolor postoperatorio y su evolución

David Bande Julián, Luis Moltó García, Olga Comps Vicente

◢ INTRODUCCIÓN

El adecuado control del dolor durante el periodo perioperatorio constituye una piedra angular dentro de los programas actuales de rehabilitación quirúrgica. En el contexto de la recuperación multimodal, la analgesia no solo cumple un rol analgésico, sino que interviene en otros muchos aspectos como son la movilización precoz, la reducción de náuseas y vómitos, la prevención del íleo paralítico y la disminución de complicaciones postoperatorias. La implementación de estrategias analgésicas que permitan alcanzar un alto nivel de confort sin comprometer otras áreas funcionales ha sido el eje de una evolución profunda en el enfoque anestésico-quirúrgico.

◢ ESTUDIO DE LAS INTERACCIONES

Las interacciones farmacológicas se definen como la aparición de efectos terapéuticos o tóxicos diferentes en intensidad a los esperados cuando dos o más fármacos se administran simultánea-mente, provocando una alteración en los efectos de uno o ambos medicamentos. El análisis de estas interacciones es un campo de interés en diversas disciplinas como la fisiología, la farmacoterapia, la toxicología y la epidemiología ambiental. Su estudio cobra importancia por varias razones: muchos procesos fisiológicos y enfermedades se ven influidos por interacciones entre distintos componentes biológicos, como hormonas, mediadores inflamatorios o factores de coagulación[1].

En la práctica clínica, las interacciones farmacológicas se utilizan con frecuencia para potenciar los efectos beneficiosos de los medicamentos, especialmente en el tratamiento de patologías como el cáncer o las infecciones. Por ejemplo, la combinación de agentes citotóxicos ha logrado aumentar las tasas de supervivencia en pacientes con leucemias y linfomas. En la leucemia linfática aguda infantil, las remisiones aumentan del 40–50% con un solo fármaco al 95% al usar una combinación triple. De igual modo, el uso conjunto de antibióticos ha mejorado significativamente el tratamiento de infecciones graves, aumentando el porcentaje de curación de un 43% con combinaciones aditivas a un 76% con combinaciones sinérgicas. También se han observado beneficios similares en el tratamiento del SIDA, el infarto agudo de miocardio, la hipertensión y el asma[2].

Un gran número de pacientes, especialmente ancianos, reciben múltiples medicamentos no por su efecto combinado, sino debido a tratamientos paralelos para distintas enfermedades. Por ejemplo, el 20% de la población anciana consume tres o más fármacos simultáneamente, cifra que puede llegar hasta el 50% en centros geriátricos, con una media de 7.9 medicamentos por paciente hospitalizado. Aunque no se busca una interacción deliberada, el riesgo de interacciones aumenta exponencialmente con el número de fármacos utilizados. Se estima que el 20% de los ancianos fuera del hospital toman combinaciones potencialmente peligrosas[3].

Sustancias tóxicas ambientales también pueden interactuar con agentes biológicos, incrementando, por ejemplo, la probabilidad de desarrollar cáncer de pulmón. Casos como este refuerzan el interés creciente en el estudio de interacciones desde la perspectiva de la epidemiología.

En resumen, la exposición simultánea a múltiples sustancias, ya sean medicamentos o agentes externos, puede dar lugar a interacciones que resulten beneficiosas o perjudiciales para el organismo. En este texto nos centraremos específicamente en las interacciones entre medicamentos.

Tipos de interacciones: mecanismos principales

Las interacciones entre medicamentos pueden clasificarse en tres tipos, dependiendo del nivel en el que ocurren: farmacéuticas, farmacocinéticas y farmacodinámicas.

Interacciones farmacéuticas

Son incompatibilidades físicas o químicas que impiden la mezcla de dos o más fármacos en una misma solución.

Interacciones farmacocinéticas

Ocurren cuando un medicamento altera los procesos de absorción, distribución, metabolismo o eliminación de otro, lo que modifica la cantidad de sustancia activa que llega al sitio de acción. Por ejemplo:

- **Absorción:** Puede verse afectada por cambios en el pH gástrico, alteraciones en el vaciamiento gástrico o la formación de complejos insolubles. Estas modificaciones pueden cambiar la velocidad de absorción (afectando la concentración máxima, Cmax) o la cantidad total absorbida (modificando la concentración en equilibrio).

- **Distribución:** Factores como el pH sanguíneo pueden alterar la ionización de los fármacos y su capacidad de atravesar barreras como la hematoencefálica. Asimismo, desplazamientos en la unión a proteínas plasmáticas pueden aumentar la concentración libre del fármaco, amplificando sus efectos terapéuticos o tóxicos.

- **Metabolismo:** Algunos fármacos pueden inducir o inhibir enzimas como el citocromo P-450, modificando así la velocidad a la que otro medicamento se metaboliza. La inducción enzimática suele aumentar el metabolismo de fármacos, reduciendo su efecto si los metabolitos son inactivos, o aumentándolo si son activos. La inhibición metabólica, en cambio, eleva la vida media del fármaco y su concentración plasmática, lo que puede incrementar la toxicidad[4].

- **Eliminación renal:** Las interacciones pueden ocurrir en los mecanismos de transporte renal o por modificaciones en el pH urinario, afectando la reabsorción y excreción del fármaco.

Interacciones farmacodinámicas

Estas se producen por alteraciones en la respuesta del órgano diana, sin que necesariamente cambien los niveles plasmáticos del fármaco:

- **Receptores:** Un fármaco puede aumentar o bloquear la unión de otro a su receptor específico.
- **Transducción de señales:** Puede interferirse la cascada de señalización intracelular. Por ejemplo, los anestésicos volátiles potencian el efecto proarrítmico de los agonistas β-adrenérgicos al aumentar la actividad de la adenilato ciclasa[4].
- **Sistemas efectores:** Cuando se combinan fármacos que actúan sobre el sistema nervioso central, como anestésicos y opioides, es frecuente la aparición de efectos sinérgicos depresores del SNC; mientras que los efectos sinérgicos estimulantes son menos comunes.

Métodos para evaluar las interacciones farmacológicas

Cuando dos o más medicamentos se administran juntos, sus efectos pueden simplemente sumarse (efecto aditivo) o bien amplificarse o reducirse, en cuyo caso hablamos de sinergia o antagonismo, respectivamente. Aunque el concepto de interacción se conoce desde hace más de un siglo, no existe una terminología ni una metodología universal para describirlas con precisión[1,2].

Se considera que existe interacción cuando el efecto combinado difiere del esperado. Así, utilizaremos las siguientes definiciones:

- **Aditividad:** el efecto observado equivale a la suma de los efectos individuales.
- **Sinergia:** el efecto observado supera la suma esperada.
- **Antagonismo:** el efecto es menor que la suma de los efectos individuales.

Identificar correctamente estos fenómenos es crucial para seleccionar combinaciones que maximicen los beneficios terapéuticos y minimicen los riesgos.

Cuando se estudian combinaciones de analgésicos, se deben considerar los medicamentos implicados, sus efectos positivos y adversos, y cómo interaccionan entre sí. Aunque en ocasiones se combinan fármacos no analgésicos, esto es poco común en la práctica clínica. Dado que todos los fármacos generan efectos beneficiosos y efectos adversos, ambos deben ser considerados en función de las dosis empleadas.

Existen dos enfoques principales para evaluar estas interacciones:

- **Enfoque basado en el efecto:** Compara los efectos obtenidos con la combinación frente a los efectos esperados con las dosis individuales. Si la combinación produce un efecto superior, se considera sinergia.
- **Enfoque basado en la dosis:** Analiza qué dosis son necesarias para lograr un efecto determinado, comparando las dosis individuales y las combinadas[3].

Algunos investigadores han sugerido basar la evaluación en los mecanismos de acción de los fármacos, pero como estos a menudo no se conocen con certeza, es más eficaz basarse en los efectos observables. Para ello, se establece un modelo empírico de interacción nula y se analizan las desviaciones respecto a este modelo[1,3].

En el análisis de una interacción entre dos fármacos A y B, se deben considerar cuatro parámetros clave:
- Las dosis individuales (DA y DB) que producen un efecto equivalente al de la combinación.
- Las dosis combinadas utilizadas (da y db).
- Los efectos individuales (DA y DB).
- El efecto combinado observado, E(da, db).

Dependiendo de si se comparan las dosis o los efectos, se utilizan diferentes métodos:
- Isobolograma (Fig. 1): compara dosis individuales y combinadas que generan el mismo efecto[3].
- Métodos de efecto: comparan efectos observados con los esperados, e incluyen técnicas como la de Chou y Chou, el análisis de curvas dosis-respuesta y el análisis de varianza.

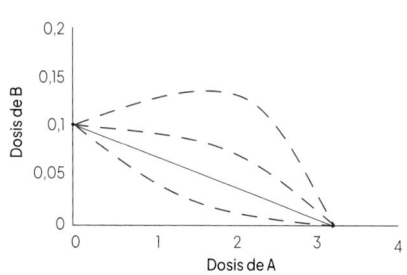

FIGURA 1. Esquema de un isobolograma con 4 isobolos.
Las dosis de A y B (1) son isoefectivas. La línea diagonal (isobolo 1) indica la combinación teórica aditiva. El isobolo 2 muestra una asociación isoefectiva obtenida con dosis inferiores a las aditivas (sinergia). Los isobolos 3 y 4 muestran asociaciones isoefectivas con dosis superiores a las aditivas (antagonismo).

En conclusión, el análisis de interacciones farmacológicas puede realizarse sin necesidad de conocer los mecanismos moleculares, centrándose en los efectos cuantificables. La elección del método dependerá del modelo experimental y de las preferencias del investigador, pudiendo variar los resultados según el enfoque utilizado.

◢ FUNDAMENTOS DE LA ANALGESIA MULTIMODAL

La analgesia multimodal, también conocida como "analgesia balanceada", se basa en la administración combinada de fármacos con mecanismos de acción diferentes. Este enfoque permite actuar de forma simultánea sobre múltiples vías de transmisión del dolor, reduciendo la dosis de cada agente individual y, en consecuencia, disminuyendo la incidencia de efectos adversos[1,2]. Este principio, fundamentado en modelos farmacodinámicos como el isobolograma, permite identificar si las interacciones entre fármacos son aditivas, sinérgicas o antagónicas[3,4].

El concepto de sinergia terapéutica ha sido estudiado desde comienzos del siglo XX, inicialmente por Loewe[2], y más adelante por Berenbaum y Gessner, quienes aportaron modelos de análisis cuantitativo de combinaciones farmacológicas[1,3,4]. En el campo de la anestesiología, estas interacciones han sido fundamentales para diseñar combinaciones seguras y eficaces de anestésicos locales, opioides y adyuvantes[5].

◢ EVIDENCIA SOBRE COMBINACIONES FARMACOLÓGICAS

La evidencia clínica respalda que la combinación de analgésicos ofrece un control del dolor superior al de la monoterapia. Asociaciones como paracetamol con opioides o AINEs con tramadol han demostrado ser eficaces y bien toleradas en distintos contextos clínicos[6]. En casos de dolor leve a moderado, se ha estudiado la combinación fija de paracetamol y tramadol en dosis de 325/37,5 mg y 650/75 mg, evidenciando no solo una mejora en la eficacia analgésica, sino también una disminución significativa en el consumo de opioides.

La combinación de dexketoprofeno y tramadol, en proporción 1:3 (25 mg de dexketoprofeno y 75 mg de tramadol), se ha consolidado como una de las más eficaces y ampliamente estudiadas para el tratamiento del dolor postoperatorio moderado a intenso. Su efecto sinérgico ha sido demostrado en múltiples estudios, especialmente en procedimientos quirúrgicos ortopédicos y ginecológicos, como la artroplastia de cadera y la histerectomía abdominal, mostrando además un perfil de seguridad favorable[7].

Por otro lado, el co-cristal de tramadol y celecoxib (112 mg de celecoxib y 88 mg de tramadol) ha surgido como una alternativa prometedora para el manejo del dolor somático de moderada a alta intensidad, combinando eficacia analgésica con buena tolerancia[8].

Aunque la administración conjunta de metamizol con otros AINEs es una práctica frecuente en nuestro entorno clínico, actualmente no existe evidencia científica suficiente que respalde esta combinación.

◢ TÉCNICAS NEUROAXIALES Y REGIONALES EN LA ANALGESIA PERIOPERATORIA

Durante años, la analgesia epidural torácica ha sido considerada la técnica de referencia para el manejo del dolor en cirugía abdominal mayor abierta, demostrando una clara superioridad frente a la analgesia sistémica basada en opioides. Su eficacia en la reducción del dolor postoperatorio, la prevención del íleo paralítico y la mejora de la recuperación funcional está ampliamente reconocida. No obstante, con la expansión de la cirugía mínimamente invasiva, han cobrado protagonismo enfoques analgésicos menos invasivos, como los bloqueos periféricos y los bloqueos interfasciales guiados por ecografía, así como la infiltración local de anestésicos en los puntos de acceso quirúrgico[6].

Una estrategia ampliamente utilizada dentro de la analgesia neuroaxial consiste en la combinación de anestésicos locales con pequeñas dosis de opioides administrados por vía epidural. Esta asociación mejora la calidad del bloqueo sin aumentar significativamente la tasa de complicaciones y sin comprometer los beneficios propios de la analgesia epidural, como la preservación de la motilidad intestinal. Opioides como morfina, fentanilo o sufentanilo pueden emplearse con resultados similares en cuanto a eficacia, y su efecto analgésico es independiente del nivel de punción del catéter epidural[6]. La aparición de efectos adversos como el prurito es poco frecuente, y su perfil de seguridad es generalmente favorable. Por este motivo, se recomienda el uso de opioides en dosis bajas junto con anestésicos locales en cirugía mayor abierta cuando se dispone de acceso epidural.

Sin embargo, en situaciones en las que no sea posible utilizar un catéter epidural, ya sea por contraindicación médica, dificultad técnica o falta de disponibilidad, se debe individualizar la estrategia analgésica. El objetivo en estos casos es reducir al máximo el uso de opioides sistémicos, recurriendo a técnicas locorregionales como la analgesia espinal, los bloqueos interfasciales o la infiltración local de anestésicos en los puertos quirúrgicos. En este contexto, el bloqueo del plano transverso del abdomen (TAP block) ha surgido como una alternativa eficaz, especialmente en cirugía abdominal.

El TAP block bilateral ofrece una calidad analgésica comparable a la epidural en ciertos procedimientos, con ventajas adicionales como la preservación de la función motora de las extremidades inferiores, un menor riesgo de alteraciones hemodinámicas y una mayor seguridad en pacientes anticoagulados. No obstante, su principal limitación es la falta de efecto sobre el dolor visceral, por lo que debe integrarse siempre dentro de un esquema de analgesia multimodal que combine diferentes mecanismos de acción. Además, su duración es limitada cuando se realiza como punción única; por tanto, en pacientes con riesgo de dolor persistente más allá de las primeras 24 horas, debe considerarse la colocación de un catéter para infusión continua.

En definitiva, tanto las técnicas neuroaxiales como las técnicas regionales representan herramientas fundamentales en el control del dolor postoperatorio. Su elección debe ajustarse al tipo de cirugía, a las características clínicas del paciente y a la disponibilidad de recursos, siempre dentro de un enfoque multimodal. La correcta selección e integración de estas técnicas permite optimizar el control analgésico, reducir el uso de opioides y mejorar la recuperación funcional tras la cirugía.

◢ ANESTESIA LIBRE DE OPIOIDES (OFA): FUNDAMENTO Y APLICACIÓN CLÍNICA

En los últimos años ha emergido el concepto de anestesia libre de opioides (opioids-free anesthesia, OFA), como alternativa a la anestesia balanceada tradicional. La OFA propone prescindir del uso de opioides en el periodo intraoperatorio, empleando en su lugar una combinación de fármacos que actúan sobre distintos mecanismos fisiopatológicos del dolor: antagonistas NMDA como la ketamina y la lidocaína, alfa-2 agonistas como la dexmedetomidina, AINEs, anestésicos locales y esteroides.

Aunque la evidencia aún no demuestra una clara superioridad de la OFA sobre los esquemas tradicionales, sí se ha documentado una reducción en efectos adversos como náuseas, vómitos, hiperalgesia y complicaciones respiratorias, especialmente en cirugía bariátrica y en pacientes con comorbilidad respiratoria[6,9-11].

Coadyuvantes Intravenosos usados en la estrategia OFA

La lidocaína intravenosa ha demostrado efectos analgésicos sostenidos más allá del periodo intraoperatorio, actuando sobre componentes inflamatorios y neuropáticos del dolor. Además, su uso se ha asociado a una recuperación más rápida de la función intestinal, favoreciendo la prevención del íleo postoperatorio[6,12-15].

La ketamina, además de su acción analgésica, tiene un efecto inmunomodulador que reduce la respuesta inflamatoria quirúrgica (especialmente la IL-6), y disminuye significativamente el requerimiento de opioides en el postoperatorio inmediato, incluso en pacientes con consumo crónico previo[6,16-18].

El sulfato de magnesio, actuando como bloqueador NMDA, potencia el bloqueo neuromuscular y reduce el consumo de agentes anestésicos y analgésicos[6,19-23]. Su uso intraoperatorio ha demostrado ser una herramienta eficaz en cirugía abdominal y ginecológica.

La dexmedetomidina ha mostrado beneficios claros como coadyuvante intraoperatorio, al reducir los requerimientos de opioides y suprimir efectos adversos típicos como hipotensión, náuseas o escalofríos[6,25].

◢ NEUROMODULADORES EN EL MANEJO PERIOPERATORIO

Gabapentina y pregabalina se han utilizado como neuromoduladores con el objetivo de prevenir el desarrollo de dolor crónico postquirúrgico y reducir la necesidad de opioides en el periodo postoperatorio inmediato. Aunque su eficacia analgésica a corto plazo es limitada, presentan beneficios potenciales a largo plazo, especialmente en determinados tipos de cirugía, cuando su uso se personaliza según los factores de riesgo individuales asociados al desarrollo de dolor crónico postoperatorio[6,26-28].

◢ ANALGESIA PRE-EMPTIVE Y PREVENTIVA

La analgesia pre-emptive, introducida a finales de los años 80 por Woolf y Wall, se basa en la administración de fármacos antes de la incisión quirúrgica, con el fin de evitar la sensibilización central del sistema nervioso[29]. La analgesia preventiva, por otro lado, se refiere al mantenimiento del efecto analgésico más allá del periodo esperado de acción, y puede iniciarse antes o después de la cirugía[30]. Ambas estrategias comparten el objetivo de disminuir la intensidad del dolor y prevenir su cronificación, representando un enfoque esencial dentro de las estrategias modernas de analgesia multimodal.

◢ CONCLUSIONES

El tratamiento del dolor perioperatorio ha evolucionado hacia una estrategia multimodal, racional y basada en evidencia. El uso combinado de analgésicos con mecanismos de acción complementarios, sumado a técnicas regionales y adyuvantes intravenosos, permite alcanzar una analgesia eficaz con un perfil de seguridad optimizado. La OFA, junto a la analgesia pre-emptive y preventiva, representa una nueva frontera en la personalización del manejo del dolor postquirúrgico. La correcta elección de combinaciones, técnicas y tiempos de administración debe basarse en la cirugía específica, el estado basal del paciente y la disponibilidad de recursos, priorizando siempre la seguridad y la funcionalidad en la recuperación postoperatoria.

◢ BIBLIOGRAFÍA

1. Berenbaum MC. What is synergy? Pharmacol Rev. 1989;41:93-141.
2. Loewe S. Über Kombinationswirkungen. Arch Exp Pathol Pharmakol. 1927;120:41-7.
3. Gessner PK. Isobolographic analysis of interactions: an update. Toxicology. 1995;105:161-79.
4. Kissin I. Interactions of intravenous anaesthetics. Anaesthetic Pharmacol Rev. 1995;3:90-101.
5. Curatolo M, et al. Optimizing epidural combinations. Anesthesiology. 2000;92(2):325-37.
6. Guía RICA. Vía Clínica de Recuperación Intensificada en Cirugía del Adulto. 2023.
7. Varrassi G, et al. Dexketoprofen/tramadol fixed-dose combination. Curr Med Res Opin. 2017;33:1165-73.
8. Langford R, et al. Tramadol-celecoxib co-crystal. Curr Med Res Opin. 2024;40(3):455-68.
9. Mulier JP, Dillemans B. Anaesthetic factors in bariatric surgery. Obes Surg. 2019;29:1841-50.
10. Frauenknecht J, et al. Opioid-free anaesthesia meta-analysis. Anaesthesia. 2019;74:651-62.
11. Mulier JP, et al. OFA vs opioid anaesthesia trial. J Clin Anesth Pain Med. 2018;2:2-6.
12. Cooke C, et al. IV lidocaine and GI function. Tech Coloproctol. 2019;23:15-24.
13. Weibel S, et al. Lidocaine for postoperative pain. Cochrane Database Syst Rev. 2018;6:CD009642.
14. MacFater WS, et al. IV lignocaine in colorectal surgery. ANZ J Surg. 2017;87:879-85.
15. Weibel S, et al. Safety of IV lidocaine. Br J Anaesth. 2016;116:770-83.
16. Brinck EC, et al. IV ketamine for acute pain. Cochrane Database Syst Rev. 2018;12:CD012033.
17. Nielsen RV, et al. Ketamine reduces opioid use post-spine surgery. Pain. 2017;158:463-70.
18. Wang L, et al. Ketamine in PCA regimens. Can J Anaesth. 2016;63:311-25.
19. Rodríguez-Rubio L, et al. MgSO4 and anaesthetics. J Clin Anesth. 2017;39:129-38.
20. Eizaga Rebollar R, et al. Magnesium in pediatric anaesthesia. Paediatr Anaesth. 2017;27:480-9.
21. Vicković S, et al. Magnesium in hypertensive patients. Acta Clin Croat. 2016;55:490-6.
22. Sousa AM, et al. MgSO4 improves analgesia in lap gyne surgery. J Clin Anesth. 2016;34:379-84.
23. Jarahzadeh MH, et al. MgSO4 post-hysterectomy pain. Electron Physician. 2016;8:2602-6.
24. Grape S, et al. Remifentanil vs dexmedetomidina. Anaesthesia. 2019;74:793-800.
25. Wang X, et al. Dexmedetomidine and postop pain. Clin J Pain. 2018;34:1180-91.
26. Eipe N, et al. Pregabalin systematic review. Pain. 2015;156:1284-300.
27. Verret M, et al. Gabapentinoids perioperative review. Anesthesiology. 2020;133:265-79.
28. Montes A, Roca G, Cantillo J, Sabaté S; GENDOLCAT Study Group. Presurgical risk model for chronic postsurgical pain based on 6 clinical predictors: a prospective external validation. Pain. 2020 Nov;161(11):2611-8..
29. Woolf CJ, Wall PD. Morphine-sensitive and insensitive actions. Neurosci. 1986;64:221-5.
30. McQuay HJ. Pre-emptive analgesia. Br J Anaesth. 1992;69:1.

Protocolos ERAS (*Enhanced Recovery After Surgery*) y su repercusión en la recuperación funcional del paciente. Más allá del alta hospitalaria. Enfoque del dolor en protocolos de *Enhanced Recovery After Surgery* (ERAS) y su integración farmacológica

Marta Corcoy Bidasolo, Maider Puyada Jáuregui, Irina Adalid Hernández

◢ CONCEPTO DE REHABILITACIÓN MULTIMODAL

La rehabilitación multimodal es un enfoque terapéutico basado en la combinación de múltiples intervenciones diseñadas para mejorar la funcionalidad y la calidad de vida de los pacientes.

Los programas de recuperación mejorada tras cirugía (ERAS, por sus siglas en inglés) son un ejemplo clave de rehabilitación multimodal. Estos protocolos están diseñados para optimizar la recuperación postoperatoria a través de la implementación de estrategias basadas en la evidencia científica. Su objetivo es reducir el estrés fisiológico de la cirugía, mejorar los resultados clínicos y disminuir la estancia hospitalaria.

Los programas ERAS incluyen intervenciones preoperatorias, intraoperatorias y postoperatorias, como la educación del paciente, la reducción del ayuno prequirúrgico, el control multimodal del dolor, el uso de anestesia regional, la movilización temprana y la nutrición optimizada. Al minimizar el impacto quirúrgico y promover una recuperación acelerada, estos programas han demostrado reducir las complicaciones postoperatorias y la necesidad de opioides, mejorando significativamente la calidad de vida de los pacientes.

◢ EL DOLOR EN LOS PROGRAMAS DE REHABILITACIÓN MULTIMODAL

El dolor es una experiencia compleja y subjetiva que afecta tanto a nivel físico como emocional. En el contexto de la rehabilitación multimodal, su abordaje requiere un enfoque integral que combine diferentes disciplinas y estrategias terapéuticas para optimizar la recuperación del paciente.

Mecanismos del dolor

El dolor puede clasificarse en agudo o crónico, y su fisiopatología involucra mecanismos nociceptivos, neuropáticos e inflamatorios. Comprender estos mecanismos es esencial para seleccionar las intervenciones más efectivas dentro del programa de rehabilitación.

1. **Dolor nociceptivo:** es el resultado de la activación de los nociceptores en respuesta a estímulos dañinos, como lesiones en los tejidos. Se divide en:

   - **Somático:** proviene de estructuras como piel, músculos, articulaciones y huesos. Se describe como un dolor localizado y bien definido.
   - **Visceral:** originado en órganos internos, suele ser difuso y acompañado de síntomas como náuseas o cambios en la presión arterial.

2. **Dolor neuropático:** causado por daño o disfunción en el sistema nervioso, puede ser periférico (lesión en nervios) o central (daño en la médula espinal o cerebro). Se caracteriza por sensaciones de ardor, hormigueo o descargas eléctricas.

3. **Dolor inflamatorio:** asociado a procesos inflamatorios crónicos, como artritis reumatoide o enfermedades autoinmunes. Se genera por la liberación de mediadores inflamatorios que sensibilizan los nociceptores, provocando dolor persistente.

4. **Dolor disfuncional:** no se asocia a una lesión específica o inflamación, sino a una alteración en la modulación del dolor en el sistema nervioso. Ejemplos incluyen la fibromialgia y el síndrome de intestino irritable.

Importancia del control del dolor en la recuperación tras una cirugía

El mal control del dolor no es sólo una consecuencia desagradable de la cirugía, impulsa una respuesta al estrés en el organismo que, junto con la lesión quirúrgica en sí misma, pueden causar diversas complicaciones. El dolor limita la movilización, contribuye al desarrollo de disfunción cognitiva postoperatoria y puede llevar al desarrollo de dolor crónico en individuos susceptibles.

Tanto en la literatura como en la práctica clínica se evidencia que el grado de dolor que sufre una persona no guarda necesariamente relación con la magnitud de la intervención quirúrgica ni con la analgesia administrada. Esto hace que la evaluación y el tratamiento del dolor deban ser individualizadas, ya que lo que hay que tratar es el dolor que realmente sufre el paciente. Sabemos que el dolor es una experiencia subjetiva, que en el contexto de una cirugía se debe a una lesión orgánica, pero que también tiene componentes emocionales. La puntuación del dolor mediante escalas de valoración verbal o escalas analógicas visuales intenta cuantificar esta sensación subjetiva, pero no puede ser el único factor en el que se base el tratamiento del dolor. La evaluación del dolor debe ser holística e incluir el nivel de funcionalidad alcanzado:

- ¿Puede el paciente respirar profundo y toser con eficacia?
- ¿Puede levantarse de la cama y movilizarse?
- ¿Los efectos secundarios de algún fármaco analgésico limitan la dosis efectiva o su uso?

Aunque para muchos pacientes puede ser sencillo conseguir niveles aceptables de analgesia y evitar efectos secundarios desagradables, no es así para todos.

◢ ESTRATEGIAS PREOPERATORIAS DE MANEJO DEL DOLOR EN LOS PROGRAMAS ERAS

El manejo del dolor en los protocolos ERAS comienza en la fase preoperatoria con diversas estrategias clave:

1. **Educación del paciente:** informar al paciente sobre el procedimiento, las expectativas de dolor y las estrategias de manejo reduce la ansiedad y mejora la adherencia a los protocolos analgésicos multimodales.
2. **Optimización metabólica y nutricional:** se recomienda evitar el ayuno prolongado y administrar soluciones ricas en carbohidratos para mejorar la homeostasis metabólica y reducir la respuesta inflamatoria postoperatoria.
3. **Premedicación analgésica:** uso de fármacos como AINEs (no selectivos o inhibidores selectivos de la COX-2), paracetamol, gabapentinoides para disminuir la hiperalgesia postoperatoria y reducir la necesidad de opioides.
4. **Bloqueos regionales anticipados:** la realización de bloqueos nerviosos periféricos o epidurales antes de la cirugía puede prevenir la sensibilización central y mejorar el control del dolor postoperatorio.
5. **Manejo de factores psicológicos:** técnicas como la terapia cognitivo-conductual, la meditación y el mindfulness pueden ayudar a reducir el estrés prequirúrgico y mejorar la percepción del dolor.

◢ ESTRATEGIAS INTRAOPERATORIAS DE MANEJO DEL DOLOR EN LOS PROGRAMAS ERAS

El control del dolor intraoperatorio es clave en los programas ERAS para minimizar la respuesta al estrés quirúrgico y reducir el uso de opioides. Las estrategias incluyen:

1. **Anestesia regional y bloqueos nerviosos:**
   - Uso de bloqueo epidural en cirugías abdominales y torácicas para reducir la respuesta inflamatoria y mejorar la analgesia postoperatoria.
   - Bloqueos periféricos guiados por ultrasonido en cirugías ortopédicas y de extremidades.
   - Infiltración de anestésicos locales en la zona quirúrgica (bloqueo del plano transverso abdominal o TAP block, infiltración de la herida quirúrgica).
2. **Analgesia multimodal:**
   - Debido a la complejidad de la experiencia del dolor, ningún agente analgésico actual tiene la capacidad de proporcionar una analgesia completa.
   - La analgesia eficaz para el dolor postoperatorio agudo se puede conseguir de forma óptima combinando agentes con distintos mecanismos de acción para maximizar la analgesia y, al mismo tiempo, po-

der limitar la dosis y, por tanto, los efectos secundarios de cualquiera de ellos.

- Se emplea el uso combinado de anestésicos locales, opioides a dosis mínimas y agentes no opioides (dexmedetomidina, ketamina, lidocaína intravenosa) para optimizar la analgesia y reducir efectos adversos.
- Fármacos adyuvantes:
  - Ketamina: es un fármaco antagonista de los receptores NMDA. A bajas dosis, disminuye la sensibilización central y el dolor postoperatorio.
  - Lidocaína intravenosa: es un anestésico local de tipo amida que bloquea los canales de sodio, principalmente de las fibras nerviosas. A nivel endovenoso, tiene propiedades antiinflamatorias y mejora la analgesia multimodal. También funciona como antiarrítmico a nivel endovenoso.
  - Dexmedetomidina: es un agente agonista alfa-2 adrenérgico que proporciona sedación y analgesia sin depresión respiratoria.
  - Sulfato de Magnesio: potencia la analgesia multimodal y ayuda a reducir el uso de opioides.

3. **Optimización hemodinámica y control de la respuesta al estrés:**
   - Es importante mantener una adecuada perfusión tisular e intentar realizar un control del dolor mediante técnicas de monitorización avanzada.
   - Es recomendable evitar la hipervolemia o hipovolemia extrema para reducir el riesgo de complicaciones.

4. **Minimización del uso de opioides:**
   - Debidos sus efectos secundarios, sobre todo a nivel gastrointestinal, se recomienda evitar su uso excesivo.
   - Se recomienda la aplicación de estrategias explicadas anteriormente como la administración de AINEs, paracetamol y otros fármacos adyuvantes, así como realización de bloqueos nerviosos periféricos.
   - También se sugiere el uso de técnicas de anestesia balanceada con una combinación de fármacos analgésicos y sedantes para reducir la necesidad de morfina y otros derivados.

◢ ESTRATEGIAS POSTOPERATORIAS DE MANEJO DEL DOLOR EN LOS PROGRAMAS ERAS

El manejo del dolor en la fase postoperatoria es clave para acelerar la recuperación y minimizar complicaciones. En la literatura se ha visto que un manejo óptimo sigue siendo actualmente todo un reto. Uno de los problemas es que mayoritariamente las guías y protocolos de manejo analgésico suelen ser demasiado generalizadas. Las estrategias incluyen:

1. **Analgesia multimodal:** como en el caso de las estrategias pre e intraoperatorias, el uso combinado de AINEs, paracetamol, gabapentinoides, bloqueos nerviosos y fármacos adyuvantes puede reducir la necesidad de opioides.

2. **Movilización temprana:** favorece la recuperación, disminuye la rigidez y reduce la probabilidad de trombosis venosa profunda.
3. **Nutrición optimizada:** el apoyo nutricional temprano mejora la cicatrización y reduce la inflamación.
4. **Manejo del dolor neuropático:** el uso de fármacos como pregabalina y amitriptilina puede ayudar pacientes con dolor neuropático postoperatorio.
5. **Terapias complementarias:** técnicas como la fisioterapia, la acupuntura y la estimulación eléctrica transcutánea, pueden ser útiles en el control del dolor.
6. **Seguimiento personalizado:** es necesaria una evaluación continua del dolor y ajuste del tratamiento para evitar la cronificación del dolor postoperatorio.

◢ PACIENTES Y CIRUGÍAS CON MAYOR RIESGO DE CRONIFICACIÓN DEL DOLOR

El dolor crónico postoperatorio es una complicación seria y se describe como aquel dolor que persiste durante un período largo, generalmente más de tres a seis meses, o más allá del tiempo que se considera normal para la curación de una lesión. Es un tipo de dolor que continúa después de que se haya resuelto la causa subyacente de la lesión o enfermedad, o en ausencia de una causa clara.

Una revisión sistemática de 2015 sobre el dolor postquirúrgico crónico tras toracotomía, amputación y mastectomía demostró que los regímenes de dosis adecuadas de gabapentinoides, antidepresivos, anestésicos locales y anestesia regional reducían potencialmente la gravedad del dolor agudo y crónico.

También en 2015, se publicó el estudio GENDOLCAT, un estudio multicéntrico que identificó seis factores clínicos preoperatorios asociados al riesgo de desarrollar dolor crónico postquirúrgico en toracotomía, histerectomía (abdominal y vaginal) y cirugía de hernia inguinal abierta. Estos resultados fueron validados en 2020, tras un estudio multicéntrico con la participación de 17 hospitales españoles. Se validó un "score" de riesgo preoperatorio que permite estimar la probabilidad de que un paciente desarrolle dolor crónico tras las cirugías anteriormente mencionadas. A diferencia de otros modelos, se basa únicamente en variables objetivas prequirúrgicas, sin incluir el dolor agudo postoperatorio, lo que permite su evaluación antes de la intervención. El score utiliza seis factores preoperatorios para calcular el riesgo:

1. Tipo de cirugía.
2. Edad del paciente.
3. Presencia de dolor preoperatorio moderado o intenso en la zona de la intervención.
4. Presencia de dolor preoperatorio moderado o intenso en otras partes del cuerpo.
5. Componente físico del cuestionario de calidad de vida SF-12.
6. Componente mental del cuestionario de calidad de vida SF-12.

Estas variables permiten identificar a los pacientes con mayor riesgo de desarrollar dolor crónico postquirúrgico, facilitando la implementación de estrategias preventivas y un seguimiento más específico. En el siguiente enlace se puede encontrar acceso al score: https://www.scdolor.cat/?p=page/html/proj_score/en.

Actualmente, se están realizando investigaciones para evaluar la aplicabilidad del modelo en otros tipos de cirugías y en poblaciones específicas, como mujeres que han sido sometidas a una cesárea, con el fin de ampliar su utilidad clínica.

Los protocolos ERAS hacen referencia al dolor crónico y neuropático solo en cirugía rectal o pélvica; sin embargo, no hay evidencia suficiente para incluir directrices específicas para prevenir la cronificación del dolor más allá de optimizar el tratamiento del dolor agudo postoperatorio.

Además de lo ya mencionado, ciertos pacientes y tipos de cirugía tienen un mayor riesgo de desarrollar dolor crónico postoperatorio:

- **Factores del paciente:**
  - Historia previa de dolor crónico.
  - Predisposición genética a la hipersensibilidad al dolor
  - Ansiedad, depresión u otros trastornos psicológicos
  - Uso prolongado de opioides antes de la cirugía
  - Estado inflamatorio crónico o enfermedades asociadas
- **Tipos de cirugías con mayor riesgo:**
  - **Amputaciones:** alta incidencia de dolor del miembro fantasma
  - **Cirugía torácica:** puede generar neuralgia postoperatoria
  - **Mastectomía:** riesgo de dolor crónico por daño nervioso

- **Cirugía de columna:** puede resultar en dolor lumbar crónico
- **Herniorrafias:** posible atrapamiento nervioso en la zona quirúrgica.

Prevenir la cronificación del dolor implica una adecuada planificación perioperatoria, optimización del manejo del dolor agudo, estrategias de rehabilitación multimodal y un seguimiento específico.

◢ ESTRATEGIAS TERAPÉUTICAS EN LA REHABILITACIÓN MULTIMODAL TRAS EL ALTA HOSPITALARIA

La rehabilitación multimodal tras el alta hospitalaria constituye una herramienta clave en el manejo integral del paciente, especialmente en el ámbito de la atención primaria. Este enfoque interdisciplinario permite abordar de manera coordinada los múltiples factores que influyen en su recuperación, integrando estrategias farmacológicas, físicas, psicológicas, educativas y complementarias. Para los médicos de atención primaria, que desempeñan un rol central en el seguimiento longitudinal y la coordinación del cuidado, conocer y aplicar estas intervenciones resulta esencial para optimizar los resultados clínicos, prevenir la cronificación del dolor y fomentar la autonomía del paciente. A continuación, se describen las principales estrategias terapéuticas utilizadas en este modelo de atención, destacando su aplicabilidad y relevancia en el contexto comunitario.

1. **Manejo farmacológico:** uso de analgésicos, antiinflamatorios, neuromoduladores y fármacos coadyuvantes. Los opiodes se reservan para rescate.

2. **Terapias físicas:** fisioterapia, terapia manual, ejercicios terapéuticos y modalidades físicas como calor y frío.
3. **Intervenciones psicológicas:** terapia cognitivo-conductual, mindfulness y técnicas de relajación para el manejo del dolor y el estrés asociado.
4. **Educación y autocuidado:** programas de educación en dolor, ergonomía y estrategias de afrontamiento.
5. **Abordajes complementarios:** acupuntura, masoterapia y electroestimulación como tratamientos coadyuvantes.

▲ ESTRATEGIAS DE AHORRO DE OPIÁCEOS Y OPIOIDES EN LOS PROGRAMAS ERAS

La analgesia con opiáceos u opioides sigue siendo el pilar del tratamiento del dolor agudo postoperatorio. Los opiáceos potentes pueden proporcionar un gran alivio, pero su uso suele estar limitado por sus efectos secundarios, especialmente a nivel gastrointestinal. Las náuseas y vómitos retrasan el inicio de la nutrición oral y ello, el alta hospitalaria. Además, el estreñimiento también es un efecto secundario que causa un gran disconfort en los pacientes. También pueden producir depresión respiratoria, sedación, íleo paralítico, retención urinaria, hiperalgesia y no podemos olvidarnos de su potencial adictivo. En 2017 se declaró en Estados Unidos la llamada epidemia de opioides tras observarse un aumento del 30% de las sobredosis por opioides y un creciente consumo entre la población general de opioides recetados por razones no médicas. Según una encuesta nacional de 2014, entre el 21 y 29% de los pacientes que tenían recetados opioides para el dolor crónico abusaron de su uso, del 9 al 12% desarrollaron un trastorno por consumo de opioides y del 4 al 6% de los pacientes que abusaron de ellos pasaron a consumir heroína.

Para minimizar el requerimiento de fármacos opiáceos u opioides, los protocolos ERAS incluyen las estrategias que hemos ido comentando anteriormente, entre las que se incluyen:

1. **Analgésicos multimodales:** uso de combinaciones de medicamentos no opioides, como AINEs, paracetamol y bloqueadores nerviosos periféricos, para reducir la necesidad de opioides.
2. **Bloqueos regionales y anestesia local:** técnicas como los bloqueos epidurales y los bloqueos de nervios periféricos proporcionan un control eficaz del dolor sin los efectos adversos de los opioides.
3. **Optimización perioperatoria:** implementación de estrategias preoperatorias, como la administración de fármacos analgésicos antes de la cirugía y la reducción del ayuno prolongado, para mejorar la respuesta al dolor.
4. **Terapias no farmacológicas:** uso de técnicas de fisioterapia, terapia ocupacional, mindfulness y estimulación nerviosa eléctrica transcutánea (TENS) como medidas adicionales para el control del dolor.
5. **Educación del paciente:** informar a los pacientes sobre las alternativas analgésicas y el uso racional de opioides para prevenir el abuso y la dependencia.

◢ ¿Y DESPUÉS DEL ALTA? IMPACTO EN LA RECUPERACIÓN Y CALIDAD DE VIDA

La recuperación funcional incluye la capacidad del paciente para volver a sus actividades cotidianas, recuperar su independencia y mantener una buena calidad de vida. Aunque el alta temprana es un objetivo deseable, no siempre garantiza una recuperación completa. Algunas intervenciones dentro de los programas ERAS han demostrado ser beneficiosas:

La evaluación objetiva de la capacidad funcional. Pruebas como la marcha de 6 minutos o la variabilidad de la frecuencia cardiaca (HRV) permiten estimar la fragilidad y la reserva fisiológica, indicadores críticos del pronóstico postoperatorio y poder optimizar a los pacientes con menor reserva funcional.

Prehabilitación. Intervenciones preoperatorias como el ejercicio físico supervisado, soporte nutricional y apoyo psicológico pueden mejorar la reserva funcional del paciente, reduciendo la incidencia de complicaciones y acelerando la recuperación global.

Seguimiento postalta. El seguimiento estructurado tras el alta permite detectar deterioros funcionales, complicaciones tardías o barreras sociales que retrasan el retorno a la normalidad.

Calidad de vida y autonomía. Recuperarse no solo es "no estar enfermo", sino volver a ser funcionalmente independiente. Instrumentos como la escala de fragilidad o cuestionarios de calidad de vida permiten medir este aspecto con mayor precisión.

Evidencia actual y perspectivas. Diversos estudios han demostrado que los protocolos ERAS, especialmente cuando se complementan con programas de **prehabilitación**, mejoran no solo los resultados hospitalarios, sino también los **indicadores de recuperación funcional a los 30 y 90 días postoperatorios.** Estos efectos son especialmente relevantes en pacientes mayores o con comorbilidades, en quienes la cirugía puede representar un punto de inflexión funcional.

Los programas de rehabilitación multimodal han demostrado ser efectivos en la reducción del dolor, la mejora de la funcionalidad y la disminución de la dependencia de tratamientos farmacológicos. Además, favorecen una recuperación más rápida y una mejor adaptación a la vida cotidiana. Pero poca información tenemos después del alta hospitalaria, por esto es de gran importancia medir la experiencia y los resultados en salud desde la perspectiva del paciente mediante dos tipos de herramientas: los PROMs (*Patient-Reported Outcome Measures*) y los PREMs (*Patient-Reported Experience Measures*). Estas métricas se han vuelto fundamentales en un modelo de atención centrado en la persona, donde no solo se consideran los indicadores clínicos tradicionales, sino también cómo el paciente percibe su salud y el trato recibido durante la atención.

Los **PROMs** permiten conocer el impacto que una enfermedad o tratamiento tiene en aspectos como la calidad de vida, el dolor, el bienestar emocional y la funcionalidad, directamente desde el punto de vista del paciente. Por otro lado, los **PREMs** evalúan la experiencia vivida durante la atención sanitaria, analizando dimensiones como la comunicación con los profesionales, el respeto recibido o la participación en las decisiones clínicas.

Ambas herramientas ofrecen información clave para mejorar la calidad de los servicios, hacerlos más humanos y eficaces, y alinear la atención sanitaria con lo que realmente importa al paciente. Además, permiten comparar servicios de salud, orientar políticas públicas y promover una mayor transparencia.

Sin embargo, su implementación presenta desafíos, como la necesidad de adaptar los instrumentos al contexto local, capacitar a los profesionales y asegurar que su uso no represente una carga adicional para el sistema sanitario.

En definitiva, los PROMs y PREMs son instrumentos esenciales para avanzar hacia una sanidad más centrada en las personas, que valore no solo la supervivencia o los datos clínicos, sino también cómo se siente y vive el paciente su proceso de salud.

Se han llevado a cabo estudios piloto para evaluar su implementación y efectividad. Sin embargo, **no se detallan resultados específicos** de estas encuestas. Se destaca la relevancia de incluir la perspectiva del paciente en la evaluación de los servicios de salud y se mencionan iniciativas en países como Reino Unido y Canadá, así como esfuerzos en España para integrar PROMs y PREMs en la práctica clínica

Estos estudios resaltan la importancia de integrar las percepciones y experiencias de los pacientes en la evaluación de los protocolos ERAS para mejorar la calidad asistencial y los resultados en salud. Sin embargo, se evidencia una necesidad de realizar más investigaciones que proporcionen datos específicos y detallados en este ámbito.

◢ CONCLUSIÓN

El abordaje del dolor en la rehabilitación multimodal es esencial para optimizar los resultados clínicos y mejorar la calidad de vida de los pacientes. La combinación de estrategias terapéuticas basadas en la evidencia permite un manejo más efectivo y personalizado del dolor, promoviendo una recuperación integral.

◢ BIBLIOGRAFÍA

1. Aasvang EK, Luna IE, Kehlet H. Challenges in postdischarge function and recovery: the case of fast-track hip and knee arthroplasty. Br J Anaesth. 2015 Dec;115(6):861-6. doi: 10.1093/bja/aev257. Epub 2015 Jul 25. PMID: 26209853.

2. Beaussier M, Sciard D, Sautet A. New modalities of pain treatment after outpatient orthopaedic surgery. Orthop Traumatol Surg Res. 2016 Feb;102(1 Suppl):S121-4. doi: 10.1016/j.otsr.2015.05.011. Epub 2016 Jan 20. PMID: 26803223.

3. Beverly A, Kaye AD, Ljungqvist O, Urman RD. Essential Elements of Multimodal Analgesia in Enhanced Recovery After Surgery (ERAS) Guidelines. Anesthesiol Clin. 2017 Jun;35(2):e115-e143. doi: 10.1016/j.anclin.2017.01.018. PMID: 28526156.

4. den Hartog YM, Hannink G, van Dasselaar NT, Mathijssen NM, Vehmeijer SB. Which patient-specific and surgical characteristics influence postoperative pain after THA in a fast-track setting? BMC Musculoskelet Disord. 2017 Aug 24;18(1):363. doi: 10.1186/s12891-017-1725-8. PMID: 28836971; PMCID: PMC5571579.

5. Echeverria-Villalobos M, Stoicea N, Todeschini AB, Fiorda-Diaz J, Uribe AA, Weaver T, Bergese SD. Enhanced Recovery After Surgery (ERAS): A Perspective Review of Postoperative Pain Management Under ERAS Pathways and Its Role on Opioid Crisis in the United States. Clin J Pain. 2020 Mar;36(3):219-26. doi: 10.1097/AJP.0000000000000792. PMID: 31868759.

6. Gordon DB, de Leon-Casasola OA, Wu CL, Sluka KA, Brennan TJ, Chou R. Research Gaps in Practice Guidelines for Acute Postoperative Pain Management in Adults: Findings

From a Review of the Evidence for an American Pain Society Clinical Practice Guideline. J Pain. 2016 Feb;17(2):158-66. doi: 10.1016/j.jpain.2015.10.023. Epub 2015 Dec 21. PMID: 26719073.

7. Humble SR, Dalton AJ, Li L. A systematic review of therapeutic interventions to reduce acute and chronic post-surgical pain after amputation, thoracotomy or mastectomy. Eur J Pain 2015;19(4):451-65.

8. Joshi GP, Kehlet H. Postoperative pain management in the era of ERAS: An overview. Best Pract Res Clin Anaesthesiol. 2019 Sep;33(3):259-67. doi: 10.1016/j.bpa.2019.07.016. Epub 2019 Jul 25. PMID: 31785712.

9. Kaye AD, Chernobylsky DJ, Thakur P, Siddaiah H, Kaye RJ, Eng LK, Harbell MW, Lajaunie J, Cornett EM. Dexmedetomidine in Enhanced Recovery After Surgery (ERAS) Protocols for Postoperative Pain. Curr Pain Headache Rep. 2020 Apr 2;24(5):21. doi: 10.1007/s11916-020-00853-z. PMID: 32240402; PMCID: PMC7223065.

10. Klapwijk LC, Mathijssen NM, Van Egmond JC, Verbeek BM, Vehmeijer SB. The first 6 weeks of recovery after primary total hip arthroplasty with fast track. Acta Orthop. 2017 Apr;88(2):140-4. doi: 10.1080/17453674.2016.1274865. Epub 2017 Jan 12. Erratum in: Acta Orthop. 2018 Feb;89(1):140. doi: 10.1080/17453674.2017.1375340. PMID: 28079428; PMCID: PMC5385107.

11. Li YT, Yang ST, Wang PH. Adequate postoperative pain reduction is one of the critical components for enhanced recovery after surgery (ERAS). Taiwan J Obstet Gynecol. 2024 May;63(3):291-2. doi: 10.1016/j.tjog.2024.04.004. PMID: 38802189.

12. Montes A, Roca G, Sabate S, Lao JI, Navarro A, Cantillo J, Canet J; GENDOLCAT Study Group. Genetic and Clinical Factors Associated with Chronic Postsurgical Pain after Hernia Repair, Hysterectomy, and Thoracotomy: A Two-year Multicenter Cohort Study. Anesthesiology. 2015 May;122(5):1123-41. doi: 10.1097/ALN.0000000000000611. PMID: 25985024.

13. Montes A, Roca G, Cantillo J, Sabate S; GENDOLCAT Study Group. Presurgical risk model for chronic postsurgical pain based on 6 clinical predictors: a prospective external validation. Pain. 2020 Nov;161(11):2611-18. doi: 10.1097/j.pain.0000000000001945. PMID: 32541391.

14. Nimmo SM, Foo ITH, Paterson HM. Enhanced recovery after surgery: Pain management. J Surg Oncol. 2017 Oct;116(5):583-91. doi: 10.1002/jso.24814. Epub 2017 Sep 5. PMID: 28873505.

15. Winther SB, Foss OA, Wik TS, Davis SP, Engdal M, Jessen V et al. 1-year follow-up of 920 hip and knee arthroplasty patients after implementing fast-track. Acta Orthop. 2015 Feb;86(1):78-85. doi: 10.3109/17453674.2014.957089. Epub 2014 Sep 1. Erratum in: Acta Orthop. 2015 Feb;86(1):143-4. PMID: 25175663; PMCID: PMC4366654.

Evaluación de la funcionalidad en el tratamiento del dolor postoperatorio

Neus Esteve Pérez, Gonzalo Rivas, Aaron Alonso Álvarez

La evaluación del dolor postoperatorio ha evolucionado desde un enfoque exclusivo al alivio del dolor hacia la valoración de la recuperación funcional precoz de los pacientes.

Esta evolución se produce a partir de la comprobación de que el tratamiento analgésico debe ser compatible con el confort y la movilidad precoz del paciente. Los programas de Recuperación Intensificada o ERAS (*Enhanced Recovery After Surgery*), han demostrado que el inicio precoz de la deambulación, de la fisioterapia o de la rehabilitación, son factibles con un nivel moderado de dolor (McEvoy MD et al.). Por ello, se ha actualizado el concepto de analgesia óptima postoperatoria, en base a optimizar el confort del paciente, acelerar la recuperación funcional y minimizar efectos secundarios del tratamiento analgésico. Pretender un nivel 0 de dolor, sin tener en cuenta la repercusión funcional, puede asociarse a una inmovilidad del paciente o a efectos secundarios de los analgésicos que retrasen la recuperación postoperatoria.

Por otro lado, las escalas unidimensionales del dolor, (Escala Verbal Numé- rica - EVN, Escala Visual Analógical - EVA, Escala Categórica – EC, Escala Facial - EF) no reflejan adecuadamente las necesidades reales de analgesia de un paciente (Baamer RM et al.). Se ha demostrado que basar el tratamiento analgésico en el clásico algoritmo que plantea administrar opioide si dolor mayor de 4 en la EVN, sin tener en cuenta como este dolor interfiere en la capacidad funcional del paciente, ha sido una de las causas de sobretratamiento en las plantas quirúrgicas (Levy N et al.).

Un número aislado, si bien refleja la intensidad subjetiva del dolor del paciente y su evolución, es un dato insuficiente para administrar una analgesia de rescate. Como no existe ningún acuerdo sobre cómo identificar el punto de corte óptimo de una herramienta unidimensional de evaluación del dolor, se utilizan varios valores elegidos arbitrariamente (Baamer RM et al). En general, los puntos de corte EVA de 30, 70 y 100 mm indican los límites superiores de dolor leve, moderado y grave, respectivamente. Sin embargo, otros estudios (Gerbershagen HJ et al.) encontraron un punto de corte más alto entre el dolor leve y moderado de alrededor de 55 mm en el EVA, que es mayor que los valores informados por la mayoría de los estudios anteriores y el consenso médico. Los puntos de corte usados para iniciar el tratamiento no reflejan necesariamente la necesidad de analgesia de los pacientes, que es muy variable, para una misma intervención, además de no estar validados para guiar el tratamiento analgésico.

Un estudio de Cho S et al., en el que se incluyeron un total de 180 pacientes adultos sometidos a cirugía electiva no cardíaca, mostró que el punto de corte en el que los pacientes solicitaron analgesia fue de EVN ≥ 6, que está lejos del algoritmo de si > 4 tratar. Encontraron una gran variabilidad en las puntuaciones. Se registraron pacientes con buena tolerancia a EVN de 7 o con poca tolerancia con EVN de 3. Plantean que habría que tener precaución al administrar opioides con EVN > 4, ya que el punto de corte es mayor (EVN 6). Proponen una nueva escala EVN: dolor leve < 5, moderado 6–7, intenso 8–10.

El estudio retrospectivo de Schweizer L et al. sobre una gran cohorte de pacientes en el postoperatorio, mostró que la proporción de pacientes que deseaban medicación para el dolor fue del 4,1 al 17,8% en el rango de puntuación del dolor de 0,5 a 3,5, del 31,9 al 63,4% en el rango de 4 a 6,5 y del 65 al 84,6% en el rango de 7 a 10. Estos resultados constatan la heterogeneidad de los pacientes en el deseo de recibir analgésicos y por tanto el tratamiento no debería derivarse únicamente de una puntuación de dolor.

En otro estudio, Van Dijk et al. demostraron que el 19% de los pacientes con puntuaciones EVN que oscilaban entre 5 y 10 no expresaban deseo de opioides adicionales; mientras tanto, el 62% informó que no querían opioides adicionales porque su dolor era tolerable. Cuando se preguntó a los pacientes en qué puntuación solicitaría opioides, el valor medio fue de una EVN de 8. El concepto de dolor tolerable sustituye al objetivo de dolor 0, que no tiene en cuenta la variabilidad de las demandas analgésicas de los pacientes. Estás se ven influidas por múltiples factores, como la edad, el sexo, factores psicológicos, el miedo a los efectos secundarios de los analgésicos, factores culturales, experiencias previas o expectativas sobre el curso postoperatorio, entre otros.

En un trabajo de de Komann M et al. se analizaron las respuestas de 79.996 encuestas postoperatorias de pacientes. Solo un 10,7% contestaron "SI" a la pregunta de si hubieran deseado recibir más tratamiento analgésico. Otro dato interesante y con potenciales implicaciones terapéuticas, fue que no encontraron ninguna relación entre esta respuesta al deseo de más analgesia y la intensidad del dolor reportada por los pacientes.

Una forma de evaluar el impacto del dolor postoperatorio en la movilidad del paciente es registrar la EVN al movimiento (EVNm). Pero este es un dato que no se mide habitualmente.

Una revisión sistemática en 2011 de 1800 ensayos clínicos aleatorizados, ECA, (Srikandarajah S et al.) mostró que solo el 39% registraban dolor al movimiento y de ellos, más de la mitad no distinguían entre dolor en reposo y en movimiento al definir el objetivo principal. Dada la importancia en la recuperación funcional postoperatoria del dolor al movimiento, señalan que sería muy importante que los ECA registraran sistemáticamente el dolor al movimiento, que es el único capaz de distinguir la eficacia analgésica real. Las medidas del movimiento deberían adaptarse a cada procedimiento, para maximizar su eficacia. No están validadas medidas de intensidad del dolor al movimiento específicas por procedimiento, y de cara a la investigación de la efectividad analgésica serían necesarias. No obstante, en la práctica clínica sería muy complejo aplicar medidas diferentes a cada intervención, en el registro diario a pie de cama en las plantas quirúrgicas.

En 2023, Gilron I et al. realizaron una nueva revisión del registro de la EVN al movimiento. Entre los 944 ensayos incluidos, 504 (53%) no midieron la EVNm (en comparación con el 61% en 2011) y 428 (45%) no distinguieron entre EVN en reposo o EVNm, al definir el resultado del dolor (en comparación con el 52% en 2011). Entre los 439 ensayos que midieron el EVNm, la selección de la maniobra que provocó el dolor fue muy variable y, en particular, ni siquiera se describió en 139 (32%) ensayos (en comparación con el 38% en 2011). Entre los 186 metaanálisis incluidos, 94 (51%) no distinguieron entre EVN en reposo o EVNm (en comparación con el 71% en 2011). Este examen de los patrones temporales de la evaluación del dolor en ensayos clínicos durante el período de 2014 a 2023, no sugirió ninguna mejora en la medición del dolor provocado por el movimiento a lo largo de este período.

El grupo de van Boekel RLM et al. revisó 15.394 evaluaciones del 1° al 3° día postoperatorio, realizadas por enfermería, desde 2008 a 2013 a 9082 pacientes. Compararon el dolor al movimiento con el dolor aceptable por el paciente, la capacidad funcional evaluada por enfermería y un indicador compuesto del dolor aceptable y la interferencia funcional. Registraron un 60% (EVNm 5), 40% (EVNm 6) y 20% (EVNm 7) de pacientes con dolor aceptable, sin interferencia funcional. Y un 10% con EVNm<3 y dolor no aceptable. A destacar que un 23% de los pacientes con EVN 8-10 consideraron su dolor aceptable. El punto de corte de EVNm 4 muestra poco poder predictor de la intensidad del dolor, su aceptabilidad y la interferencia funcional. Un 55% de los pacientes en el 3° DPO toleraron dolor de 7.

Estas discrepancias pueden explicarse por qué existen otros factores que influyen en la valoración subjetiva del dolor, como son la satisfacción del paciente con los cuidados postoperatorios y su evolución clínica, que configuran su experiencia personal del dolor postoperatorio. Además, la enfermería puede interpretar de forma diferente la EVNm de cada paciente. Estos datos confirman el concepto de que el dolor es complejo y multidimensional y no se puede medir solo por un número. Usar un punto de corte como estándar de calidad, puede no reflejar la realidad del control del dolor postoperatorio. Por ejemplo, el indicador de dolor intenso EVN 8-10, puede inducir a sobretratar a los pacientes.

Por todo ello, en la actualidad se ha modificado el algoritmo clásico de admi-

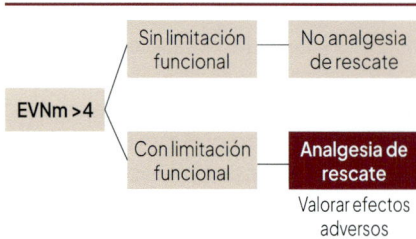

FIGURA 1. Algoritmo de administración de analgesia de rescate o modificación de una pauta analgésica.

nistración de analgesia de rescate, incluyendo la limitación funcional provocada por el dolor, para valorar la administración de un analgésico (Fig. 1).

Se han descrito múltiples escalas para medir la limitación funcional en pacientes con dolor crónico o en el postoperatorio de cirugías específicas, sobre todo de cirugía ortopédica y traumatología. Existen también cuestionarios multidimensionales del dolor, que contemplan la implicación funcional, pero que son muy extensos para registrar la máxima información, por lo que, si bien se aplican en investigación, no son útiles para la evaluación rápida y frecuente del dolor en las plantas de cirugía. Entre ellos, destacamos el cuestionario Breve del Dolor (Brief Pain Inventory - BPI) (Badia X et al.), el cuestionario de dolor de McGill (McGill Pain Questionnaire - MPQ) (Boyle G. J et al.) y el cuestionario International Pain Outcomes (IPO) (Rothaug J et al.).

Se han desarrollado muy pocas escalas funcionales aplicadas en el postoperatorio y la literatura sobre ellas es escasa. En la tabla I, presentamos las principales Escalas Funcionales.

Destacamos la Escala de Actividad Funcional (Functional Activity Score -FAS) (Scott DA et al.), que es la más sencilla, y está diseñada para su aplicación a pie de cama y orientada a la toma de decisiones terapéuticas. Es la recomendada por la Sociedad de Anestesia de Australia y Nueva Zelanda (ANZCA) (Schug SA et al.), aunque todavía no ha sido validada. Se basa en la graduación en tres niveles de la capacidad funcional del paciente:

- A: Capaz de realizar cualquier actividad.
- B: El dolor impide alguna actividad.
- C: Incapaz de realizar ninguna actividad.

Si bien no se registra el tipo concreto de actividad, se definen de una forma general las actividades como aquellas que son necesarias para la recuperación del paciente en ese momento de su postoperatorio: sedestación, deambulación, rehabilitación, fisioterapia respiratoria. La definición de estas actividades, adaptadas a la función basal del paciente y a cada fase de su recuperación postoperatoria, obligan a una formación previa de los profesionales que van a evaluar el dolor. Inevitablemente, se añade un sesgo de subjetividad del evaluador.

Ante la necesidad de estandarizar la limitación funcional cuando medimos el dolor postoperatorio, se ha propuesto la evaluación de la **Escala del Dolor y Actividad Funcional (EDAF)**, que une la valoración de la EVNm con la Escala de Actividad Funcional. Concretamente, se registraría el dolor al movimiento con la EVNm, junto a la limitación funcional (A, B o C). El algoritmo de tratamiento

TABLA I. Escalas funcionales.

NOMBRE	PUNTUACIÓN	VENTAJAS	DESVENTAJAS
Escala de Actividad Funcional (*Functional Activity Score*) (Scott DA et al.)	3 niveles categóricos: A: Capaz de realizar cualquier actividad B: El dolor impide alguna actividad C: Incapaz de realizar ninguna actividad	Mide el dolor y su interferencia funcional	• No está validada • Hay que definir actividades necesarias para la recuperación: sedestación, deambulación, rehabilitación, fisioterapia respiratoria. • Precisa formación previa de los profesionales
Escala de elevada movilidad de Johns Hopkins (J.H. Highest *Level of Mobility* scale) (Hiser S et al)	Escala ordinal de 8 puntos: 1: Sólo acostado/a 2: Actividades en la cama 3: Sentarse al borde de la cama 4: Transferencia a silla/inodoro 5: De pie por 1 minuto 6: Caminar > 10 pasos 7: Caminar > 25 pies 8: Caminar > 250 pies	• Escala validada • Cuantifica movilidad y función	No mide intensidad del dolor
Escala Funcional del Dolor (*Functional Pain Scale*) (Arnstein P et al.)	Escala ordinal de 5 puntos que asocia el grado de dolor (de tolerable a intolerable) con interferencia en actividades concretas	• Validado en pacientes postoperados, pero en estudios piloto de pocos pacientes • Mide el dolor y su interferencia funcional. Define actividades concretas	Cierta complejidad en las definiciones y en el registro
Escala Funcional ABC (*Activity-Based Checks*) (Ho BV et al.)	Escala ordinal de 4 niveles de dolor que se relacionan con 7 actividades postoperatorias y con experiencias anteriores	• Mide el dolor y su interferencia funcional • Define actividades concretas	• Validado en pacientes postoperados, pero en estudios piloto de pocos pacientes • Registro complejo
Escala objetiva del dolor (*Objective Pain Score OPS*) (Tandon M et al.)	Escala ordinal de 4 niveles de dolor e interferencia con la función respiratoria	Mide el dolor y su interferencia con la función respiratoria, en cirugía abdominal	Validado en pacientes de cirugía abdominal

adaptado a la escala EDAF, implicaría tratar al paciente con dolor superior a 4 en la EVNm siempre que significara una limitación grave de su actividad funcional (FAS C) (Fig. 2).

Este algoritmo refuerza la idea de que independientemente del número señalado por el paciente en la EVN, solo se administrará la analgesia cuando ese dolor implique una limitación funcional grave. La escala EDAF y su implicación terapéutica, está pendiente de validación.

Otro aspecto importante de la evaluación funcional del dolor postoperatorio tiene que ver con la valoración de la efectividad de los tratamientos y por

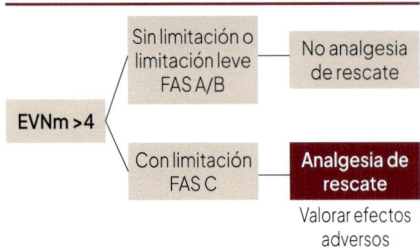

FIGURA 2. Algoritmo de administración de analgesia de rescate o modificación de una pauta analgésica con la escala del dolor y actividad funcional (EDAF).

tanto con la definición de los indicadores de calidad analgésica.

Cuando clásicamente se describe que un 30%-70% de los pacientes tendrán dolor moderado o intenso después de una intervención (Rawal N), se concluye que el dolor postoperatorio es un problema que no está controlado. Pero estos datos se basan en la media de dolor en reposo en el 1º DPO, y este dato nos aporta poca información sobre la efectividad real de la analgesia. Es posible que, valorando la limitación funcional, estos porcentajes del 30% al 70% significaran dolor tolerable para unos pacientes e intolerable para otros.

Un ejemplo interesante es el trabajo del grupo Pain Out (PAIN OUT Research Group), realizado en 64 hospitales de 8 países europeos, Méjico y China, entre 2017 y 2019. Se analizaron los resultados reportados por 10.415 pacientes en una encuesta en el primer día postoperatorio, (Multidimensional PROs - Patient-reported outcomes). Registraron un 49% de pacientes con dolor intenso EVN > 7, dato que significaría que casi la mitad de los pacientes no tuvieron controlado su dolor. No obstante, al evaluar la funcionalidad del paciente, los datos muestran una imagen distinta. Se registró un 20% - 33% de los pacientes en los que el dolor produjo una limitación funcional, un 22% que refirió que hubieran necesitado mas tratamiento y un 20% que no estaban satisfechos con el tratamiento analgésico. Se observa una concordancia en los porcentajes, y estos datos reflejan una imagen mas real que la interpretación clásica de que un 49% de los pacientes no recibieron una analgesia adecuada.

Está evaluación funcional tiene también consecuencias en la valoración de la incidencia de dolor crónico postquirúrgico (DCPQ). El trabajo de Hoffer et al. sobre 2319 pacientes del registro PAIN OUT, analizó la incidencia de DCPQ a los 12 meses, aplicando la reciente definición del ICD-11 (International Classification of Diseases 11th Revision), que descarta a los pacientes con dolor crónico y considera solo a los que refieren incremento de su dolor tras la intervención. Evaluaron también la interferencia funcional del dolor. Los resultados fueron un 8.6% de pacientes con dolor moderado e interferencia funcional y un 58.9% con dolor moderado sin interferencia funcional. Al excluir los pacientes cuyo dolor preoperatorio no se incrementó a los 12 meses, la incidencia fue de 3.3%. Los autores plantean que estos datos son inferiores a la incidencia de DCPQ registradas anteriormente. Concluyen que habrá que mejorar la definición del DCPQ, incluyendo características y localización del dolor y sobre todo interferencia funcional, dada la importancia de estos datos en la incidencia del dolor.

CONCLUSIÓN

En conclusión, presentamos los argumentos que corroboran el hecho de que la evaluación del tratamiento del dolor postoperatorio no puede basarse solo en una escala numérica comunicada por el paciente. Si bien las escalas definen la intensidad del dolor desde el punto de vista del paciente y su evolución, no aportan la suficiente información para decidir administrar una analgesia de rescate, en general un opioide.

La necesidad de una movilización postoperatoria precoz, que se asocia a mejores resultados, pone el foco en una analgesia ajustada que no retrase la recuperación funcional del paciente. Para ello, es básico tener en cuenta la limitación funcional que produce el dolor, a la hora de valorar administrar un analgésico.

La incidencia de dolor moderado - intenso, con limitación funcional es un indicador de la calidad analgésica más ajustado a la realidad de la recuperación del paciente.

No disponemos todavía de una herramienta de medición del dolor estandarizada y validada que nos informe sobre el grado de limitación de la actividad del paciente, para poder evaluar adecuadamente la administración de analgesia.

BIBLIOGRAFÍA

1. Arnstein P, et al. Validating the functional pain scale for hospitalized adults. Pain Manag Nurs 2019;20(5):418-24.

2. Baamer RM, Iqbal A, Lobo DN, Knaggs RD, Levy NA, Toh LS. Utility of unidimensional and functional pain assessment tools in adult postoperative patients: a systematic review. Br J Anaesth. 2022 May;128(5):874-88. doi: 10.1016/j.bja.2021.11.032. Epub 2022 Jan 5.

3. PMID: 34996588; PMCID: PMC9074792. (Escalas DAP Rw).

3. Badia X, Muriel C, Gracia A, Núñez-Olarte JM, Perulero N, Gálvez R, Carulla J, Cleeland CS; Grupo Vesbpi. Validation of the Spanish version of the Brief Pain Inventory in patients with oncological pain [in Spanish]. Med Clin (Barc) 2003;120 (2): 52-9.

4. Booker S, Arnstein P, van Boekel R. CE: Assessing Movement-Evoked Pain. Am J Nurs. 2022 Mar 1;122(3):20-2. doi: 10.1097/01.NAJ.0000822656.14887.1f. PMID: 35149607. (Dolor al movimiento 5).

5. Boyle GJ, Fernández E, Ortet G. El cuestionario de dolor de McGill (McGill Pain Questionnaire -MPQ): consideraciones lingüísticas y estadísticas. Revista De Psicología, 2003;12(1):111-9. https://doi.org/10.5354/0719-0581.2003.17382.

6. Camiré D, Erb J, Kehlet H, Brennan T, Gilron I. Movement-Evoked Pain Versus Pain at Rest in Postsurgical Clinical Trials and Meta-Analyses: Protocol for a Follow-Up Systematic Review. JMIR Res Protoc. 2020 Jan 22;9(1): e15309. doi: 10.2196/15309. PMID: 32012101; PMCID: PMC7003115. (Dolor al Movimiento) 1, 2, 3, 4.

7. Cho S, Kim YJ, Lee M, Woo JH, Lee HJ. Cut-off points between pain intensities of the postoperative pain using receiver operating characteristic (ROC) curves. BMC Anesthesiol. 2021;21(1):29. doi: 10.1186/s12871-021-01245-5. Erratum in: BMC Anesthesiol. 2021 Jul 16;21(1):191. PMID: 33494704; PMCID: PMC7831264. (Punto de corte EVA).

8. Gilron I, Lao N, Carley M, Camiré D, Kehlet H, Brennan TJ, Erb J. Movement-evoked pain versus pain at rest in postsurgical clinical trials, and, in meta-analyses: An updated systematic review. Anesthesiology. 2023 nov 28. doi: 10.1097/ALN.0000000000004850. Epub ahead of print. PMID: 38011045. (Dolor al movimiento 3).

9. Gerbershagen HJ, Rothaug J, Kalkman CJ, Meissner W. Determination of moderate-to-severe postoperative pain on the numeric rating scale: a cut-off point analysis applying four different methods. Br J Anaesth 2011; 107: 619e26.

10. Hiser S, et al. Inter-rater reliability of the Johns Hopkins Highest Level of Mobility Scale (JH-HLM) in the intensive care unit. Braz J Phys Ther 2021;25(3):352-5.

11. Ho BV, Beatty S, Warnky D, Sykes K, Villwock J. Activity-Based Checks (ABCs) of Pain: A Functional Pain Scale Used by Surgical Patients. Kans J Med. 2022;15:82-5. doi: 10.17161/kjm. vol15.15831. PMID: 35371392; PMCID: PMC8942399.

12. Hofer DM, Lehmann T, Zaslansky R, Harnik M, Meissner W, Stüber F, Stamer UM. Rethinking the definition of chronic postsurgical pain: composites of patient-reported pain-related outcomes vs pain intensities alone. Pain. 2022;163(12):2457–65. doi: 10.1097/j.pain.0000000000002653. Epub 2022 Apr 19. PMID: 35442934; PMCID: PMC9667383. (Funcional DCPQ).

13. Komann M, Baumbach P, Stamer UM, Weinmann C, Arnold C, Pogatzki-Zahn E, Meißner W. Desire to Receive More Pain Treatment - A Relevant Patient-Reported Outcome Measure to Assess Quality of Post-Operative Pain Management? Results From 79,996 Patients Enrolled in the Pain Registry QUIPS from 2016 to 2019. J Pain. 2021;22(6):730–8. doi: 10.1016/j.jpain.2021.01.002. (Deseo de más analgesia).

14. Levy N, Sturgess J, Mills P. "Pain as the fifth vital sign" and dependence on the "numerical pain scale" is being abandoned in the US: Why? Br J Anaesth. 2018; 120:435–8.

15. McEvoy MD, Scott MJ, Gordon DB, Grant SA, Thacker JKM, Wu CL, et all. Perioperative Quality Initiative (POQI) Workgroup. American Society for Enhanced Recovery (ASER) and Perioperative Quality Initiative (POQI) joint consensus statement on optimal analgesia within an enhanced recovery pathway for colorectal surgery: part 1–from the preoperative period to PACU. Perioper Med 2017; 13; 6–8.

16. PAIN OUT Research Group Jena; Chinese PAIN OUT network; Dutch PAIN OUT network; Méxican PAIN OUT network; Serbian PAIN OUT network; Spanish PAIN OUT network; French PAIN OUT network; Italian PAIN OUT network; Swiss PAIN OUT network; Irish PAIN OUT network; Belgian PAIN OUT network; Ruth Zaslansky. Status quo of pain-related patient-reported outcomes and perioperative pain management in 10,415 patients from 10 countries: Analysis of registry data. Eur J Pain. 2022;26(10):2120–40. doi: 10.1002/ejp.2024. (Painout variabilidad).

17. Rawal N. Current issues in postoperative pain management. Eur J Anaesthesiol. 2016;33(3):160–71. doi: 10.1097/EJA.0000000000000366. PMID: 26509324.

18. Rothaug J, Zaslansky R, Schwenkglenks M, Komann M, Allvin R, Backström R, et al. Patients perception of postoperative pain management: validation of the International Pain Outcomes (IPO) questionnaire. J Pain. 2013;14(11):1361–70. DOI: 10.1016/j.jpain.2013.05.016.

19. Schug SA, et al. (eds). Acute pain management: scientific evidence. 5th ed. Melbourne, VIC, Australia: Australian and New Zealand College of Anaesthetists and Faculty of Pain Medicine; 2020.

20. Srikandarajah S, Gilron I. Systematic review of movement-evoked pain versus pain at rest in postsurgical clinical trials and meta-analyses: a fundamental distinction requiring standardized measurement. Pain. 2011;152(8):1734–9. doi: 10.1016/j.pain.2011.02.008. Epub 2011 Mar 12. PMID: 21402445. (Dolor al Movimiento 2).

21. Schweizer L, Sieber R, Nickel CH, Minotti B. Ability of pain scoring scales to differentiate between patients desiring analgesia and those who do not in the emergency department. Am J Emerg Med. 2022; 57:107–13. doi: 10.1016/j.ajem.2022.04.046. Epub 2022 May 5. PMID: 35550928. (Deseo de más analgesia 2).

22. Scott DA, McDonald WM. Assessment, measurement, and history. In: Macintyre PE, Rowbotham D and Walker S (eds). Clinical Pain Management: Acute Pain 2nd edn. London, 2008 Hodder Arnold.

23. Schug SA, et al. (eds). Acute pain management: scientific evidence. 5th ed. Melbourne, VIC, Australia: Australian and New Zealand College of Anaesthetists and Faculty of Pain Medicine; 2020.

24. Tandon M, Singh A, Saluja V, Dhankhar M, Pandey CK, Jain P. Validation of a new "objective pain score" Vs. "numeric rating scale" for the evaluation of acute pain: a comparative study. Anesth Pain Med 2016; 6, e32101.

25. van Boekel RLM, Vissers KCP, van der Sande R, Bronkhorst E, Lerou JGC, Steegers MAH. Moving beyond pain scores: Multidimensional pain assessment is essential for adequate pain management after surgery. PLoS One. 2017;12(5):e0177345. doi: 10.1371/journal.pone.0177345. PMID: 28489926; PMCID: PMC5425226. (Estudio intensidad dolor funcionalidad).

26. Van Dijk JFM, Kappen TH, Schuurmans MJ, van Wijck AJM. The relation between patients' NRS pain scores and their desire for additional opioids after surgery. Pain Pract 2015;15: 604e9.

27. Willems AAJM, Kudrashou AF, Theunissen M, Hoeben A, Van den Beuken-Van Everdingen MHJ. Measuring pain in oncology outpatients: Numeric Rating Scale versus acceptable/nonacceptable pain. A prospective single center study. Pain Pract. 2021;21(8):871–876. doi: 10.1111/papr.13053. Epub 2021 Jul 17. PMID: 34170618; PMCID: PMC9292439. (NRS no aceptable).

De la unidad de dolor agudo a la unidad de dolor transicional

Antonio Montes Pérez, Lourdes Trillo Urrutia, Lucía Lacambra Montanuy

◢ INTRODUCCIÓN

Durante las últimas cuatro décadas, el control eficaz del dolor en el postoperatorio se ha convertido en una parte esencial de los cuidados perioperatorios, ya que existe una evidencia cada vez mayor de que su adecuado control, junto a otros factores como la movilización y nutrición precoces, no sólo aumenta el confort y la satisfacción de los pacientes, sino que además contribuye a disminuir la morbilidad postoperatoria y en reduce la estancia hospitalaria.

El primer problema que nos encontramos al abordar la mejora del dolor postoperatorio es conocer su situación. La mayoría de los estudios realizados sobre la valoración del dolor presentan importantes limitaciones si lo que deseamos es tener, a través de ellos, un conocimiento profundo de la situación del dolor postoperatorio. Estas limitaciones son:

- Analizan exclusivamente la incidencia de dolor postoperatorio.
- La metodología para determinar esta incidencia es considerablemente dispar entre ellos. Lo cual es en gran parte debido a que no existe un consenso en los indicadores básicos del dolor postoperatorio y en cómo han de estar formulados.
- Muchos están realizados en instituciones sanitarias únicas, con grupos pequeños de pacientes y sin una clara estratificación de los mismos.

Frente al insuficiente control del dolor agudo objetivado, existe un creciente interés social y sanitario para desarrollar programas institucionales dirigidos a mejorar el control del dolor en todos los niveles asistenciales, en los que es utilizado como indicador de buena práctica clínica y de calidad asistencial.

◢ EVOLUCIÓN HISTÓRICA EN LA GESTIÓN DEL DOLOR POSTOPERATORIO

La idea de organizar el tratamiento del dolor postoperatorio no es reciente, ya en 1976 se publicó una editorial en la que se propugnaba la creación de un "analgesic team", cuyas funciones debían ser la supervisión del tratamiento del dolor y la enseñanza en el manejo del dolor postoperatorio. Posteriormente en 1988 se publicaron las primeras guías oficiales de manejo del dolor postoperatorio en Australia, y durante las décadas posteriores se han publicado guías, estándares o recomendaciones en países como Reino Unido, Estados Unidos, Alemania, Francia y otras a nivel europeo. Aunque con diferencias entre ellas, motivadas sobre todo por el modelo sanitario propio de cada país, todas coinciden en la necesidad de crear estructuras organizativas para la gestión del dolor postoperatorio.

A finales de los años 80 y principios de los 90, la estructura que se propuso fue la denominada "Unidad de Dolor Agudo" (UDA), en torno a la cual debía pivotar el tratamiento del dolor postoperatorio. Sin embargo, diversos estudios pusieron en tela de juicio tanto la eficiencia de las UDAs, como la gran amalgama de modelos que se ocultaban detrás de estas siglas. Respecto a este último punto, diversas encuestas realizadas en Estados Unidos, Reino Unido, Alemania y España, han demostrado una gran discrepancia en las características que debe reunir una UDA. Aunque el número de modelos de UDA sea casi tan extenso como el número de hospitales, quizás no sea esta la principal cuestión a dilucidar (UDAs de alto o bajo coste), sino que para mejorar el tratamiento del dolor postoperatorio es imprescindible que se apliquen el resto de puntos recomendados en todas las guías de manejo del dolor: evaluación periódica del dolor, protocolos consensuados y escritos, registro y documentación de la evaluación del dolor y de los efectos indeseables atribuibles al tratamiento analgésico, etc. En este sentido, ninguna UDA, incluso con gran disponibilidad de personal

y recursos puede por sí sola alcanzar estos objetivos. Por otra parte, este proceso de gestión del dolor postoperatorio debe adaptarse al contexto y características de cada centro hospitalario, debiendo quedar claro que es responsabilidad de todos: cirujanos, anestesiólogos, enfermeras, farmacéuticos, rehabilitadores y gestores sanitarios. Nunca ha de quedar su manejo circunscrito a un solo estamento o a un solo grupo de personas (convirtiéndose en una "pesada carga" para las mismas). La UDA debe de cumplir un papel vertebrador de un proceso global que es la gestión del dolor postoperatorio. Por otra parte, uno de los principales problemas que se plantean al realizar estudios coste-beneficio de las UDAs, es que los resultados del tratamiento del dolor postoperatorio no están bien definidos y por tanto no suelen analizarse en la mayoría de ellos. Por ello, algunos autores aboga por analizar además del efecto analgésico, otros aspectos como son: la calidad de la recuperación postoperatoria, la calidad de vida y la satisfacción del paciente, muchos de ellos encuadrados en lo que actualmente denominamos como PROMS (del inglés *Patient Reported Outcome Measures)*, y que son instrumentos estandarizados que permiten medir los resultados informados por las pacientes, en este caso en relación a todo el proceso de gestión del dolor postoperatorio.

La mejora en la gestión del dolor postoperatorio pasa por varios ámbitos de acción:

- Implementación de forma rutinaria de los protocolos para procedimientos específicos durante todo el periodo perioperatorio.

- Predicción de la intensidad del dolor postoperatorio, ya sea en función de factores clínicos predictivos o en base a la evaluación de la sensibilidad preoperatoria frente al dolor.
- Creación de bases de datos de carácter supranacional en donde se recoge información sobre la gestión del dolor postoperatorio (QUIPS, Acute-POP, PAIN-OUT), con el objetivo de proporcionar información que pueda ser utilizada por los profesionales sanitarios, los gestores y los pacientes, para mejorar los resultados obtenidos (benchmarking), y probablemente en un futuro muy próximo mediante Inteligencia Artificial.
- Considerar la aparición de dolor crónico post-quirúrgico y las posibles medidas para disminuir su aparición, incluso favoreciendo la creación de unidades específicas (Unidad de Dolor Transicional), que a continuación abordaremos.
- Promover cambios estructurales, culturales, emocionales y educacionales, en todas las personas implicadas en el proceso de gestión de dolor postoperatorio.

Este último punto es uno de los que más interés han suscitado recientemente, pues diversos estudios muestran que esta falta de correlación entre los conocimientos actualmente disponibles y los resultados obtenidos se debe en gran parte al no seguimiento de las guías clínicas, a la ausencia de la evaluación del dolor y a la no aplicación de los tratamientos analgésicos pautados. El estudio realizado por Powell et al. en 3 UDAs del Reino Unido, en que se realizaba un análisis cualitativo mediante entrevistas semiestructuradas a los profesionales implicados, mostraba de forma clara que la gestión del dolor postoperatorio no es sólo responsabilidad de la UDA, y que la mejora en la calidad de la asistencia depende sobre todo de realizar cambios en las estructuras organizativas del dolor y en las actitudes de los profesionales.

◢ DOLOR CRÓNICO POST-QUIRÚRGICO: UN PROBLEMA DE SALUD PÚBLICA

No es hasta la década de los años 90 del siglo pasado, cuando empieza a considerarse al dolor crónico después de la cirugía como un problema de salud y como un resultado más de la cirugía.8 Este fenómeno inesperado desafía el concepto arraigado de que el dolor postoperatorio es un fenómeno de duración limitada tras una intervención quirúrgica. En 2006, Kehlet et al. publicaron un artículo en The Lancet en el que advertían sobre el importante y no reconocido problema del dolor crónico post-quirúrgico (chronic post-surgical pain, en inglés). Durante la primera década de este siglo fueron numerosas las publicaciones que se centraron en evaluar la incidencia de dolor crónico post-quirúrgico (DCPQ) tras infinidad de procedimientos quirúrgicos, mostrando una gran variabilidad en los resultados publicados (Tabla I).

Las diferencias en los criterios utilizados para definir el DCPQ son uno de los motivos de la discrepancia en los resultados de los estudios. Así, por ejemplo, mientras que algunos estudios definieron el DCPQ como cualquier intensidad de

TABLA I. Incidencia (%) de dolor crónico post-quirúrgico según tipo de cirugía.

TIPO DE CIRUGÍA	INCIDENCIA (%)
Herniorrafia inguinal [1,2,3]	0,7-43,3
Cirugía mamaria [4]	20
Toracotomía [3,4]	21-61
Amputación [4]	40
Cesárea [4]	20
Histerectomía [3,6]	10-40
Cirugía cardiaca [1]	30-55
Prótesis de cadera [1]	12
Nefrectomía [7]	28
Vasectomía [8]	15
Prostatectomía radical [9]	14
Prótesis de rodilla [10]	20

[1] Macrae WA. Br J Anaesth. 2008;101:77-86. [2] Massarons S. Hernia. 2008;12:57-63. [13] Montes A. Anesthesiology. 2015;122:1123-41. [14] Kehlet H. Lancet. 2006;367:1618-25. [5] Gottschalk A. Clin J Pain. 2008;24:708-16. [6] Brandsborg B. Acta Anaesthesiol Scand. 2008;52:327-31. [17] Gerbershagen H. Eur J Pain. 2009;13:853-60. [8] Tandon S. BJU Int. 2008;102:166-9. [19] Gerbershogen H. Eur J Pain. 2009;13:1054-61. [110] Beswick AD. BMJ Open. 2012;22:e000435.

dolor, otros utilizaron como punto de corte una calificación de intensidad del dolor superior a 3 o a 4 en una escala numérica de 0 a 10. En otros estudios, el criterio fue el dolor moderado, y en otros en dolor moderado a intenso, e incluso en algunos no se informaba sobre el criterio utilizado. También existían diferencias en los tiempos de evaluación y sobre la intensidad y características del dolor preoperatorio, hecho este especialmente importante en aquellas cirugías en las que el motivo de esta es el síndrome doloroso, por ejem-

plo, en cirugía protésica y en cirugía de raquis. Además, en muchos estudios los procedimientos quirúrgicos no estaban claramente definidos y en algunos en los que lo estaban, existía una gran variabilidad entre los mismos; todo ello justifica resultados tan variables que no permite extraer conclusiones válidas. En consecuencia, hasta la fecha se desconoce la prevalencia exacta de DCPQ.

En 2019, un grupo de trabajo de la IASP propuso una nueva definición de DCPQ. Juntamente con la OMS este grupo de trabajo elaboró una definición de dolor crónico, y de DCPQ para incluir en el sistema de codificación internacional de enfermedades (CIE) versión 11. Este hecho es de suma trascendencia pues reconoce al DCPQ como una patología ensimisma. La definición contempla los siguientes aspectos:

1. Dolor que se desarrolla o aumenta en intensidad después de un procedimiento quirúrgico o una lesión tisular y persiste más allá del proceso de curación, es decir, al menos 3 meses después del evento iniciador.

2. El dolor debe estar localizado en el campo quirúrgico o área de la lesión, proyectado hacia el territorio de inervación de un nervio situado en esta zona, o referido a un dermatoma o zona de la cabeza (después de una cirugía/lesión en el tejido somático o visceral profundo).

3. Otras causas de dolor, como afecciones dolorosas o infecciones preexistentes, o causas oncológicas, han de ser excluidas.

En 2019, la Asamblea de la OMS dio su respaldo a la clasificación CIE-11 y en

2024 esta última versión se integró en la normativa de Datos Sanitarios del Espacio Europeo. A partir de estas fechas, cualquier estudio futuro debería utilizar esta última definición de DCPQ, para garantizar la comparabilidad entre estudios. Esto, no solo es relevante para estudios que se centren en el ámbito epidemiológico, sino fundamental para identificar con precisión a los pacientes con alto riesgo de desarrollar DCPQ, y para implementar estrategias de prevención eficaces en estos pacientes.

Otro aspecto a destacar en la nueva clasificación es la importancia que se le otorga al DCPQ como una enfermedad biopsicosocial y una enfermedad en sí misma, ya que si el dolor persiste en el tiempo tiene un impacto significativo en el funcionamiento tanto físico como psicológico del individuo. Además, es crucial incluir en la evaluación no solo la intensidad del dolor sino el grado de interferencia provocada por este, y su impacto físico y psicológico.

La importancia clínica del DCPQ se extiende más allá del dolor de los pacientes, afectando a los pacientes y sus familias, lo que lleva a una cascada de resultados negativos (discapacidad física, angustia psicológica, aislamiento social y reducción de la calidad de vida). Además, incrementa los costes de la atención médica debido a la necesidad de manejo continuo del dolor, fisioterapia, apoyo psicológico y cirugías adicionales, a lo que se asocia pérdida de productividad y la discapacidad a largo plazo. Desafortunadamente, el manejo deficiente del dolor en pacientes de alto riesgo y la falta de un seguimiento adecuado son comunes, lo que agrava aún más el problema. El DCPQ se ha convertido en una epidemia silenciosa y constituye una consecuencia significativa de la cirugía, y es de prever su aumento en un contexto de envejecimiento de la población y de procedimientos cada vez más complejos. En consecuencia, hay un interés creciente en los enfoques multidisciplinarios, incluido el desarrollo de Unidades de Dolor Transicional (UDT) que tienen como principal objetivo disminuir la incidencia y el impacto del DCPQ a largo plazo.

La transición del dolor agudo al crónico es compleja, heterogénea y multifactorial, varía entre individuos e implica interacciones entre los mecanismos periféricos y centrales de procesamiento del dolor. El daño nervioso y tisular desencadena respuestas inflamatorias e inmunitarias, lo que da lugar a respuestas periféricas (nociceptores del dolor en el lugar de la lesión) y centrales (médula espinal y cerebro) de sensibilización. Este proceso reduce el umbral de activación de los nociceptores haciendo que el área afectada sea más sensible a los estímulos.

La evidencia que vincula el dolor agudo y el dolor postoperatorio crónico es solo moderada, y la correlación no implica necesariamente causalidad, ya que pueden preexistir y/o desarrollarse diferentes tipos de dolor persistente, en paralelo a la resolución del dolor posoperatorio agudo. Sin embargo, se considera ampliamente que el manejo eficaz del dolor postoperatorio agudo es esencial para la prevención del DCPQ, ya que la sensibilización central juega un papel clave en la persistencia del dolor después de que la lesión inicial haya sanado.

◢ IDENTIFICACIÓN DE PACIENTES CON MAYOR RIESGO DE DESARROLLAR DOLOR CRÓNICO POST-QUIRÚRGICO

Una de las áreas que más interés ha suscitado durante la última década es la identificación de los pacientes de más riesgo para desarrollar DCPQ, para poder tanto estudiar medidas de prevención como, para una vez demostradas, aplicarlas de forma específica en los individuos con un riesgo mayor. Los factores predisponentes se clasifican en general en quirúrgicos, relacionados con el paciente y perioperatorios: tipo y la extensión de la cirugía, tiempos de recuperación prolongados, posible daño nervioso durante la cirugía (toracotomías, mastectomías, amputaciones, artrodesis). Los relacionados con el paciente son la edad, el sexo, el dolor crónico preexistentes, la ansiedad perioperatoria, la depresión, y el catastrofismo.

Por todo ello, el dolor postoperatorio debe enfocarse como un proceso dinámico, entendido como una "trayectorias del dolor", que está evolucionando con las guías ERAS (*Enhanced Recovery After Surgery*) hacia "trayectorias de recuperación". Evaluar el impacto del dolor en los parámetros de recuperación (movilización, estado de ánimo, sueño y utilización de analgésicos) es más relevante que solo valorar la intensidad del dolor.

La identificación precoz de los factores de riesgo de DCPQ, preferiblemente ya en el preoperatorio, está ayudando a desarrollar modelos predictivos de DCPQ, que muestran una suficiente sensibilidad para ser aplicados en la práctica clínica diaria. Sin embargo, actualmente no se recomienda ninguna terapia analgésica para la prevención del DCPQ.

Lamentablemente, el manejo actual del dolor perioperatorio es fragmentado y durante el período de transición, no suelen participar especialistas en dolor agudo ni crónico, lo que deja en ocasiones a los pacientes con una mala evolución del dolor en manos de no especialistas, poco conocedores del problema del DCPQ, y además escasamente sensibilizados con este problema, lo que lleva en muchas ocasiones a que los pacientes transiten por el sistema sanitario sin que se les ofrezca un tratamiento adecuado durante esta fase inicial del problema. De esta forma un número significativo de pacientes puede experimentar dolor de moderado a intenso durante días o semanas después de la cirugía, muchos de los cuales podrían haberse identificado preoperatoriamente mediante la evaluación adecuada con algunos de los modelos de evaluación de riesgo de DCPQ.

◢ UNIDAD DE DOLOR TRANSICIONAL

La UDT ha de estar constituida por un equipo multidisciplinario compuesto por anestesiólogos, enfermeras, especialistas en dolor agudo, psicólogos clínicos, especialistas en cuidados paliativos, fisiólogos del ejercicio y coordinadores de atención al paciente. La integración de la UDT con la medicina perioperatoria es crucial para el manejo eficaz del dolor y la rápida identificación de los factores de riesgo de DCPQ, en particular porque los episodios de dolor más intensos ocurren en el hogar y durante la rehabilitación.

La función de la UDT ha de comenzar antes de la cirugía, identificando a los pacientes de mayor riesgo, y aplicando antes de la mismas algunas medidas, fundamentalmente en el ámbito psicológico (terapia cognitivo-conductual, terapia de aceptación y compromiso [ACT] o mindfulness), o en los casos de pacientes con altas dosis de opioides valorar una posible reducción si ello es posible. El control del dolor perioperatorio se ha optimizar de la forma más estricta posible mediante técnicas multimodales, con estrategias que aseguren un retorno adecuado a la terapia analgésica previa, pero siempre garantizando un adecuado control del dolor. Otro aspecto fundamental es la coordinación con la asistencia primaria para garantizar un seguimiento adecuado al alta y que se extienda hasta 6 y 12 semanas después del alta, para revisar el progreso del tratamiento, coordinar la atención mediante la comunicación con el médico general del paciente y considerar derivaciones a servicios como rehabilitación, medicina de adicciones, servicios de salud mental y clínicas para el dolor crónico, según sea necesario, junto con evaluaciones quirúrgicas continuas.

La UDT del Hospital General de Toronto estableció una trayectoria para reducir los casos de DCPQ y para minimizar problemas de dependencia de opioides debido a la crisis de opioides ya conocida en Canadá y USA. Si bien su modelo es difícil de replicar en nuestro entorno por los elevados recursos que precisa, aunque probablemente coste-efectivos, si se realizase un análisis a largo plazo.

A nivel europeo, se han publicado modelos como el Finlandés en Finlandia, se implementó una clínica ambulatoria para el dolor agudo para abordar los pacientes de alto riego de DCPQ. Y si bien al alta hospitalaria, a muchos pacientes se les prescribieron analgésicos (54 % opioides débiles, 32 % opioides fuertes, 71 % gabapentinoides), los porcentajes de visitas posteriores a la clínica disminuyeron significativamente, y un 22 % de los pacientes fueron derivados a clínicas multidisciplinarias de dolor.

En USA se han realizado diversos estudios para valorar la utilidad de la UDT frente al tratamiento estándar, aunque, y dado el problema de "epidemia de opioides" en este país, este análisis se ha centrado primordialmente en la reducción de consumo de opioides, tanto en pacientes con tratamiento previo como en aquellos sin tratamiento previo. En Europa, la eficacia de la UDT en pacientes con mayor riesgo de desarrollar DCPQ se comparó con el tratamiento estándar en un estudio realizado en los Países Bajos. Este análisis se centró en la calidad de la recuperación (CdR) al tercer día del postoperatorio, mientras que los objetivos secundarios incluyeron las diferencias intergrupales en el consumo de opioides en el postoperatorio. Aunque la UDT no modificó la CdR a corto plazo, sí disminuyó la incidencia de DCPQ y el consumo de opioides y mejoró la calidad de vida a los 6 meses de la cirugía. En estos momentos hay un ensayo prospectivo en marcha en Alemania, denominado POETPAIN, que involucra a casi 2000 pacientes en 6 hospitales universitarios, y que está evaluando la efectividad y viabilidad de las UDT en cirugías electivas asociadas con un riesgo elevado de DCPQ, particularmente en pacientes con

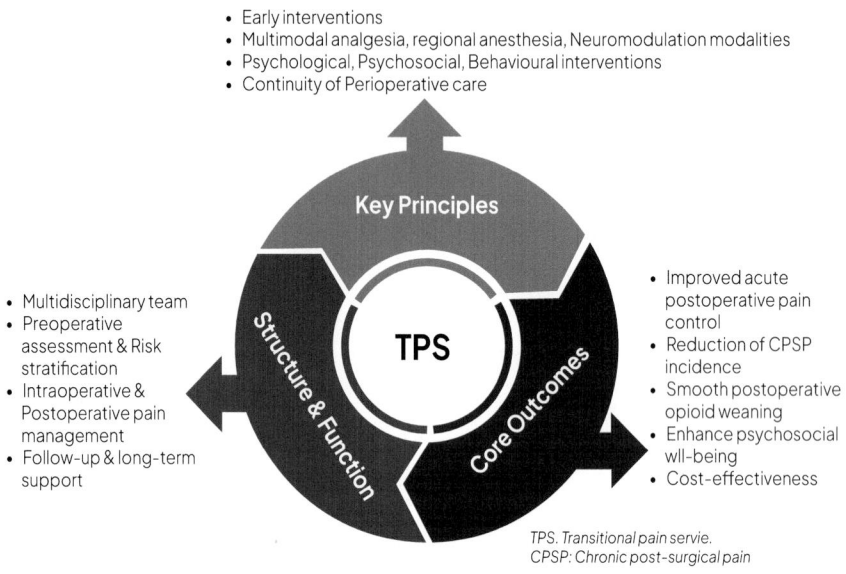

- Early interventions
- Multimodal analgesia, regional anesthesia, Neuromodulation modalities
- Psychological, Psychosocial, Behavioural interventions
- Continuity of Perioperative care

Key Principles

Structure & Function

TPS

Core Outcomes

- Multidisciplinary team
- Preoperative assessment & Risk stratification
- Intraoperative & Postoperative pain management
- Follow-up & long-term support

- Improved acute postoperative pain control
- Reduction of CPSP incidence
- Smooth postoperative opioid weaning
- Enhance psychosocial wll-being
- Cost-effectiveness

TPS. Transitional pain servie.
CPSP: Chronic post-surgical pain

FIGURA 1. Principios clave, estructura, función y objetivos principales de las UDT en Europa.

factores de riesgo somáticos o psicosociales elevados para su desarrollo. La implementación de las UDT en Europa varía debido a la diversidad de los sistemas de atención médica, los recursos y las poblaciones de pacientes. Sin embargo, cada vez se reconoce más el papel de las UDT en la mejora de los resultados quirúrgicos y la reducción de la incidencia de DCPQ. En este contexto, las UDT en Europa podrían considerarse como unas UDAs extendidas, y podrían cubrir la brecha entre las UDAs tradicionales (desarrolladas en la década de 1990) y las clínicas de dolor crónico. Los principios clave, la estructura y los resultados fundamentales de las UDT europeas se presentan en la figura 1.

Si bien, desde el punto de vista de la publicación, las UDT de USA. y Canadá parecen centrarse principalmente en la prevención de la dependencia a opioides a largo plazo, dada la epidemia de opioides en estos países, su objetivo fundamental es mucho más amplio, y se alinea con el modelo europeo de prevención del DCPQ al garantizar la continuidad de la atención en todo el espectro del manejo del dolor. Europa no ha experimentado una crisis de opioides, a pesar de un aumento en las prescripciones de opioides desde 2010. Una encuesta de la EFIC confirmó que Europa, en su conjunto, no se enfrenta a una crisis de opioides, a pesar de las diferencias entre los países. Sin embargo, el uso persistente de opioides después de la cirugía (término con diferentes definiciones en diferentes informes) afecta al 3%–14% de las perso-

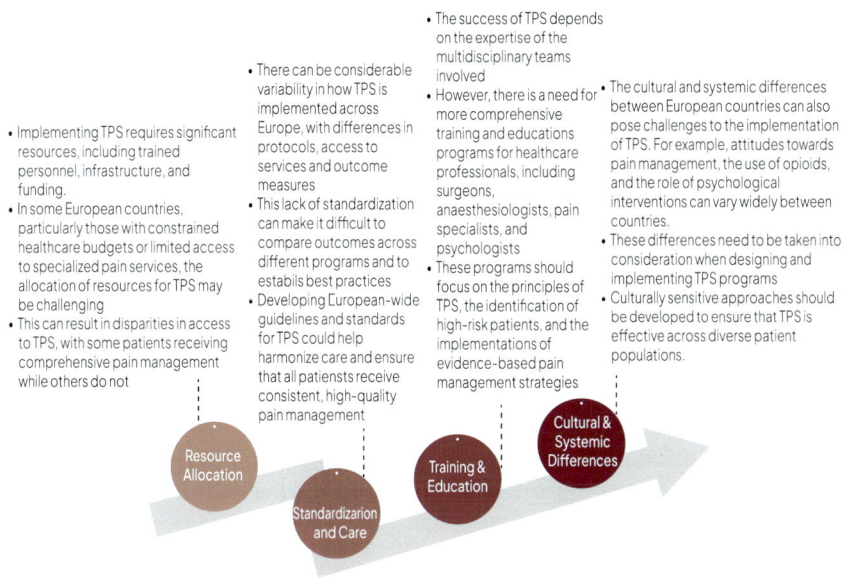

FIGURA 2. Cambios y barreras para desarrollar una Unidad de Dolor Transicional.

nas de USA que no habían recibido opioides anteriormente. Un estudio realizado en USA, Canadá y Suecia mostró que la tasa de prescripciones de opioides en el postoperatorio fue siete veces mayor en los dos primeros países. Otro estudio de ámbito europeo en base al registro Pain OUT, mostró una disminución en el consumo de opioides, del 5,5% antes de la cirugía al 3,5% 12 meses después de la misma, además, el nuevo uso de opioides en el postoperatorio fue del 1,1%, con un 0,7% relacionado con la existencia de DCPQ.

Las pacientes con DCPQ presentan una menor calidad de vida, independientemente del consumo de opioides. La gravedad del DCPQ abarca una combinación de resultados relacionados con el dolor en el paciente (intensidad, malestar relacionado con el dolor e interferencia con las actividades cotidianas), con un 3,3 % de los pacientes afectados significativamente.

Económicamente y debido al gran número de pacientes afectados, en Europa el DCPQ supone una carga considerable de aproximadamente 55.000 € por paciente, incluyendo costes directos e indirectos (utilización de la atención médica, consumo de medicamentos y pérdida de ingresos). Por consiguiente, el establecimiento de sistemas para gestionar esta transición de dolor agudo a crónico tras la cirugía es lógico y esencial, y si bien los sistemas de pago de las UDAs están bien establecidos en algunos países, los sistemas de pago de la UDT se encuentran en desarrollo. Un modelo europeo de

UDT podría seguir un enfoque similar al de las UDAs, centrándose en aspectos clave resumidos en la figura 2.

Respecto al futuro en la gestión del dolor postoperatorio un aspecto fundamental pasa por comprender mejor los mecanismos de cronificación del dolor e identificar a los pacientes en respondedores o no respondedores a tratamientos específicos. En este contexto, biomarcadores del dolor podrían identificar vías biológicas y expresiones fenotípicas alteradas, ofreciendo información sobre el tratamiento e identificando a los individuos en riesgo para intervenciones tempranas. Aún no se ha validado ningún biomarcador para el dolor crónico, aunque recientemente, se ha propuesto el proyecto *"Acute to Chronic Pain Signatures"* (A2CPS) cuyo objetivo es convertir biomarcadores en biofirmas para la cronificación del dolor. El objetivo de A2CPS es evaluar medidas genómicas, proteómicas, metabolómicas, de neuroimagen, psicosociales y conductuales, con el objetivo de extraer información valiosa y cubrir las lagunas existentes en la literatura. La combinación del análisis del proteoma con factores psicosociales y psicofísicos permitiría desarrollar herramientas precisas de predicción de DCPQ.

En conclusión, la integración de diversos factores preoperatorios, intraoperatorios y posoperatorios podría mejorar la predicción de DCPQ, permitiendo intervenciones preventivas, reforzando la idea de que no existe un modelo único para la medicina perioperatoria, abogando por planes personalizados de manejo del dolor para optimizar los resultados de los pacientes, a corto, medio y largo plazo.

◢ BIBLIOGRAFÍA

1. Admiraal M, Hermanides J, Meinsma SL, et al. The effectiveness of a transitional pain service in patients undergoing surgery with an increased risk of developing chronic postsurgical pain (TRUSt study). A randomized clinical trial. J Clin Anesth 2023;91:111262.

2. Anonymus. Postoperative pain [Editorial]. Anaesth Intensive Care 1976;4:95.

3. Häuser W, Buchser E, Finn DP, et al. Is Europe also facing an opioid crisis?-A survey of European Pain Federation chapters. Eur J Pain 2021;25:1760-9.

4. Hofer DM, Harnik M, Lehmann T, et al. Trajectories of pain and opioid use up to one year after surgery: analysis of a European registry. Br J Anaesth 2024;132:588-98.

5. Klimke R, Ott A, Romero CS, et al. Transitional Pain Service: An Update. Curr Pain Headache Rep 2024;28:457-64.

6. Ladha KS, Neuman MD, Broms G, et al. Opioid Prescribing After Surgery in the United States, Canada, and Sweden. JAMA Netw Open 2019;2:e1910734.

7. Montes A, García J, Trillo L. Situación actual del dolor postoperatorio en el "Año Global Contra el Dolor Agudo". Rev Esp Anestesiol Reanim 2011;58:201-2.

8. Papadomanolakis-Pakis N, Uhrbrand P, Haroutounian S, Nikolajsen L. Prognostic prediction models for chronic postsurgical pain in adults: a systematic review. Pain 2021;162(11):2644-57.

9. Sitter T, Forget P. Persistent postoperative opioid use in Europe: A systematic review. Eur J Anaesthesiol 2021;38:505-11.

10. Sluka KA, Wager TD, Sutherland SP, et al. Predicting chronic postsurgical pain: current evidence and a novel program to develop predictive biomarker signatures. Pain 2023;164:1912-26.

11. Van Haken H, Burkle H. Postoperative acute pain therapy: from acute pain service to acute pain program. Anasthesiol Intensivmed Noffallmed Schmerzther. 2007;42:1-20.

12. Werner MU, Søhlom L, Rotbøll P, Kehlet H. Does an Acute Pain Service Improve Postoperative Outcome? Anesth Analg. 2002;95:1361-72.

Traslación clínica de la farmacogenética en el manejo del dolor crónico

Noelia Serrano Gadea, Vanessa Zorrilla Muñoz, Ana M. Peiró Peiró

▲ RESUMEN

El dolor crónico supone una epidemia silenciosa, afecta a 1 de cada 5 personas adultas en Europa. Este hecho convive con el abuso que realizan algunos pacientes de los medicamentos analgésicos, circunstancia que está limitando su prescripción en el dolor crónico no oncológico. Un desafío clave es identificar, mediante variables objetivas a las personas pacientes que podrían beneficiarse de una mejor respuesta analgésica con menor riesgo de eventos adversos.

Los estudios de asociación de todo el genoma y de genes candidatos sugieren que, a través de evaluar las variaciones en la secuencia de ADN, se podría entender parte de las diferentes respuestas analgésicas individuales. De este modo, las variantes genéticas o polimorfismos podrían modificar la farmacodinamia (es decir, el receptor opioide de mu, *OPRM1*, para el caso de morfina y fentanilo) y la farmacocinética (es decir, fenotipos metabólicos *CYP2D6* para codeína, tramadol y oxicodona) alterando la efectividad, requerimiento de dosis, el perfil de seguridad o incluso, la vulnerabilidad a ciertos eventos adversos desde los más frecuentes, como cognitivos o gastrointestinales, a los más graves como el trastorno por consumo de opioides de prescripción.

Este capítulo proporciona un resumen de estas variantes candidatas para la traducción del genotipo en información clínicamente útil y aplicable en el campo de la farmacología del dolor. Estas variantes con potencialidad clínica deberán ser validadas, junto con otros factores como la polimedicación, comorbilidades, edad o incluso el sexo, a través de ensayos clínicos para proporcionar una comprensión de cómo incorporarlas en el uso rutinario. El objetivo es integrar estas variables en la práctica clínica para mejorar la eficacia analgésica y la seguridad, reduciendo el impacto del dolor crónico en los pacientes y su entorno. Todo con el fin de mejorar la seguridad farmacológica de los tratamientos y la efectividad analgésica, reduciendo el impacto del dolor en la vida de pacientes.

◢ CARGA DEL DOLOR Y MANEJO CON OPIÁCEOS

El dolor es un problema de salud global, **infravalorado durante décadas** que, en España, afecta a cerca del 26% de la población adulta, con más de un 86% de pacientes acudiendo a atención primaria (AP) por este motivo[1]. Pese a que la mitad de las personas con dolor reciben algún tratamiento analgésico, el 64% no logra controlarlo conviviendo diariamente con problemas de insomnio y de salud mental (ansiedad y depresión, entre otros)[2]. Estas consecuencias alteran significativamente las actividades cotidianas, contribuyen a un 29% de bajas laborales anuales[3] y generan una carga considerable para las familias y los recursos sociales, que deben adaptarse para apoyar a las personas afectadas[4]. En este contexto, la calidad de vida se convierte en un indicador clave para evaluar el impacto del dolor crónico, reflejando cómo este afecta los objetivos, expectativas y bienestar de los pacientes[5]. Este desafío es especialmente relevante en regiones como la Comunidad Valenciana, donde, a pesar de un índice de envejecimiento inferior a la media española, el aumento de la población mayor en la última década subraya la necesidad de desarrollar estrategias integrales para abordar el dolor crónico, mejorando su manejo y reduciendo su impacto en la sociedad[6].

A su vez, cabe indicar que el dolor está influido por una serie de **factores de distinto origen** que abarca desde el biológico (hormonal, genético, comorbilidades y polimedicación, entre otros) al sociocultural (estatus socioeconómico, impacto sexo/género y estilos de vida, entre otros), y emocional[7]. Además, desde un enfoque diferencial, el dolor crónico produce un impacto desigual en función del sexo, puesto que las mujeres presentan una prevalencia significativamente mayor de dolor crónico (30,5% frente a 21% en hombres), lo que demanda una atención específica en pro de las mujeres. Por todo ello, resulta esencial disponer de herramientas de estratificación de riesgo de la cronificación del dolor, **para poder identificarlo y controlarlo desde las fases más tempranas evitando su persistencia.** Esto a su vez, contribuiría a la mejora de la atención personalizada y de la reducción de los tiempos de espera de las personas afectadas por dolor crónico, que actualmente enfrentan retrasos que comprometen su salud y ponen en riesgo su calidad de vida y bienestar. Todo esto, resalta la importancia de diseñar e implementar estrategias de atención centradas en la persona, de manera que se priorice, además, la equidad en los servicios sanitarios. En este sentido, es posible indicar que los retos prioritarios son: a) disponer de personal experto en el manejo del dolor en AP; b) reforzar la colaboración entre AP y hospitalaria con un seguimiento adecuado (p.e. del dolor agudo postquirúrgico) y; c) generar indicadores que sean capaces de evidenciar el impacto económico y sociosanitario, desde una mirada al sexo y género[8].

Desde otro sentido, cabe destacar que el 56% de los pacientes en España en el 2022 calificaron su dolor como intenso, lo que marca la urgencia de mejorar los tratamientos disponibles. Concretamente y sobre estos tratamientos, el uso de opioides (como morfina, oxicodona, tapentadol o fentanilo) ha sido un tema de gran controversia debido a sus beneficios y riesgos, sobre todo, en el uso a largo plazo por la posibilidad de eventos adversos como el desarrollo de un **trastorno de consumo a opioides de prescripción (TCOP)**[9], lo que se apoya de la literatura médica que señala la importancia de evaluar cuidadosamente la necesidad de estos medicamentos y realizar un seguimiento adecuado. En los últimos tiempos, gracias al avance tecnológico y el desarrollo de innovaciones adaptadas a la persona está haciendo que la prescripción de estos medicamentos sea cada vez más factible, reduciendo el riesgo de dependencia[10]. No obstante, aún quedan aspectos que deben mejorarse, como: a) incrementar la capacitación de los profesionales sanitarios sobre el manejo de fármacos y terapias no farmacológicas para el dolor crónico; b) identificar cuáles son los factores de riesgo TCOP que puedan orientar al profesional sanitario antes de iniciar un tratamiento con opioides, y así poder evitarlo y; c) tener disponibles protocolos de deprescripción de opioides ante un posible riesgo de TCOP junto con un seguimiento adecuado tras la retirada de opioides para evitar recaídas. En este uso a largo plazo de opioides, aunque existen avances, aún es fundamental continuar con la integración de un enfoque holístico que combine servicios médicos, psicológicos y sociales, permitiendo a su vez, adaptar los recursos, herramientas y protocolos a las necesidades individuales de cada persona.

Variabilidad interindividual en la respuesta analgésica

Habitualmente, la persona con dolor suele estar bajo un patrón de polimedicación y, con frecuencia los medicamentos pueden ser prescritos por personal facultativo de diferentes especialidades. Esta coprescripción fomenta las posibilidades de interacción farmacocinéticas o farmacodinámicas, siendo muy importante conocer las alteraciones genéticas de cada paciente, que afectan a enzimas que metabolizan gran parte de los medicamentos, en especial los fenotipos metabolizadores del gen *CYP2D6*, por el riesgo de falta de efectividad o incremento de riesgo de toxicidad[11]. En concreto, existen alertas especiales en el uso concomitante de los medicamentos opioides y las benzodiacepinas[12] de amplio uso en nuestro entorno con contraindicaciones de uso de tramadol y codeína, en función del fenotipo metabolizador[13].

Dado que el dolor crónico está influido por factores genéticos, interacciones medicamentosas y características individuales como la edad, comorbilidades o el sexo, su manejo requiere un enfoque personalizado que considere estas variables para optimizar la eficacia y minimizar los riesgos. La identificación de polimorfismos genéticos, como los del gen *CYP2D6* o el receptor opioide mu (*OPRM1*), permite entender mejor cómo las diferencias interindividuales afectan la respuesta a los analgésicos, sentando las bases para estrategias terapéuticas más seguras y efectivas.

Por ello, se debe conseguir una mejor comprensión de los factores que condicionan la variabilidad interindividual en la

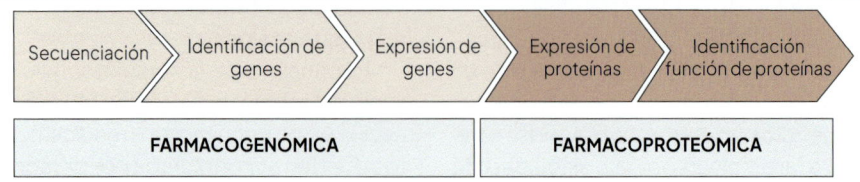

FIGURA 1. De la secuenciación del DNA a la identificación de la función de las proteínas (Fuente: Future Trends Forum (FTF): Medicina Personalizada. La salud a la carta, 2003. Accesible en /www.fundacion-bankinter.org).

respuesta analgésica, donde no sirve el modelo de "talla única"[14, 15]. La respuesta variable de los pacientes a los analgésicos y la persistencia de uso de opioides a largo plazo, suponen un grave riesgo de abuso porque favorece una prescripción inadecuada, que se suma a una frecuente falta de monitorización a largo plazo[16]. Considerar estas diferencias mediante enfoques personalizados, como la farmacogenómica, permite optimizar el tratamiento y reducir los riesgos asociados al uso prolongado de opioides.

Siguiendo este contexto, una revisión Cochrane mostró que la terapia con opioides a largo plazo era ineficaz o mal tolerada por un tercio de los pacientes con dolor crónico no oncológico[17]. Esto ha llevado a una alta incidencia de incumplimiento del tratamiento entre los pacientes a largo plazo, debido a la aparición de náuseas, estreñimiento, somnolencia, mareos y prurito, entre otros. Estas reacciones adversas afectan al 50–80% de los pacientes con dolor crónico y en algunos casos, pueden conducir a un trastorno por consumo de opioides de prescripción de prescripción[18, 19]. Por lo tanto, comprender las causas de la variabilidad interindividual en la efectividad y la toxicidad de las tera-

pias para el dolor se ha convertido en una prioridad de investigación. Entre ellos, están las variantes genéticas implicadas en la farmacología de los analgésicos.

Así, por ejemplo y siguiendo este contexto, el estudio de biomarcadores farmacogenéticos es habitualmente realizado de forma prospectiva en los ensayos clínicos tempranos, fases I y II. No obstante, la mayoría de las validaciones de biomarcadores se realiza retrospectivamente con los resultados obtenidos en ensayos clínicos de fase II o III, por lo que no resulta útil para el desarrollo clínico del medicamento y debe probar que puede contribuir a mejorar su utilización en la práctica clínica[20]. Tradicionalmente se ha trabajado de muchas maneras: descubriendo poco a poco genes y proteínas, así como su función en el organismo, identificando fragmentos de cadenas de ADN que posteriormente se ha averiguado cómo concatenar o hallando fenómenos físicos y químicos que han actuado como marcadores de las distintas estructuras con las que hay que trabajar en este campo. Son aspectos que poco a poco se han ido, de alguna manera, sistematizando e incluso industrializando, hasta poder decir que

TABLA I. Estrategias para el abordaje del dolor crónico.		
EJES DE ACTUACIÓN	**AGENTES**	**EFECTO**
Generar redes de investigación sobre los mecanismos biológicos y tratamientos del dolor crónico, promoviendo un enfoque multidisciplinar debido a su naturaleza transversal.	Instituciones (centros de investigación, universidades, SNS), profesionales sanitarios (médicos, investigadores), pacientes (asociaciones, pacientes expertos).	Avance en el conocimiento de los mecanismos del dolor, desarrollo de tratamientos más efectivos y personalizados, y mejora de la calidad de vida de pacientes.
Reforzar la colaboración entre atención primaria (AP) y atención especializada para predecir la vulnerabilidad a la cronicidad del dolor o al trastorno por consumo de opioides (TCOP), integrando marcadores farmacogenéticos (e.g., CYP2D6, OPRM1) con guías clínicas y considerando diferencias de género.	Profesionales de AP (médicos de familia), especialistas (en dolor, farmacología, genética), pacientes (como sujetos de estudio y beneficiarios).	Identificación temprana de pacientes en riesgo, tratamientos personalizados más seguros y efectivos, y reducción de la incidencia de TCOP y cronicidad.
Evaluar la efectividad y eficiencia del tratamiento del dolor crónico intenso mediante equipos multidisciplinares en Unidades del Dolor.	Equipos multidisciplinares (anestesiólogos, neurólogos, psicólogos, fisioterapeutas), instituciones (hospitales, SNS), pacientes.	Mejora en la eficacia y seguridad de los tratamientos, optimización de recursos del SNS y reducción del impacto del dolor en la calidad de vida.
Fomentar la participación ciudadana en la investigación científica y la divulgación, involucrando a pacientes expertos y asociaciones en la generación de conocimientos y recursos, y promoviendo la comunicación científica accesible.	Pacientes (expertos, asociaciones), científicos, instituciones (SNS, universidades), medios de comunicación, ciudadanía.	Mayor implicación social en la investigación, aumento de la conciencia pública sobre el dolor crónico, y generación de soluciones más alineadas con las necesidades de pacientes.

Fuente: elaboración propia.

hoy en día se trabaja en cinco aspectos fundamentales o tareas diferenciadas en la investigación, desarrollo y puesta en valor de la medicina relacionada con el genoma: secuenciación, identificación de genes, expresión de genes, expresión de proteínas y, por último, identificación de las funciones de estas últimas (Fig. 1). La fase más avanzada, en la que la comprensión de la función de la proteína es completa, en la que es posible activar y desactivar genes, diferenciar células a partir de células madre, facilitar o impedir la producción de proteínas, crear tejidos, diseñar terapias genéticas o similares.

Ejes de actuación

Desde la perspectiva de la medicina personalizada y el reconocimiento del dolor crónico como un problema de salud pública infravalorado, el abordaje del dolor es responsabilidad de instituciones, profesionales sanitarios y pacientes. La colaboración de todas estas partes, debe fomentar la creación de políticas que vayan encaminadas a la prevención del dolor crónico, asumiendo que la cronicidad del dolor es mucho más difícil de tratar una vez se ha establecido, por lo que se requiere evitar en la medida de lo posible esta cronificación. Se fija en las estrategias de la tabla 1, a través de cuatro ejes de actuación, con sus respectivos agentes y efectos.

Apoyo de la farmacogenética a la medicina del dolor

Se desconoce cuántos genes están involucrados desde el momento en que un medicamento y un organismo entran en contacto. A diferencia de otras variables demográficas, clínicas y ambientales en las respuestas farmacológicas, el perfil genético de la persona permanece estable durante toda la vida. Desde el punto de vista evolutivo, las diferencias genéticas entre personas se comportarían como una seguridad biológica porque funcionan como una reserva de supervivencia, para facilitar la adaptación de la especie en su conjunto a un entorno cambiante. La gran extensión de la variación heredada en el genoma humano solo se ha hecho evidente desde que la secuencia completa de ADN del genoma humano ha estado disponible[21]. Esta variación genómica tiene implicaciones en una amplia gama de disciplinas biológicas y médicas. Por esta razón, el estudio de la diversidad genética humana es relevante para una variedad de áreas de investigación, incluyendo genética humana y de población, biología molecular, biología evolutiva, antropología biológica, ciencias de la salud y medicina clínica. El estudio de la diversidad genómica humana, por lo tanto, podría proporcionar una gran cantidad de información y conocimiento, que eventualmente podría aplicarse para ayudarnos a comprender el impacto de la variación genética en enfermedades complejas como el cáncer, la diabetes mellitus, la hipertensión y la variabilidad interindividual. La comprensión de los fundamentos moleculares de la enfermedad ayudará a un mejor desarrollo de las pruebas de detección, diagnóstico, que nos permiten pronosticar, que permiten tratamientos individualizados y las pruebas para facilitar la monitorización posterior al tratamiento[22].

◢ MEDICINA DE PRECISIÓN Y APLICACIÓN DE LA FARMACOGENÉTICA EN EL TRATAMIENTO DEL DOLOR

La medicina de precisión tiene como objetivo aprovechar, además de la farmacogenómica, los avances en imágenes médicas, como la resonancia magnética y las tecnologías de rayos X tridimensionales, así como los avances en la tecnología de la información de salud. La industria de la terapéutica personalizada está ahora preparada para un rápido crecimiento debido a los recientes avances en el campo, incluidas las nuevas tecnologías de diagnóstico y los nuevos biomarcadores relevantes para la práctica de la medicina. La inteligencia artificial (IA) y las técnicas de aprendizaje automático pueden combinar este conocimiento con los resultados de la investigación genética, lo que permite la identificación de los procesos biológicos clave p.e. involucrados en la sensibilización crónica al dolor. Este es el enfoque basado en la genómica funcional computacional que proporciona enfoques innovadores para el conocimiento a partir de la evidencia previa. Aunque toda esta información clínica está cada vez más disponible, la adopción rutinaria de técnicas farmacogenómicas en la práctica clínica sigue siendo limitada debido a las barreras de implementación, por ejemplo, como sucede en el campo de la farmacogenética, como la inexperiencia en el manejo clínico de la información y la falta de integración de los resultados genómicos dentro del registro electrónico de salud[23].

Además, y con el fin de implementar un tratamiento individualizado para pacientes, es importante también tener en cuenta otros factores como las interacciones farmacológicas, así como factores relacionados tanto fisiológicos (sexo, edad, embarazo, entre otros) y el medio ambiente (dieta, ejercicio, tabaco, alcohol, entre otros)[24]. En este sentido, se está observando que las mujeres tienen un riesgo particularmente mayor de tener un estado de dolor desfavorable[25] y diferencias en la respuesta a los medicamentos opioides[26]. Se ha documentado que estas diferencias podría estar relacionada con varios sistemas neuronales vinculados con procesos de recompensa (por ejemplo, dopamina o receptores opioides kappa)[27], además, los efectos hormonales gonadales, lo que junto con los aprendizajes y hábitos culturales, podrían también afectar a la percepción del dolor en función del género e incluso a diferencias en su expresión del dolor crónico desde el abordajes farmacológico[28].

Estudio de la variabilidad genética individual

Se estima que los factores genéticos representan entre el 15 y el 30% de las variaciones interindividuales en la disposición y las respuestas de los medicamentos, pero para algunos, los factores genéticos pueden representar hasta el 95% de la variabilidad interindividual en su disposición y efectos farmacológicos[14]. Las variaciones genéticas en los transportadores de medicamentos, dianas farmacológicas y las enzimas metabolizadoras en forma de polimorfismo de un solo nucleótido (en inglés *single nucleotide polymorphisms, SNP*) podrían proporcionar información sobre estos fenómenos biológicos que rigen la eficacia y la toxicidad de los medicamentos[15]. La denominación de los SNP mayormente aceptada consiste en utilizar su referencia en la base de datos dbSNP del *National Center for Biotechnology Information (rs number)*. En un SNP, el cambio de un único nucleótido en la secuencia genómica da lugar a diferentes alelos. Se estima que, en promedio, hay al menos un SNP cada 500–1000 pares de bases, de los cuales un % significativo son polimorfismos de codificación (cambian un aminoácido en la proteína codificada por el gen). Si una variante altera la función de la proteína, el cambio tiene consecuencias fenotípicas siendo una fuente de variabilidad genética. De hecho, la Base de Conocimientos de Farmacogenética y farmacogenética, (proyecto PharmGKB, www.pharmgkb. org) describe una serie de "farmacogenes muy importantes" que corresponden a genes con una relevancia asociada con la seguridad o la eficacia terapéutica.

Por ejemplo, variantes del gen transportador ABC (*cassette de unión a ATP, MDR1*) pueden influir en la disposición del fármaco. Además, los SNP en el transportador SLC (*portador de soluto*) *OATP-C* y los genes *OATP-B* pueden dar como resultado una disminución de la actividad de transporte de ciertos medicamentos[29], así como las variaciones en los genes de la familia de enzimas CYP450 pueden alterar el metabolismo del fármaco y/o eliminar la relación entre la dosis del fármaco y sus concentraciones sanguíneas. Otras variantes genéticas, como *UDP-glucuronosiltransferasa (UGT2B7)* para morfina y *CYP3A5*3A* para fentanilo, están relacionadas con una mayor actividad promotora que aumenta los niveles de enzimas y las tasas metabólicas, que juegan un papel clínico importante ya que se ha demostrado que alteran la actividad enzimática, lo que resulta en un aumento o disminución anormal del metabolismo de los opioides, especialmente la morfina y la oxicodona[30-32].

Del mismo modo, la farmacodinamia de los medicamentos puede verse afectada como resultado de variaciones genéticas en los receptores, modulación de la señal descendente o la transducción. En el caso del dolor, se han descrito una multitud de genes candidatos relacionados con las diferentes vías de neurotransmisión del dolor. Dos de los genes más relevantes son aquellos que codifican el gen del receptor *opioide mu (OPRM1)*, cuyas variantes mostraron que dan lugar a un receptor que es hasta tres veces más activo, y puede dar como resultado dosis más altas de morfina requeridas; y el gen *catecol-O-metiltransferasa (COMT)*, que puede disminuir su actividad enzimática de 3 a 4 veces[33].

Los estudios de estas variaciones genómicas se han centrado principalmente en las variantes de secuencia de ADN que contribuyen a la susceptibilidad de la enfermedad, los resultados clínicos o la respuesta a la terapia. Podría decirse que una de las razones por las cuales estas personas están recibiendo un medicamento ineficaz para tratar su dolor, son las diferencias genéticas interindividuales que generan una respuesta diferente, también modulada por otros genes ("poligénica") como por otros factores exógenos (epigenética, "epi" significa "arriba" en griego). Según el *International HapMap Project*, el genoma humano tiene alrededor de 3,8 millones de SNP. Una gran ventaja de estudiar los SNP, sobre los demás tipos de marcadores, es que, además de ser abundantes y estar muy uniformemente distribuidos por todo el genoma humano, existe la posibilidad de analizarlos mediante métodos automatizables a gran escala. El término Big Data se ha utilizado para referirse a estas enormes cantidades de datos recopilados a lo largo del tiempo, que son difíciles de analizar y manejar cuando se utilizan herramientas de administración de bases de datos comunes. En medicina, se requiere un gran tamaño de muestra solo cuando el efecto anticipado es pequeño y clínicamente menos significativo, y el énfasis en la correlación sobre la causalidad podría llevar a intervenciones inútiles. De hecho, el número de pruebas aumenta y millones de pruebas genéticas que se realizan en Europa, con una expectativa del mercado de una tasa de crecimiento anual del 11% entre los años 2017 y 2026, requieren de esta nueva aproximación. Su implementación en la práctica clínica, incluyendo el resto de ómicas como la proteómica, está generando una valiosa

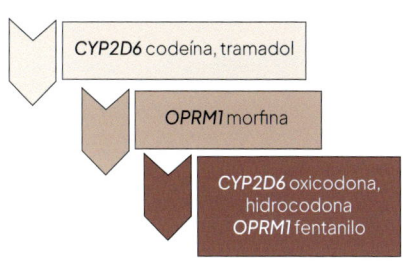

FIGURA 2. Polimorfismos de un solo nucleótido en relación al gen *OPRM1* y fenotipo metabolizador CYP2D6 en relación a medicamentos analgésicos (imagen adaptada de Obeng et al, 2017).

fuente de información para el desarrollo de farmacoterapias más seguras, efectivas y eficientes (Fig. 2)[34].

De este modo, la investigación en farmacogenética podría usarse para: a) explicar la variabilidad de la respuesta observada entre los participantes en estudios clínicos, así como eventos adversos inesperados; b) determinar la elegibilidad para participar en ensayos clínicos (preselección) a fin de optimizar el diseño del estudio; c) desarrollar pruebas de diagnóstico relacionadas con el medicamento para identificar a los pacientes con mayor o menor probabilidad de beneficiarse de un tratamiento, o que puedan estar en riesgo de sufrir eventos adversos; d) tener una mejor comprensión del mecanismo de acción o el metabolismo de los medicamentos; así como de los mecanismos de enfermedad y dosis individuales.

Farmacogenética aplicada al tratamiento del dolor

La implementación clínica de los biomarcadores farmacogenéticos está aumentando y la información sobre la importancia de la variación genética se ha incluido en las etiquetas de aproximadamente 150–200 medicamentos aprobados por la Administración de Drogas y Alimentos de los Estados Unidos (FDA) y la Agencia Europea de Medicamentos (EMA). En relación con el manejo del dolor, presentamos algunos biomarcadores "accionables" que podrían mejorar la efectividad analgésica, los requisitos de dosis de opioides o reducir los riesgos de eventos adversos, incluido el potencial de abuso y la dependencia desarrollada después de la administración crónica de opioides a largo plazo (Fig. 3).

Farmacodinamia

Aunque la influencia de los polimorfismos en los genes con implicaciones farmacodinámicas (*OPRM1* y *COMT*) sobre la respuesta a los opioides ha sido objeto de una intensa investigación, los resultados han sido contradictorios, con alguna evidencia que insinúa un papel potencial "accionable" para *OPRM1* en relación al uso de morfina y fentanilo.

Los estudios en ratones con deleción dirigida del gen *OPRM1* han establecido que este receptor es esencial para la analgesia de la morfina, la dependencia física, la recompensa y diversas vías de señalización de transducción[35]. Un SNP no sinónimo frecuente (*OPRM1*, rs1799971, A118G) da como resultado una sustitución de aminoácidos (Asn40Asp o N40D) en la región N-terminal del receptor opioide mu, con una frecuencia alélica que varía del 2% al 50% según grupos étnicos. De hecho, la proteína variante exhibe una afinidad de unión tres veces mayor por el

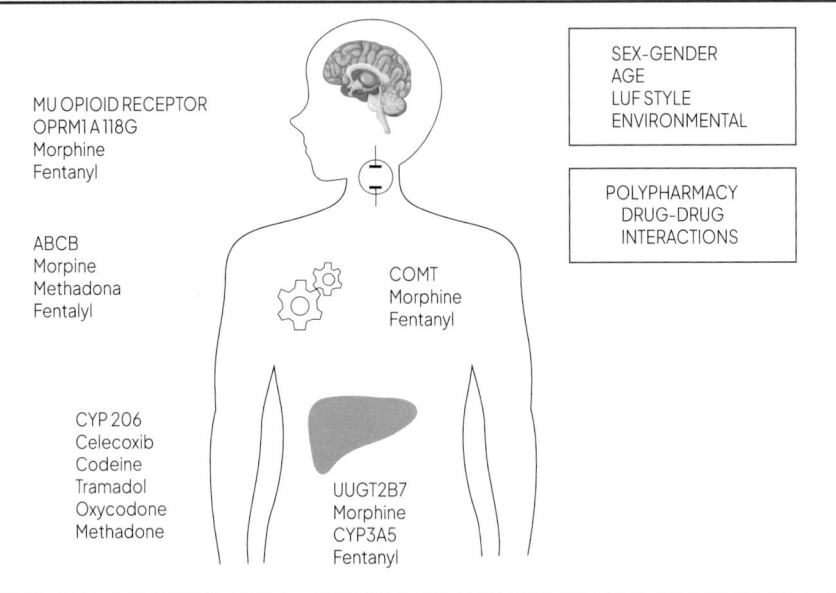

MU OPIOID RECEPTOR
OPRM1 A118G
Morphine
Fentanyl

ABCB
Morpine
Methadona
Fentalyl

CYP 206
Celecoxib
Codeine
Tramadol
Oxycodone
Methadone

COMT
Morphine
Fentanyl

UUGT2B7
Morphine
CYP3A5
Fentanyl

SEX-GENDER
AGE
LUF STYLE
ENVIRONMENTAL

POLYPHARMACY
DRUG-DRUG
INTERACTIONS

FIGURA 3. Marcadores farmacogenéticos en el uso de opiáceos para el manejo del dolor.

endopéptido β-endorfina, mientras que la unión a sustancias como la morfina, la metadona y la naloxona parece no verse afectada *in vitro*[36]. Además, usando un modelo de ratón *knock-in,* se encontró una disminución en la expresión de ARNm con menores niveles de proteína receptora en heterocigotos para el alelo G. De hecho, dicha presencia de la variante del alelo G se ha asociado con una respuesta reducida al tratamiento con morfina y al fentanilo[37], requiriendo dosis de opioide más altas para el alivio del dolor[38]. Por el contrario, uno de los estudios de asociación genética más grandes realizados en el campo del dolor (n = 2,294; 112 SNP de 25 genes) no pudo confirmar una clara influencia del alelo G en los requisitos de dosis de opioides. Esto podría deberse

en parte al hecho de que la conversión de la dosis entre los diferentes opiáceos no es exacta[39]. Sin embargo, hubo alguna evidencia que relaciona polimorfismos del gen *OPRM1* con una serie de reacciones adversas, especialmente para las gastrointestinales[40]. Además, se observó que el rs1799971 tenía un efecto específico según el sexo, con evidencia de que las portadoras femeninas de dos alelos A118G experimentaron el doble de dolor que los portadores masculinos[41, 42].

Farmacocinética

El sistema Citocromo P450 (CYP) es de gran importancia en el metabolismo de medicamentos analgésicos como la codeína, fentanilo, metadona, oxicodona y oximorfona. El metabolismo hepático representa la ruta principal de eliminación, que, para algunos opiáceos (codeína y tramadol), es necesaria para su bioactivación en analgésicos más potentes. De hecho, se han descubierto más de 50 enzimas CYP450, que pueden explicar el metabolismo de hasta el 80% de los medicamentos que se someten a este tipo de biotransformación[43].

Citocromo P450 2D6 (CYP2D6)

La enzima CYP2D6, además, cataliza el metabolismo de una gran cantidad de medicamentos concomitantes en el campo del dolor como son los antidepresivos y los neurolépticos. Esta enzima es altamente polimórfica y su expresión da como resultado diferentes fenotipos con consecuencias clínicas y diferencias interétnicas. Una deficiencia de la enzima CYP2D6 (7% de los caucásicos, aproximadamente el 1% de los orientales) se clasifica como metabolizadores lentos (PM). Entre el resto (metabolizadores extensivos, EM), la actividad enzimática es muy variable, pudiendo ser extremadamente alta en metabolizadores ultrarrápidos (UM), hasta notablemente reducida en metabolizadores intermedios (IM)[44]. Esto puede conllevar la incapacidad de convertir la codeína en morfina, lo que hace que la codeína sea ineficaz como analgésico para aproximadamente el 10% de la población caucásica[45]. Además, el uso concomitante de otros medicamentos inhibidores de CYP (p.e. paroxetina, fluoxetina o bupropión) o inductores (p.e. carbamazepina, fenobarbital o fenitoína) también podría contrarrestar el efecto clínico o desencadenar efectos secundarios de los analgésicos. Si esto se suma a un tratamiento combinado con medicamentos que inhiben o inducen un transportador de flujo de barrera hematoencefálica (glucoproteína P, ABCB1) aún puede influir más en la distribución cerebral de los medicamentos opioides y por tanto, a su requerimiento y ajuste de dosis. Además, la actividad de la enzima CYP2D6 está regulada por una gran cantidad de factores fisiológicos (ciclo menstrual, embarazo, entre otros), patológicos (enfermedad hepática, inflamación, entre otros) o ambientales (tabaco, alcohol, entre otros). Estos factores también incluyen factores epigenéticos, que se refieren a modificaciones genómicas que pueden influir en la expresión y los fenotipos sin cambiar la secuencia de ADN.

Es por ello que las directrices del Consorcio de Implementación de Farmacogenética Clínica (CPIC) brindan recomendaciones terapéuticas, guiadas por CYP2D6, en la terapia farmacológica, accionables en relación al uso de codeína y tramadol, requiriendo más investigación en relación a la prescripción de oxicodona e hidrocodona[46,47]. Sin embargo, actualmente se carece de pautas de implementación para otros opiáceos y mucho menos de su influencia en los patrones de prescripción más comunes "en el mundo real"[48].

Citocromo P450 3A (CYP3A4) y 2B6 (CYP2B6)

El componente funcional de la enzima CYP3A es relevante para el metabolismo de opiáceos como fentanilo, metadona y buprenorfina, contribuyendo a su metabolismo de primer paso, distribución sistémica y regulación de su excreción. De hecho, los pacientes con CYP2D6 PM que toman inhibidores orales de CYP3A4 (p.e. verapamilo o claritromicina) tienen un mayor riesgo de toxicidad[49]. En el caso del fentanilo, que es un fármaco de alta extracción y, por lo tanto, en teoría, es relativamente insensible a los cambios en el aclaramiento intrínseco hepático, se observó una mayor incidencia de efectos adversos centrales en * 3 homocigotos en comparación con * 1 portadores, lo que implica una correlación con la mayor tasa de absorción[50]. Otros datos también apuntan a que la combinación de polimorfismos de los genes ABCB/CYP3A4/OPRM1 influyeron en el consumo total de fentanilo y en su efectividad analgésica postquirúrgica[51]. Además, el polimorfismo genético CYP3A4*1G podría disminuir el metabolismo del fentanilo, con una correlación positiva entre el nivel de ARNm de CYP3A4 y su metabolismo[52].

Trastorno de consumo de opioides de prescripción en dolor crónico no oncológico

Los importantes avances realizados en los últimos años en el campo de la genética han abierto la puerta a conocimientos y técnicas con un gran potencial de mejorar el diagnóstico y tratamiento de las enfermedades, concretamente en el campo del diagnóstico y prevención del desarrollo de trastorno por consumo de opioides de prescripción (TCOP) en pacientes con dolor crónico no oncológico (DCNO). La heterogeneidad de los casos TCOP hace imprescindible el uso de técnicas sofisticadas para una detección temprana. Para dar solución a este reto, se está dando el salto desde modelos predictivos, mediante métodos estadísticos tradicionales al uso de técnicas de Machine Learning[53]. De hecho, las guías clínicas basadas[54, 55] en la evidencia y consenso de expertos recomiendan que los opioides en DCNO deben ser parte de un manejo multidisciplinario, ponderando la presencia de factores de riesgo y el beneficio esperado. Aunque es difícil demostrar con evidencia que estas recomendaciones tengan impacto en reducir el riesgo, todas dan énfasis en estrategias de prevención, pesquisa precoz y seguimiento específico para el uso de estos fármacos. El auge de la Medicina Predictiva y de las técnicas basadas en IA en los últimos años, han conducido a la automatización de tareas y a la incorporación de algunos biomarcadores farmacogenéticos en la cartera de servicios del SNS. Sin embargo, su uso es limitado por parte del personal sanitario (tanto en AP como en atención especializada) a pesar de su utilidad, y existe desigualdad entre Comunidades Autónomas e instituciones. Una de las barreras para la implementación efectiva es la falta de una estrategia común que haya demostrado su efectividad y eficiencia y, sobre todo, su utilidad para el personal sanitario prescriptor. El desarrollo de un modelo predictivo de TCOP, contribuiría a la generación de nuevas evidencias al utilizar el análisis de sexo/género como un recurso para estimular la innovación, la mejor práctica profesional; más eficiente y equitativa. De hecho, en trabajos previos en el Hospital General Universitario de Alicante[56], se generó un modelo piloto proveniente de pacientes de un sólo centro que ahora se encuentra en fase de optimización y validación que se alimenta con un estudio multicéntrico colaborativo nacional en el SNS (proyecto MORPHEO, financiado por el Plan Nacional Sobre Drogas 2023).

Traslación clínica de la farmacogenética en TCOP

Pese a que la génesis de un TCOP es multifactorial, la presencia de ciertas variantes genéticas en el metabolismo de la sustancia (enzimas CYP2D6, p.e. tramadol y oxicodona), en sus efectos analgésicos (receptores opioides (OPRM1) o transportadores de membrana (COMT)) es cada vez más evidente[57]. Su influencia también podría estar condicionada por alteraciones epigenéticas que modifiquen sus niveles de expresión. Estudios sobre modelos neuronales procedentes de células madre, expuestos a morfina, así como en tejido cerebral post-mortem y ex vivo, han mostrado una expresión diferencial de centenares de genes, que podrían estar sobre-regulados en la población con TCOP respecto a controles[58].

De forma similar, una diferente expresión de mARN ha sido identificada en estudios de casos TCOP y controles humanos[59]. Datos previos del Hospital General de Alicante Dr. Balmis han mostrado diferentes patrones de metilación en zonas CpG en el gen OPRM1 en pacientes con TCOP[60], siendo diferente según el sexo. Ahondar en estos mecanismos podría establecer la relación entre expresión en el ARN (transcriptómica) y una estrategia terapéutica específica. Siendo el coste de estas técnicas cada vez más bajo, se

cuenta con la ventaja de disponer de la información cuando se necesita y de la obtención de una mayor cantidad de información relevante (actual y futura) para el paciente. Además, analizar las diferencias en la farmacogenética y el transcriptoma humano, por sexo, podría ser un factor explicativo del predominio femenino de las patologías dolorosas[61], y del perfil diferente de eventos adversos[62] frente a los hombres. A estos factores se suman otros determinantes que podrían favorecer en las mujeres: a) haber obtenido opioides por primera vez con receta; b) de desarrollar conductas de dependencia para hacer frente al dolor en su esfera afectiva; c) usarlos a través de la vía de administración prevista; d) sin presentar otros abusos[63].

Diferencias de sexo y perspectiva de género en el dolor crónico

Entendemos por sexo como el conjunto de atributos biológicos en humanos y animales, que se asocia principalmente con características físicas y fisiológicas que incluyen: cromosomas, expresión génica, niveles hormonales y anatomía reproductiva/sexual. Este suele clasificarse por femenino o masculino, aunque los atributos que lo componen pueden variar, así como su expresión[51]. La evidencia de su impacto, en la prevalencia del dolor y respuesta analgésica es variable entre países y suelen partir de datos epidemiológicos o estudios observacionales[52]. Sin embargo, en España, se observa de modo sistemático que la prevalencia de dolor crónico (DC) es al menos dos veces mayor en mujeres respecto a los hombres, siendo más intenso y de mayor duración[64] entre mujeres de mediana edad[16]. Estas diferencias, influenciadas por factores biológicos como los polimorfismos farmacogenéticos (e.g., *CYP2D6, OPRM1*) y hormonales, contribuyen a un peor estado de salud y a una reducción de la calidad de vida, particularmente en aspectos como la movilidad, la cognición y el sueño, afectando tanto a personas mayores como a mujeres de mediana edad[65].

En este sentido, diversos estudios de investigación básica sugieren que en el caso de los animales machos las células de la microglía tendrían un papel fundamental en la aparición de alodinia e hipersensibilidad y el mantenimiento del dolor. Mientras que en las hembras las células involucradas serían los linfocitos T los involucrados en el mantenimiento del DC[66]. Sin embargo, carecemos de estudios sobre el impacto de los estrógenos, que fluctúa a lo largo del ciclo menstrual, y que podría modular la respuesta al dolor[67], así como la capacidad metabolizadora hepática[68, 69], que podrían implicar una menor biodisponibilidad de los opioides[70], junto con un mayor número de secundarismos farmacológicos, en mujeres[40, 71, 72] descritos en diversos estudios descriptivos[73, 74].

Se ha sugerido que el sexo es un factor importante en la modulación del dolor con una mayor sensibilización central, sensibilidad al dolor y muchas más enfermedades dolorosas entre las mujeres. Estudios preclínicos recientes en dolor muscular, han observado que en el nivel aferente primario se presentan diferencias en la respuesta periférica y en los patrones de expresión génica relacionados con lesiones, entre sexos, que pueden ser la base de la sensibilización aferente observada[64]. A nivel de la médula espinal, estudios en varios modelos de dolor animales sugieren una modulación diferencial a nivel del sistema inmune, la señalización de glutamato y hormonal en base a la modulación de las diferencias sexuales. Si bien los estudios preclínicos han podido caracterizar algunos de los mecanismos moleculares básicos subyacentes, los estudios en humanos se han basado principalmente en estudios de imágenes cerebrales funcionales para explicar dichas diferencias[65]. La existencia de esta señalización de dolor sexualmente dimórfico abre la posibilidad de un objetivo farmacológico futuro selectivo según el género, lo que aumenta nuestra comprensión de por qué la mayoría de los medicamentos retirados del mercado presentan mayores riesgos para la salud de las mujeres[69]. En entornos experimentales, se encontró una mayor depresión respiratoria inducida por la morfina entre las mujeres, así como una mayor prevalencia de náuseas y vómitos[70], falta de apetito, cambio de peso y trastornos del sueño[71], mientras que los hombres presentaron más problemas relacionados con el sexo. Sin embargo, esto debe confirmarse con cuestionarios registrados validados o escalas registradas de eventos adversos validados[40] puesto que los resultados a veces son inconsistentes[72].

En el contexto de diversos estudios descriptivos sobre uso de analgésicos, se ha observado que las mujeres fueron significativamente más propensas a acumular medicamentos (68% frente a 48% de los hombres, p=0,04) y a usar medicamentos adyuvantes para intentar controlar su dolor (39% frente a 20% de los hombres, p=0,04), teniendo ellas más probabilidades de recibir medicamentos ansiolíticos o antidepresivos[19]. En cambio, los hombres presentaron unas tasas más altas de conductas aberrantes de opioides (oxicodona, morfina), incluso en su combinación con alcohol[75]. Estas diferencias de prescripción también podrían asociarse a mayores interacciones farmacológicas e influir en el peor perfil de tolerabilidad farmacológica[76,77], modificando el riesgo de generar conductas de abuso y dependencia[78].

Obviamente, las diferencias entre sexo podrían estar significativamente influenciadas por otros factores psicosociales como pueden ser las diferentes estrategias de afrontamiento del dolor[79]. Sin embargo, parece que los roles atribuidos al género podrían contribuir a las diferencias en la expresión del dolor (signos y síntomas) que asociaría diferencias en el manejo del dolor (diagnósticas, terapéuticas) (74) y que si se consideran, podrían contribuir al desarrollo de un sistema sanitario más personalizado e inclusivo[70,80–82]. A esta situación, se suma la crisis debida al consumo de opioides con fines no médicos que fue decretada hace menos de cinco años y que está cambiando el panorama de uso de dichos medicamentos en el entorno del paciente no oncológico[83]. Se considera que ambos sexos tienen idéntico riesgo, sin embargo, algunos estudios señalan que el riesgo podría ser mayor en las mujeres por razones relacionadas con las características del dolor[84], comorbilidad[75,

85] o por el mayor acceso a los opioides de prescripción[86]. Por todo ello, la interrelación e integración del sexo, como marcador biológico, al género como indicador de comportamiento[87], podría mejorar la efectividad y eficiencia de los programas comunitarios[67,88]. Significa que debemos desarrollar las herramientas de investigación necesarias para estar en condiciones de detectar los factores que ponen a las mujeres y los hombres en un riesgo diferencial y abordarlos con intervenciones eficaces[89,90].

Para contestarla, en el año 2019, abrimos una línea de investigación para analizar la interrelación del DC y sus roles de género (productivos y reproductivos) en un total de 143 pacientes (73% mujeres) mediante una entrevista estructurada y análisis de registros clínicos. Los resultados mostraron que, ante una misma intensidad de dolor, estado de salud y uso de recursos hospitalarios, las mujeres tenían una mediana significativa de 8 años más, con más casos de ansiedad, una mayor prescripción de fármacos sintomáticos (analgésicos simples y ansiolíticos), y un mayor tiempo de derivación a la atención especializada (>5 años), frente a hombres[91]. Además, los hombres CNCP expresaron un mayor impacto en sus roles de "trabajo y vida social" (71%) y "relaciones sexuales" (45%), mientras que los roles de "responsabilidades domésticas" se vieron afectados en el 88% de los casos en mujeres. Un total de 32% de los pacientes con DNC entrevistados consideraron que su experiencia del dolor sería "diferente si, en lugar de una mujer, fuera un hombre", principalmente debido a los roles de género y la percepción de una menor tolerancia al dolor en los hombres. A esta mayor espera de las mujeres en ser derivadas a la Aten. Especializada, la denominamos Síndrome de Penélope[92].

En una revisión sistemática de 77 artículos llevada a cabo desde la Universidad de Gotemburgo en el año 2018 en el campo del dolor, observaron que se presentaba a los individuos que se describían como hombres como estoicos, tolerando o negando el dolor y tomando más riesgos para tratar su dolor, mientras que las mujeres se describían como más sensibles al dolor y más predispuestas a hablar sobre ello en comparación con los hombres[67]. Comprender estas diferencias, teniendo en cuenta el sexo, podría ayudar al personal sanitario a desarrollar prácticas más equitativas en la atención al DCNO.

En resumen, es importante reconocer que los estereotipos de género y las expectativas sociales pueden influir en cómo hombres y mujeres expresan su dolor y el modo en que los profesionales sanitarios lo registran para guiar el diagnóstico y la terapéutica.

Innovación en el manejo del dolor crónico

El escenario de dolor crónico demanda innovaciones que personalicen el manejo del dolor y promuevan la equidad en el SNS, en especial, desde una mirada a las mujeres, donde el DC es más prevalente[93]. El desarrollo de tecnologías adaptadas a la persona desde un enfoque de género[94], tales como la integración de IA y tecnologías emergentes tales como el quantum computing, además de la aplicación protocolizada de terapias alternativas no farmacológicas, como la mecanoterapia y prácticas basadas en movimiento (Tai Chi, Pilates, Yoga), ofrece un enfoque prometedor para mejorar la eficacia, reducir la dependencia de fármacos y abordar las necesidades de poblaciones vulnerables.

La IA está transformando el manejo del DC al analizar grandes volúmenes de datos clínicos, genéticos y psicosociales para desarrollar modelos predictivos personalizados[95, 96], como se está haciendo en el comentado proyecto MORPHEO. Estas herramientas, integradas en registros electrónicos del SNS, permiten a los profesionales de AP y unidades de dolor ajustar tratamientos en tiempo real, minimizando interacciones farmacológicas derivadas de la polimedicación y eventos adversos. Además, la IA puede analizar datos de imágenes médicas (resonancia magnética, rayos X tridimensionales) para detectar marcadores de sensibilización central. Este enfoque basado en datos mejora la estratificación de riesgo de cronicidad y optimiza la toma de decisiones clínicas.

El quantum computing, aunque en etapas iniciales en el uso de aplicaciones sanitarias[97], promete revolucionar el tratamiento del DC al procesar datos genómicos y moleculares a una velocidad sin precedentes, superando las limitaciones de los sistemas computacionales tradicionales. Por ejemplo, podría simular interacciones entre medicamentos y enzimas metabólicas (como CYP2D6) con precisión, identificando combinaciones terapéuticas óptimas para cada paciente. En el contexto de la farmacogenómica, el quantum computing podría analizar redes complejas de genes, proteínas y factores epigenéticos que influyen en la respuesta al dolor, permitiendo el diseño de tratamientos personalizados que consideren diferencias de género y factores hormonales. Además, esta tecnología podría llegar a optimizar algoritmos de IA para predecir la progresión del dolor y evaluar la eficacia de terapias no farmacológicas, sentando las bases para una medicina de precisión más eficiente y accesible en el SNS, a pesar de los retos actuales relacionados con la tecnología y formación.

Las terapias alternativas no farmacológicas basadas en la intervención ergonómica, como la mecanoterapia en rehabilitación y prácticas basadas en movimientos asistidos y controlados con respiración (Tai Chi, Pilates, Yoga), ofrecen un complemento o sustituto a los analgésicos, reduciendo la dependencia de opioides y mejorando la calidad de vida. La mecanoterapia, que utiliza dispositivos para aplicar fuerzas controladas a tejidos musculoesqueléticos, promueve la regeneración y alivia el dolor en pacientes con limitaciones de movilidad, especialmente en personas mayores y mujeres de mediana edad[98]. Por su parte, Tai Chi, Pilates y Yoga combinan ejercicio físico, control respiratorio y mindfulness, disminuyendo la sensibilización central y los síntomas de ansiedad, que afectan desproporcionadamente a las mujeres. Estas terapias, respaldadas por estudios que muestran mejoras en la función física y el sueño, pueden integrarse en programas de rehabilitación del SNS, con protocolos adaptados según sexo y necesidades individuales, fomentando la adherencia y la equidad en el acceso.

No obstante, la integración de IA y el prometedor quantum computing y las terapias alternativas en el manejo del DC requieren un enfoque multidisciplinar y participativo que combine ciencia, tecnología y equidad. La colaboración entre AP, unidades de dolor y asociaciones de pacientes, apoyada por políticas del SNS, puede estandarizar el uso de biomarcadores farmacogenéticos y tecnologías avanzadas, reduciendo los tiempos de espera y el "Síndrome de Penélope", que afecta especialmente a mujeres. La formación de profesionales en estas innovaciones, junto con la divulgación científica accesible, empoderará a pacientes y promoverá la prevención de la cronicidad. Al abordar las diferencias de género y los factores psicosociales, este enfoque holístico no solo mejorará la eficacia y seguridad del tratamiento, sino que también contribuirá a un sistema sanitario más inclusivo, sostenible y centrado en la calidad de vida.

Por lo tanto, es necesario un enfoque interdisciplinar que incorpore la perspectiva de género, la discapacidad y la inclusión social de manera que se garantice un manejo equitativo del DC. Las mujeres, con una prevalencia de dolor crónico dos veces mayor que los hombres, enfrentan barreras como retrasos en la derivación a atención especializada ("Síndrome de Penélope") y mayor exposición a interacciones farmacológicas debido a la polimedicación. Las personas con discapacidades, como limitaciones de movilidad o problemas cognitivos, requieren terapias adaptadas, como mecanoterapia o Yoga modificado, que consideren sus necesidades físicas y psicosociales. La inclusión social, promovida mediante la participación de asociaciones de pacientes y programas comunitarios, asegura que poblaciones vulnerables accedan a innovaciones[99,100] como pruebas farmacogenéticas y tecnologías de IA. Este enfoque, que combina conocimientos médicos, psicológicos, sociales y tecnológicos, puede integrarse en el SNS mediante políticas que prioricen la formación interdisciplinar, la co-creación con pacientes y la eliminación de desigualdades, contribuyendo a una sociedad más inclusiva y a una mejor calidad de vida para las personas con DC.

▲ CONCLUSIONES

Cada persona lleva su propia huella genética por el riesgo de dolor más severo o más crónico, percepción del dolor y respuesta a los analgésicos. Idealmente, los estudios farmacogenéticos tienen como objetivo ayudar en la selección y dosificación de un tratamiento farmacológico óptimo para un paciente específico. Sin embargo, a los pacientes se les recetan con frecuencia varios medicamentos para múltiples comorbilidades y la genética (variaciones en los metabolizadores de la enzima *CYP2D6* y los receptores *OPRM1*) solo puede explicar parcialmente la variabilidad en las respuestas de los pacientes a los fármacos analgésicos. Algunos datos disponibles muestran que la variación genética de *OPRM1* (rs1799971) podría contribuir a las diferencias entre individuos en los requerimientos de morfina, así como la influencia de fenotipos extremos *CYP2D6* en la titulación de opiáceos. Probablemente,

esto se deba a que la respuesta a los medicamentos es un proceso complejo que implica un gran número de proteínas codificadas por varios genes, cuya expresión también puede ser el resultado de mecanismos independientes del ADN y asociarse a así otros factores fisiológicos (edad, género), patológicos (comorbilidades, polimedicación) o ambientales (estilo de vida).

La integración de tecnologías innovadoras, como la IA para analizar datos clínicos y genéticos, el quantum computing para simular interacciones farmacológicas, y terapias alternativas no farmacológicas, como la mecanoterapia y prácticas basadas en movimiento (Tai Chi, Pilates, Yoga), puede complementar los enfoques farmacogenéticos, mejorando la personalización del tratamiento y reduciendo la dependencia de opioides.

La comprensión de los fundamentos moleculares del dolor ayudará a un mejor desarrollo de pruebas diagnósticas, pruebas que permitan tratamientos individualizados y pruebas para facilitar estrategias alternativas para un mejor alivio del dolor. Para esto, es necesario promover la investigación, formar expertos en la aplicación clínica de estas técnicas y formar al estamento médico, en el significado y las limitaciones de la aplicación de la farmacogenética. Además, estas innovaciones deben integrarse en los registros electrónicos de salud para apoyar decisiones clínicas en tiempo real, promoviendo la equidad, especialmente en mujeres, quienes presentan mayor prevalencia de dolor crónico.

Por otra parte, será necesario demostrar que los hallazgos en un grupo de población específico pueden extrapolarse a otros, definiendo el porcentaje de personas que se beneficiarían de la prueba genética. Todo esto sin olvidar que la información genética debería ser solo otro elemento de juicio para tratar de predecir la respuesta a un medicamento en una persona con dolor.

◢ PERSPECTIVAS DE FUTURO

Los marcadores genéticos validados podrían introducirse en el futuro en prácticas clínicas de rutina para un mejor manejo del dolor. La implementación clínica de biomarcadores farmacogenéticos ayudaría a identificar factores de riesgo que predisponen a resultados negativos, como el TCOP. En el futuro, el escenario del dolor crónico demanda innovaciones que personalicen el tratamiento y promuevan la equidad en el SNS, con un enfoque especial en mujeres, donde el dolor crónico es más prevalente. Tecnologías emergentes, como la IA para desarrollar modelos predictivos personalizados (e.g., proyecto MORPHEO), el quantum computing para analizar redes genómicas complejas, y terapias alternativas como la mecanoterapia, Tai Chi, Pilates y Yoga, ofrecen un enfoque prometedor para mejorar la eficacia, reducir la dependencia de fármacos y abordar las necesidades de poblaciones vulnerables. Estas innovaciones pueden integrarse en registros electrónicos del SNS, permitiendo ajustes de tratamiento en tiempo real y minimizando interacciones farmacológicas. Un enfoque interdisciplinar que incorpore la perspectiva de género, la discapacidad y la inclusión social es esencial para garantizar un manejo equitativo. Las mujeres enfrentan barreras como el "Síndrome de Penélope" (retrasos en derivaciones), mientras que las personas con discapacidades requieren terapias adaptadas. La participación de asociaciones de pacientes y programas comunitarios asegurará el acceso a estas innovaciones, promoviendo una sociedad más inclusiva. La investigación en curso sobre variantes genéticas y opioides, combinada con estas tecnologías, sentará las bases para una medicina de precisión más eficiente, aunque su implementación requerirá superar retos como la formación profesional y la estandarización de protocolos en el SNS.

◢ FINANCIACIÓN

Este proyecto ha sido financiado por la Delegación del Gobierno para el Plan Nacional sobre Drogas, mediante el proyecto MORPHEO, con expediente 2023I031. Asimismo, este proyecto cursa en el marco del proyecto INNTA1/2024/11 (2024-2026), cofinanciado por la Comunidad Valenciana, Programa Europeo FEDER.

◢ BIBLIOGRAFÍA

1. Decálogo del Dolor Crónico. [Internet] Alianza General de Pacientes; 2023. [citado: 09 abril 2025]. Disponible en: https://alianzadepacientes.org/documentos/decalogo-del-dolor-cronico

2. Torralba A, Miquel A, Darba J. Situación actual del dolor crónico en España: iniciativa "Pain Proposal". Rev Soc Esp Dolor. 2014; 21(1):16-22.

3. Sánchez J, Tejedor A, Carrascal R (coords.). Documento de Consenso. La atención al paciente con dolor crónico no oncológico (DCNO)

en Atención Primaria (AP). [Internet]. Sociedad Española de Médicos Generales y de Familia (SEMG), Sociedad Española de Medicina de Familia y Comunitaria (semFYC) y Sociedad Española de Médicos de Atención Primaria (SEMERGEN). 2016. [Citado 04 Jul 2023]. Disponible en: https://www.semfyc.es/wp-content/uploads/2016/06/DOCUMENTO-CONSENSO-DOLOR-17-04-A.pdf

4. Boceta J, Peiró A, Cevas F, Vidal L, Acedo M, Mayoral V, et al. Problemas éticos en el manejo del dolor. Estudio cualitativo mediante entrevista de reflexión abierta. Rev Soc Esp Dolor 2020; 27(2): 89–96 / DOI: 1020986/resed20203729/2019

5. Barómetro del dolor crónico en España: análisis de situación del impacto del dolor crónico a nivel nacional. [Internet]. Observatorio del dolor y Fundación Grünenthal España; 2022. [Citado 10 abril 2025]. Disponible en: https://www.fundaciongrunenthal.es/fundacion/pdfs/barometro-dolor-cronico-espana2022.pdf

6. Instituto Nacional de Estadística, 2023. Índice de Envejecimiento por comunidad autónoma.

7. Li M, She K, Zhu P, Li Z, Liu J, Luo F, Ye Y. Chronic Pain and Comorbid Emotional Disorders: Neural Circuitry and Neuroimmunity Pathways. Int J Mol Sci. 2025 Jan 7;26(2):436. doi: 10.3390/ijms26020436. PMID: 39859152; PMCID: PMC11764837.

8. IASP 2024 Global Year about Sex and Gender Disparities in Pain. [Citado 10 abril 2025]. Disponible en: https://www.iasp-pain.org/advocacy/global-year/sex-and-gender-disparities-in-pain/

9. Protocolo de deshabituación de opioides, elaborado por el Grupo de utilización de medicamentos opioides en dolor crónico no oncológico del Ministerio de Sanidad; 2023.

10. Houghton DC, Merritt CR, Miller SN, Mitchell JM, Parker D, Hommel JD, Cunningham KA, Wilkes DM. Electronic Real-Time Monitoring Reveals Limited Adherence to Long-Term Opioid Prescriptions in Pain Patients. J Pain Res. 2024 May 21;17:1815–27. doi: 10.2147/JPR.S436898. PMID: 38799276; PMCID: PMC11127646.

11. Ballester P, Muriel J, Peiró AM. CYP2D6 phenotypes and opioid metabolism: the path to personalized analgesia. Expert Opin Drug Metab Toxicol. 2022 Apr;18(4):261–75. doi: 10.1080/17425255.2022.2085552. Epub 2022 Jun 10. PMID: 35649041.

12. FDA. Drug Safety and Availability; 2025 [citado: 09 abril 2025]. Disponible en: https://www.fda.gov/drugs/drug-safety-and-availability/la-fda-advierte-acerca-de-los-graves-riesgos-y-muerte-cuando-se-combinan-medicamentos-opioides-para

13. Crews KR, Monte AA, Huddart R, Caudle KE, Kharasch ED, Gaedigk A, et al.. Clinical Pharmacogenetics Implementation Consortium Guideline for CYP2D6, OPRM1, and COMT Genotypes and Select Opioid Therapy. Clin Pharmacol Ther. 2021 Oct;110(4):888–96. doi: 10.1002/cpt.2149. Epub 2021 Feb 9. PMID: 33387367; PMCID: PMC8249478.

14. Chou R, Fanciullo GJ, Fine PG, Adler JA, Ballantyne JC, Davies P, et al. Clinical guidelines for the use of chronic opioid therapy in chronic noncancer pain. The journal of pain : official journal of the American Pain Society. 2009;10(2):113–30.

15. Larsson B, Dragioti E, Grimby-Ekman A, Gerdle B, Björk J. Predictors of chronic pain intensity, spread, and sensitivity in the general population: A two-year follow-up study from the SWEPAIN cohort. Journal of rehabilitation medicine. 2019;51(3):183–92.

16. Pérez C, Margarit C, Serrano M. Survey of European patients assessing their own noncancer chronic pain: results from Spain. Current medical research and opinion. 2013;29(6):643–51.

17. Fillingim RB, King CD, Ribeiro-Dasilva MC, Rahim-Williams B, Riley JL, 3rd. Sex, gender, and pain: a review of recent clinical and experimental findings. The journal of pain. 2009;10(5):447–85.

18. Bartley EJ, Fillingim RB. Sex differences in pain: a brief review of clinical and experimental findings. British journal of anaesthesia. 2013;111(1):52–8.

19. Darnall BD, Stacey BR, Chou R. Medical and psychological risks and consequences of long-term opioid therapy in women. Pain medicine (Malden, Mass). 2012;13(9):1181–211.

20. Planelles B, Margarit C, Inda MD, Ballester P, Muriel J, Barrachina J, et al. Gender based differences, pharmacogenetics and adverse events in chronic pain management. The pharmacogenomics journal. 2020;20(2):320–8.

21. Hutchinson K, Moreland AM, de CWAC, Weinman J, Horne R. Exploring beliefs and practice of opioid prescribing for persistent non-cancer pain by general practitioners. European journal of pain (London, England). 2007;11(1):93–8.

22. Ballina J, Carmona L, Laffon A. Impacto del consumo de AINE en la población general española.

Resultados del estudio EPISER. Revista Española de Reumatología. 2002;29(7):337–42.

23. Manolio TA, Chisholm RL, Ozenberger B et al. 2013. Implementing genomic medicine in the clinic: the future is here. Genet Med. 15(4): 258–67.

24. Rodriguez Vicente AE, Herrero Cervera MJ, Bernal ML, Rojas L, Peiro AM. 2018. Personalized medicine into health national services: barriers and potentialities. Drug Metab Pers Ther. 33(4): 159–63.

25. Leresche L, Saunders K, Dublin S et al. 2015. Sex and Age Differences in Global Pain Status Among Patients Using Opioids Long Term for Chronic Noncancer Pain. J Womens Health (Larchmt). 24(8): 629–35.

26. Fullerton EF, Doyle HH, Murphy AZ. 2018. Impact of sex on pain and opioid analgesia: a review. Curr Opin Behav Sci. 23: 183–90.

27. Becker JB, Chartoff E. 2019. Sex differences in neural mechanisms mediating reward and addiction. Neuropsychopharmacology. 44(1): 166–83.

28. Fillingim RB, Gear RW. 2004. Sex differences in opioid analgesia: clinical and experimental findings. Eur J Pain. 8(5): 413–25.

29. Sakata T, Anzai N, Shin HJ et al. Novel single nucleotide polymorphisms of organic cation transporter 1 (SLC22A1) affecting transport functions. Biochem Biophys Res Commun. 2004;313(3): 789–93.

30. Ting S, Schug S. The pharmacogenomics of pain management: prospects for personalized medicine. J Pain Res. 2016;9: 49–56.

31. King M, Su W, Chang A, Zuckerman A, Pasternak GW. Transport of opioids from the brain to the periphery by P-glycoprotein: peripheral actions of central drugs. Nat Neurosci. 2001;4(3): 268–74.

32. Xie R, Hammarlund-Udenaes M, De Boer AG, De Lange EC. The role of P-glycoprotein in blood-brain barrier transport of morphine: transcortical microdialysis studies in mdr1a (-/-) and mdr1a (+/+) mice. Br J Pharmacol. 1999; 128(3): 563–8.

33. Chou WY, Yang LC, Lu HF et al. Association of mu-opioid receptor gene polymorphism (A118G) with variations in morphine consumption for analgesia after total knee arthroplasty. Acta Anaesthesiol Scand. 2006;50(7): 787–92.

34. Marian AJ. Molecular genetic studies of complex phenotypes. Transl Res. 2012;159(2): 64–79.

35. Ben Hamida S, Boulos LJ, McNicholas M, Charbogne P, Kieffer BL. Mu opioid receptors in GABAergic neurons of the forebrain promote alcohol reward and drinking. Addict Biol. 2019;24(1):28–39.

36. Kreek MJ, Bart G, Lilly C, Laforge KS, Nielsen DA. Pharmacogenetics and human molecular genetics of opiate and cocaine addictions and their treatments. Pharmacol Rev. 2005;57(1): 1–26.

37. Skarke C, Darimont J, Schmidt H, Geisslinger G, Lotsch J. Analgesic effects of morphine and morphine-6-glucuronide in a transcutaneous electrical pain model in healthy volunteers. Clin Pharmacol Ther. 2003;73(1): 107–21.

38. Klepstad P, Rakvag TT, Kaasa S et al. The 118 A > G polymorphism in the human mu-opioid receptor gene may increase morphine requirements in patients with pain caused by malignant disease. Acta Anaesthesiol Scand. 2004;48(10): 1232–9.

39. Klepstad P, Fladvad T, Skorpen F et al. Influence from genetic variability on opioid use for cancer pain: a European genetic association study of 2294 cancer pain patients. Pain. 2011;152(5): 1139–45.

40. Muriel J, Margarit C, Barrachina J et al. Pharmacogenetics and prediction of adverse events in prescription opioid use disorder patients. Basic Clin Pharmacol Toxicol. 2019;124(4): 439–48.

41. Olsen MB, Jacobsen LM, Schistad EI et al. Pain intensity the first year after lumbar disc herniation is associated with the A118G polymorphism in the opioid receptor mu 1 gene: evidence of a sex and genotype interaction. J Neurosci. 2012;32(29): 9831–4.

42. Agulló L, Aguado I, Muriel J, Margarit C, Gómez A, Escorial M, Sánchez A, Fernández A, Peiró AM. Pharmacogenetic Guided Opioid Therapy Improves Chronic Pain Outcomes and Comorbid Mental Health: A Randomized, Double-Blind, Controlled Study. Int J Mol Sci. 2023 Jun 28;24(13):10754. doi: 10.3390/ijms241310754. PMID: 37445931; PMCID: PMC10341655.

43. Smith HS. Opioid metabolism. Mayo Clin Proc. 2009;84(7): 613–24.

44. Gaedigk A, Simon SD, Pearce RE, Bradford LD, Kennedy MJ, Leeder JS. The CYP2D6 activity score: translating genotype information into a qualitative measure of phenotype. Clin Pharmacol Ther. 2008;83(2): 234–42.

45. Ballester P, Muriel J, Peiró AM. CYP2D6 phenotypes and opioid metabolism: the path

to personalized analgesia. Expert Opin Drug Metab Toxicol. 2022 Apr;18(4):261-75. doi: 10.1080/17425255.2022.2085552. Epub 2022 Jun 10. PMID: 35649041.

46. Chidambaran V, Sadhasivam S, Mahmoud M. Codeine and opioid metabolism: implications and alternatives for pediatric pain management. Curr Opin Anaesthesiol. 2017;30(3): 349-56.

47. Matic M, De Wildt SN, Tibboel D, Van Schaik RHN. Analgesia and Opioids: A Pharmacogenetics Shortlist for Implementation in Clinical Practice. Clin Chem. 2017;63(7): 1204-13.

48. Owusu Obeng A, Hamadeh I, Smith M. Review of Opioid Pharmacogenetics and Considerations for Pain Management. Pharmacotherapy. 2017;37(9): 1105-21.

49. Liukas A, Hagelberg NM, Kuusniemi K, Neuvonen PJ, Olkkola KT. Inhibition of cytochrome P450 3A by clarithromycin uniformly affects the pharmacokinetics and pharmacodynamics of oxycodone in young and elderly volunteers. J Clin Psychopharmacol 2011;31(3): 302-308.

50. Takashina Y, Naito T, Mino Y, Yagi T, Ohnishi K, Kawakami J. Impact of CYP3A5 and ABCB1 gene polymorphisms on fentanyl pharmacokinetics and clinical responses in cancer patients undergoing conversion to a transdermal system. Drug Metab Pharmacokinet. 2012;27(4): 414-21.

51. Canadian Institutes of Health Research. Science is better with sex and gender. 2018.

52. Pisanu C, Franconi F, Gessa GL, Mameli S, Pisanu GM, Campesi I, et al. Sex differences in the response to opioids for pain relief: A systematic review and meta-analysis. Pharmacol Res. 2019;148:104447. DOI: 10.1016/j.phrs.2019.104447.

53. Ma H, et al. Application of Machine Learning Techniques for Clinical Predictive Modeling: A Cross-Sectional Study on Nonalcoholic Fatty Liver Disease in China. Biomed Res Int. 2018 Oct 3;2018:4304376. doi: 10.1155/2018/4304376.

54. Häuser W, Morlion B, Vowles KE, Bannister K, Buchser E, Casale R, Chenot JF, Chumbley G, Drewes AM, Dom G, Jutila L, O'Brien T, Pogatzki-Zahn E, Rakusa M, Suarez-Serrano C, Tölle T, Krčevski Škvarč N. European* clinical practice recommendations on opioids for chronic noncancer pain - Part 1: Role of opioids in the management of chronic noncancer pain. Eur J Pain. 2021 May;25(5):949-68. doi: 10.1002/ejp.1736. Epub 2021 Mar 2. PMID: 33655607; PMCID: PMC8248186.

55. Krčevski Škvarč N, Morlion B, Vowles KE, Bannister K, Buchsner E, Casale R, et al.. European clinical practice recommendations on opioids for chronic noncancer pain - Part 2: Special situations. Eur J Pain. 2021 May;25(5):969-85. doi: 10.1002/ejp.1744. Epub 2021 Mar 2. PMID: 33655678.

56. Escorial M. Deprescripción en pacientes con dependencia inducida a opioides: efectividad a largo plazo y validación de marcadores genéticos. Tesis doctoral con mención internacional. Directora: Dra. Ana M Peiró, codirector: Dr. Javier Muriel. Universidad Miguel Hernández (Elche, España). Defendida 14-jul-2023. Accesible en: http://dspace.umh.es

57. Benjeddou M, Peiró AM. Pharmacogenomics and prescription opioid use. Pharmacogenomics. 2021 Mar;22(4):235-45. doi: 10.2217/pgs-2020-0032. Epub 2021 Jan 15. PMID: 33445954.

58. Mendez EF, et al. A human stem cell-derived neuronal model of morphine exposure reflects brain dysregulation in opioid use disorder: Transcriptomic and epigenetic characterization of postmortem-derived iPSC neurons. Front Psychiatry. 2023 Feb 16;14:1070556. doi: 10.3389/fpsyt.2023.1070556.

59. Dai Q, et al. Whole Transcriptome Sequencing of Peripheral Blood Shows That Immunity/GnRH/PI3K-Akt Pathways Are Associated With Opioid Use Disorder. Front Psychiatry. 2022 Jun 21;13:893303. doi:10.3389/fpsyt.2022.893303.

60. Agulló L, Muriel J, Margarit C, Escorial M, Garcia D, Herrero MJ, et al. Sex Differences in Opioid Response Linked to OPRM1 and COMT genes DNA Methylation/Genotypes Changes in Patients with Chronic Pain. J Clin Med. 2023 May 13;12(10):3449. doi: 10.3390/jcm12103449. PMID: 37240556; PMCID: PMC10219447.

61. Universidad de Standford. Innovaciones de Género: Método: análizar las interacciones entre sexo y género. Disponible en [http://genderedinnovationsesp.gendersteunescochair.com/index.php/metodo_aliesyg/].Accesible en [03/03/2023]

62. Escorial M, et al. Sex-Differences in Pain and Opioid Use Disorder Management: A Cross-Sectional Real-World Study. Biomedicines. 2022 Sep 16;10(9):2302. doi: 10.3390/biomedicines10092302.

63. Rogers AH, et al. Sex differences in the relationship between anxiety sensitivity and opioid misuse among adults with chronic pain. Addict

Behav. 2020 Mar;102:106156. doi: 10.1016/j.addbeh.2019.106156.

64. Gallach Solano E, Bermejo Gómez MA, Robledo Algarra R, Izquierdo Aguirre RM, Canos Verdecho MA. Determinantes de género en el abordaje del dolor crónico. Rev Soc Esp Dolor. 2020;27(4):252-6.

65. Kiely KM, Brady B, Byles J. Gender, mental health and ageing. Maturitas. 2019;129:76-84. DOI: 10.1016/j.maturitas.2019.09.004.

66. Sorge RE, Mapplebeck JC, Rosen S, Beggs S, Taves S, Alexander JK, et al. Different immune cells mediate mechanical pain hypersensitivity in male and female mice. Nat Neurosci. 2015;18(8):1081-3. DOI: 10.1038/nn.4053.

67. Samulowitz A, Gremyr I, Eriksson E, Hensing G. "Brave Men" and "Emotional Women": A Theory-Guided Literature Review on Gender Bias in Health Care and Gendered Norms towards Patients with Chronic Pain. Pain Res Manag. 2018;2018. doi:10.1155/2018/6358624.

68. Richardson J, Holdcroft A. Gender differences and pain medication. Women's health (London, England). 2009;5(1):79-90. DOI: 10.2217/17455057.5.1.79.

69. Sex, Hormones & Genetics Affect Brain's Pain Control System. ScienceDaily. 2003.

70. Saiz-Rodríguez M, Ochoa D, Herrador C, Belmonte C, Román M, Alday E, et al. Polymorphisms associated with fentanyl pharmacokinetics, pharmacodynamics and adverse effects. Basic Clin Pharmacol Toxicol. 2019;124(3):321-9. DOI: 10.1117bcpt.13141.

71. Manubay J, Davidson J, Vosburg S, Jones J, Comer S, Sullivan M. Sex differences among opioid-abusing patients with chronic pain in a clinical trial. J Addict Med. 2015;9(1):46-52. DOI: 10.1097/ADM.0000000000000086.

72. Mónica Escorial, Jordi Barrachina, César Margarit, Laura Agulló, Ana María Peiró. Efectividad a largo plazo de la deprescripción en pacientes con dependencia a opioides: farmacogenética con perspectiva de sexo. Rev Soc Esp Dolor. (En Prensa) 2021.

73. Lopes GS, Bielinski S, Moyer AM, Jacobson DJ, Wang L, Jiang R, et al. Sex differences in type and occurrence of adverse reactions to opioid analgesics: a retrospective cohort study. BMJ open. 2021;11(6):e044157.

74. Serdarevic M, Striley CW, Cottler LB. Sex differences in prescription opioid use. Current opinion in psycchiatry. 2017;30(4):238-46. DOI: 10.1097/YCO.0000000000000337.

75. Back SE, Payne RA, Waldrop AE, Smith A, Reeves S, Brady KT. Prescription opioid aberrant behaviors: a pilot study of sex differences. Clin J Pain. 2009;25(6):477-84. DOI: 10.1097/AJP.0b013e31819c2c2f.

76. Holgado D, Manresa-Rocamora A, Zamboni L, Lugoboni F, Peiró AM, Zandonai T. The effect of benzodiazepines on exercise in healthy adult participants: A systematic review. J Addict Dis. 2021:1-9. DOI: 10.1080/10550887.2021.1990640.

77. McHugh RK, Geyer RB, Chase AR, Griffin ML, Bogunovic O, Weiss RD. Sex differences in benzodiazepine misuse among adults with substance use disorders. Addict Behav. 2021;112:106608. DOI: 10.1016/j.addbeh.2020.106608.

78. Muriel J, Barrachina J, Del Barco G, Carvajal C, Escorial M, Margarit C, Ballester P, Peiró AM. Impact of CYP2D6 genotype on opioid use disorder deprescription: an observational prospective study in chronic pain with sex-differences. Front Pharmacol. 2023 May 31;14:1200430. doi: 10.3389/fphar.2023.1200430. PMID: 37324467; PMCID: PMC10264765.

79. McLean CP, Anderson ER. Brave men and timid women? A review of the gender differences in fear and anxiety. Clinical psychology review. 2009;29(6):496-505.

80. Gemmati D, Varani K, Bramanti B, Piva R, Bonaccorsi G, Trentini A, et al. "Bridging the Gap" Everything that Could Have Been Avoided If We Had Applied Gender Medicine, Pharmacogenetics and Personalized Medicine in the Gender-Omics and Sex-Omics Era. Int J Mol Sci. 2019;21(1):296.

81. Sato H, Droney J, Ross J, Olesen AE, Staahl C, Andresen T, et al. Gender, variation in opioid receptor genes and sensitivity to experimental pain. Molecular pain. 2013;9:20.

82. Cabaleiro T, Ochoa D, Román M, Moreno I, López-Rodríguez R, Novalbos J, et al. Polymorphisms in CYP2D6 have a greater effect on variability of risperidone pharmacokinetics than gender. Basic & clinical pharmacology & toxicology. 2015;116(2):124-8.

83. Muriel J, Margarit C, Planelles B, Serralta MJ, Puga C, Inda MD, et al. OPRM1 influence on and effectiveness of an individualized treatment plan for prescription opioid use disorder patients. Ann N Y Acad Sci. 2018;1425(1):82-93.

84. Campbell CI, Weisner C, Leresche L, Ray GT, Saunders K, Sullivan MD, et al. Age and gender trends in long-term opioid analgesic use for noncancer pain. American journal of public health. 2010;100(12):2541–7.

85. Back SE, Lawson KM, Singleton LM, Brady KT. Characteristics and correlates of men and women with prescription opioid dependence. Addictive behaviors. 2011;36(8):829–34.

86. Back SE, Payne RL, Simpson AN, Brady KT. Gender and prescription opioids: findings from the National Survey on Drug Use and Health. Addictive behaviors. 2010;35(11):1001–7.

87. Aloisi AM. Why We Still Need To Speak About Sex Differences and Sex Hormones in Pain. Pain and therapy. 2017;6(2):111–4.

88. Vázquez-Santiago S, Garrido Peña F. El enfoque de género en las necesidades de atención sociosanitaria. Enfermería Clínica. 2016;26(1):76–80.

89. Organización Panamericana de la Salud. GÉNERO Y SALUD: una Guía Práctica para la Incorporación de la Perspectiva de Género en Salud. 2010.

90. Escorial M, Muriel J, Agulló L, Zandonai T, Margarit C, Morales D, Peiró AM. Clinical prediction of opioid use disorder in chronic pain patients: a cohort-retrospective study with a pharmacogenetic approach. Minerva Anestesiol. 2024 May;90(5):386–96. doi: 10.23736/S0375-9393.24.17864-9.

91. Agulló L. Impacto del sexo y el género en la respuesta analgésica al tratamiento del dolor crónico modulada por factores farmacogenéticos y epigenéticos. Universidad Miguel Hernández, 2023.

92. Peiró AM, Carracedo P, Agulló L, Bernardes SF. Gendered dimension of chronic pain patients with low and middle income: A text mining analysis. PLoS One. 2024 Dec 27;19(12):e0311292. doi: 10.1371/journal.pone.0311292. PMID: 39729450; PMCID: PMC11676948.

93. Jiménez Trujillo I, López de Andrés A, Del Barrio JL, Hernández Barrera V, Valero de Bernabé M, Jiménez García R. Gender Differences in the Prevalence and Characteristics of Pain in Spain: Report from a Population-Based Study. Pain medicine (Malden, Mass.), 2019;20(12), 2349–59. https://doi.org/10.1093/pm/pnz004

94. Criado-Quesada B, Zorrilla-Muñoz V, Agulló-Tomás MS. El uso de tecnologías de asistencia sanitaria digital por parte de la población mayor desde una perspectiva de género e intragene-racional. Teknokultura. 2021;18(2), 103–113. DOI: 10.5209/tekno.74199

95. Zhang M, Zhu L, Lin SY, Herr K, Chi CL, Demir I, Dunn Lopez K, Chi NC. Using artificial intelligence to improve pain assessment and pain management: a scoping review. J Am Med Inform Assoc. 2023 Feb 16;30(3):570–87. doi: 10.1093/jamia/ocac231. PMID: 36458955; PMCID: PMC9933069.

96. Casarin S, Haelterman NA, Machol K. Transforming personalized chronic pain management with artificial intelligence: A commentary on the current landscape and future directions. Experimental Neurology. 2024;382: 114980. DOI: 10.1016/j.expneurol.2024.114980.

97. Chow JCL. Quantum Computing in Medicine. Med Sci (Basel). 2024 Nov 17;12(4):67. doi: 10.3390/medsci12040067. PMID: 39584917; PMCID: PMC11586987.

98. Zorrilla Muñoz V, Agulló Tomás MS, García Sedano T. Análisis socio-ergonómico en la agricultura. Evaluación del sector oleico desde una perspectiva de género y envejecimiento. Revista de Estudios Sociales 2019;70: 123–138.

99. Zorrilla Muñoz V, Agulló Tomás MS. Edadismo, Sexismo y Discapacitismo: Un Análisis desde Twitter en Tiempos de la COVID-19. Revista Internacional de Sociología,2020; 78(4), e154. DOI: 10.3989/ris.2020.78.4.19.495.

100. Agulló Tomás MS, Zorrilla Muñoz V, Gómez García MV. Género y evaluación de programas de apoyo para cuidadoras/es de mayores. Revista Prisma Social. 2018;21:391–415. DOI: 10.23913/prismasocial.2018.1.2469.

Evidencias en el uso racional de opioides

Elisa Arbonés Aran

◢ EL DOLOR CRÓNICO ES UN PROBLEMA DE SALUD QUE PRECISA TRATAMIENTO

En las encuestas de salud, el dolor crónico es el principal problema de salud y calidad de vida (http://salut-web.gencat.cat). Su prevalencia aumenta con el envejecimiento poblacional ya que suele relacionarse con la patología degenerativa osteoarticular y genera una importante demanda de atención médica que recae inicialmente en la atención primaria, que es quien inicia su gestión y establece la derivación a la atención especializada en los casos de difícil control.

El dolor crónico, por su componente multifactorial, precisa un plan de manejo integral con recursos terapéuticos de elevado coste social y económico. El principal objetivo en la gestión de este proceso, no debería ser la desaparición total del dolor, sino mantener la funcionalidad y mejorar la calidad de vida con un plan terapéutico óptimo e individualizado que combine estrategias farmacológicas con las no farmacológicas. La intervención psicoeducativa, el ejercicio físico y la rehabilitación deben siempre acompañar al tratamiento con fármacos que faciliten un abordaje multimodal de los distintos mecanismos implicados en el dolor. En general, el dolor predominantemente periférico nociceptivo puede responder de forma efectiva a los opioides en monoterapia, pero en la mayoría de pacientes con dolor crónico se producen fenómenos de sensibilización central y periférica que requieren combinar fármacos antiinflamatorios y/o coadyuvantes como antidepresivos o antiepilépticos junto con técnicas intervencionistas de control del dolor.

La cuestión que se plantea, es si la dificultad o imposibilidad de poder acceder a este plan integral, ha favorecido un incremento de la terapia farmacológica como primera opción y si este incremento se ha traducido en una mayor prescripción de opioides en el Dolor Crónico No Oncológico (DCNO) en un momento en que se cuestiona su eficacia y seguridad.

◢ SITUACIÓN ACTUAL DEL TRATAMIENTO CON OPIOIDES EN NUESTRO ENTORNO

En las dos últimas décadas se han producido cambios importantes en la prescripción de fármacos, con un aumento en la dispensación de analgésicos opioides y un descenso paralelo en la de antiinflamatorios no esteroideos (AINE), favorecido por la aplicación de nuevos estándares en la gestión del dolor[1] y la aparición de numerosas guías de práctica clínica avaladas por sociedades científicas, que recomendaban su utilización en dolor crónico frente a los AINE, fármacos de uso habitual y con importantes efectos adversos (toxicidad gastrointestinal, renal y cardiovascular), como una alternativa más segura para el tratamiento del DCNO en gente mayor[2-4].

La Agencia Española de Medicamentos y Productos Sanitarios (AEMPS) ha publicado datos de utilización de opioides en España durante el periodo 2010-2019[5]. El consumo de opioides, ha pasado de 10,0 dosis por 1.000 habitantes y día (DHD) en el año 2010 a 19,8 DHD en el año 2019, lo que supone un incremento del 98% en un periodo de 9 años. Este incremento ha generado alarmas y preocupación por la posible aparición de **efectos adversos graves y de seguridad** relacionados con los opioides, pero también ha evidenciado la necesidad de analizar las causas y de consensuar estrategias de actuación para optimizar la prescripción, fomentar un uso racional y evitar posibles situaciones de uso inadecuado. Actualmente el Ministerio de Sanidad en coordinación con la AEMPS, el Instituto Nacional de Gestión Sanitaria (INGESA), el Plan Nacional sobre Drogas y las diferentes Comunidades Autónomas están trabajando en un Plan de optimización de la utilización de analgésicos opioides en DCNO.

Los opioides son analgésicos potentes ampliamente utilizados en el control del dolor agudo. Su función es esencial en el tratamiento del dolor agudo, del dolor quirúrgico y del dolor crónico de origen oncológico de moderada/elevada intensidad que no responde al tratamiento con otros fármacos analgésicos. Sin embargo, la utilización en el DCNO es controvertida ya que no hay datos consistentes de seguridad y eficacia a largo plazo de los opioides y solamente deberían utilizarse cuando el dolor es intenso, continuo y no responde a otras terapias.

La revisión de **efectos adversos** a medio y largo plazo de los opioides en DCNO[6], encuentra un aumento significativo del riesgo de presentar cualquier evento adverso cuando se los compara con placebo, con un mayor riesgo de efectos secundarios como estreñimiento, mareos y náuseas, o de efectos secundarios importantes, pero no encuentra información acerca de muchos de los conocidos y graves efectos secundarios de los opioides como adicción, depresión y problemas del sueño. Sitúa, la tasa absoluta de eventos adversos en un 78%, con una tasa absoluta de cualquier evento adverso grave del 7,5%. Concluye, que la falta de datos sobre efectos adversos representa una grave limitación de la evidencia relacionada con los opioides y recomienda prolongar el seguimiento de los estudios para poder establecer efectos beneficiosos claramente relevantes antes de poder considerar el uso prolongado de opioides en la práctica clínica habitual. Paralelamente a esta falta de datos, se han publicado artículos que cuestionan también su **seguridad** en el tiempo, alertados por las publicaciones sobre el riesgo de sobredosis, dependencia, mal uso y muerte, en Estados Unidos y Canadá[7,8]. La situación en estos países no es comparable a la producida en nuestro entorno, debido al control en la prescripción, pero existe temor al contagio con replicación de la problemática a nivel local, que ha motivado la revisión de la situación en distintos países dado el aumento progresivo de la prescripción de opioides. Independientemente de los efectos adversos y de seguridad expuestos, también existen dudas razonables sobre su **efectividad**. Los estudios de seguimiento son inferiores a un año y por tanto no queda demostrada la efectividad en el tiempo de los opioides en el dolor crónico.

El desafío al que nos enfrentamos como clínicos en nuestra practica clínica habitual al iniciar un tratamiento con opioides en DCNO, es el de implementar **prácticas seguras** para minimizar y evitar daños innecesarios. No deberían quedar excluidos del tratamiento prolongado con opioides, aquellos pacientes seleccionados de forma cuidadosa, con un seguimiento adecuado de la efectividad tanto en el control del dolor como en la funcionalidad, ya que los opioides tienen beneficios indudables, pero también son responsables de numerosos **efectos adversos previsibles** que debemos conocer. Es necesario por tanto, profundizar en el conocimiento de lo que sabemos hoy en día de los opioides para poder practicar una medicina en dónde se equilibre la necesidad ética de ayudar al paciente con dolor, con la rigurosidad científica que garantice su eficacia y seguridad[9].

◢ EFECTOS A CORTO Y LARGO PLAZO DEL TRATAMIENTO CON OPIOIDES

Los opioides producen analgesia por su acción sobre receptores (mu, delta y kappa) localizados a nivel del Sistema Nervioso Central (SNC) y Periférico (SNP), inhibiendo la transmisión de la señal dolorosa y la percepción del dolor. Basándose en su efecto sobre el receptor mu, los opioides se dividen en agonistas puros o agonistas-antagonistas. Sin embargo, pueden actuar como agonistas, agonistas parciales o antagonistas en uno o varios de los receptores opioides, y presentar el llamado dualismo farmacológico. Este fenómeno consiste en que dos fármacos opioides actuando sobre receptores distintos (mu, kappa) ejercen el mismo efecto farmacológico, por ejemplo, analgesia, pero pueden actuar como agonista en un receptor y agonista parcial o antagonista sobre el otro, siendo el resultado de su interacción distinto.

Utilizando como criterio de clasificación su afinidad/eficacia sobre estos receptores, podemos clasificarlos en:

1. **Agonistas puros:** Son fundamentalmente agonistas del receptor mu, con elevada eficacia (actividad intrínseca). Pertenecen a este grupo: Morfina, Oxicodona, Meperidina, Diamorfina, Hidromorfona, Levorphanol, Metadona, Fentanilo, Sufentanilo, Remifentanilo, Tapentadol* y Tramadol (opioide débil)*.

2. **Agonistas parciales:** Actúan sobre receptores mu pero con eficacia inferior a la de los agonistas puros. Son analgésicos cuando se administran solos, pero antagonizan los efectos

de un agonista puro. El fármaco más característico es la Buprenorfina.

3. **Antagonistas puros:** Poseen afinidad por los receptores pero no presentan eficacia. Impiden o revierten la acción de los agonistas y carecen de efectos analgésicos. Pertenecen a este grupo la naloxona y naltrexona.

Tramadol y Tapentadol, son opioides que presentan como característica diferencial, la asociación de un doble mecanismo de acción, que combina una acción sobre los receptores mu y un efecto sobre la recaptación de monoaminas (serotonina y noradrenalina) que aporta ventajas adicionales.

Atendiendo a su formulación pueden clasificarse como:

1. **Opioides de acción corta o liberación inmediata** (IR/SA inmediate release/ short acting).
2. **Opioides de acción prolongada o liberación retardada** (ER/LA extended release/long acting).

Existen formulaciones de acción corta y prolongada para un mismo opioide como la morfina o la oxicodona. Fentanilo transdérmico por el contrario, es una formulación de acción prolongada, pero se han desarrollado formulaciones transmucosas de inicio rápido y acción corta o fentanilos ultrarrápidos que solo tienen indicación en el dolor irruptivo oncológico.

Paralelamente a su acción analgésica, asocian efectos a nivel central y periférico, relacionados con el uso crónico. Algunos de ellos, disminuyen tras la administración repetida (tolerancia), pero la administración continuada puede producir adicción (dependencia de opioides) que cursa con dependencia física y síndrome de abstinencia, tolerancia, deseo irrefrenable de consumo a pesar del daño, así como el abandono de actividades personales, familiares y sociales diferentes de las relacionadas con la obtención y consumo de la sustancia. Más adelante incidiremos de nuevo en estos aspectos.

Debemos conocer los efectos que acompañan al tratamiento con opioides, realizando un seguimiento continuado de los tratamientos prescritos, para poder identificar estos efectos asociados y tratarlos:

1. **Depresión respiratoria y sobredosis accidental:** La depresión respiratoria es dosis dependiente. El riesgo aumenta en pacientes geriátricos, en pacientes con patología respiratoria, hepática y renal, en alcohólicos y fundamentalmente en los que utilizan dosis elevadas y polifarmacia. La administración simultánea de otros depresores del SNC favorece la sedación y depresión respiratoria. La sobredosis accidental y la muerte son directamente proporcionales a la dosis prescrita, con incremento significativo en Dosis Equivalentes de Morfina (DEM) superiores a 100 mg. El mayor riesgo se produce con el uso simultáneo de benzodiazepinas y antidepresivos. La FDA (Food and Drug Administration) en 2016 publica una alarma para evitar la prescripción concomitante de opioides y benzodizepinas[10]. También se ha relacionado el incremento de mortalidad, con la utilización concomitante de gabapentina o pregabalina[11,12]. El CDC (Center for Diseases Control and Prevention) reportó en 2009, 500 mil visitas a los servicios de urgencia por mal uso de opioides[7].

Los opioides se relacionan con desordenes respiratorios relacionados con el sueño: apnea central, respiración atáxica, hipoxemia y retención de CO_2 con la utilización prolongada (6 meses) y pueden favorecer el desarrollo de infecciones respiratorias, pero se requieren más estudios para establecer la morbimortalidad[13].

2. Síndrome de disfunción intestinal: El estreñimiento es un efecto adverso frecuente (50-60%) relacionado con su acción sobre los receptores mu y kappa del tracto gastrointestinal. Acompaña al tratamiento con opioides y no se crea tolerancia. Limita su uso y es causa de interrupción del tratamiento. En casos graves, puede producir obstrucción intestinal que precise ingreso. La utilización de laxantes tiene escasa eficacia. Los fármacos dirigidos a antagonizar la acción opioide en el tubo digestivo (antagonistas mu) como metilnaltrexona, naloxona, almivopan, o naloxegol (polímero conjugado de naloxona), han mostrado efectividad frente a placebo en la constipación inducida por opioides. La náusea y vómito también suelen presentarse inicialmente, pero suelen desaparecer con el uso continuado, se producen por la estimulación de quimiorreceptores del aparato vestibular y del tracto gastrointestinal. Aproximadamente un 80% de pacientes en tratamiento con opioides experimentan al menos un efecto adverso y de estos, un 32% presentan náuseas y un 15% vómitos[14,15].

3. Cardiovascular: Poseen un efecto cardioprotector o de preacondicionamiento isquémico en pacientes coronarios, pero se asocia a un mayor riesgo de eventos cardiovasculares (mayores índices de infarto y de revascularización) en pacientes en tratamiento con opioides frente a la población general, aunque requiere estudios para poder establecer su incidencia[16]. Metadona es el opioide que muestra en los estudios epidemiológicos mayor mortalidad por su efecto de prolongación del intervalo QTc, efecto que no sería equiparable al producido por otros opioides[17].

4. Endocrinos: Impactan sobre el sistema endocrino masculino y femenino por interacción en el eje hipotálamo-hipofisis-suprarenal que se traduce en efectos sobre: hormona de crecimiento, prolactina, TSH, ACTH y LH. La terapia prolongada con opioides induce hiperfunción hipotálamo-hipofisis-suprarenal y disminución en la liberación de hormona liberadora de gonadotrofinas o hipogonadismo hipogonadotrófico que se manifiesta en ambos sexos :

- Hombres: La deficiencia androgénica con disminución en los niveles de testosterona, se traduce en disfunción sexual, infertilidad, fatiga, incrementa el riesgo de síndrome metabólico y resistencia a la insulina, osteopenia, trastornos dentales, depresión, anemia.

- Mujeres: La disminución de LH y FSH, disminuye los niveles circulantes de estrógenos e incrementa la prolactina produciendo mayor osteoporosis, oligomenorrea y galactorrea con disminución de la libido, alteraciones menstruales, alteraciones de la ovulación, deficiencia androgénica (fatiga, depresión, anemia, osteopenia), trastornos dentales.

La endocrinopatía opioide parece ser común[18], pero muchos pacientes no informan de sus síntomas, lo que hace que este efecto adverso pase desapercibido y sin monitorización clínica, está descrito en pacientes que toman cronicamente el equivalente de ≥100 mg de morfina al día. De hecho, diagnosticar el hipogonadismo como relacionado con los opioides puede verse dificultado por otras influencias sobre la función endocrina, como la fisiopatología del dolor, las comorbilidades, otras terapias farmacológicas y la edad del paciente. Las opciones de manejo para la endocrinopatía por opioides incluyen la interrupción de la terapia con opioides, la reducción de la dosis, el cambio a un opioide diferente y la suplementación hormonal. Debería evaluarse la función del sistema endocrino en tratamientos prolongados con opioides (testosterona, estrógenos, progesterona, LH, FSH, DHEA, estradiol...).

5. Sistema inmune: Morfina y fentanilo tienen efectos inmunosupresores intrínsecos, al actuar sobre receptores mu de las células inmunológicas (19). Además, los opioides modulan indirectamente la función inmune a través de la liberación de glucocorticoides por el eje hipotálamo-hipófisis-suprarrenal y por liberación de noradrenalina por el sistema nervioso simpático. Se ha estudiado en pacientes en programa de dependencia con metadona y buprenorfina[20]. La naloxona, puede inhibir este efecto inmunosupresor.

6. Efectos en SNC: Producen inicialmente euforia y sedación que obligan a un inicio lento. Pueden producir neurotoxicidad que se caracteriza por la triada de mioclonias/convulsiones, hiperalgesia y delirio. Los efectos depresores pueden exagerarse y prolongarse con el uso simultáneo de fenotiazinas, inhibidores de la monoaminooxidasa (IMAO) y antidepresivos[21]. Presenta una mayor incidencia en población geriátrica con insuficiencia renal y deshidratación, se relaciona con acumulo de metabolitos neurotóxicos. La hidratación y rotación a otro opioide, puede mejorar la sintomatología. Los mareos y la sedación pueden motivar caídas y facturas.

7. Abuso y mal uso de opioides. Conductas aberrantes: Es el principal problema, en la crisis provocada por los opioides en Estados Unidos y Canadá[7,8]. Los pacientes con abuso de opioides, tienen una mayor prevalencia de depresión, ansiedad y trastornos bipolares. En las conductas aberrantes influyen: factores sociodemográficos (mayor en jóvenes que en la edad avanzada, en mujeres se relaciona con problemas emocionales y afectivos, y en hombres con conductas problemáticas o ilegales, pero en ambos casos con antecedentes de consumo de tóxicos y sustancias ilegales), percepción del dolor, comorbilidad psicopatológica, antecedentes de trastornos por uso de sustancias de abuso (alcohol, cannabis, cocaína, benzodiacepinas), factores genéticos y factores relacionados con las características farmacológicas de los opioides.

Existen cuestionarios de ayuda[22-24] para identificar a pacientes con riesgo de desarrollar abuso y mal uso de opioides, pero la herramienta principal, es la historia clínica y un seguimiento estricto para detectar posibles conductas aberrantes como: escaladas de dosis, incumplimiento terapéutico, peticiones frecuentes de renovación de prescripciones, resistencia a los cambios de opioide o rotación de opioide, acaparamiento de fármaco o utilización de diversas "rutas médicas" para conseguir la prescripción, o la preocupación del entorno del paciente por conductas inadecuadas o episodios de sobredosis, entre otros.

Llegados a este punto, es importante conocer las diferencias en conceptos fundamentales que pueden asociarse al tratamiento como **adicción, dependencia, tolerancia, e hiperalgesia opioide**, para poderlas identificar precozmente y establecer un tratamiento con opioides eficaz y seguro:

Adicción. Es un desorden neurobiológico crónico que conlleva un uso aberrante del opioide y un comportamiento social inadaptado que implica pérdida de autocontrol y que conduce a un uso compulsivo y en ocasiones autodestructivo.

Dependencia. La dependencia física describe las alteraciones en la respuesta fisiológica, ante un consumo crónico, producidas por la adaptación entre opioide y receptor y se caracteriza por la aparición de abstinencia tras su retirada o abandono y se revierte total o parcialmente al reintroducir el fármaco.

El síndrome de deprivación opioide se caracteriza por signos y síntomas debidos a la hiperactividad tanto del sistema simpático como parasimpático, mediados por el plexo mientérico y los núcleos vagal e hipotalámicos cerebrales. Asocia hipertensión, taquicardia, diaforesis, diarrea, temblores, mioclonias, y trastornos del comportamiento como sa-

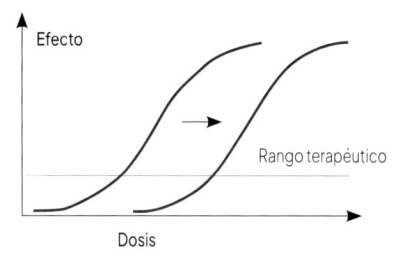

FIGURA 1. Tolerancia.

cudidas de extremidades y movimientos de giro corporales. El inicio de la sintomatología es variable y depende del tipo de opioide, entre 2–6 h para fentanilo y 6–18h para morfina. La metadona la presenta de forma más tardía (3–21 días).

Tolerancia. La tolerancia opioide se produce por un mecanismo de adaptación farmacológica predecible, cuya principal consecuencia es que implica un aumento de la dosis requerida para conseguir el mismo efecto analgésico. Este efecto se desarrolla para la analgesia, la euforia, la sedación, las náuseas y la depresión respiratoria, pero no para la miosis y el estreñimiento. Consiste en un desplazamiento hacia la derecha de la curva dosis-respuesta, debida a una pérdida progresiva de actividad sobre el receptor por una exposición prolongada al agonista (Fig. 1). Está en relación con el tiempo de exposición y la dosis requerida de opioide y con la cinética de asociación-disociación del receptor. La presentan más tardíamente los agonistas con actividad intrínseca baja sobre los receptores y que necesitan una mayor ocupación como la morfina. Puede ser cruzada con otros opioides.

Tolerancia y dependencia trabajan juntas y son adaptaciones al uso continuado que pueden provocar una escalada de dosis continua y peligrosa. La tolerancia (psicológica y/o farmacológica) puede provocar "síntomas de abstinencia" y empeoramiento de dolor que motive incremento de dosis. El aumento de dosis restaura la eficacia pero puede llevar a una escalada de dosis múltiples que conduce a un estado de "analgesia insuficiente". La necesidad continuada de incrementar dosis, obliga a descartar otras causas como por ejemplo un progreso de la enfermedad de base o a un ajuste insuficiente del opioide basal y debe diferenciarse de la hiperalgesia opioide.

Hiperalgesia opioide. Es una desviación hacia la izquierda de la curva dosis-respuesta, de modo que se percibe mayor intensidad del estímulo doloroso (Fig. 2). Puede deberse a una sensibilización del SNC por lesión tisular y nerviosa (hiperalgesia nociceptiva) o a fármacos (hiperalgesia farmacológica). Puede aparecer precozmente, incluso con corta exposición al fármaco. En casos de dolor agudo postoperatorio puede provocar un mayor dolor y disconfort, que puede propiciar el desarrollo posterior de dolor crónico postquirúrgico. Se ha relacionado también con el Síndrome de Dolor Regional Complejo (SDRC).

Los opioides actúan modulando y activando los sistemas inhibitorios y facilitadores de las vías del dolor. Los fenómenos de tolerancia e hiperalgesia se relacionan con un predominio de los mecanismos pronociceptivos. Entre estos mecanismos se encuentran la di-

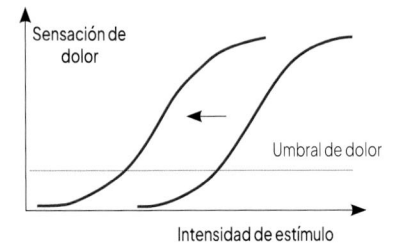

FIGURA 2. Hiperalgesia.

sociación aguda de la unión opioide-receptor de la proteína G que conduce a una desensibilización e internalización de los receptores con una regulación al alza de la vía mediada por la adenilciclasa que provoca un aumento de neurotransmisores excitatorios presinápticos, la facilitación de las vías descendentes en las neuronas del asta posterior, la apoptosis celular de las neuronas del asta posterior y la liberación de péptidos con propiedades antagonistas opioides. Es mayor cuanto más rápida es la acción del opioide y menor su semivida (fentanilos de liberación ultrarrápida y remifentanilo). Los agonistas kappa tienen menor actividad pronociceptiva que los mu. Entre las opciones de tratamiento para prevenir la hiperalgesia opioide, utilizadas fundamentalmente en el postoperatorio, está el empleo de ketamina por su acción antagonista N-metil-D-aspartato (NMDA). También son útiles la clonidina (agonista alfa 2), los inhibidores de la ciclooxigensa y la rotación de opioides. Serían opioides útiles en este sentido, la metadona y la buprenorfina-naloxona, ambos utilizados en el programa de pacientes con drogodependencia.

Independientemente de la hiperalgesia opioide, la rotación de opioides o sustitución de un opioide por otro, es una estrategia útil para conseguir un equilibrio adecuado entre la analgesia y la toxicidad y está también indicada en casos de mala respuesta a un opioide determinado en términos de analgesia y/o funcionalidad, en casos de necesidad de dosis muy elevadas de opioide o cuando se producen efectos adversos importantes.

◢ USO RACIONAL DE OPIOIDES: POSIBLES INDICACIONES Y CONTRAINDICACIONES. SELECCIÓN DE PACIENTES Y SEGUIMIENTO.

Solo deberíamos iniciar el tratamiento con opioides en DCNO cuando han fracasado otra terapias de menor riesgo, cuando el dolor es intenso y afecta claramente la actividad diaria o la calidad de vida, cuando los beneficios superan los riesgos y cuando se ha valorado conjuntamente con el paciente, riesgos, beneficios y alternativas al tratamiento con opioides. Es necesario, establecer una selección adecuada de pacientes y plantear cuestiones que nos ayuden a determinar en el seguimiento si el tratamiento puede ser útil, eficaz, necesario o nocivo para una determinada patología.

Hauser et al.[25] valoran posibles indicaciones y contraindicaciones en distintos procesos e intervalos de tiempo: Los opioides son una opción de tratamiento a corto (4 a 12 semanas), intermedio (13 a 25 semanas) y a largo plazo (≥ 26 semanas) en la osteoartritis crónica, la polineuropatía diabética, la neuralgia postherpética y el dolor lumbar. Las contraindicaciones son cefaleas primarias, así como síndromes somáticos funcionales y trastornos mentales con el dolor como síntoma principal. Tramadol solo o en asociación debería utilizarse durante un tiempo no superior a 4–12 semanas en la fibromialgia y no deberían utilizarse opioides durante más de cuatros semanas en la pancreatitis crónica. Para todas las demás presentaciones clínicas, una terapia a corto y largo plazo con analgésicos que contienen opioides debe evaluarse de forma individual. La mayoría de patologías en las que rutinariamente se indican, como es el caso de la lumbalgia o las cefaleas crónicas son poco respondedoras, pero pueden serlo patologías más limitantes como la artritis reumatoidea en fase de actividad.

Tramadol y tapentadol por su doble mecanismo de acción (inhibición de la recaptación de noradrenalina y de serotonina asociado a su efecto sobre receptores opioides) se les ha considerado fármacos con posible eficacia en dolor crónico con importante componente de sensibilización central. En este sentido podrían considerarse fármacos de 2ª o 3ª línea en pacientes con fibromialgia que no han respondido a otros tratamientos, sin embargo el riesgo es elevado y deben ser limitados en el tiempo ya que esta eficacia no queda demostrada y no parece ser superior a la de los AINE y/o antidepresivos.

Los riesgos asociados al uso de opioides deben estratificarse de forma individualizada. Un plan de tratamiento eficaz y seguro con opioides, empieza con una selección adecuada de los pacientes. Existen cuestionarios de ayuda en la toma de decisiones pero la herramienta más útil es la entrevista clínica dirigida a identificar antecedentes previos de uso de sustancias de abuso (opioides, alcohol, benzodiacepinas, cocaína, cannabis y otras drogas) tanto a nivel personal como familiar. El consumo de alcohol, drogas y también la polimedicación sugieren riesgo de conductas inapropiadas y, aunque no queden bien establecidas qué conductas predicen dependencia, deben alertar al clínico del riesgo. En estos pacientes no están contraindicados los opioides, pero debe realizarse un control más estricto con monitorización periódica y educación, prescripciones de corta duración con titulación cuidadosa de dosis y detección precoz de signos de mal uso, contratos terapéuticos que incluyan controles de orina, evitar prescripciones por diferentes médicos y contemplar la opción de la derivación a especialistas (unidades de dolor y adicción o toxicomanías). Hay cuestionarios de cribado para identificar pacientes con conductas de uso abusivo de opioides que pueden ser de ayuda para completar la entrevista clínica: COMM (*Current Opioid Misuse Measure*), ORT (*Opioid Risk Tool*), SOAPP (*Screener and Opioids Assessment for Patients with Pain*), Lista de conductas adictivas o ABC (*Adiction Behaviors Checklist*)... La entrevista realizada por el clínico y el cuestionario SOAPP en su forma extensa, validado para la población hispana, son los métodos más efectivos para predecir qué pacientes pueden desarrollar conductas de uso abusivo de opioides[22-24].

Independiente de este cribado de posibles conductas abusivas, existen factores de riesgo de sobredosis al inicio del tratamiento, que dependen tanto del paciente como del prescriptor:

1. **Propios del paciente:** edad avanzada, consumo habitual de benzodiacepinas y alcohol, insuficiencia renal o hepática, EPOC, obesidad, SHAS, deterioro cognitivo.

2. **Propios del prescriptor:** evaluación incompleta, ajuste rápido de dosis, combinaciones de opioides y sedantes, fallos en la monitorización de dosis o información insuficiente (paciente y familia).

En todo momento, debemos replantear cuestiones que nos permitan determinar si el tratamiento es **útil, eficaz, necesario o nocivo:** ¿Está justificado o es adecuado el tratamiento para esta patología?, ¿Es necesario y la causa que lo motiva está resuelta?, ¿Se han establecido unos objetivos realistas?, ¿Esos objetivos, consensuados con el paciente, se están cumpliendo?, ¿Han aparecido efectos adversos intolerables?, ¿Puede haber desarrollado una hiperalgesia o existen signos de alerta tempranos de sobredosis?, ¿El paciente desea iniciar (o continuar) con el tratamiento?...

Se han creado numerosas guías de práctica clínica con la idea de ayudar a una mejor prescripción[25-30]. Las guías publicadas recientemente que abordan de forma más completa el problema son las del CDC y las Europeas (European clinical practice recommendations on opioids for chronic noncancer pain) y a nivel nacional la "Guía de Consenso para el buen uso de analgésicos opioides" elaborada por Socidrogalcohol, junto con la SEMfyc (Sociedad Española de

Medicina Familiar y Comunitaria, la FAE-CAP (Federación de Asociaciones de Enfermería Comunitaria y Atención Primaria) y la SECPAL (Sociedad Española de Cuidados Paliativos) financiada por el Ministerio de Sanidad, las Recomendaciones de práctica clínica de la Sociedad Española Multidisciplinar del Dolor (SEMDOR) y el "Consens català de dolor crònic no oncològic" elaborado por la SCD (Societat Catalana del Dolor) i la CAMFiC (Societat Catalana de Medicina Familiar i Comunitària). El grupo de Trabajo de opioides de la SCD ha publicado recientemente en su web un tríptico con recomendaciones que ayudan en la titulación y seguimiento de la prescripción.

La tabla I resume estas recomendaciones. Resaltamos a continuación los aspectos más significativos y de ayuda en este uso racional de opioides:

- Antes de iniciar el tratamiento y de forma periódica posteriormente, deben establecerse objetivos, beneficios y riesgos de forma realista con el paciente. Todos los agentes implicados, profesionales y pacientes o sus cuidadores, deben garantizar un uso seguro de estos medicamentos, incidiendo especialmente en la formación y participación de los pacientes y cuidadores en la manera de utilizarlos. Los pacientes con riesgo de depresión respiratoria o con comorbilidad asociada, deben seguirse de forma más estrecha, pero no debemos discontinuar el seguimiento periódico de todas las titulaciones iniciadas y conocer dosis, frecuencia y resultado del tratamiento que prescribimos. Además, en la monito-

rización individualizada, debe considerarse la prescripción de opioides, sólo si los beneficios esperados tanto en alivio de dolor (por ejemplo, alivio del dolor de un 30 a 50%) como en la funcionalidad superan a los posibles riesgos y deben poder ser retirados bajo control en los casos en que no se produzca esta efectividad.

- No hay un opioide superior a otro y a dosis equianalgésicas la mayoría de opioides producen una analgesia similar. El fármaco prototipo es la morfina y en general, los agonistas puros son los más utilizados en el tratamiento del dolor debido a que no presentan dosis techo, pero no hay evidencia, incluyendo a la morfina, de que un opioide en particular sea superior a otro en términos de eficacia analgésica. La selección del opioide debe individualizarse en función de la experiencia del prescriptor, el estado de salud, la intensidad de dolor y experiencias previas en el tratamiento con opioides, entre otros.

- En el DCNO, la vía oral es la de elección, y la morfina oral, se considera el opioide de elección por su experiencia en el uso y su bajo coste económico. En el ajuste de dosis, se utilizaran las formulaciones de liberación inmediata (menor riesgo de sobredosis) y una vez establecida la dosis mínima eficaz, se pasará a las formulaciones de liberación prolongada (menor riesgo de adicción).

- Los opioides siempre deben pautarse a dosis fija, nunca a demanda. La dosis mínima eficaz debe ajustarse en función de la respuesta del paciente

TABLA I.

Los objetivos del tratamiento no deben ser solo aliviar el dolor. Se debe aliviar el dolor, mantener la funcionalidad física y mental, y mejorar la calidad de vida.

Se recomienda seguir la escalera analgésica de la OMS, incluyendo desde el inicio medidas no farmacológicas e iniciar con fármacos no opioides.
- Dolor nociceptivo: de elección se han de utilizar las medidas no farmacológicas, paracetamol y/o AINE. Introducir tramadol en segunda línea y los opioides mayores en tercera línea.
- Dolor neuropático: de elección se ha de utilizar amitriptilina, gabapentina y, en caso de fracaso, pregabalina y/o duloxetina. Como tercera línea de tratamiento, se deben utilizar opioides débiles (tramadol) y, cuando estos no sean eficaces, opioides mayores.

Los opioides no son fármacos de elección en el DCNO y su uso sigue siendo controvertido. En general pueden ser eficaces a corto plazo en el dolor nociceptivo y solo parcialmente eficaces en el dolor neuropático. A medio y largo plazo (> 1 año) no hay datos claros de eficacia y seguridad. Solo deben emplearse, al menos, en dolor moderado.

Antes de iniciar el tratamiento con opioides, el médico y el paciente deben conocer los efectos secundarios, incluidos la hiperalgesia, la tolerancia, la abstinencia y el riesgo de abuso y adicción.

Cuanto más joven sea el paciente y el dolor más crónico y complejo, menos indicados están los opioides.

El ajuste de los opioides debe ser individualizado, lento y progresivo hasta alcanzar la dosis mínima eficaz. La mayoría de los pacientes necesitan dosis inferiores a los 200 mg de dosis equivalente de morfina (DEM). La dosis habitual y más segura debe ser ≤ 60 mg DEM para el dolor nociceptivo y ≤ 90 DEM para el dolor neuropático. A dosis > 100 mg DEM la mortalidad se dobla y a > 200 mg DEM se triplica.

Es fundamental una revisión periódica (al menos trimestral si está estabilizado) y continuada de los pacientes para valorar la eficacia y seguridad. Si no se obtiene una respuesta adecuada con un opioide es mejor realizar rotación a otro de distinto grupo y evitar una escalada de dosis.

El fentanilo transdérmico debe utilizarse solo en los casos en que no se pueda usar la vía oral. Evitar el uso de buprenorfina (agonista parcial) juntamente con otros opioides porque puede precipitar un síndrome de abstinencia.

La utilización de opioides potentes, de liberación muy rápida y duración corta, distintas fórmulas galénicas de fentanilos ultrarrápidos, no está indicada en el DCNO por el peligro de tolerancia, escalada de dosis y adicción.

Se debe evitar la prescripción conjunta de opioides y benzodiacepinas, antidepresivos sedantes y neurolépticos, sobre todo en ancianos.

y deben ser retirados bajo control en los casos en que no se comprueba su efectividad.
- El escoger a un opioide en particular se debería basar en factores farmacocinéticos como vía de administración, duración de acción (vida media) o metabolismo (incluye la respuesta individual determinada por factores genéticos) y el desarrollo de efectos adversos. La morfina se considera el patrón a la hora de considerar la potencia comparada entre distintos opioides (DEM o Dosis Equivalente de Morfina), sin embargo las dosis equivalentes son variables y requieren monitorización y evaluación individual.
- El ajuste de dosis se hará siempre de forma individualizada, lenta y progre-

siva hasta conseguir la dosis mínima eficaz. La analgesia es dosis-dependiente y la respuesta a los agonistas no tiene efecto techo. La aparición de efectos indeseables es el factor que limita el incremento de dosis. Los analgésicos opioides poseen un índice terapéutico relativamente pequeño, por lo que para obtener un ligero incremento en la analgesia se puede producir con cierta facilidad depresión respiratoria. Se ha de advertir al paciente y a su entorno que puede tardar días en notar eficacia analgésica y que si no observa esta efectividad con las dosis que utilizaremos, no se debe escalar el tratamiento progresivamente, y que se deberán replantear otras opciones (derivación a otro nivel asistencial o a una unidad de dolor).

- Se recomienda iniciar la titulación con un opioide de liberación rápida por vía oral (morfina u oxicodona por ejemplo) a dosis bajas (DEM de 5 mg cada 4 h), ya que hay un menor riesgo de sobredosis. No deben utilizarse los nuevos opioides de acción ultrarrápida (diversas fórmulas galénicas de fentanilo) ya que estos fármacos solo tienen indicación en el dolor irruptivo oncológico como medicación de rescate y deben siempre acompañar a un opioide de base. Además, se asocian a riesgo de desarrollar conductas adictivas. Existe la opción de utilizar las formas retardadas de morfina a dosis baja (5 mg cada 12h) y aumentar progresivamente la dosis de 5 en 5. Los incrementos de dosis deben ser siempre lentos y se recomienda no superar en más de un 25-50% de la dosis total diaria previa.

- Al inicio del tratamiento hay que dejar siempre una ventana terapéutica para los posibles ajustes de dosis con el uso de medicación de rescate si fuese necesario. Puede utilizarse dosis de rescate por vía oral, de 10 mg de morfina de liberación inmediata. Los rescates no deberían superar un máximo de 2-3 veces al día, y en estos casos debe reconsiderarse incrementar la dosis de base.

- Cuando se logra un buen control del dolor con una dosis estable de opioide de liberación rápida, se recomienda pasar a una formulación de liberación prolongada, para mejorar el cumplimiento del tratamiento (calcular dosis morfina rápida utilizada en 24 horas/2 = dosis de morfina retardada cada 12 h). Las formulaciones retardadas presentan menor potencial adictivo.

- La titulación con fentanilo transdérmico, no debería ser práctica habitual.

- Debe evitarse la prescripción concomitante de opioides mayores y menores. También hay que evitar el uso de buprenorfina con otros opioides ya que por su efecto agonista parcial, puede provocar un síndrome de abstinencia y un consiguiente incremento de dolor. Buprenorfina asociada a naloxona, metadona o naltrexona, se utilizan en programa de mantenimiento de adiciones.

- En caso de aparecer efectos adversos no deberíamos plantearnos de entrada, el cambio a otro opioide o rotación, no es prudente realizarlo en esta fase de titulación. Hay que explicar al paciente la dificultad que comporta la fase de titulación, ya que no hemos establecido la utilidad del opioide, y por tanto, no conocemos la dosis eficaz. Debemos esperar un periodo adecuado, dado que la variabilidad entre pacientes y la dificultad de establecer dosis equianalgésicas puede conllevar problemas de seguridad o eficacia con fases de infradosificacion o sobredosificación del nuevo opioide. En estos casos debemos informar de la necesidad de no progresar en la titulación hasta que se produzca la tolerabilidad inicial, con una escalada más lenta.

- Deben reevaluarse los beneficios y riesgos, entre 1 y 4 semanas después de haber iniciado el tratamiento y posteriormente, cada tres meses valorando: Analgesia, Actividad, efectos Adversos y conductas de uso Abusivo (regla nemotécnica de las 4 A). Si en el seguimiento no se demuestra estos beneficios, se debe disminuir la dosis o interrumpir el tratamiento gradualmente. Debe mantenerse el tratamiento con las dosis mínimas efectivas, evitando administrar dosis superiores a 90 miligramos de morfina equivalente por día (MED). Hay que evitar la prescripción concomitante de opioides y de benzodiacepinas en la medida de lo posible.

- La dosis mínima eficaz debe ajustarse en función de la respuesta del paciente. Además, dado que los estudios publicados en DCNO no evalúan periodos superiores al año de seguimiento, en los pacientes que llevan más de dos años de tratamiento con opioides debería realizarse una reevaluación completa de los resultados, ya que el seguimiento puede ser inadecuado o las dosis utilizadas demasiado elevadas.

- Debemos contemplar siempre en DCNO, aspectos preocupantes con el uso de opioides referentes a **dosis, tolerancia y seguridad.** Solo hay estudios de eficacia a corto plazo, y cuando se prolongan los tratamientos, las dosis suelen ser elevadas y sus efectos adversos graves. El riesgo de muerte aumenta en pacientes que utilizan dosis elevadas y polifarmacia (benzodiacepinas, antidepresivos, antiepilépticos). Los opioides tienen efectos antidepresivos, ansiolíticos, euforizantes, para los que también se puede desarrollar tolerancia, riesgo de abuso, dependencia, hiperalgesia o neurotoxicidad. No se recomienda la utilización de meperidina o petidina por riesgo de neurotoxicidad (metabolitos neurotóxicos). Fentanilo, tapentadol y tramadol, pueden producir un síndrome serotoninérgico cuando se asocian a antidepresivos del grupo de los inhibidores selectivos de la recaptación de serotonina (ISRS), combinación muy frecuente en la práctica clínica.

◢ CUÁNDO INTERRUMPIR EL TRATAMIENTO CON OPIOIDES

Si el paciente lo solicita o no se consiguen los objetivos consensuados, si el dolor persiste y/o hay una disminución importante de la funcionalidad o aparecen efectos adversos intolerables. Si hay signos de alerta temprana de sobredosis (alto riesgo en pacientes con más de 6 meses de tratamiento con dosis mayores o iguales a 90 mg DEM día). También si el dolor se resuelve o se logran los objetivos terapéuticos mediante otras vías.

La retirada de opioides debe realizarse de forma lenta y progresiva, maximizando el tratamiento del dolor con tratamientos con fármacos no opioides y terapias no farmacológicas. Se aconseja iniciar con reducciones de aproximadamente un 10% de la dosis que realiza en el momento de iniciar la desescalada, cada 1–2 semanas, o un 25% cada 3–4 semanas. Cuando se alcanza un tercio de la dosis inicial, la reducción debe ser más lenta y cuanto mayor es el tiempo de tratamiento, más lenta debe ser la retirada. En caso de requerir dosis >120 mg DEM debe contemplarse la derivación a unidad de dolor, y también en aquellos casos de dolor intenso de difícil control como el dolor neuropático que no se controla con fármacos de 1ª y 2ª línea.

Debe valorarse también la derivación a una unidad de conductas adictivas, cuando existe un consumo activo de alcohol u drogas, antecedentes de abuso de otros fármacos de prescripción, tras un episodio de sobredosis con opioides o cuando se identifican la presencia de conductas aberrantes y signos o síntoma de abuso o adicción a opioides.

En caso de observar comorbilidad psiquiátrica, sintomatología ansioso-depresiva secundaria a dolor crónico, elevado componente emocional y dificultad en afrontar y aceptar el dolor con utilización de estrategias desadaptativas se debe plantear también la derivación a salud mental.

◢ CONCLUSIONES

- Los opioides fuertes pueden ser eficaces en DCNO, pero deben combinarse con estrategias multimodales y no son los fármacos de primera opción.
- Los médicos deben considerar la posibilidad de iniciar el tratamiento con opioides sólo después de una evaluación cuidadosa de las condiciones médicas del paciente, confirmación de diagnóstico y evaluación de la relación beneficio-riesgo, y de informar al paciente sobre los riesgos de los medicamentos recetados.
- Se debe hacer siempre un seguimiento de la eficacia del tratamiento con opioides, idealmente entre 1 y 4 semanas en iniciar el tratamiento y, posteriormente, cada tres meses. Los opioides siempre deben pautarse a dosis fija, nunca a demanda. Antes de considerar el uso a largo plazo, se debería demostrar claramente un beneficio que fuera clínicamente relevante
- Al iniciar un tratamiento con opioides en DCNO deben plantearse unas expectativas realistas (por ejemplo, alivio del dolor de un 30 a 50%), no efectuar escaladas de dosis sin un seguimiento estricto y no superar el equivalente a 90 miligramos de morfina al día. En caso de ineficacia del tratamiento, se establecerá un plan progresivo de retirada.
- Se deben considerar los factores de riesgo para el desarrollo de conductas

de uso abusivo y de mal uso antes de iniciar un tratamiento con opioides. La historia clínica es el método más eficaz para el cribado de conductas de uso abusivo de opioides. Hay cuestionarios para completar el cribado.

- Nos deben alertar de mal uso: conductas con escaladas de dosis e incumplimientos terapéuticos, peticiones frecuentes de renovación de prescripciones y de quejas demandando una prescripción más alta, resistencia a los cambios de opioide (rotación opioide), acaparamiento de dosis sin motivo o utilización de diversas "rutas médicas" para obtener la prescripción, preocupación de los familiares ante conductas inadecuadas, episodios de sobredosis, etc.

- Los pacientes que tienen más riesgo de desarrollar conductas de uso abusivo no deben ser excluidos de ser tratados, pero requieren una vigilancia estrecha con visitas frecuentes, menos unidades por prescripción, derivación a especialistas con experiencia en el tema y establecimiento de «contratos terapéuticos» en el que se indiquen los riesgos y beneficios de la terapia con analgésicos opioides.

- La prescripción de fentanilo de acción ultrarrápida debe realizarse en dolor irruptivo en pacientes con dolor oncológico controlado con un opioide de base. El tratamiento analgésico con opioides no debe basarse en la utilización de fentanilo de acción ultrarrápida como único opioide. No está contemplada la indicación de estos fármacos en dolor no oncológico y por tanto debe evitarse su

prescripción, y en caso de realizarse debe contemplarse como un uso compasivo haciendo constar el riesgo de adicción.

◢ **BIBLIOGRAFÍA**

1. Phillips DM. JCAHO pain management standards are unveiled. Joint Commission on Accreditation of Healthcare Organizations. JAMA. 2000; 284(4):428-9.

2. Kuehn BM. New pain guideline for older patients: avoid NSAIDs, consider opioids. JAMA. 2009; 302(1):19.

3. Manchikanti L, Abdi S, Atluri S, Balog CC, Benyamin RM, Boswell MV et al. American Society of Interventional Pain Physicians (ASIPP) Guidelines for Responsible Opioid Prescribing in Chronic Non-Cancer Pain: Part I - Evidence Assessment Pain Physician. 2012;15:S1-S66.

4. Manchikanti L, Abdi S, Atluri S, Balog CC, Benyamin RM, Boswell MV et al. American Society of Interventional Pain Physicians (ASIPP) Guidelines for Responsible Opioid Prescribing in Chronic Non-Cancer Pain: Part 2 - Guidance Pain Physician. 2012;15:S67-S116.

5. Agencia Española del Medicamento y Productos Sanitarios. (AEMPS). Informe de utilización de medicamentos opioides en España durante el periodo 2010-2019. https://wwww.aemps. gob.es

6. Els C, Jackson TD, Kunyk D, Lappi VG, Sonnenberg B, Hagtvedt R, et al. Adverse events associated with medium- and long- term use of opioids for chronic non-cancer pain: an overview of Cochrane Reviews. Cochrane Database of Systematic Reviews. 2017; Issue 10. Art. No.: CD012299.

7. Centers for Disease Control and Prevention/ National Center for Health Statistics. National Vital Statistics System. Drug poisoning deaths in the United States 1980-2008. NCHS Data Brief Number 81, December 2011 http://www. cdc.gov/nchs/data/databriefs/db81.htm.

8. Belzack L, Halverson J. The opioid crisis in Canada: a national perspective. La crise des opioïdes au Canada: une perspective nationale. Health Promot Chronic Dis Prev Can. 2018; 38(6):224-33.

9. Las recomendaciones de la Academia. Farmacos opioides en el tratamiento del dolor: entre la

opiofobia y la opiofilia. ¿Qué sabemos hoy en día de ellos?. Coordinador: Montes A. Ed Reial Acadèmia de Farmàcia de Catalunya. Barcelona 2020.

10. FDA requires strong warnings for opioid analgesics, prescription opioid cough products, and benzodiazepine labeling related to serious risks and death from combined use. 2016. Silver Spring, MD: US Food and Drug Administration.

11. Gomes T, Juurlink DN, Antoniou T, Mamdani MM, Paterson JM, van den Brink W. Gabapentin, opioids, and the risk of opioid-related Death: A population-base nested case-control Study. PLoS Med. 2017;14:e1002396.

12. Gomes T, Greaves S, van den Brink W, Antoniou T, Mamdani MM, Paterson JM, et al. Pregabalin and the risk for Opioid-Related Death: A Nested Case-Control Study. Ann Intern Med. 2018;169 (10): 732-4.

13. Vozoris NT, Wang X, Fischer HD, Bell CM, O'Donnell DE, Austin PC, et al. Incident opioid drug use and adverse respiratory outcomes among older adults with COPD. Eur Respir. 2016; J48:683-93.

14. Nee J, Zakari M, Sugarman MA, Whelan J, Hirsch W, Sultan S, et al. Efficacy of tratmens for opioid-induced constipation: Systematic Review and Meta-analysis. Clin Gastroenterol Hepatol. 2018; 16:1569-84.

15. Smith HS, Laufer A. Opioid induced nausea and vomiting. Eur J Pharmacol. 2014;722: 67-78.

16. Li L, Setoguchi S, Cabral H, Jick S. Opioid use for non-cancer pain and risk of myocardial infarction amongst adults. J Intern Med. 2013; 273: 511-26.

17. Chou R, Cruciani RA, Fiellin DA, Compton P, Farrar JT, Haigney MC, et al. Metadona safety: A clinical practice guideline from the American Pain Society and College on problems of Drug Dependence, in collaboration with de Hearth Rhytm Society. J Pain. 2014;15: 321-37.

18. Donegan D, Bancos I. Opioid induced Adrenal insufficiency. Mayo Clin Proc. 2018; 93:937-44.

19. Ninkovic J., Roy S. Role of the mu-opioid receptor in opioid modulation of immune function. Amino Acids. 2013; 45: 9-24.

20. Neri S, Bruno CM, Pulvirenti D, Malaguarnera M, Italiano C, Mauceri B, et al. Randomized clinical trial to compare the effects of methadone and buprenorphine on the immune system in drug abusers. Psychopharmacology. 2005; 179: 700-4.

21. Koury K.M., Tsui B., Gulur P. Incidence of serotonin sindrome in patients treated with fentanyl on serotoninergic agents. Pain Physician. 2015; 18(1): E27- E30.

22. Arbonés E, Montes A. Riscos associats a l'abús d'opioides. Butlletí de prevenció d'errors de medicació de Catalunya. Departament de Salut, Generalitat de Catalunya. 2016; (14) 4

23. Passik SD, Kirsh KL. Assessing aberrant drug-taking behaviors in the patient with chronic pain. Curr Pain Headache Rep. 2004; 8: 289-94.

24. Butler SF, Fernandez K, Benoit C, Budman SH, Jamison RN. Validation of the revised Screener and Opioid Assessment for Patients with Pain (SOAPP-R). J Pain. 2008; 9(4):360-72.

25. Häuser W, Morlion B, Vowles KE, Bannistor K, Buchser E, Casale R et al. European clinical practice recommendations on opioids for chronic noncancer pain - Part 1: Role of opioids in the management of chronic noncancer pain. Eur J Pain. 2021;25(5):949-68.

26. Krčevski Škvarč N, Morlion B, Vowles KE, Bannister K, Buchsner E, Casale R et al. European clinical practice recommendations on opioids for chronic noncancer pain - Part 2: Special situations. Eur J Pain. 2021;25(5):969-85.

27. Dowell D, Ragan KR, Jones CM, Baldwin GT, Chou R. CDC Clinical Practice Guideline for Prescribing Opioids for Pain - United States, 2022 [Internet]. Centers for Disease Control and Prevention; 2022. Disponible en: https://www.cdc.gov/mmwr/volumes/71/rr/rr7103a1.htm DOI: 10.15585/mmwr. rr7103a1. 10.

28. Álvarez JA, Allariz CS, Calvete S, Sánchez-Mayoral RM, Guardia J, Henche A et al. Socidrogalcohol, semFYC, FAECAP, SECPAL. Guía de consenso para el buen uso de analgésicos opioides. Gestión de riesgos y beneficios. Ministerio de Sanidad; 2017. ISBN: 978-84-945737-G4-3.

29. Regueras E, Torres LM, Velázquez I; con los avales de Sociedad Española Multidisciplinar del dolor (SEMDOR), Asociación Andaluza del Dolor (AAD), Sociedad Andaluza de Neurología (SAN), Sociedad Andaluza de Médicos Generales y de Familia (SEMG-Andalucía). Recomendaciones de práctica clínica de la Sociedad Española Multidisciplinar del Dolor (SEMDOR) para el buen uso médico de los opioides de prescripción en el tratamiento del dolor crónico no oncológico. Revista de la Sociedad Española Multidisplinar del Dolor. 2022;22: 27-51.

30. Consens Català de Dolor Crònic No Oncològic. Coordinadors: A. Manresa i D. Samper. Societat Catalana de Medicina Familiar i Comunitària (CAMFiC) i Societat Catalana de Dolor (SCD). ISBN: 978-84-96684-21-8.

Utilidad del qst para la determinación de la analgesia endógena

Uxía Rodríguez Rivas, Luís Moltó García, Olga Comps Vicente

◢ INTRODUCCIÓN

Las siglas QST hacen referencia a las pruebas conocidas en inglés como *"Quantitative Sensory Testing"*, que en castellano denominamos Tests Sensitivos Cuantitativos. Los QST permiten evaluar de forma global el sistema somatosensorial de un paciente mediante un método psicofísico. Nuestro sistema somatosensorial nos permite analizar el estado de nuestro propio cuerpo y el ambiente que nos rodea. La percepción de ambos será única para cada individuo. Entonces, ¿cómo podremos medir una percepción subjetiva? Mediante un método psicofísico, ya que, sabemos que existe una relación logarítmica entre un estímulo sensorial y su intensidad. Los QST permiten explorar las alteraciones del sistema somatosensorial tanto en individuos con dolor neuropático como con dolor nociceptivo y nociplástico.

Tenemos dos tipos principales de pruebas QST, las estáticas y las dinámicas. Por una parte, las pruebas estáticas nos permiten conocer cómo percibe el tacto, la presión, la temperatura, la vibración y los diferentes estímulos dolorosos un paciente. Por otra parte, los test dinámicos nos permiten evaluar cuál es la funcionalidad de los mecanismos fisiológicos de modulación del dolor o analgesia endógena.

En el presente capítulo, además de realizar una descripción de la batería de pruebas QST, nos centraremos en su utilidad para la determinación de la analgesia endógena de pacientes que presentan diferentes síndromes dolorosos. Con este fin, vamos a desentrañar las bases fisiopatológicas de dos test dinámicos: la detección del fenómeno de sumación temporal (conocido en inglés como *Wind-up ratio*) y el estudio de la inhibición condicionada del dolor (conocido en inglés como Conditioned Pain Modulation, CPM). Por último, expondremos la evidencia científica actual en su relación con el desarrollo de dolor crónico postquirúrgico.

◢ TEST SENSITIVOS CUANTITATIVOS (QST)

Los QST son un conjunto de Tests psicofísicos que nos permiten explorar de forma completa el sistema somatosensorial y la función de los sistemas de analgesia endógena de cada paciente. Los podemos dividir entre estáticos y dinámicos. Los test estáticos nos permiten conocer los umbrales de las distintas modalidades sensitivas y los umbrales de dolor a diferentes estímulos. Los test dinámicos, nos permiten evaluar la función de los mecanismos de control del dolor fisiológicos de forma global.

La detección del fenómeno de sumación temporal o Wind-up ratio y el fenómeno CPM se evalúan con el uso de tests dinámicos. Mediante la Wind-up ratio podremos evaluar la existencia de sensibilización central a nivel medular. Mediante el CPM podremos discernir si existe una sensibilización central a nivel central (medular y encefálico) observando la alteración de los sistemas de analgesia endógena de forma global.

Vamos a destacar dos hitos en el desarrollo de los QST: la publicación por parte de la Red Alemana para la Investigación del Dolor Neuropático (DFNS) de una batería estandarizada de Tests, en el año 2006, y la publicación del documento de consenso de la Sociedad Internacional para el Estudio del Dolor (IASP) para su empleo, en el año 2013.

En 2006, la DFNS publica una batería estandarizada de QST (pruebas estáticas y Wind-up ratio) junto con los valores de referencia obtenidos en 180 sujetos sanos en dichos Tests. Esta batería permite obtener el perfil del sistema somatosensorial de un paciente, en diferentes regiones corporales, mediante el método de límites en, aproximadamente, unos 30–60 minutos. Los valores de los parámetros QST son específicos para las diferentes regiones corporales exploradas (cara, mano y pie) y están relacionados con la edad. Posteriormente, en 2010, la DFNS publica el fenotipo sensitivo de un grupo de 1236 pacientes que padecen dolor neuropático. En él, se caracterizan los síntomas tanto positivos como negativos y, se consiguen clasificar en 3 grupos principales que pueden sobreponerse entre ellos:

- "Pérdida de sensibilidad"
- "Hiperalgesia térmica"
- "Hiperalgesia mecánica"

La posibilidad de englobar a un paciente en uno de estos grupos ha demostrado mejorar la efectividad de tratamientos farmacológicos en pacientes con dolor neuropático con diferentes mecanismos fisiopatológicos subyacentes.

En el año 2013, el grupo especializado en dolor neuropático de la IASP, Neuropathic Pain Special Interest Group of the International Association for the Study of Pain (NeuPSIG) publicó sus recomendaciones para el uso de QST, tanto a nivel clínico como a nivel de investigación. Tras la realización de una revisión bibliográfica exhaustiva, aconsejan su uso en el diagnóstico y seguimiento de la polineuropatía diabética y la neuropatía de pequeña fibra. Así mismo, también reconocen su utilidad para la monitorización de los síntomas de síndromes de dolor central (dolor nociplástico).

Actualmente, la batería de QST publicada por la DFNS es la más empleada. Sin embargo, los QST no se realizan de forma rutinaria en la práctica clínica habitual. A nivel diagnóstico, nos permiten establecer un diagnóstico probable de dolor neuropático, pero no definitivo debido a la falta de estudios encaminados a testar su sensibilidad y especificidad para el diagnóstico. Además, la necesidad de personal entrenado en su realización y el desconocimiento de cómo los resultados de los diferentes test pueden ayudar el diagnóstico, seguimiento e instauración de un tratamiento, también limitan su uso.

Pruebas QST: estáticas y dinámicas

La batería de pruebas definida por la DFNS es la siguiente[1]:

- Determinación de los umbrales de detección térmicos (calor y frío), los umbrales de dolor térmicos y la existencia de sensaciones paradójicas térmicas mediante el uso de un termodo.
- Determinación de los umbrales de detección mecánica y vibración mediante el uso de un set de filamentos de Von Frey y diapasón.
- Detección de los umbrales de dolor mecánico y dolor por presión mediante el uso de un set de agujas ponderadas (Pin-Prick) y de un algómetro de presión
- Detección de la existencia de alodinia mecánica mediante el uso combinado de estímulos no dolorosos (pincel suave, algodón, Q-tip) y estímulos dolorosos (Pin-Prick) aplicados de forma randomizada sobre la piel del paciente.
- Detección de la existencia del fenómeno de sumación temporal (en inglés Wind-up ratio) producido mediante la aplicación de un mismo estímulo de un Pin-Prick.

Se emplea el método de límites: un profesional experimentado en el protocolo presenta al paciente distintos estímulos sensitivos en un orden ascendente o descendente. El paciente indica cuando comienza o deja de sentir dicho estímulo. Así, podremos conocer el umbral de cada estímulo y su diferencial. Se estudiarán la totalidad de las fibras sensitivas, es decir: C, Ad y Ab. Con excepción de la Wind-up ratio, todas las pruebas descritas son pruebas estáticas. En el protocolo de la DFNS no se contempla el estudio de la inhibición condicionada del dolor, conocida por sus siglas en inglés CPM.

◢ FENÓMENO DE SUMACIÓN TEMPORAL (WIND-UP RATIO)

El fenómeno de la sumación temporal se basa en que un estímulo doloroso aplicado de forma repetida (a una frecuencia de un estímulo por segundo) provoca un aumento de la intensidad percibida del dolor. Es un fenómeno fisiológico que podemos experimentar de forma habitual en nuestro día a día. Pongamos un ejemplo, imaginemos que queremos llevar una taza llena de café caliente desde la cocina al salón. Cuando la tocamos por primera vez, notaremos una sensación de quemazón que es perfectamente tolerable. Sin embargo, a medida que pasa el tiempo para llevarla de un punto a otro, la sensación de quemazón aumentará de forma progresiva, quizás hasta un punto en que tendremos tentación de soltarla. Las principales responsables de este fenómeno son un grupo de neuronas localizadas en el asta dorsal medular denominadas neuronas de amplio rango diná-

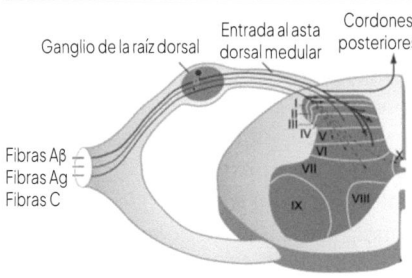

FIGURA 1. Cada una de las fibras nerviosas procedentes de los receptores sensitivos periféricos, realizan su primera sinapsis en el ganglio de la raíz dorsal. Desde él, las fibras entran en el asta dorsal medular a través de la rama dorsal y realizan sinapsis en una determinada lámina. Posteriormente, los axones de las neuronas del asta dorsal cruzan hacia el lado contralateral de la médula espinal. Generalmente, la decusación ocurre a uno o dos niveles por encima del lugar de la sinapsis.

mico, conocidas por las siglas en inglés WRD *(Wide Dynamic Range)*.

Hagamos un pequeño recordatorio de cuál es la función de las WRD en las vías nociceptivas. Si un potencial de acción generado en un nociceptor alcanza un determinado umbral, se transmitirá una señal hacia la primera neurona de la vía nociceptiva, localizada en el ganglio de la raíz dorsal (neurona de primer orden). Desde el ganglio de la raíz dorsal, la señal accederá a la médula espinal a través de la zona dorsal de entrada y llegará hasta las neuronas de segundo orden localizadas en el asta dorsal medular. Las señales se transmiten a través de fibras Ad (recogen estímulos mecánicos o térmicos, presentan un diámetro de 1-6mm y una velocidad de conducción entre 6-30m/s) o C (asociadas a receptores polimodales, con un diámetro inferior a 1,5mm y con una velocidad de conducción entre 0,5-2m/s) (Fig. 1).

Las neuronas del asta dorsal medular tienen una organización espacial en forma de láminas. Fundamentalmente, los axones de las fibras Ad y C realizan sinapsis en las láminas I, II y V, mientras que, los axones de las fibras Ab (estímulos no nociceptivos) realizan sinapsis en las láminas III, IV y V. Basándonos en la proyección de sus axones a centros superiores tendremos 3 clases de neuronas:

Neuronas de proyección: transmiten la información sensitiva a centros cerebrales superiores y activan los sistemas descendentes moduladores. El tono basal predominante en condiciones no patológicas es el inhibitorio. Pueden ser de dos tipos:

- Neuronas nociceptivas específicas (20% de todas las neuronas del asta): sólo responden a estímulos transmitidos a través de fibras Ad y C, facilitan la localización e identificación de la modalidad del estímulo.

- Neuronas de WDR: reciben aferencias de fibras Aa, Ab, Ad y C. En función de la intensidad del estímulo descargarán a una frecuencia mayor o menor. Su campo receptivo podrá ampliarse en función de una estimulación repetida. Sirven para que a nivel del sistema nervioso central puedan percibirse diferentes intensidades de dolor.

Neuronas propioespinales: transmiten información a otros niveles medulares, por el momento se desconoce su función.

Interneuronas: presentan axones cortos que sirven para establecer una comunicación intramedular a corta distancia. Tienen un papel homeostático,

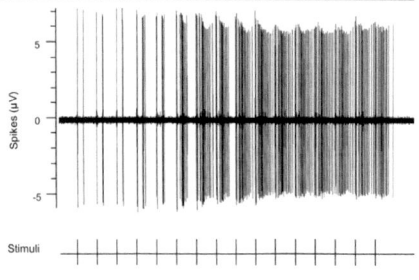

FIGURA 2. Fenómeno de sumación temporal registrado en una única unidad motora de una rata bajo anestesia. El número de espicas se eleva de forma gradual hasta llegar a un punto de saturación tras 12 estímulos. Existe un espacio de tiempo entre las respuestas más tempranas y más tardías, probablemente secundario a la activación de fibras A delta y fibras C. Imagen adaptada de J.F. Herrero et al.

mantienen constante el tamaño de las neuronas de WRD y definen sus campos receptivos (Fig. 2).

Existen dos fenómenos de sumación temporal, el fisiológico y el que sucede en pacientes que ya presentan dolor crónico. Como ya hemos explicado, la sumación temporal fisiológica se produce por estimulación repetida por parte de fibras C (ocasionalmente Ad) y está asociado a la expansión del campo receptor de las neuronas de WDR. Los pacientes con dolor crónico presentan una hipersensibilidad al dolor relacionada con un fenómeno de sensibilización central. En ellos, el fenómeno de sumación temporal también se puede provocar mediante el estímulo de fibras Ab (normalmente no nociceptivas), debido a la expansión del campo receptor de las WDR. El receptor NMDA parece estar especialmente implicado en este fenómeno.

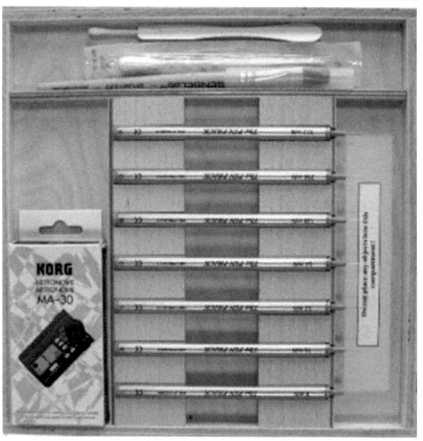

FIGURA 3. Set de agujas ponderadas necesario para la exploración de la Wind-up ratio. El set incluye diferentes agujas para poder explorar los umbrales del dolor, así como, pincel y diferentes algodones para explorar la sensibilidad táctil. El metrónomo es útil para conseguir el ritmo de 10 estímulos por segundo.

Exploración clínica del fenómeno de sumación temporal, cálculo de la Wind-up ratio.

Nuevamente seguiremos el protocolo de la DFNS. Usaremos una aguja ponderada de 256mN de un diámetro de 0,25mm. En caso de aplicar el estímulo sobre un área facial, emplearemos una aguja ponderada de 128mN.

Para comenzar, aplicaremos sobre 1 cm^2 de piel un único estímulo y pediremos al paciente que valore su intensidad según la escala verbal numérico (EVN) entre 0 y 100. Tras 10 segundos de descanso, se aplicará el estímulo test 10 veces, sobre 1cm2 de piel, a un ritmo de 1 estímulo por segundo. Pediremos al paciente que puntúe la intensidad del estímulo número 10 según la EVN entre 1 y 100 (Fig. 3).

Calcularemos la Wind-up ratio según la siguiente fórmula:

TS=EVN 10° estímulo-EVN estímulo test

Un aumento superior al 20% entre el estímulo test y el décimo estímulo lo consideraremos patológico. Podremos decir que el paciente presenta un fenómeno sensibilización central que se manifiesta a través de hiperexcitabilidad y aumento de los campos receptivos de las WDR.

◢ MODULACIÓN CONDICIONADA DEL DOLOR (CPM)

La sensación de dolor y la respuesta nociceptiva pueden ser modificadas/reguladas por múltiples estructuras del sistema nervioso tanto periférico como central. La modulación condicionada del dolor o CPM (Conditioned Pain Modulation), como se conoce por sus siglas en inglés, estudia el paradigma psicofísico por el cual un estímulo doloroso heterotópico de suficiente intensidad es capaz de disminuir la intensidad percibida de un estímulo doloroso inicial. El primer autor en describir este fenómeno se cree que fue Hipócrates en sus aforismos: "cuando dos dolores ocurren a la vez, pero no en el mismo lugar, el más violento oscurece al otro".

El CPM se estudió de forma inicial en animales. En estudios de laboratorio, se somete a ratas a un estímulo doloroso en una región y, posteriormente, se les provoca un estímulo doloroso condicionante lateral. En ellas, el sistema más estudiado es el sistema espino-bulbo-espinal aunque, en los últimos años también se está estudiando la implicación de centros cerebrales superiores. La activación de las fibras Ad y C provoca la activación de las neuronas WDR. A través del haz espinotalámico, se transmitirá la información nociceptiva al tronco del encéfalo. En él, se estimulará un núcleo conocido como núcleo reticular dorsal que, a su vez, a través de las fibras descendentes de la columna blanca lateral, modulará la actividad de las WDR inhibiéndolas.

En humanos, el circuito espino-bulbo-espinal se estudió mediante la exploración del reflejo RIII mediante electromiografía. De forma estandarizada, el reflejo RIII se estudia mediante la estimulación del nervio sural en el espacio retromaleolar. Si provocamos un estímulo doloroso heterotópico en los dedos 4° y 5° de la mano contralateral, por ejemplo, observaremos como se reduce de forma importante la percepción de la intensidad del dolor asociado a provocar el reflejo mediante estimulación eléctrica. En estudios donde se realiza una resonancia magnética funcional mientras se observa la interacción entre un estímulo doloroso heterotópico y el reflejo RIII, se ha visto una activación marcada del subnúcleo reticular dorsal, indicando que el CPM en humanos también necesita de la activación de un circuito espinal-bulbo-espinal.

El circuito espinal-bulbo-espinal está regulado por estructuras corticales. Áreas como la amígdala, el córtex prefrontal o el córtex cingulado anterior también tienen una importancia clave en el desarrollo del fenómeno. Un dolor heterotópico provoca una activación notable de las áreas nombradas y contribuye a reducir de forma significativa y subjetiva la percepción del dolor.

Los circuitos neuronales descritos son capaces de controlar la respuesta

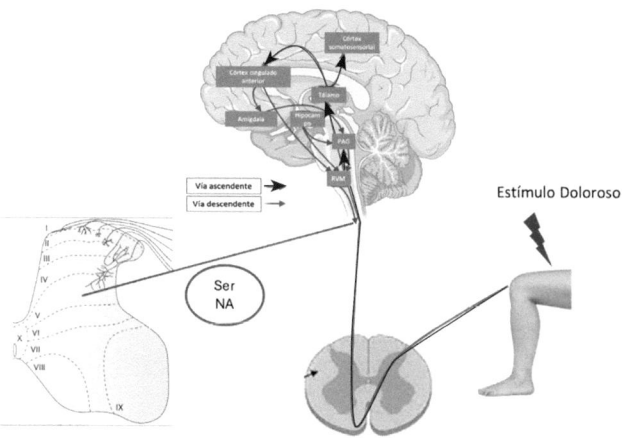

FIGURA 4. En esta imagen podemos recordar las principales estructuras neuronales implicadas en la regulación de la percepción del dolor. El estímulo doloroso provocado en el muslo del paciente se transmite a través del haz espinotalámico hasta el tálamo (núcleo ventral postero-lateral principalmente). Desde el tálamo, la información se proyecta hacia otras estructuras corticales y subcorticales, como son: la amígdala, el hipotálamo, la sustancia gris periacueductal (PAG), la médula rostral ventral (RVM), los ganglios de la base, la ínsula, el córtex cingulado o el córtex parietal. Desde las estructuras cerebrales, se originan señales descendentes que regulan la señal nociceptiva haciendo sinapsis con las neuronas del asta dorsal medular, principalmente, con las WDR de la lámina V. Los neurotransmisores más implicados son la serotonina y la noradrenalina. En color rojo vemos las vías ascendentes y en gris las descendentes.

dolorosa mediante la coordinación de las vías monoaminérgicas descendentes (secreción de serotonina, noradrenalina, dopamina) junto con el sistema opioide endógeno a diferentes niveles en el sistema nervioso central (asta dorsal medular o núcleos corticales como el córtex cingulado anterior).

La alteración de los diferentes mecanismos implicados en la analgesia endógena provoca que los individuos sean más susceptibles a desarrollar un dolor crónico. La funcionalidad de las vías descendentes del control es clave en el control para evitar el desarrollo de fenómenos de sensibilización central y posterior desarrollo de dolor crónico. En la práctica clínica habitual, el uso de fármacos como los antidepresivos tricíclicos (amitriptilina) o los inhibidores de la recaptación de noradrenalina y serotonina (duloxetina o venlafaxina) se correlaciona con la mejoría de la analgesia endógena.

Además del desequilibrio de los circuitos neuronales puramente biológico, el entorno social y psicológico de la persona son claves en la alteración de la analgesia endógena y en el desarrollo de dolor crónico y sufrimiento asociado al mismo. El abordaje biopsicosocial será clave en el tratamiento de pacientes con una alteración demostrada de sus sistemas de control descendente del dolor (Fig. 4).

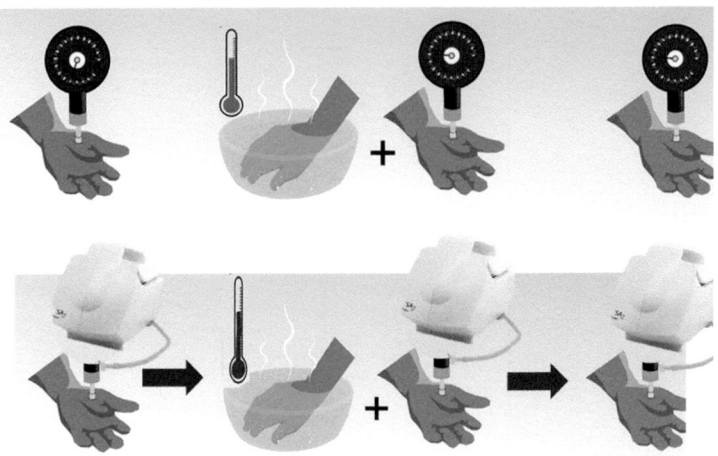

FIGURA 5. Dos ejemplos de cómo explorar el fenómeno CPM. En el dibujo superior, podemos ver que el estímulo test doloroso es presión y, el estímulo condicionante es calor. En el dibujo inferior, se produce un estímulo test doloroso mediante la aplicación de calor mediante un termodo. Sin embargo, el estímulo condicionante es la aplicación de frío mediante un baño de agua. Se recomienda que tanto el estímulo condicionante como el estímulo doloroso primario alcancen una puntuación en la escala de EVA de 6-7.

Exploración del fenómeno CPM

A diferencia de las pruebas QST antes citadas, no tenemos un método estandarizado para la medición del CPM. Diferentes estímulos dolorosos condicionantes, como pueden ser calor, frío, pinchazo o dolor isquémico, pueden modular la percepción de un estímulo doloroso inicial térmico, mecánico, por presión o, incluso, estímulos dolorosos provocados por mediante el uso de láser o electricidad. La existencia de diferentes protocolos de medición de CPM dificulta la interpretación de los resultados y su comparación entre diferentes estudios científicos y, también, su implementación en la práctica clínica habitual (Fig. 5).

Para explorar el CPM debemos aplicar dos estímulos dolorosos: el estímulo test y el estímulo condicionante.

Estímulo test: lo realizaremos en una zona alejada de la zona de dolor a estudio. Es decir, si estamos estudiando una gonalgia crónica, no aplicaremos el estímulo en la rodilla dolorosa, sino, en otra zona cutánea, como podría ser un antebrazo. Los estímulos test suelen ser muy variados, pueden ser térmicos, por presión, eléctricos...

Inicialmente, el estímulo se aplicará de forma aislada y su intensidad se aumentará de forma progresiva hasta que el paciente refiera una puntuación de 6 en la escala de EVA. La intensidad del estímulo se anotará y la denominaremos "dolor 6". Esta intensidad será la que usaremos como estímulo test durante el protocolo CPM.

Tras un periodo de descanso, el estímulo test se aplicará nuevamente, antes o de forma concomitante con el estímulo

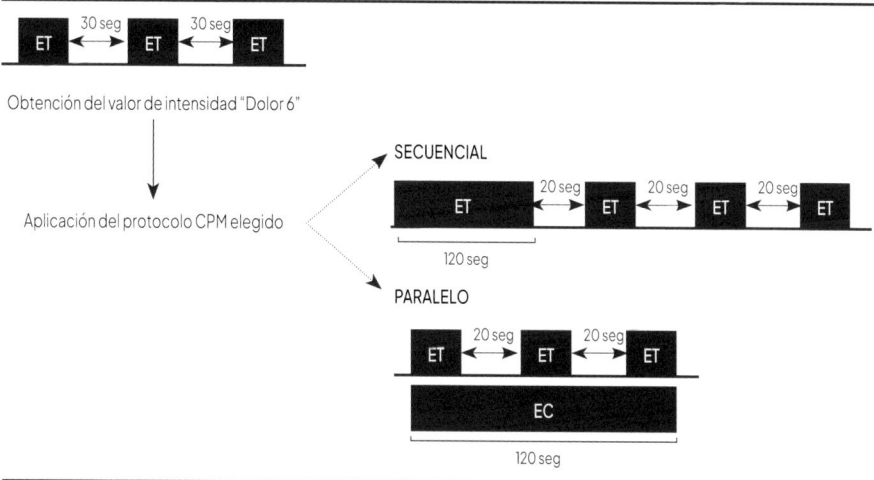

FIGURA 6. DSe muestra cómo se realizaría un protocolo CPM secuencial y un protocolo paralelo de forma esquemática. ET: estímulo test. EC: estímulo condicionado.

condicionante. A continuación, se volverá a aplicar tras el estímulo condicionante, para comprobar si su intensidad ha disminuido o no, indicándonos la funcionalidad de la analgesia endógena.

Estímulo condicionante: se aplicará en una región contralateral al estímulo test, bien tras él o durante la aplicación del estímulo test. Los estímulos condicionantes más frecuentes son los térmicos, provocados por la inmersión de un miembro en un baño de agua fría o caliente o, por un estímulo térmico generado mediante un termodo. Se escogen temperaturas que, de forma generalizada, provoquen un dolor puntuado como 6-7 en la escala de EVA. Para estímulo térmico frío, suelen escogerse temperaturas entre 6-18°C. Para un estímulo térmico caliente, suelen escogerse temperaturas entre 46-50°C.

Existen dos formas de básicas de protocolos CPM, los secuenciales y los paralelos. En los secuenciales, primero aplicaremos el estímulo condicionante y después aplicaremos el estímulo test y pediremos su puntuación en la escala EVA. En los protocolos paralelos, aplicamos de forma continua el estímulo condicionante y, mientras tanto, aplicamos los estímulos test y pedimos su puntuación.

El valor del CPM es la diferencia neta entre la puntuación dada al estímulo test aplicado de forma aislada y la puntuación dada al estímulo test aplicado de forma secuencial o paralela al estímulo condicionante. El valor en la escala EVA del estímulo test tras la aplicación del estímulo condicionante debe ser menor si existe un correcto funcionamiento de los sistemas de analgesia endógena. En el caso contrario, nos encontraríamos con una reducción, agotamiento o déficit primario de los sistemas de analgesia endógena de forma global. El CPM suele estar alterado en pacientes que presentan síndromes de dolor idiopático, como la fibromialgia, la cefalea tensional o el latigazo cervical (Fig. 6).

◢ APLICACIONES CLÍNICAS DE LAS PRUEBAS QST

Según el documento de consenso de la IASP redactado en 2013, las pruebas QST, tanto estáticas como dinámicas, pueden usarse para: exploración de alteraciones somatosensoriales o monitorización terapéutica. Resultarán útiles en cuadros de dolor neuropático, pero también en síndromes idiopáticos dolorosos y ciertos cuadros donde predomina el dolor nociceptivo crónico.

Para establecer el origen neuropático de un síndrome doloroso se aplicarán diferentes métodos diagnósticos: cuestionarios, exploración neurológica básica, pruebas electrofisiológicas, resonancia magnética, biopsia cutánea o QST. La batería de pruebas QST es útil para establecer como probable el origen neuropático, pero, no para establecer un diagnóstico definitivo. Además, permite conocer en detalle el fenotipo clínico de cada paciente, monitorizar su evolución y el éxito de las distintas terapias indicadas.

Existen 3 grandes fenotipos estudiados mediante las pruebas QST. "Pérdida de sensibilidad" en el cual predomina la pérdida de sensibilidad mecánica y/o térmica. Lo presentan alrededor de un 50% de pacientes con polineuropatía periférica. "Hiperalgesia térmica" en el que se presenta un perfil sensitivo muy parecido al de una quemadura solar. Hasta un 30% de los pacientes con neu-

ropatía periférica se engloban en él. Y, por último, la "hiperalgesia mecánica" en el que existe una alodinia mecánica marcada. Hasta un 45% de los pacientes con neuralgia post-herpética lo pueden presentar. Es muy importante destacar que los fenotipos se superponen, pudiendo presentar rasgos característicos de varios de ellos.

En función del fenotipo predominante, iniciaremos un tratamiento farmacológico u otro. En los pacientes en quienes predomine la "pérdida de sensibilidad" iniciaremos el tratamiento con fármacos de acción central: opioides o antidepresivos. En pacientes con "hiperalgesia crónica" nos decantaremos por fármacos bloqueadores de los canales de sodio como la carbamazepina. En los pacientes con predominio de "hiperalgesia mecánica" iniciaremos nuestro tratamiento con fármacos bloqueadores de los canales de calcio: gabapentina, pregabalina o ketamina.

Aparte del dolor neuropático, las pruebas QST tienen gran relevancia en el estudio de pacientes que padecen síndromes de dolor idiopático, siendo el paradigma de este grupo la fibromialgia. Los síndromes de dolor idiopático, o síndromes de dolor crónico primario según la clasificación ICD-11, carecen de una causa etiológica específica y asocian una importante discapacidad funcional, así como, anímica. Se considera una patología multifactorial, con factores sociales y psicológicos que influyen y condicionan su evolución.

En el año 2011, la IASP redefine qué es un dolor nociceptivo (dolor que surge a partir del daño o potencial amenaza a un tejido no neural y que provoca la activación de nociceptores) y qué es el dolor neuropático (dolor causado por una lesión o enfermedad del sistema somatosensorial). Los síndromes de dolor crónico idiopático no se pueden englobar en ninguna de las dos definiciones. Por tanto, en el año 2016, se establece un tercer mecanismo de dolor, el dolor nociplástico, que englobaría patologías como la fibromialgia, el dolor asociado al síndrome de intestino irritable, el dolor facial no paroxístico, el síndrome de fatiga crónica o el dolor pélvico primario.

Los pacientes con dolor nociplástico presentan hipersensibilidad de los nociceptores en una región del cuerpo o de forma generalizada. El mecanismo fisiopatológico subyacente es una alteración de las vías de transmisión del dolor, tanto a nivel periférico como a nivel central. En esta categoría, podemos englobar a los síndromes dolorosos primarios, que presentan como rasgo común un fenómeno de sensibilización central, caracterizado los siguientes signos/síntomas: alodinia mecánica, hiperalgesia tras estímulos de presión o mecánicos, fenómeno de sumación temporal y alteración del CPM.

Sin embargo, los síndromes de dolor crónico primario no son los únicos que podemos englobar en la categoría de dolor nociplástico. Cuadros dolorosos inicialmente nociceptivos, como la osteoartrosis de cadera o rodilla, la lumbalgia aguda o el dolor agudo postquirúrgico, si se perpetúan en el tiempo, también pueden presentar características desensibilización central. En la clasificación ICD 11 (códigos MG30.1–MG30.6), se engloban dentro de la categoría de do-

lor crónico secundario. Veremos cómo, en caso de cronificación, los pacientes presentarán una alteración del balance entre facilitación de percepción de la señal nociceptiva y déficit de los mecanismos de analgesia endógena. Es decir, presentarán una alteración del CPM y una sumación temporal patológica.

Tanto en dolor neuropático como en dolor nociplástico, las pruebas QST, incluyendo la exploración del CPM y la sumación temporal, serán de gran utilidad para monitorizar la evolución de la enfermedad e instaurar tratamientos en función del fenotipo expresado por cada paciente.

DOLOR CRÓNICO POSTQUIRÚRGICO

El dolor crónico postquirúrgico se define como:

- Dolor que persiste tras 3 o más meses después de una cirugía
- Presenta un aumento del dolor o un cambio en sus características respecto al dolor preoperatorio
- Se localiza en el sitio de la intervención
- No se puede atribuir a ninguna otra etiología

Es difícil conocer su incidencia real debido al uso de múltiples definiciones y al empleo de diferentes métodos diagnósticos, pero se calcula que puede llegar a presentar una incidencia entre el 5 y el 85% de los pacientes operados en función del tipo de intervención. Si consideramos sólo el dolor postquirúrgico intenso, su incidencia se cifra en un 10%. A nivel mundial, se estima que se realizan de forma anual más de 300 millones de procedimientos quirúrgicos, por tanto, el impacto social que supone el dolor crónico postquirúrgico no es en absoluto desdeñable.

Se consideran cirugías de alto riesgo para su desarrollo: la cirugía ósea (ortopédica o traumatológica), la torácica, la cirugía de mama y cirugías concretas como la hernioplastia inguinal y la amputación de una extremidad. Como posibles factores de riesgo destacan:

- Dolor crónico preoperatorio en el sitio quirúrgico.
- Dolor crónico preoperatorio en otras localizaciones.
- Tratamiento crónico con opioides.
- Catastrofismo/Ansiedad/Depresión/Cinesiofobia.
- Dolor agudo postoperatorio intenso.
- Sexo femenino.

De los factores citados, la práctica totalidad también serían, también, factores de riesgo de cronificación del dolor.

En cuanto a sus características, suele presentar rasgos de dolor nociplástico, con un importante componente de sensibilización central. Los pacientes que asocian un mayor componente neuropático suelen presentar un dolor más intenso. A nivel psicosocial, el impacto del dolor crónico postquirúrgico es muy importante, provocando una gran alteración en la esfera emocional y en la capacidad para el desarrollo de actividades diarias habituales. La clasificación ICD-11 lo engloba en la categoría de síndromes de dolor crónico secundarios.

Existen diversas escalas que tratan de predecir la aparición de dolor crónico postquirúrgico basadas en parámetros preoperatorios y postoperatorios, incluyendo factores psicológicos como la presencia de ansiedad, depresión o catastrofismo prequirúrgicos. En los últimos años, diferentes escalas han incluido también posibles alteraciones del sistema somatosensorial, como es el caso del modelo predictivo publicado por van Driel et al. en 2022, que incluye la presencia de frío doloroso en el lugar de la cirugía medido mediante el test DN-4.

Al tratarse de un dolor nociplástico, la aplicación de la batería de pruebas QST podría ser de utilidad para predecir su aparición. En el año 2020, van Helmond et al. publican una revisión sistemática de los estudios que analizan la relación entre pruebas QST y el desarrollo de dolor crónico postquirúrgico hasta ese momento. De 905 estudios identificados, incluyen 24, lo que supone un total de 2732 pacientes analizados. La gran mayoría de los estudios seleccionados son de cirugía ortopédica, seguidos de cirugía ginecológica y abdominal. Los parámetros de QST que se asocian de forma más frecuente al desarrollo de dolor crónico postquirúrgico son: alteración del CPM (asociación fuerte), alteración del umbral de dolor por presión (asociación moderada) y Wind-up ratio alterada (asociación débil).

Desde esa fecha, se han publicado diferentes estudios clínicos que intentan analizar el papel de los QST en la predicción del dolor crónico postquirúrgico, podemos ver un resumen de los mismos en la tabla I.

De los 6 estudios, 3 son de cirugía ortopédica: implantación de prótesis de rodilla y/o cadera. El estudio de Dürsteler et al. analiza la posible relación entre la alteración del CPM y el desarrollo de

TABLA I. Tests ROTEM™ delta (sigma).

ESTUDIO	AÑO	N	TIPO DE CIRUGÍA	OBJETIVOS	PARÁMETROS QST	RESULTADOS
Dürsteler et al	2021	146	Implantación prótesis primaria rodilla	Relación CPM preoperatorio y DCPQ	CPM ST: temperatura; SC: baño agua 46°C	CPM deficiente (p = 0,004)
Danielsen et al	2023	121	Oncológica torácica: • Videotoracoscopia • Toracotomía anterior	Relación DCPQ con parámetros QST y ansiedad y depresión (escala HADs)	QST estático: umbrales sensitivo-doloroso táctil, mecánico, dolor tolerable por presión TS: mecánica y presión CPM: ST y SC manguito de isquemia	CPM deficiente (p = 0,003) Ansiedad y Depresión (p = 0,0002) Dolor preoperatorio neuropático (p = 0,0009) Dolor agudo postoperatorio (p = 0,043)
Leeuw et al	2024	39	Cirugía de escoliosis en adolescentes	Incidencia DCPQ Relación DCPQ con QST-térmico preoperatorio	Umbrales sensitivos y de dolor para frío y calor. Determinación preoperatoria y en visitas de seguimiento	Bajo umbral al dolor por frío preoperatorio (p = 0,002)
Paredes et al	2024	60	Prótesis primaria de rodilla o cadera	Relación variables psicológicas y psicofísicas con dolor agudo y crónico postoperatorio en función del sexo	Umbral sensibilidad mecánica Umbral dolor por presión (PPT) TS: filamento de von Frey 512 mN CPM: ST; PPT; SC: baño agua fría 10°C	CPM deficiente asociado a dolor agudo postQx (p = 0,0019) TS facilitadora y dolor agudo (p = 0,002) CPM deficiente y DCPQ (p = 0,002)
Herrmann et al	2024	"17"	Hernioplastia inguinal	Incidencia de DCPQ Fenotipo de pacientes con DCPQ: psicofísico y biológico	Batería completa de parámetros QST estáticos	58,8% pacientes DCPQ alodinia y aumento del umbral sensitivo al calor < volumen GRD L1 ipsilateral a la Qx > Ansiedad
Vigotsky et al	2024	77 casos 41 controles	Prótesis total de rodilla	Valor predictivo del test Pain-DETECT y parámetros QST en relación al DCPQ	• Umbral dolor mecánico y TS con pinprick en la rodilla afectada • Manguito de presión en el gemelo de la pierna afectada : umbral de dolor a presión, tolerancia del dolor a presión, TS y CPM.	Dolor neuropático diagnosticado con PainDETECT (P = 0,001) Umbral dolor mecánico con pin-prick (p = 0,001)

dolor crónico postquirúrgico tras la implantación de prótesis de rodilla. Mediante la aplicación de un termodo en la cara volar del antebrazo de los pacientes, identifica la temperatura que provoca un dolor puntuado con un 6 en la escala verbal numérica (EVN) y lo emplea como estímulo test. El estímulo condicionante es un baño de agua caliente a 46,5°C. En los resultados del estudio se observa que existe una relación significativa entre un CPM deficiente, definido como un aumento en la puntuación en la escala de EVN del estímulo test tras someter al sujeto al estímulo condicionante.

El estudio de Paredes et al. publicado en 2024, analiza la influencia del sexo en la relación entre los resultados de diferentes pruebas QST y su capacidad de predecir el desarrollo de dolor agudo y crónico en pacientes sometidos a una implantación de prótesis de cadera o rodilla. En ambos sexos se observa una correlación entre la alteración del CPM y el dolor agudo postquirúrgico. Como estímulo test emplean un estímulo de presión doloroso y como estímulo condicionante un baño de agua fría. En cuanto al desarrollo de dolor crónico postquirúrgico, se observa una relación significativa con las siguientes variables: alteración del CPM, sexo femenino, mayor tiempo de dolor previo a la cirugía, artroplastia de rodilla y dolor agudo postoperatorio intenso. Posteriormente, se ejecuta un análisis de moderación en cual se observa que un CPM alterado predice mejor el desarrollo del dolor crónico postquirúrgico en mujeres que en hombres, sugiriendo que este hallazgo podría ser de utilidad para emplear distintas estrategias preventivas en ambos grupos.

A diferencia de los dos estudios citados anteriormente, el estudio publicado por Vigotsky et al. en 2024 en pacientes sometidos a artroplastia de rodilla, no muestra una relación significativa entre la alteración del CPM y el desarrollo de dolor crónico postquirúrgico. El CPM se estudió mediante el uso de torniquete de presión como estímulo doloroso, tanto test como condicionante. De todas las pruebas QST testadas, sólo la hiperalgesia con el uso de agujas ponderadas en la rodilla que precisaba la intervención se relacionó con el desarrollo de dolor crónico postquirúrgico.

Los 3 estudios restantes, son mucho más diferentes entre si, tanto en los pacientes a estudio, como en los parámetros QST estudiados. El estudio de Hermann et al. publicado en 2024 sólo utiliza parámetros QST estáticos en pacientes sometidos a hernioplastia inguinal. El estudio de De Leeuw et al. sólo estudia los umbrales de dolor térmicos en pacientes sometidos a cirugía de escoliosis idiopática juvenil. Hermann observa que la alteración del umbral doloroso al calor se asocia con el desarrollo de dolor crónico postquirúrgico, mientras que, De Leeuw encuentra una relación con el umbral de dolor al frío. Por último, el estudio realizado en cirugía torácica oncológica por Danielsen et al. estudia la relación entre alteración de CPM y dolor crónico postquirúrgico, encontrando una relación positiva, sin contemplar los umbrales de dolor térmico.

Esta pequeña muestra de 6 estudios es un ejemplo de la disparidad que existe hoy en día a la hora de estudiar la eficacia de la analgesia endógena en un subgrupo de pacientes, los sometidos a un proceso quirúrgico. Podemos observar cómo los resultados difieren en función no sólo de las pruebas empleadas para estudiar la función de los sistemas inhibitorios descendentes y facilitadores ascendentes (alteración del CPM, sumación temporal, hiperalgesia térmica...), sino, en función de los pacientes incluidos. El estudio de Paredes muestra la influencia del sexo y, quizás, en el estudio de De Leeuw juegue un papel importante el grado de neuromaduración de los pacientes adolescentes.

◢ CONCLUSIONES

Durante este capítulo hemos demostrado que la batería de pruebas QST es útil para el estudio de las alteraciones somatosensoriales en pacientes con dolor crónico. Apoyan el diagnóstico, nos ayudan a observar la evolución de los diferentes signos y síntomas y pueden ser de utilidad en el inicio de un tratamiento farmacológico y en su monitorización.

El dolor crónico se relaciona con fenómenos de sensibilización tanto periférica como central. La prueba QST de sumación temporal o Wind-up ratio, posibilita el estudio de la sensibilización a nivel medular. La exploración del fenómeno CPM nos permite un estudio generalizado de los mecanismos de analgesia endógena de forma global, desde el circuito espinal-bulbo-espinal hasta la función de centros superiores de la corteza cerebral. Junto con las restantes pruebas de la batería QST, nos permiten tener una buena visión de los mecanismos de control endógeno del dolor de nuestros pacientes.

El papel de la analgesia endógena ha sido ampliamente estudiado en síndromes de dolor crónico idiopático primario y secundario. Hasta el momento, tanto en patologías como la fibromialgia o el dolor crónico postquirúrgico, la alteración del CPM ha mostrado una mayor correlación con los síntomas y el desarrollo de las mismas.

De cara al futuro, la realización de estudios de mayor calidad metodológica, con un mayor número de pacientes incluidos y con una mayor estandarización de protocolos, nos podría ayudar a dilucidar cuál es la prueba QST más útil para el análisis de la analgesia endógena e, incluso, poder emplear los resultados de dicha prueba para iniciar diferentes tratamientos tanto curativos como preventivos en el campo del dolor crónico.

◢ BIBLIOGRAFÍA

1. Backonja M, Attal N, Baron R, Bouhassira D, Drangholt M. Value of quantitative sensory testing in neurological and pain disorders: NeuPSIG consensus. PAIN. 2013; 154:1807–19.

2. Baron R, Maier C, Attal N, Binder A, Bouhassira D. Peripheral neuropathic pain: a mechanism-related organizing principle based on sensory profiles. Pain. 2017 Feb; 158(2):261–72.

3. Chen Q, Clark JD. Leveraging Endogenous Pain Modulation for Analgesia. Anesthesiology. 2024; 140:192–4.

4. Danielsen A, Andreasen J, Dinesen B, Hansen J, Kjær-Staal Petersen K. Chronic post-thoracotomy pain after lung cancer surgery: a prospective study of preoperative risk factors. Scand J Pain. 2023 Jun 19; 23(3).501–10.

5. De Leeuw T, Boerlage A, van West H, Renkens J, van Rosmalen. Pain during the first year after scoliosis surgery in adolescents, an exploratory, prospective cohort study. Front Pediatr. 2024 Jan 19; 12:1293588.

6. Dürsteler C, Salazar Y, Rodriguez U, Pelfort X, Verdié L. Conditioned pain modulation predicts persistent pain after knee replacement surgery. Pain Rep. 2021 Mar 29; 6(1):e910.

7. Fitzcharles MA, Cohen SP, Clauw DJ, Littlejohn G, Usui C. Nociplastic pain: towards an understanding of prevalent pain conditions. Lancet. 2021; 397.2098-110.

8. Fletcher D, Lavand'homme P. Towards better predictive models of chronic post-surgical pain: fitting to the dynamic nature of the pain itself. Br J Anaesthesia. 2022 Jul; 129 (3):281e284.

9. Geber C, Klein T, Azad S, Birklein F, Treede RD. Test-retest and interobserver reliability of quantitative sensory testing according to the protocol of the German Research Network on Neuropathic Pain (DFNS): A multi-centre study. PAIN. 2011; 152:548-56.

10. Gonzalez-Hermosillo D, Gonzalez-Hermosillo L, Villaseñor-Almaraz M, Ballesteros.Herrera D, Moreno-Jimenez S. Current concepts of pain pathways: a brief review of anatomy, physiology, and medical imaging. Curr Med Imaging. 2023 May; 19.

11. Herrero J, Laird J, Lopez-Garcia J. Wind-up of spinal cord neurones and pain sensation: much ado about something? Prog Neurobiol. 2000 Jun; 61 (2):169-203.

12. Herrmann E, Schindehütte M, Kindl G, Reinhold A, Aulbach F. Chronic postsurgical inguinal pain: incidence and diagnostic biomarkers from a large German national claims database. Br J Anaesth. 2025 JUN; 134(6):1746-55.

13. Leone C, Truine A. The CPM Effect: Functional Assessment of the Diffuse Noxious Inhibitory Control in Humans. J Clin Neurophysiol. 2019 Nov; 36 (6):430-6.

14. Lewis G, Rice D, McNair P. Conditioned pain modulation in populations with chronic pain: a systematic review and meta-analysis. J Pain. 2012; 13:936-44.

15. Maier C, Baron R, TÖlle T. Quantitative sensory testing in the German Research Network on Neuropathic Pain (DFNS): somatosensory abnormalities in 1236 pa- tients with different neuropathic pain syndromes. PAIN. 2010; 150:439e50.

16. Montes A, Roca G, Cantillo J, Sabate S. GENDOLCAT Study Group. Presurgical risk model for chronic postsurgical pain based on 6 clinical predictors: a prospective external validation. Pain. 2020 Nov; 161(11):2611-18.

17. Moont R, Crispel Y, Lev R, Pud D, Yarnitsky D. Temporal changes in cortical activation during conditioned pain modulation (CPM), a LORETA study. PAIN. 2011 Jul; 152(7):1469-77.

18. Paredes A, Arendt-Nielsen L, Almeida A, Pinto P. Sex moderates the association between quantitative sensory testing and acute and chronic pain after total knee/hip arthroplasty. Scand J Pain. 2024 Apr; 29(24)..

19. Rolke R, Baron R, Maier C, Tölle T, Treede R. Quantitative sensory testing in the German Research Network on Neuropathic Pain (DFNS): Standardized protocol and reference values. PAIN. 2006; 123.231-43.

20. Schug S, Lavand'homme P, Barke A, Korwisi B, Rief W. IASP Taskforce for the Classification of Chronic Pain. The IASP classification of chronic pain for ICD-11: chronic postsurgical or posttraumatic pain. PAIN. 2019 Jan; 160(1):45-52.

21. Treede R, Rief W, Barke A, Aziz Q, Bennett M. A classification of chronic pain for ICD-11. Pain. 2015 Jun; 156(6).1003-7.

22. Truini A, Aleksovska K, Anderson C, Attal N, Baron R. Joint European Academy of Neurology-European Pain Federation-Neuropathic Pain Special Interest Group of the International Association for the Study of Pain guidelines on neuropathic pain assessment. European Journal of Neurology. 2023 Jul; 30:2177-96.

23. van Driel M, van Dijk J, Baart S, Meissner W, Huygen F. Development and validation of a multivariable prediction model for early prediction of chronic postsurgical pain in adults: a prospective cohort study. Br J Anaesth. 2022 Sep; 129(3):407-15.

24. van Helmond N, Aarts H, Timmerman H, Olesen S, Drewes A. Is Preoperative Quantitative Sensory Testing Related to Persistent Postsurgical Pain? A Systematic Literature Review. Anesth Analg. 2020 Oct; 131(4):1146-55.

25. Vigotsky A, Cong O, Pinto C, Barroso J, Perez J. Prognostic value of preoperative mechanical hyperalgesia and neuropathic pain qualities for postoperative pain after total knee replacement. Eur J Pain. 2024 SEP; 28(8):1387-401.

26. Vollert J, Maier C, Attal N, Bennett D, Bouhassira D. Stratifying patients with peripheral neuropathic pain based on sensory profiles: algorithm and sample size recommendations. Pain. 2017 Aug; 158(8):1446-55.

27. Yarnitsky D. Role of endogenous pain modulation in chronic pain mechanisms and treatment. PAIN. 2015; 156:S24-S31.

Estimulación cerebral no invasiva en el dolor neuropático

Gonzalo Fernández-Rizzoli, Delia Paola Ceballos Sáenz, Alba León Jorba

◢ INTRODUCCIÓN

El dolor neuropático se define como un dolor crónico causado por una lesión o enfermedad que afecta al sistema somatosensorial. Representa aproximadamente el 20% de los casos de dolor crónico, con una prevalencia estimada entre 7% y 10% en la población general.

El manejo del dolor neuropático supone un desafío clínico. Se estima que el 40% de los pacientes logran un control satisfactorio del dolor con farmacoterapia. En consecuencia, existe la necesidad de otros enfoques terapéuticos. En años recientes, las técnicas de neuromodulación no invasiva del cerebro han emergido como alternativas para el tratamiento adyuvante del dolor neuropático, aprovechando la plasticidad neuronal para restaurar el equilibrio en los circuitos del dolor. A continuación, se revisan los conceptos fundamentales y las bases de la estimulación cerebral no invasiva –incluyendo estimulación magnética transcraneal, estimulación transcraneal por corriente directa y estimulación por pulsos transcraneales– así como la evidencia clínica de su uso en el manejo del dolor neuropático.

Las técnicas de neuromodulación central no invasiva, buscan modular la actividad cortical y subcortical para disminuir el dolor. Puede reorganizar circuitos alterados por la lesión, promover mecanismos inhibitorios y reducir la hiperexcitabilidad neuronal que subyace al dolor neuropático.

◢ FUNDAMENTOS Y TIPOS DE ESTIMULACIÓN CEREBRAL NO INVASIVA

La estimulación cerebral no invasiva engloba métodos para modular la actividad neuronal del cerebro desde el exterior. Entre las modalidades principales se incluyen:

Estimulación Magnética Transcraneal (EMT) – conocida en inglés como *Transcranial Magnetic Stimulation (TMS)*. Consiste en la aplicación de campos magnéticos breves e intensos generados por una bobina colocada sobre el cuero cabelludo. Estos campos producen corrientes eléctricas en la corteza cerebral subyacente, despolarizando neuronas de forma no invasiva. La EMT puede administrarse en pulsos individuales o en series repetitivas (EMTr) para inducir cambios duraderos en la excitabilidad cortical. Un equipo de EMT típica consta de una bobina electromagnética (frecuentemente de forma de 8) conectada a un estimulador capaz de liberar pulsos de hasta 2 Tesla de intensidad, con una duración de <1 ms por pulso. Dependiendo de la frecuencia de estimulación, se logran efectos excitatorios o inhibitorios: frecuencias bajas (1 Hz) tienden a inhibir la actividad cortical, mientras que frecuencias altas (5 Hz, típicamente 10 Hz) la facilitan. La EMTr se considera segura, no invasiva y bien tolerada por los pacientes. Los protocolos eficaces de EMTr para dolor neuropático suelen compartir ciertas características: se aplican frecuencias altas (5 Hz, típicamente 10 Hz) en trenes repetitivos de estimulación dirigidos al área motora primaria contralateral a la zona dolorosa. La intensidad de estímulo se calibra en relación con el umbral motor del paciente (usualmente al 80-120% del umbral motor en reposo), buscando estimular suficientemente la corteza sin causar malestar excesivo. En cuanto al número de sesiones, los estudios han demostrado que los beneficios analgésicos son acumulativos: regímenes de 5 a 10 sesiones diarias consecutivas.

Estimulación Transcraneal por Corriente Directa (tDCS) – técnica que aplica una corriente eléctrica continua de baja intensidad (habitualmente 1-2 mA) entre dos electrodos colocados sobre la cabeza. Uno de los electrodos actúa como ánodo (positivo) y el otro como cátodo (negativo), estableciendo un débil campo eléctrico a través de la corteza. La corriente directa modula el potencial de membrana neuronal: la estimulación anódica aumenta la excitabilidad cortical (despolariza ligeramente las neuronas bajo el ánodo), mientras que la catódica la disminuye (hiperpolariza). El equipo de tDCS es relativamente simple: una fuente de corriente constante (ej. batería de 9V) conectada a dos electrodos de superficie (esponjas salinas de 25-35 cm^2) colocados sobre el cuero cabelludo 25. La corriente (densidad ~0.03-0.08 mA/cm^2) atraviesa la piel y cráneo generando una modulación difusa pero dirigida de la actividad cortical. Suele aplicarse durante 20-30 minutos por sesión.

Estimulación Transcraneal de Pulsos (TPS) – es una modalidad reciente que emplea ultrasonido de baja intensidad en pulsos breves para estimular el tejido cerebral. A diferencia del ultrasonido focal continuo, la TPS administra pulsos ultrasónicos ultracortos (del orden de microsegundos) repetidos a baja frecuencia (1-5Hz). Estos pulsos son capaces de penetrar el cráneo y generar cambios mecánicos transitorios en el tejido neural, provocando despolarizaciones neuronales locales. Se realiza con un dispositivo de ultrasonido transcraneal de neuronavegación, que focaliza los pulsos en regiones diana con alta precisión. En el campo del dolor, la TPS y otras formas de ultrasonido transcraneal están en etapas exploratorias; datos preclínicos sugieren que podría modular circuitos de dolor profundos (p. ej., tálamo, corteza cingulada) difíciles de alcanzar con otras técnicas.

◢ MECANISMOS DE ACCIÓN Y BASES NEUROFISIOLÓGICAS

Las técnicas de estimulación cerebral no invasiva producen modulaciones funcionales del sistema nervioso que pueden contrarrestar los mecanismos fisiopatológicos del dolor neuropático. A nivel celular, tanto la EMT repetitiva como el tDCS inducen fenómenos de plasticidad sináptica dependientes de la intensidad y patrón de estimulación. Esto se traduce en ajustes de la excitabilidad de redes neuronales involucradas en la generación y percepción del dolor.

En el caso de la EMTr de alta frecuencia aplicada sobre la corteza motora primaria (M1), estudios funcionales sugieren que incrementa la actividad de las interneuronas inhibitorias locales y modula la integración sensoriomotora, logrando un efecto global inhibidor sobre la transmisión nociceptiva ascendente. Además, la estimulación repetitiva de M1 activa vías inhibitorias descendentes que proyectan hacia la asta dorsal medular (vía cortico-reticulo-espinal), aumentando la liberación de neurotransmisores moduladores (como serotonina y noradrenalina) que reducen la señal de dolor a nivel espinal. Actualmente tiene nivel de evidencia A (eficacia definitiva) para el tratamiento del dolor neuropático refractario. Patologías donde la EMTr ha mostrado eficacia incluyen: dolor neuropático central post-ictus, dolor por lesión medular, neuropatía por lesión de plexo braquial, neuralgia del trigémino resistente (en estos casos a veces se estimula M1 contralateral a la zona facial dolorosa), y síndrome de dolor regional complejo. La evidencia más fuerte proviene de dolor neuropático central post-lesión (ej. dolor talámico) y neuropatía periférica crónica.

En cuanto a la tDCS anódica sobre M1, su mecanismo propuesto es el aumento sostenido de la excitabilidad cortical motora, que a su vez potencia las mismas vías inhibitorias descendentes implicadas en el control del dolor. El efecto anódico prolongado parece restaurar el balance excitación/inhibición en la corteza y promover cambios plásticos benéficos. Además, la tDCS puede modular la actividad talámica y cortical de modo difuso, reduciendo la hiperexcitabilidad central generalizada. Actualmente tiene un nivel B de evidencia (probablemente eficaz) para el tratamiento del dolor neuropático crónico

En el caso de la estimulación por ultrasonido (TPS), los mecanismos aún se están investigando. El ultrasonido pulsado genera perturbaciones mecánicas en las membranas neuronales y en el entorno iónico extracelular, que pueden modificar la excitabilidad neuronal. En cuanto al dolor, recientemente se han publicado casos y series piloto explorando TPS para fibromialgia y dolor crónico musculoesquelético, con resultados preliminares favorables (mejoría en escalas de dolor y función)

◢ LIMITACIONES, EFECTOS ADVERSOS Y CONTRAINDICACIONES

Efectos adversos frecuentes: En general, las técnicas son bien toleradas.

Con EMTr, los efectos adversos más comunes son cefalea leve transitoria y molestias en el cuero cabelludo en el sitio de estimulación debidas a la contracción de músculos craneofaciales por la estimulación magnética. Estos síntomas suelen ceder en minutos u horas, y tienden a disminuir a lo largo de las sesiones conforme el paciente se adapta. El efecto indeseado más serio asociado a EMTr es la provocación de una convulsión epiléptica. Este riesgo es muy bajo con los protocolos actuales de estimulación (incidencia <0.1%). Otro posible efecto es síncope o lipotimia vagal durante la sesión, generalmente atribuible a ansiedad o dolor, pero es poco común. La estimulación auditiva por el "clic" de la EMTr puede causar molestia en los oídos; aunque no se han documentado pérdidas auditivas permanentes cuando se utilizan protectores auditivos durante el procedimiento, se recomienda siempre el uso de tapones o auriculares de protección

En tDCS, los efectos más reportados son sensación de hormigueo o escozor bajo los electrodos, eritema leve cutáneo en la zona de contacto y ocasionalmente cefalea leve tras la sesión.

La TPS y el ultrasonido transcraneal, en los estudios realizados, no han mostrado efectos adversos serios; los pacientes pueden experimentar a veces un ligero calentamiento o sensación de pulsación en el cuero cabelludo durante la sesión, pero generalmente no hay dolor.

▲ CONTRAINDICACIONES

La EMTr está contraindicada en pacientes con cualquier tipo de implante metálico o electrónico en la cabeza (por ejemplo, clips vasculares ferromagnéticos, electrodos cerebrales profundos,

implantes cocleares) debido al riesgo de desplazamiento o disfunción por el campo magnético. También se contraindica en quienes usan marcapasos o desfibriladores cardíacos, ya que los pulsos magnéticos podrían interferir con su programación. La epilepsia no controlada es una contraindicación relativa: muchos expertos evitan EMTr en pacientes con antecedentes de convulsiones no tratadas. Otras contraindicaciones incluyen la hipertensión intracraneal o lesiones expansivas cerebrales y el embarazo.

Para tDCS, las contraindicaciones son mínimas: similares a EMTr respecto a dispositivos implantados en cráneo (p. ej., no colocar electrodos cerca de derivaciones de derivación ventrículo-peritoneal, etc.), lesión cutánea activa en el sitio de los electrodos, o alergia a los materiales.

La TPS/ultrasonido comparte contraindicaciones con el ultrasonido terapéutico convencional: no debe aplicarse sobre áreas con compromiso óseo inestable (p. ej., cráneo recién fracturado o trepanado hasta sanar), ni sobre ojos, ni en pacientes con dispositivos electrónicos intracraneales (p. ej., estimuladores cerebrales). Dado que el ultrasonido puede inducir cavitación en líquidos, se evitaría en presencia de implantes cocleares o de oído medio.

▲ CONCLUSIONES

Las técnicas de estimulación cerebral no invasiva se han posicionado como herramientas innovadoras para modular la actividad del sistema nervioso y aliviar el dolor de difícil control.

Como parte de un enfoque multimodal del dolor neuropático, estas técnicas no invasivas aportan la ventaja de evitar procedimientos quirúrgicos y minimizar efectos sistémicos, pudiendo repetirse cuantas veces sea necesario. La estimulación cerebral no invasiva se consolida como un campo de creciente relevancia en la medicina del dolor: una estrategia técnicamente sofisticada pero segura, que expande las herramientas del clínico para tratar uno de los síndromes de dolor más complejos y refractarios.

◢ BIBLIOGRAFÍA

1. Beisteiner R, et al. Transcranial Pulse Stimulation with Ultrasound in Alzheimer's Disease – A New Navigated Focal Brain Therapy. Adv Sci (Weinh). 2020;7(3):1902583 .

2. Fregni F, et al. Evidence-Based Guidelines and Secondary Meta-Analysis for the Use of Transcranial Direct Current Stimulation in Neurological and Psychiatric Disorders. Int J Neuropsychopharmacol. 2021;24(4):256-313 .

3. Lefaucheur JP, Aleman A, Baeken C, et al. Evidence-based guidelines on the therapeutic use of repetitive transcranial magnetic stimulation (rTMS): An update (2014-2018). Clin Neurophysiol. 2020;131(2):474-528.

4. Misra UK, et al. Role of beta endorphin in pain relief following high-rate repetitive transcranial magnetic stimulation in migraine. Brain Stimul. 2017;10(3):618-23 .

5. Ngernyam N, Jensen MP, et al. Transcranial Direct Current Stimulation in Neuropathic Pain. J Pain Relief. 2013;Suppl 3:001 .

6. O'Connell NE, et al. Non-invasive brain stimulation techniques for chronic pain (Review). Cochrane Database Syst Rev. 2014 Apr 11;(4):CD008208.

7. Yang S, Chang MC. Effect of Repetitive Transcranial Magnetic Stimulation on Pain Management: A Systematic Narrative Review. Front Neurol. 2020;11:114 37.

8. Velasco M. Dolor neuropático. Rev Med Clínica Las Condes. 2014;25(4):625-34.

Papel del factor humano durante la visita preanestésica en la era de la anestesia tecnificada

Laia Bosch Duran, Laura Castelltort Mascó, Lluís Aguilera Cuchillo

◢ INTRODUCCIÓN

La anestesia moderna ha experimentado un avance tecnológico considerable, impulsado por el desarrollo de nuevos fármacos, sistemas de monitorización cada vez más precisos y herramientas de apoyo a la decisión clínica. En este sentido, la creciente importancia de la tecnología y, principalmente, de la inteligencia artificial (IA) en la atención médica ha impulsado cambios transformadores y su utilidad potencial en el cuidado anestésico ofrece vías prometedoras para redefinir los estándares de atención al paciente y mejorar la eficiencia operativa.

El papel de la IA puede visualizarse a través de su capacidad para mejorar la selección de pacientes, optimizar la atención perioperatoria y garantizar una anestesia de alta calidad. En el ámbito preanestésico, momento clave para garantizar la seguridad y optimizar el manejo perioperatorio del paciente, los algoritmos avanzados de IA pueden ayudar a evaluar los antecedentes y datos fisiológicos del paciente para identificar

riesgos potenciales y ajustar los planes anestésicos.

Por otro lado, a pesar de la creciente tecnificación y sus evidentes ventajas, el factor humano, la comunicación, la empatía y la toma individualizada de decisiones siguen siendo esenciales para una adecuada elaboración del plan anestésico y para la prevención de complicaciones.

Este capítulo se centra principalmente en el papel del factor humano durante la visita preanestésica y el equilibrio que debería tener con la aparición en este ámbito de la IA, describiendo su importancia en la evaluación del paciente cara a cara, la comunicación efectiva, la identificación de riesgos y la preparación de un plan anestésico individualizado. Asimismo, se abordan las competencias que el anestesiólogo debe desarrollar para aprovechar al máximo las herramientas tecnológicas sin descuidar la relación médico-paciente, potenciando la empatía, el diálogo fluido y fomentando una mayor interacción humana frente al tiempo dedicado al registro de información en el ordenador.

◢ EL FACTOR HUMANO EN ANESTESIOLOGÍA

Las habilidades no técnicas (HNT) son recursos cognitivos, sociales y personales que complementan las habilidades técnicas y contribuyen a la ejecución segura y eficiente de las tareas.

Se han descrito diferentes dimensiones o componentes de las HNT, entre las más recurrentes encontramos:

- Conciencia situacional: comprender el estado actual del paciente, el contexto quirúrgico en el que se encuentra y anticipar y prevenir potenciales complicaciones.

- Comunicación asertiva: transmitir la información de forma clara, precisa y empática, tanto al paciente y a sus acompañantes como al resto del equipo médico-quirúrgico.

- Toma de decisiones: integrar datos clínicos del paciente, conocimiento científico y experiencia para seleccionar el mejor plan anestésico.

- Liderazgo y trabajo en equipo: coordinar al personal implicado para optimizar la atención al paciente.

- Empatía y cercanía: reconocer las preocupaciones y expectativas del paciente, ofreciendo comprensión y la información que necesita.

La tecnología, por avanzada que sea, no debe sustituir el factor humano. Por el contrario, la correcta interpretación de la monitorización sofisticada y los algoritmos de inteligencia artificial dependen de la capacidad del anestesiólogo para poder integrarlos en el razonamiento clínico, manteniendo siempre la orientación al paciente como eje central.

◢ LA IMPORTANCIA DE LA VISITA PREANESTÉSICA

La visita preanestésica es el momento donde el anestesiólogo revisa la historia clínica del paciente, realiza una exploración física dirigida, solicita pruebas complementarias, si procede, y diseña el plan anestésico. Este proceso incluye:

- Recopilación de antecedentes médicos del paciente: registro de alergias medicamentosas conocidas, patologías crónicas, medicación habitual, intervenciones quirúrgicas previas, incidencias en relación a actos anestésicos previos, exploración física del paciente en el momento de la visita, tensión arterial, saturación basal de oxígeno, valoración de la vía aérea.

- Evaluación del riesgo anestésico: mediante la clasificación de la American Society of Anesthesiologist (ASA), valoración de la función cardiovascular y respiratoria mediante la anamnesis sobre la clase funcional (METs) y evaluación del grado de fragilidad, entre otros.

- Evaluación de las potenciales complicaciones durante todo el período perioperatorio. Ajuste de la medicación habitual antes de la intervención quirúrgica para disminuir el riesgo de sangrado, de hipotensión perioperatoria, la presencia de hipoglicemia o la cetoacidosis diabética entre otras.

- Explicación del procedimiento anestésico: información detallada sobre el tipo de anestesia, posibles riesgos y beneficios en función de las comorbilidades del paciente y el tipo de cirugía. Se puede respaldar la información con escalas específicas de predicción de riesgo, individualizadas a cada paciente y tipo de cirugía, para facilitar la toma de decisiones.

- Obtención del consentimiento informado escrito: mediante una comunicación clara y empática.
- Confección de un plan anestésico personalizado y ajuste perioperatorio de la medicación habitual: selección de fármacos durante el acto anestésico, técnicas de monitorización específica y estrategia de control del dolor postoperatorio.

En este contexto, es el factor humano el que determina en gran medida la calidad de la interacción con el paciente y la precisión de la información obtenida y la ofrecida, elementos clave para favorecer que el paciente llegue tranquilo y bien informado al quirófano y reducir la morbimortalidad perioperatoria.

◢ COMUNICACIÓN EFECTIVA EN LA VISITA PREANESTÉSICA

La comunicación se ha definido como el intercambio, retroalimentación o respuesta de información, ideas y sentimientos. La comunicación es crucial para las otras esferas de las HNT, en especial es uno de los requisitos para que haya un trabajo en equipo efectivo. La falta de comunicación, principalmente en el quirófano, es una de las causas más frecuentes de errores de atención que llevan a demandas en anestesiología.

La comunicación empática establece un clima de confianza que facilita el intercambio de información de manera bidireccional. El paciente, a menudo nervioso sobre el acto quirúrgico, valo-

ra la atención, el tiempo y la información proporcionada por parte del médico anestesiólogo. Escuchar activamente las dudas del paciente y sus preocupaciones puede ayudar a orientar la elección de la técnica anestésica y mejorar la adherencia a las recomendaciones preoperatorias (como el ayuno o ajustes en la medicación habitual los días previos a la intervención quirúrgica). La empatía entre el médico y el paciente disminuye la ansiedad, promueve la colaboración y reduce la incertidumbre en relación a la intervención quirúrgica.

En la era de la tecnificación, la gran cantidad de datos disponibles (pruebas diagnósticas, algoritmos de predicción de riesgo, historia clínica electrónica) puede llevar al anestesiólogo a dedicar una parte significativa de la visita a consultar el ordenador. Por el contrario, un diálogo fluido implica mantener la mirada y la atención sobre el paciente, adoptando una escucha activa y procurando que la comunicación sea bidireccional. Reducir el tiempo excesivo frente a la pantalla y aumentar el tiempo de interacción humana fortalece la relación médico-paciente, un hecho difícil de llevar a cabo teniendo en cuenta el tiempo por visita, el grado de complejidad de algunos pacientes y el gran número de pacientes programados para realizar visitas preanestésicas. El contacto directo consciente con el paciente permite detectar matices, preocupaciones no expresadas y percepciones subjetivas del paciente que a menudo se pasan por alto si la consulta gira casi en exclusiva en torno al ordenador.

La habilidad para traducir la información tecnológica en términos comprensibles es fundamental. Estudios recientes señalan que una explicación clara de los riesgos y beneficios anestésicos disminuye la ansiedad y mejora la satisfacción del paciente. Para lograrlo, es imprescindible ajustar el discurso al nivel de comprensión del paciente, adaptando y modificando si es necesario el vocabulario si observamos que el paciente no está entendiendo lo que estamos tratando de explicar.

Dentro de las estrategias descritas para lograr una comunicación efectiva, encontramos el uso del asa cerrada entre el emisor y el receptor, estrategia bastante difundida en anestesiología, en la cual hay una retroalimentación verbal entre anestesiólogo y paciente/familia para asegurarse de que el mensaje fue correctamente comprendido, punto clave de la visita preanestésica.

◢ EVALUACIÓN Y ESTRATIFICACIÓN DEL RIESGO ANESTÉSICO: TECNOLOGÍA Y JUICIO CLÍNICO

Existen sistemas informatizados y algoritmos de inteligencia artificial que ayudan a estimar el riesgo perioperatorio basados en datos poblacionales. Sin embargo, estas herramientas requieren una adecuada interpretación y validación en cada entorno. El anestesiólogo debe integrar dichos resultados con la evaluación clínica individual, considerando factores no captados por la tecnología, como las condiciones psicosociales o las limitaciones cognitivas entre otros.

La incorporación de exploraciones complementarias (como las pruebas de función respiratoria o la ecocardiografía) o la aparición de nuevos biomarcadores

han ampliado las posibilidades de la evaluación preoperatoria. Pero el "ojo clínico" y la exploración física siguen siendo irremplazables para detectar signos sutiles de patología descompensada en el momento de la visita anestésica (como los edemas, la disnea, las sibilancias o los crepitantes). En este sentido, la relación entre factor humano y tecnología debe ser sinérgica, pues el correcto uso de ambas facetas posibilita una preparación quirúrgica óptima.

Todo ello forma parte de otra de las HNT, la conciencia situacional:

Esta se ha definido como *la percepción de elementos del ambiente, la comprensión de su significado y la proyección de su estado*. Consta entones de tres niveles jerárquicos: percepción, comprensión y proyección.

La percepción, el nivel 1, consiste en la identificación de información del ambiente. En el ámbito clínico se traduce en incluir información de diferentes fuentes como la historia clínica, anamnesis y examen físico del paciente. El nivel 2, comprensión, consiste en la integración de los elementos percibidos con la memoria a largo plazo, que incluye conocimientos previos, guías de práctica clínica, modelos mentales, fisiología o farmacología entre otros. En el nivel 3, proyección, se utilizan los datos obtenidos y su integración para anticipar una situación.

La pérdida de la conciencia situacional tiene un papel particularmente importante en el desarrollo de eventos adversos. Además de ello, el desarrollo constante de tecnologías automatizadas tiene el potencial de crear una brecha entre la situación real y la observada, motivo por el cual el factor humano resulta clave.

◢ COMPETENCIAS DEL ANESTESIÓLOGO EN LA VISITA PREANESTÉSICA

Una de las competencias del anestesiólogo es la gestión de incidentes críticos intraoperatorios. Dicha competencia podría aplicarse también durante la fase de evaluación preoperatoria y no solamente durante el acto quirúrgico.

- **Planificación y preparación:** si el anestesiólogo revisa la historia clínica y los resultados de las exploraciones complementarias antes de la visita preanestésica con el paciente, podrá anticipar dudas sobre medicación, la necesidad de exploraciones complementarias adicionales, o bien la realización de interconsultas con otros especialistas. Esto favorecerá la transmisión de información clara, concisa e individualizada desde el inicio de la visita, transmitiendo sensación de seguridad al tener conocimiento de la historia clínica del paciente previo a la visita y disminuyendo así los niveles de ansiedad de este.
- **Distribución de la carga de trabajo:** en centros hospitalarios con alto volumen de pacientes, la organización del tiempo y la priorización de tareas son imprescindibles para brindar una atención de calidad.
- **Comunicación y liderazgo:** el anestesiólogo lidera la coordinación multidisciplinar cuando es necesaria la valoración por parte de otro especialista.
- **Gestión del estrés y la fatiga:** reconocer y manejar el estrés tanto propio como del paciente mejora la precisión en la toma de decisiones.

La empatía y el diálogo fluido son claves para identificar temores y aliviar la tensión asociada al proceso perioperatorio.

◢ INCORPORACIÓN DE LA TECNOLOGÍA EN LA VISITA PREANESTÉSICA

La implementación de la historia clínica compartida electrónica ha facilitado el acceso inmediato a la información del paciente y la incorporación de sistemas de alerta automáticos. Sin embargo, la historia clínica compartida no siempre refleja con exactitud la situación actual del paciente, ya que pueden existir errores de registro o simplemente una falta de actualización. Por ello, la validación de la información con una entrevista directa y humana sigue siendo indispensable.

Cada vez son más frecuentes las visitas en formato virtual para la valoración preanestésica de pacientes. Aunque estas tecnologías aportan ventajas en términos de accesibilidad y comodidad, pueden presentar algunas limitaciones en la exploración física y en la relación médico-paciente que anteriormente hemos respaldado. El factor humano sigue siendo determinante: la habilidad de establecer un vínculo con el paciente a través de la pantalla y la destreza para discernir cuándo es necesaria una valoración presencial son competencias clave en esta modalidad de atención. Un diálogo fluido y la empatía, incluso por vía virtual a pesar de ser un poco más difícil, siguen siendo la base de la calidad asistencial.

Existen aplicaciones móviles dirigidas a los pacientes que les facilitan instrucciones sobre ayuno, preparación intestinal, ejercicios respiratorios, ajuste de medicación anticoagulante o evaluación del dolor. Aunque mejoran la implicación del paciente, no sustituyen el diálogo con el anestesiólogo. La supervisión profesional sigue siendo fundamental para ajustar las indicaciones de forma individualizada y confirmar la comprensión de las instrucciones por parte del paciente o de sus acompañantes.

Numerosos estudios han investigado cómo la IA puede ayudar en la evaluación preoperatoria, una fase crítica que presenta diversos desafíos anestésicos. Su capacidad para predecir resultados en los pacientes puede utilizarse para ajustar el plan anestésico y guiar el abordaje clínico postoperatorio del paciente.

Se han desarrollado modelos para diferentes tipos de cirugías utilizando varios factores, entre ellos comorbilidades previas, datos demográficos del paciente y pruebas de laboratorio preoperatorias clave, con el fin de predecir resultados postoperatorios como muertes hospitalarias y fallos orgánicos. Parece que algunos de estos modelos superaron a la evaluación tradicional de la ASA, aparte de recibir un alto nivel de satisfacción por parte de los anestesiólogos tras su uso en línea.

Dado el papel central que desempeña la evaluación preoperatoria en las responsabilidades de los anestesiólogos, continúan los esfuerzos por perfeccionar las metodologías predictivas. Si bien el sistema de clasificación de la ASA ha servido tradicionalmente para este propósito, persiste una notable variabilidad entre los distintos profesionales que hace

que otros algoritmos demuestren también buenos valores predictivos sin este factor limitante.

◢ LA IMPORTANCIA DE LA RELACIÓN MÉDICO-PACIENTE EN LA ERA DIGITAL

El aumento de la tecnificación plantea el riesgo de despersonalizar la atención médica. Numerosos estudios alertan de que la saturación de datos y la dependencia tecnológica pueden reducir el contacto humano, llevando a que el profesional médico no reciba toda la información necesaria del paciente. En la visita preanestésica, la cercanía humana, la escucha activa y la empatía favorecen la alianza terapéutica y la confianza, elementos que inciden de forma directa en la seguridad perioperatoria y en la tranquilidad con que el paciente afronta su intervención quirúrgica. No obstante, debido a las necesidades organizativas, en muchas ocasiones, el anestesiólogo que realice la visita preanestésica no será el mismo que realizará el acto anestésico al paciente. A pesar de ello, si la visita anestésica es satisfactoria por parte del paciente podrá tranquilizarse pensando que será un compañero el que realice la anestesia con las directrices del anestesiólogo de la visita preanestésica.

◢ OPTIMIZACIÓN DE LA SEGURIDAD A TRAVÉS DEL FACTOR HUMANO

Organismos internacionales como la Organización Mundial de la Salud han promovido el uso de listas de verificación en el ámbito quirúrgico, incluidas las adaptaciones para la fase preoperatoria. Estas herramientas reducen errores de omisión y mejoran la comunicación entre profesionales. Sin embargo, su efectividad depende de la cultura de seguridad y compromiso de los profesionales. De nuevo, el factor humano y el uso correcto, comprometido y consciente de los *checklists*, son cruciales para que tengan un impacto real en la detección, prevención y manejo de eventos adversos.

La visita preanestésica también sirve para detectar de forma temprana errores reales o potenciales. Fomentar una cultura de comunicación de errores sin culpabilizaciones promueve el aprendizaje organizacional y fortalece la seguridad. Aquí, el factor humano resulta crítico para reconocer la vulnerabilidad al error, promover la retroalimentación constructiva y compartir información de forma clara y humana.

◢ FORMACIÓN Y ENTRENAMIENTO DE LAS HNT

Diversos programas de formación incluyen simulación clínica y talleres de habilidades de comunicación, ya que se entiende que el entrenamiento de las habilidades no técnicas es progresivo a medida que hay exposición a eventos reales y simulados. La visita preanestésica puede beneficiarse de la simulación in situ, o en entornos de realidad virtual, que reproduzcan escenarios de alta complejidad o pacientes con múltiples comorbilidades. Este entrenamiento mejoraría la confianza del anestesiólogo y la calidad de la evaluación clínica, reforzando el uso adecuado de las nuevas tecnologías sin perder la visión global del paciente. De igual modo, se deben entrenar las habilidades de escucha, la fluidez en el diálogo y la capacidad de transmitir empatía.

◢ ASPECTOS ÉTICOS, LEGALES Y DE SEGURIDAD EN LA INTEGRACIÓN DE LA IA

La integración de la IA en el ámbito de la anestesia es un campo en rápida evolución que promete mejoras significativas en los resultados clínicos de los pacientes. Las aplicaciones de IA tienen el potencial de revolucionar la atención perioperatoria mediante la evaluación de riesgos, la optimización del tratamiento y las intervenciones personalizadas. Sin embargo, las implicaciones éticas y los posibles riesgos asociados con esta tecnología requieren una consideración cuidadosa.

Una de las principales preocupaciones éticas es el potencial sesgo en los sistemas de IA. Si estos sistemas se entrenan con datos sesgados, pueden perpetuar e incluso amplificar las desigualdades existentes en los resultados sanitarios llegando a promover recomendaciones terapéuticas inadecuadas.

También existe preocupación por una posible pérdida de habilidades por parte de los médicos, ya que el uso excesivo de estas tecnologías podría generar una dependencia excesiva, reduciendo el compromiso activo del profesional y su capacidad crítica, especialmente en el caso de los clínicos menos experimentados.

Además, la incorporación de la inteligencia artificial en la práctica médica plantea interrogantes sobre la responsabilidad legal ante errores diagnósticos o de manejo influenciados por esta tecnología. No obstante, la responsabilidad última recae en el anestesiólogo. Por ello, si bien la IA ofrece un enorme potencial para mejorar los resultados en anestesia, su implementación debe realizarse dentro de un marco ético riguroso, con medidas de seguridad robustas y una definición clara de las responsabilidades legales.

paciente favorece que éste llegue al quirófano tranquilo, comprendiendo el procedimiento al que se enfrenta, y confiado en que ha sido escuchado y atendido en todas sus dudas y necesidades.

Es fundamental pues, en nuestra especialidad, un cambio de perspectiva en el entrenamiento que incluya las habilidades no técnicas como eje central en conjunto con las habilidades manuales para poder convivir con seguridad con los nuevos avances tecnológicos.

◢ CONCLUSIONES

Actualmente estamos siendo testigos de un cambio de paradigma hacia la automatización de los procesos técnicos y cognitivos. La introducción de la tecnología en la evaluación preanestésica ha optimizado muchos aspectos del cuidado, pero no ha disminuido la importancia del factor humano, más bien al contrario. La interacción empática, el diálogo fluido con el paciente y la capacidad de interpretar la información clínica de manera crítica y personal son pilares ineludibles para ofrecer una atención segura y de calidad.

El anestesiólogo debe integrar en la hoja preanestésica tanto la información obtenida mediante la tecnología como la obtenida mediante el diálogo con el paciente. Sólo así podrá obtener una anamnesis completa, planificar una estrategia anestésica individualizada y establecer una relación de confianza con el paciente, centrada en la empatía y la comunicación. Disminuir el tiempo en el ordenador y aumentar la interacción directa con el

◢ BIBLIOGRAFÍA

1. Char Danton S, Shah Nigam H, Magnus David. Implementing machine learning in healthcare — addressing ethical challenges. N Engl J Med 2018; 378:981-3.

2. De Carvalho PV, Gomes JO, Huber GJ, Vidal MC. Normal people working in normal organizations with normal equipment: system safety and cognition in a mid-air collision. Appl Ergon. 2009 May;40(3):325-40.

3. Donaldson L, Philip P. Patient safety — a global priority. Bulletin of the World Health Organization: 2004;82(12): 892-3.

4. Kolbe M, Schmutz S, Seeland JC, Eppich WJ, Schmutz JB. Team debriefings in healthcare: aligning intention and impact. BMJ. 2021;374:n2042.

5. Pardo, Emmanuel; Le Cam, Elena; Verdonk, Franck. Artificial intelligence and nonoperating room anesthesia. Current Opinion in Anaesthesiology 2024;37(4):p 413-20.

6. Wongtangman K, Aasman B, Garg S, et al. Development and validation of a machine learning ASA-score to identify candidates for comprehensive preoperative screening and risk stratification. J Clin Anesth 2023; 87:111103.

7. Zamudio Burbano MA, Piedrahita Florez PA. Habilidades no técnicas en el manejo de la vía aérea difícil: Una revisión narrativa. Revista Electrónica Anestesia 2023;15(4).